现代医学影像与超声技术

主编 马玉爽 刘淑玲 季建伟 翟媛媛
刘晓勇 张 琼 陈晓然

黑龙江科学技术出版社
HEILONGJIANG SCIENCE AND TECHNOLOGY PRESS

图书在版编目（CIP）数据

现代医学影像与超声技术 / 马玉爽等主编. -- 哈尔滨：黑龙江科学技术出版社，2023.2
ISBN 978-7-5719-1762-3

Ⅰ．①现… Ⅱ．①马… Ⅲ．①影像诊断②超声波诊断
Ⅳ．①R445

中国国家版本馆CIP数据核字（2023）第025650号

现代医学影像与超声技术

XIANDAI YIXUE YINGXIANG YU CHAOSHENG JISHU

主　　编	马玉爽　刘淑玲　季建伟　翟媛媛　刘晓勇　张　琼　陈晓然	
责任编辑	包金丹	
封面设计	宗　宁	
出　　版	黑龙江科学技术出版社	
	地址：哈尔滨市南岗区公安街70-2号　邮编：150007	
	电话：（0451）53642106　传真：（0451）53642143	
	网址：www.lkcbs.cn	
发　　行	全国新华书店	
印　　刷	黑龙江龙江传媒有限责任公司	
开　　本	787 mm×1092 mm　1/16	
印　　张	30.5	
字　　数	774千字	
版　　次	2023年2月第1版	
印　　次	2023年2月第1次印刷	
书　　号	ISBN 978-7-5719-1762-3	
定　　价	198.00元	

前 言

　　医学影像学是应用医学成像技术对人体疾病进行诊断,以及在医学成像设备引导下对人体疾病进行微创性治疗的医学学科,是临床医学的重要组成部分。随着医学影像设备的升级换代和检查技术的不断创新,影像学检查在临床疾病诊断中的作用越来越重要。它给疾病的诊断提供了科学、直观的依据,帮助医师对病情做出正确判断。为了协助影像科医师适应影像学的快速发展,掌握影像学检查的新技术、图像资料的分析方法,以及明确各类常见病的影像学表现,我们特组织一批专家编写了《现代医学影像与超声技术》一书。

　　本书紧密贴合影像学临床实际,分为放射篇与超声篇。放射篇分别介绍了 X 线影像学基础、CT 影像学基础、MR 影像学基础,以及各部位常见疾病的放射诊断。超声篇详细讲解了心血管疾病、肝脏疾病、胆道疾病、胰腺疾病等的超声影像特点及诊断。本书在疾病的影像学表现中附有经典的影像学图像,将基础理论与临床实际相结合,内容丰富、描述清晰,集权威性、前沿性和实用性于一体,适合广大影像专业人员及其他医务工作者阅读使用。

　　在编写过程中,编者们借鉴了国内近年的影像学文献,尽可能地为读者呈现此领域的知识精华。然而,由于时间和经验有限,且现代医学影像学的发展日新月异,本书的内容难免存在不足之处,希望读者们不吝赐教,使本书日臻完善。

《现代医学影像与超声技术》编委会

2022 年 11 月

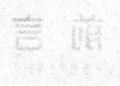

目 录

超 声 篇

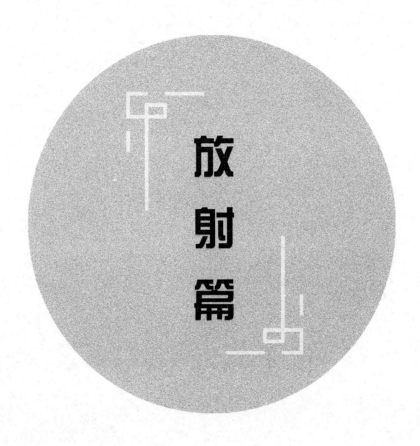

放射篇

第一章 X线影像学基础

第一节 X线成像的基本原理

一、X线影像信息的传递

(一)摄影的基本概念

1.摄影

将光或其他能量携带的被照体的信息状态二维形式加以记录,并可表现为可见光学影像的技术。

2.影像

反映被照体信息的不同灰度(或光学密度)及色彩的二维分布形式。

3.信息信号

由载体表现出来的单位信息量。

4.成像过程

光或能量→信号→检测→图像形成。

5.成像系统

将载体表现出来的信息信号加以配置,就形成了表现信息的影像,此配置称为成像系统。即从成像能源到图像形成的设备配置。

(二)X线影像信息的形成与传递

1.X线影像信息的形成

由X线管焦点辐射出的X线穿过被照体时,受到被检体各组织的吸收和散射而衰减,使透过后X线强度的分布呈现差异;到达屏-片系统(或影像增强管的输入屏),转换成可见光强度的分布差异,并传递给胶片,形成银颗粒的空间分布,再经显影处理成为二维光学密度分布,形成光密度X线照片影像。

2.X线影像信息的传递

如果把被照体作为信息源、X线作为信息载体,那么,X线诊断的过程就是一个信息传递与转换的过程。下面以增感屏-胶片体系作为接受介质,说明这一过程的五个阶段。

(1)第一阶段:X线对三维空间的被照体进行照射,形成载有被照体信息成分的强度不均匀

3

分布。此阶段信息形成的质与量,取决于被照体因素(原子序数、密度、厚度)和射线因素(线质、线量、散射线)等。

(2)第二阶段:将不均匀的 X 线强度分布,通过增感屏转换为二维的荧光强度分布,再传递给胶片形成银颗粒的分布(潜影形成);经显影加工处理成为二维光学密度的分布。此阶段的信息传递转换功能取决于荧光体特性、胶片特性及显影加工条件。此阶段是把不可见的 X 线信息影像转换成可见密度影像的中心环节。

(3)第三阶段:借助观片灯,将密度分布转换成可见光的空间分布,然后投影到人的视网膜。此阶段信息的质量取决于观片灯的亮度、色温、视读观察环境及视力。

(4)第四阶段:通过视网膜上明暗相间的图案,形成视觉的影像。

(5)第五阶段:最后通过识别、判断做出评价或诊断。此阶段的信息传递取决于医师的资历、知识、经验、记忆和鉴别能力。

二、X 线照片影像的形成

X 线透过被照体时,由于被照体对 X 线的吸收、散射而减弱。含有人体密度信息的射线作用于屏-片系统,经加工处理后形成了密度不等的 X 线照片。

X 线照片影像的五大要素:密度、对比度、锐利度、颗粒度及失真度,前四项为构成照片影像的物理因素,后者为构成照片影像的几何因素。

(一)光学密度

1.透光率

透光率指照片上某处的透光程度。在数值上等于透过光线强度与入射光线强度之比,用 T 表示:$T=$ 透过光线强度/入射光线强度$=I/I_0$。

T 值的定义域为$(0,1)$,透光率表示的是照片透过光线占入射光线的百分数,T 值大小与照片黑化的程度呈相反关系。

2.阻光率

阻光率指照片阻挡光线能力的大小。在数值上等于透光率的倒数,用 O 表示:$O=1/T=I_0/I$。O 的定义域为$(1,\infty)$。

3.光学密度

照片阻光率的对数值称作照片的光学密度值,用 D 表示:$D=\lg O=\lg(I_0/I)$。光学密度也称黑化度。密度值是一个对数值,无量纲。

(二)影响 X 线照片密度值的因素

1.照射量

在正确曝光下,照射量与密度成正比,但在曝光过度或不足时,相对应的密度变化小于照射量变化。这说明影像密度的大小不仅取决于照射量因素,还取决于 X 线胶片对其照射量的反应特性。

2.管电压

管电压增加使 X 线硬度增强,使 X 线穿透物体到达胶片的量增多,即照片的密度值增加。由于作用于 X 线胶片的感光效应与管电压的 n 次方成正比,所以当胶片对其响应处于线性关系时,密度的变化则与管电压的 n 次方成正比例。管电压的变化为 $40\sim150\,kV$ 时,n 的变化从 4 降到 2。

3.摄影距离

X线强度的扩散遵循平方反比定律,所以作用在X线胶片上的感光效应与摄影距离(FFD)的平方成反比。

4.增感屏

胶片系统在X线摄影时,增感屏与胶片组合使用,其相对感度提高,影像密度增大。

5.被照体厚度、密度

照片密度随被照体厚度、密度的增高而降低。肺脏不能单以厚度来决定其吸收程度,吸气程度不同,从而对照片密度的影响也不同。肺的吸气位与呼气位摄影要获得同一密度的影像,X线量差30%~40%。

6.照片冲洗因素

X线照片影像密度的变化,除上述因素之外,与照片的显影加工条件有密切关系,如显影液特性、显影温度、显影时间、自动洗片机的显影液、定影液的补充量等。

(三)照片影像的适当密度

符合诊断要求的照片密度应适当,一般在0.20~2.00。

三、X线对比度

(一)概念

1.X线对比度的定义

X线照射物体时,如果透过物体两部分的X线强度不同,就产生了X线对比度K_X,也称射线对比度。

$$K_X = \frac{I}{I'} = \frac{I_0 e^{-\mu d}}{I_0 e^{-\mu' d'}} = e^{\mu' d' - \mu d}$$

式中:I_0为入射线量,I、I'为不同部位的透过X线强度,μ、μ'为物体不同部位的吸收系数,d、d'为物体不同部位的厚度。

2.X线对比度按指数规律变化

从表达式看K_X只与$d'(\mu' - \mu)$有关系,但实际上围在$\mu' d'$周围的μd滤过板的作用,使X线质变硬;另外,μd产生散射线,使对比度受到损失。

3.影响X线对比度的因素

影响X线对比度的因素有X线吸收系数μ、物体厚度d、人体组织的原子序数Z、人体组织的密度ρ、X线波长λ。

4.人体对X线的吸收

人体对X线的吸收按照骨、肌肉、脂肪、空气的顺序而变小,所以在这些组织之间产生X线对比度。而在消化道、泌尿系统、生殖系统、血管等器官内不产生X线对比度,无法摄出X线影像,但可以在这些器官内注入原子序数不同或者密度不同的物质(对比剂),即可形成X线对比度。

(二)X线对比度指数

在$K_X = e^{d'(\mu' - \mu)}$表达式中的指数$(\mu' - \mu)$,即吸收系数之差是形成X线对比度的原因,把$(\mu' - \mu)$称为对比度指数。

对比度指数特点:管电压上升,对比度指数下降,软组织之间的对比度指数亦变小。软组织的对比度指数在管电压为 40 kV 时仅是 0.07,30 kV 时上升到 0.14。若管电压下降,指数上升很快。肺组织的对比度指数在管电压上升时下降很快,但在 60～80 kV 时,对比度指数几乎不变化。

(三)X 线对比度观察法

1.透视法

通过荧光板,将波长为 $(0.1 \times 10^{-8}) \sim (0.6 \times 10^{-8})$ cm 的 X 线转换成波长为 $(5 \times 10^{-5}) \sim (6 \times 10^{-5})$ cm 的可见影像。

2.摄影法

胶片接受 X 线照射形成潜影,通过显影处理而成为可见影像的方法。但胶片感光膜对 X 线的吸收很少,99% 的 X 线穿过胶片,因而需将 X 线通过荧光物质制成的增感屏转变为荧光,使胶片感光(医用 X 线摄影几乎都用这个方法)。

四、X 线照片的光学对比度

(一)概念

1.定义

X 线照片上相邻组织影像的密度差称为光学对比度。照片对比度依存于被照体不同组织吸收所产生的 X 线对比度及胶片对 X 线对比度的放大结果。

X 线胶片由双面药膜构成,所以观察到的对比度是一面药膜对比度的 2 倍。

2.照片上光学对比度(K)与 X 线对比度(K_x)的关系

光学对比度是依存于被照体产生 X 线对比度 K_x 的。利用胶片特性曲线可以得出:$K = D_2 - D_1 = \gamma \lg I_2 / I_1 = \gamma \lg K_x = \gamma(\mu_1 d_1 - \mu_2 d_2) \lg e$,式中,$\gamma$ 表示 X 线胶片特性曲线的斜率,μ_1、μ_2、d_1、d_2 分别表示被照体两部分的线性吸收系数和厚度。

(二)影响照片对比度的因素

主要为胶片 γ 值、X 线质和线量及被照体本身的因素。

1.胶片因素

胶片的反差系数(γ 值)直接影响照片对比度,因 γ 值决定着对 X 线对比度的放大能力,故称其为胶片对比度。应用 γ 值不同的胶片摄影时,所得的照片影像对比度是不同的,用 γ 值大的胶片比用 γ 值小的胶片获得的照片对比度大。

此外,使用屏-片系统摄影,与无屏摄影相比,增感屏可提高照片对比度。同样,冲洗胶片的技术条件也直接影响照片对比度。

2.射线因素

(1)X 线质的影响:照片对比度的形成,实质上是被照体对 X 线的吸收差异,而物质的吸收能力与波长(受管电压影响)的立方成正比。在高千伏摄影时,骨、肌肉、脂肪等组织间 X 线的吸收差异减小,所获得的照片对比度降低;在低千伏摄影时,不同组织间 X 线的吸收差异大,所获得的照片对比度高。

(2)X 线量(mAs)的影响:一般认为 mAs 对 X 线照片的对比度没有直接影响,但随着线量的增加,照片密度增高时,照片上低密度部分影像的对比度有明显好转。反之,密度过高,把线量适当减少,也可使对比度增高。

(3)灰雾对照片对比度的影响:由 X 线管放射出的原发射线,照射到人体及其他物体时,会产生许多方向不同的散射线,在照片上增加了无意义的密度,使照片的整体发生灰雾,造成对比度下降。

灰雾产生的原因:胶片本底灰雾;焦点外 X 线和被检体产生的散射线;显影处理。

3.被照体本身的因素

(1)原子序数:在诊断放射学中,被照体对 X 线的吸收主要是光电吸收。特别是使用低 kV 时,光电吸收随物质原子序数的增加而增加。人体骨骼由含高原子序数的钙、磷等元素组成,所以骨骼比肌肉、脂肪能吸收更多的 X 线,它们之间也就能有更高的对比度。

(2)密度:组织密度愈大,X 线吸收愈多。人体除骨骼外,其他组织密度大致相同。肺就其构成组织的密度来讲与其他脏器相似,但活体肺是个充气组织,空气对 X 线几乎没有吸收,因此肺具有很好的对比度。

(3)厚度:在被照体密度、原子序数相同时,照片对比度为厚度所支配,如胸部的前、后肋骨阴影与肺部组织形成的对比度不一样,原因是后肋骨厚于前肋骨。另外,当组织出现气腔时相当于厚度减薄。

(胡茂河)

第二节 X 线成像的主要检查方法

X 线的检查方法可分为普通检查、特殊摄影检查和造影检查三类。普通检查包括透视和 X 线摄影,是 X 线检查中最早应用和最基本的方法。后来,在普通检查方法的基础上又创造了多种特殊摄影和各种造影检查方法,特别是近些年来更为突出,从而为人体各部位的结构和器官显影开辟了新的途径。

一、普通检查

(一)荧光透视

荧光透视简称透视,是一种简便而常用的检查方法。透视时,需将检查的部位置于 X 线管和荧光屏之间。除观察形态外还可观察器官的活动,如呼吸运动、心脏和大血管的搏动、胃肠道的蠕动和排空等。

一般透视在荧光屏上所显示阴影的亮度不够强,较轻微和细致的结构或改变不易显示,较厚和较密实的部位则因基本不易透过而显影不清,所以透视最适用于胸部以观察肺、心脏和大血管。在骨骼系统一般限于观察四肢骨骼的明显病变如骨折、脱位等;对颅骨、脊柱、骨盆等均不适用。对腹部病变,除观察膈下积气和胃肠道梗阻,积气、积液及致密的异物外,一般不做透视,但在进行胃肠钡餐检查和钡剂灌肠时必须用透视。

透视的优点在于比较经济方便,而且当时即可得出初步结果,还可以直接观察器官的运动功能。其主要缺点为不能显示轻微改变和观察较厚的部位,而且不能留有永久的记录以供随时观察或复查时比较。

一般透视工作在暗室中进行,故在工作开始前应充分做好眼的暗适应,否则轻微改变会被遗漏。暗适应需时 11 分钟左右。使用影像增强装置,荧光屏亮度大大提高,透视可不在暗室中进行。

在检查前,应简单告诉被检查者透视的步骤和目的,并尽量脱去有扣子或较厚的衣服,除去一切外物(如饰物、膏药、敷料等),以免产生混淆阴影引起误诊。

(二)摄影

摄影也是一种常用的主要检查方法。摄影时,需将受检部分置于X线管与胶片之间,并贴近胶片,固定不动。胸部和腹部摄片时需停止呼吸,否则会导致影像模糊。摄片时,也须将外物(如饰物和敷料等)除去,以免造成混淆的阴影。

摄影可用于人体任何部位。常用的投照位置为正位,其次为侧位;在不少部位如四肢和脊柱等,需要同时摄正、侧位,其他的投照位置包括斜位、切线位和轴位等。摄影的优点在于能使人体厚、薄的各部结构较清晰地显示于X线片上,并可做永久记录,以便随时研究或在复查时对照、比较,以观察病情的演变。缺点是检查的区域受限于胶片大小,不能观察运动功能而且费用较大。

在实际工作中,透视和摄影是相互辅助而应用的,一方的优点即是另一方的缺点,因此,常常两者并用,取长补短,以使诊断更为全面正确。

二、特殊摄影检查

(一)体层摄影

普通X线照片是X线投照路径上所有影像重叠在一起的总和投影。感兴趣层面上的影像因与其前、后影像重叠,而不能清晰显示。体层摄影则可通过特殊的装置和操作获得某一选定层面上组织结构的影像,而不属于该选定层面的结构则在投影过程中被模糊掉。体层摄影常用于明确平片难以显示,重叠较多和处于较深部位的病变,多用于了解病变内部结构有无破坏、空洞或钙化,边缘是否锐利及病变的确切部位和范围,显示气管、支气管腔有无狭窄、堵塞或扩张;配合造影检查以观察选定层面的结构与病变。

(二)荧光缩影

荧光缩影是将被检查部位的阴影显示于荧光屏上,再以照相机将屏上的影像摄成缩小的照片。在荧光屏上产生明亮的影像需要毫安较大的X线机(100~500 mA)。缩影片大小可为35 mm、70 mm和100 mm。在35 mm和70 mm的小片上,不易看到细节,须用适当的放大设备来观察。在缩影片上发现问题,还需摄大片详细研究。荧光缩影最常用于大量的肺部集体检查,这种方法可以代替常规透视检查,包括医院和诊疗机构中的胸部透视。它不仅比透视的效率高,使被检查者和工作人员所受的射线量远为减少,并且还可留作记录。

(三)放大摄影

放大摄影是根据投影学原理,将检查部位和X线片之间的距离增加,使投照的影像扩大,但较模糊失真。应用小的X线管焦点(0.3 mm),可以减少X线束的扩散作用,使扩大的阴影比较清晰。摄片时,X线管同胶片的距离为100~150 cm,检查部位同胶片间距依所需要的放大率而定。放大率可以列公式计算:

$$放大率 = \frac{靶片距}{靶物距}$$

这种放大摄影可用于显示细致结构,从而观察有无早期和细微的改变。

(四)记波摄影

常规X线摄片只能记录器官某一瞬间的状态,而不能显示其活动情况。记波摄影的目的是使器官的活动如心脏大血管的搏动、膈的升降、胃的蠕动等在片上成为波形而加以观察。记波摄影的特殊装置是一个由许多横行宽铅条所组成的格栅,每个铅条宽12 mm,中间隔有0.4 mm的裂隙(木条)。将此格栅置于身体和胶片之间,摄片时胶片在格栅后等速均匀向下移动11 mm距离,这时格栅前的器官活动如心脏大血管的搏动,在每裂隙间都呈现为锯齿状波记录在X线片上。这种方法称为阶段性记波摄影,常用于心脏大血管的检查。对胃肠蠕动、膈运动也可应用。

另一种记波方式是胶片固定而格栅移动,称为连续性记波摄影。它所记录的波形为不同时期不同点综合而成。因此,不能用以观察同一点在不同时期的改变。

(五)高千伏摄影

高千伏摄影是用高于120 kV的管电压进行摄影,常为120～150 kV。需用高电压小焦点X线管,特殊的滤线器和计时装置。由于X线穿透力强,能穿过被照射的所有组织,可在致密影像中显示出隐蔽的病变。

(六)软X线摄影

软X线摄影是用钼靶、铜靶或铬靶X线管,用低的管电压以产生软X线进行摄影。由于波长长,软组织的影像分辨率高,软X线摄影多用于女性乳腺摄影,显影效果好。

(七)硒静电X线摄影

硒静电X线摄影又称干板摄影,是利用半导体硒的光电导特性进行摄影;用充电的特制硒板代替胶片,然后进行摄影;用特制的显影粉显影,再转印在纸上,加温固定,即于纸上出现与X线片上影像相似的影像。在观察软组织方面具有优势,例如乳腺。由于手续繁,不稳定,受辐射线量大且效果不如胶片,而未被推广使用。

(八)立体X线摄影

立体X线摄影是应用两眼同时视物而产生立体感的原理来摄一对照片,再通过立体镜进行观察。应用较少。

三、造影检查

普通X线检查是依靠人体自身的天然对比,而造影检查则是将对比剂引入器官内或其周围,人为地使之产生密度差别而显影的方法。造影检查显著地扩大了X线检查的范围。

对比剂可分两类:①易被X线透过的气体,常称之为阴性对比剂;②不易被X线透过的钡剂和碘剂,常称之为阳性对比剂。对比剂引入人体的途径与方法有直接引入和生理积聚两种。

(一)直接引入

除胃肠钡餐造影可以口服外,大多需要借助工具,如导管、穿刺针等,将对比剂引入管道或空腔脏器中。例如,经气管内导管将碘剂注入支气管内,以行支气管造影;经尿道内导尿管将碘水剂注入膀胱中以行膀胱造影;经肛管将钡剂注入结肠中,以行钡剂灌肠;经心室内导管注入碘水剂以行心血管造影;穿刺血管或向血管内插入导管注入碘水剂以行血管造影;穿刺脑室,注入对比剂以行脑室造影;行腰穿,向脊柱蛛网膜下腔中注入对比剂以行脊髓造影等。

(二)生理积聚

生理积聚是对比剂在体内的生理吸收与排泄,也就是将碘剂通过口腔或经血管注入体内后,使其选择性地从一个器官排泄,暂时存于其实质或其通道内而显影。经静脉肾实质或肾盂造影、口服胆囊造影和静脉胆管造影是常用的利用生理积聚的造影方法。

四、X线检查方法的选择和综合应用

X线检查方法繁多,如何选择和综合应用以达到诊断目的十分重要。检查方法选择的原则应以临床要求和检查部位为依据,一般是先简单、后复杂,但也有灵活性,根据具体情况综合应用。透视是最简单的方法,如胸部检查可首先采用。又如肠梗阻,往往需要透视与摄片结合采用。在厚度大的部位,如颅骨、脊椎等,应该摄片。特殊摄影应在其他检查方法的基础上做进一步研究时应用,如胸部体层摄影。

某些疾病仅做普通检查(透视或摄片)即可做出诊断,如长骨骨折;另一些疾病则需采用特殊检查或造影检查才能达到诊断目的,如检查胆囊需做胆囊造影。有时需采用特殊检查与造影检查相结合,如胆囊造影时,并用体层摄影。在选择检查方法和综合应用时,必须从实际出发,既要解决诊断问题,又要减少患者负担,诊断一经确定,就无须再做多种检查。

(胡茂河)

第二章 CT影像学基础

第一节 CT成像的基本原理

一、CT成像基本原理

计算机断层扫描(CT)是根据人体对X线吸收率不同,使用计算机重建方法得到人体二维横断面图像的影像设备。CT是计算机和X线相结合的一项影像诊断技术,主要特点是密度分辨率高,能准确测量各组织的X线吸收衰减值,通过计算进行定量分析。

CT成像的基本过程:X线→人体→采集数据→重建图像→显示图像。CT球管产生的X线经准直器校准后,穿过具有密度差异的被检体组织,部分能量被吸收,衰减后带有组织的信息由探测器接收,通过数据采集系统进行模数转换,数据转换后由计算机重建成横断面图像,最后由显示器显示图像(图2-1)。

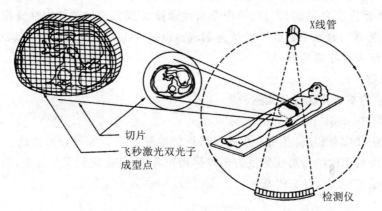

X线管

切片
飞秒激光双光子
成型点

检测仪

图 2-1 CT 成像原理

因此,CT成像是以X线为能源,以X线的吸收衰减特性为成像依据,以数据重建为成像方式,以组织的密度差为CT成像的基础,以数据采集和图像重建为重要环节的X线成像技术。

(一)数据采集

单层CT图像数据采集的基本原理如图2-2所示,CT球管与探测器成对称排列,每排探测器由500~1 000个探测器单元组成。当X射线以扇形束的形式穿过患者横断面时被检体衰减,

11

每个探测器单元会接收透过该层面的 X 射线并测量其衰减后的强度。单个探测器单元在每个角度每条射线上探测到的 X 射线信号强度可通过衰减定律方程进行计算：

$$I = I_o \cdot e^{-\mu d}$$

式中，I_o 代表 X 线在空气或未进入物体前的初始强度，I 为衰减后 X 线强度，d 为物体厚度，μ 为物体的线性衰减系数，e 是自然对数的底。

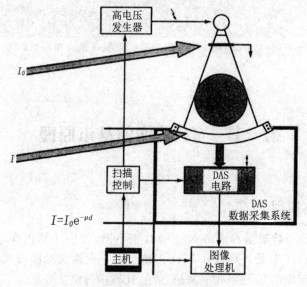

图 2-2　CT 数据采集

单层 CT 图像重建多采用滤波反投影法，利用平行线束几何学原理进行断层图像重建，要求在图像重建前要把所获的扇形线束投影数据转换为平行线束投影数据。在滤波反投影法的应用中，"重建函数核"代表对投影的高通滤波法，它决定图像的锐利度和噪声。重建图像用像素的数字矩阵来代表（通常像素为 512×512），每个像素代表被 X 线束透射的体内欲成像层面的衰减系数。每个像素的 X 线束衰减系数需要转换为 Hounsfield(HU)单位。范围−1 024～3 071，作为以灰阶或彩色阶代表图像的基础。

(二)图像重建

CT 图像重建的基本算法可分为三种。

1.直接反投影法

直接反投影法又称总和法，是将众多的投影近似地复制成二维分布的方法。其基本原理是把与各向投影强度成正比的量沿投影反方向投影回矩阵里，并将它们累加起来，组成该物体的层面图像。该方法是 CT 成像算法的基础。

2.迭代法

迭代法又称近似法，是将近似重建所得图像的投影同实测的层面进行比较，再将比较得到的差值反投影到图像上，每次反投影之后可得到一幅新的近似图像。通过对所有投影方向都进行上述处理，一次迭代便可完成；再将上一次迭代的结果作为下一次迭代的初始值，继续进行迭代。迭代重建技术有三种方法：联立迭代重建法（SIRT）、代数重建法（ART）和迭代最小二乘法（ILST）。该方法图像较为真实准确，但耗时较多，现已不采用。

3.解析法

解析法是目前 CT 图像重建技术中应用最广泛的一种方法,它利用傅立叶转换投影定理。主要有三种方法:二维傅立叶转换重建法、空间滤波反投影法和褶积反投影法。其中褶积反投影法目前应用最多,其无须进行傅立叶转换,速度快、转换简单、图像质量好。解析法的特点是速度快,精度高。

普通 CT 每个探测器单元的宽度、焦点的大小、每转的投影数决定图像的空间分辨率,患者长轴的扇形束厚度则决定图像层厚及长轴的空间分辨率。普通 CT 只支持一排探测器单元,球管每旋转一圈只扫描一层,扫描时探测器获得的是平面投影数据,而每一层的投影数据是一个完整的闭合环。

二、单层螺旋 CT 成像原理

螺旋 CT 扫描是在球管-探测器系统连续旋转的基础上,患者随检查床一起纵向连续运动,CT 球管连续产生 X 线,探测器同步采集数据的一种 CT 检查方法。螺旋 CT 采用滑环技术,去除了 CT 球管与机架相连的电缆,球管-探测器系统可连续旋转,使扫描速度加快。由于螺旋 CT 扫描时检查床连续单向运动,球管焦点围绕患者旋转的运行轨迹类似一个螺旋管形(图 2-3),故称为螺旋扫描。扫描时,螺旋 CT 探测器采集到的不是某一层面的数据,而是一个部位或一个器官的容积数据,故又称为容积扫描。

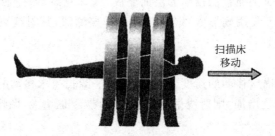

扫描床移动

图 2-3　螺旋扫描

滑环技术和检查床连续运动技术的应用是单层螺旋 CT 在硬件上的重要改进,使用热容量大于 3 M 的 CT 球管,可满足进行较大范围的容积扫描。

用滑环代替电缆传递信号的方法,称为滑环技术。螺旋 CT 扫描机架内有多组平行排列的滑环和电刷,CT 球管通过电刷和滑环接触实现导电。X 线球管的滑环部分根据传递电压的不同,分为高压滑环和低压滑环。前者传递高压发生器输出的电压为几万伏,高压发生器安置在扫描机架外;后者为几百伏,高压发生器安置在扫描机架内。高压滑环上的高压经铜环和碳刷摩擦传递进入转动部分时,易发生高压放电,产生高压噪声,影响数据系统采集,进而影响图像质量。低压滑环的 X 线发生器需与 X 线球管一起旋转,增加了旋转部分重量。因而要求 X 线发生器体积小、重量轻。现在的螺旋 CT 普遍采用低压滑环技术。螺旋 CT 的高压发生器体积小,可安装在机架内,并可产生 80～140 kV 的高压。

单层螺旋 CT 与非螺旋 CT 相比有以下优点:①扫描速度快,检查时间短,对比剂利用率高;②一次屏气可完成一个部位检查,克服了呼吸运动伪影,避免了小病灶的遗漏;③利用原始数据,可进行多次不同重建算法或不同层间距的图像重建,提高了二维和三维图像的质量。螺旋 CT 扫描无明确层厚概念,扇形线束增宽,使有效扫描层厚增大。

(一)基本原理

CT 图像重建的理论基础是二维图像反投影重建原理,该原理要求被重建的一幅二维图像平面上的任意点,必须采用 360°的全部扫描数据。螺旋扫描是在检查床移动过程中进行的。数据采集系统获得的信息为非平面数据。由于只有平面数据才能重建无伪影的二维图像,为了消除伪影,螺旋 CT 常采用线性内插的数据预处理方法把螺旋扫描的非平面数据合成平面数据,再采用非螺旋扫描的图像重建方法重建一幅螺旋扫描的平面图像。线性内插(LI)是指螺旋扫描数据段上的任意一点可采用相邻两点的扫描数据进行插补。数据内插的方式有 360°线性内插和 180°线性内插两种。360°线性内插法采用 360°扫描数据向外的两点,通过内插形成一个平面数据,优点是图像噪声较小,缺点是实际重建层厚比标称层厚大 30%~40%,导致层厚响应曲线(SSP)增宽,图像质量下降。180°线性内插法则采用靠近重建平面的两点扫描数据,通过内插形成新的平面数据。180°线性内插与 360°线性内插的最大区别是前者采用第二个螺旋扫描数据,并使第二个螺旋扫描数据偏移 180°,从而能够更靠近被重建的数据平面。180°线性内插法重建改善了层厚响应曲线,图像分辨率较高,但噪声增加。

(二)成像参数

由于螺旋 CT 与普通 CT 的扫描方式不同,产生了一些新的成像参数,如扫描层厚与射线束宽度、床速、螺距、重建间隔与重建层厚等。

1.扫描层厚与射线束宽度

扫描层厚是 CT 扫描时被准直器校准的层面厚度,或球管旋转一周探测器测得 Z 轴区域的射线束宽度。单层螺旋 CT 使用扇形 X 线束,只有一排探测器,其射线束宽度决定扫描的厚度,扫描层厚与准直器宽度一致。

2.床速

床速是 CT 扫描时扫描床移动的速度,即球管旋转一圈扫描床移动的距离,与射线束的宽度有关。若扫描床移动的速度增加,则射线束宽度不增加,螺距也增大,图像质量下降。

3.螺距

螺距是扫描旋转架旋转一周,检查床移动的距离与层厚或准直宽度的比值。公式为:

$$\text{Pitch} = \frac{\text{TF}}{\text{W}}$$

式中,TF 是扫描旋转架旋转一周检查床移动的距离,单位是 mm;W 是层厚或准直宽度,单位是 mm;螺距是一个无量纲。

单层螺旋 CT 的准直器宽度与层厚一致,其螺距定义为球管旋转一周扫描床移动的距离与准直器宽度的比值。若单层螺旋 CT 的螺距等于零时,扫描方式为非螺旋扫描。通过被检体的 X 射线在各投影角相同,可获得真实的横断面图像数据;螺距等于 0.5 时,球管旋转 2 周扫描一层面,类似于重叠扫描;螺距等于 1 时,数据采集系统(DAS)可获取球管旋转一周的扫描数据;螺距等于 2 时,DAS 只获取球管旋转半周的扫描数据。扫描剂量恒定不变时,采用大螺距扫描,探测器接收的 X 线量较少,可供成像的数据相应减少,图像质量下降。采用小螺距扫描,探测器接收的 X 射线量较多,成像数据增加,图像质量得到改善。常规螺旋扫描的螺距用 1,即床速与层厚相等;如病灶较小,螺距可小于 1;病灶较大,螺距可大于 1。

三、多层螺旋 CT 成像原理

普通 CT 和单层螺旋 CT 的球管-探测器系统围绕人体旋转一圈只获得一幅人体断面图像,

而多层螺旋 CT 的球管-探测器系统围绕人体旋转一周,能同时获得多幅横断面原始图像(图 2-4),故称为多层螺旋 CT(MSCT)。由于多层螺旋 CT 探测器在 Z 轴上的数目由单层 CT 的一排增加到几十排至几百排,故又称为多排 CT(MDCT)。多层螺旋 CT 是指 2 层及以上的螺旋 CT 扫描机,目前临床普及机型为 16 层,16 层以上的有 64 层、256 层、320 层等。

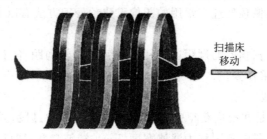

扫描床移动

图 2-4 多层螺旋扫描

多层螺旋 CT 使用锥形线束扫描,采用阵列探测器和数据采集系统(DAS)获取成像数据。锥形线束和阵列探测器的应用,增宽了每次扫描的线束覆盖范围,实现了多排探测器并行采集多排图像的功能,降低了采集层厚,增加了采集速度,为复杂的影像重组奠定了基础。多层螺旋 CT 的优势是薄层(高分辨)、快速、大范围扫描。

(一)数据采集

多层螺旋 CT 与单层螺旋 CT 相比,X 线束由扇形改为锥形,线束宽度在 Z 轴方向从 1 cm 增加到几厘米。探测器在 Z 轴方向从单层 CT 的一排增加到几排至几百排。探测器排列有两种类型,一种是 Z 轴方向上所有探测器的宽度一致,即探测器宽度均等分配的等宽型(对称型);另一种是探测器宽度不均等分配的非等宽型(非对称型)。探测器的绝对宽度决定多层螺旋 CT 容积覆盖范围,探测器单元的大小决定图像的层厚。探测器单元越小,获得的图像分辨率越高。16 层以上 CT 的采集单元可达 0.625 mm,实现了"各向同性"的数据采集。各向同性是指 Z 轴分辨率与 XY 轴的分辨率一致或相近,体素为一正立方体,任意重建平面(冠、矢状位)的图像质量保持高度一致。

多层螺旋 CT 主要是采用多排探测器和多个数据采集系统,探测器排数大于图像层数。如 4 层螺旋 CT 探测器排数最少为 8 排,最多可达 32 排。DAS 的数目决定采集获得的图像数目,探测器的组合通过电子开关得以实现,目前 DAS 系统有 4 组、16 组、64 组、256 组和 320 组,选择合适的层厚可获得与 DAS 对应的图像数。

Siemens 64 层 CT 采用的 Z-Sharp 技术又称 Z 轴双倍采样技术,球管周围的偏转线圈无极调控偏转电子束,灵活改变 X 线焦点大小和在 Z 轴方向上的位置;每一个焦点投影可读出 2×32 层图像数据;每两个 32 层投影融合得到一个在 Z 轴采样距离 0.3 mm 的 64 层投影;每 150° 旋转应用自适应多平面重建(AMPR)方法可重建 64 层图像。Z-Sharp 技术的特点在于 Z 轴飞焦点使到达每一个探测器单元的 X 线投影数加倍,两次相互重叠的投影导致 Z 轴方向上的重叠采样,即 Z 轴双倍采样。GE 使用的共轭采集技术是根据系统设置最佳螺距,在插值求解某重建标准层面上不同投影角位置的数据时,自动根据当前的扫描数据结果,动态采集所需的插值数据点。

(二)图像重建

多层螺旋 CT 的重建原理是用多列探测器的数据来重建一个标准层面的图像。若在 Z 轴某位置重建图像,则把与此重建位置同一投影角的 Z 轴上相邻两个探测器阵列的数据用于插值,并以此作为重建标准层面的投影数据,最后用二维反投影重建算法(2DBP)进行图像重建。

多层螺旋 CT 使用锥形线束扫描,在图像重建前,需要对扫描长轴方向的梯形边缘射线进行必要的修正。多层螺旋 CT 图像重建预处理是线性内插的扩展应用,4 层以下的 CT 大部分采用不考虑锥形线束边缘的图像预处理。常用的图像重建预处理方法有以下几种。

1.优化采样扫描

优化采样扫描是通过扫描前的螺距选择和调节缩小 Z 轴间距,使直接成像数据与补充数据分开,故又称为扫描交迭采样修正。

2.Z 轴滤过长轴内插法

Z 轴滤过长轴内插法是在扫描获得的数据段内选定一个滤过段,并对该段内所有扫描数据做加权平均化处理。滤过段的范围称为滤波宽度(Fw),滤波参数、宽度和形状可影响图像质量。

3.扇形束重建

扇形束重建是将锥形束射线平行分割模拟成扇形束后,再使用扇形束算法进行图像重建的方法。16 层以上 CT 则都已将锥形线束边缘的射线一起计算,各生产厂家采用不同的图像重建预处理方法。常用的方法有以下几种。

(1)自适应多平面重建(AMPR)法:是将螺旋扫描数据中两倍的斜面图像数据分割成几部分,采用各自适配螺旋的轨迹和 240°螺旋扫描数据,并辅以适当的数据内插进行图像重建。

(2)加权超平面重建法:是将三维的扫描数据分成二维的系列,采用凸起的超平面做区域重建的方法。

(3)Feldkamp 重建法:是沿扫描测量的射线,把所有测量的射线反投影到一个三维容积,并以此计算锥形束扫描射线的方法。

(4)心脏图像重建方法:多层螺旋 CT 心脏图像重建方法主要有单扇区重建法(CHR)和多扇区重建法(MSR)。单扇区重建法(CHR)是用回顾性心电门控获得螺旋扫描原始数据,利用半重建技术进行影像重建。多扇区重建法(MSR)是利用心电门控的同期信息,从不同的心动周期和不同列的检查器采集同一期相,但不同角度半重建所需的原始数据来进行影像重建。单扇区与多扇区重建的主要区别是单扇区重建的时间分辨率仅由 X 线管的旋转速度决定,而多扇区重建的时间分辨率不仅受 X 线管的旋转速度的影响,同时也受心率的影响。

四、电子束 CT 成像原理

电子束 CT(EBCT)由大功率的电子枪产生电子束,电子束通过电磁偏转打击固定于机架上的靶环产生 X 射线,实现 CT 扫描。由于没有机械运动,电子束 CT 一次曝光扫描的时间可以达到 50 毫秒。

EBCT 从 1982 年开始应用于冠状动脉疾病的诊断成像。现在仍在使用的 EBCT 有两排探测器和四排钨靶阳极,对受检者的不同检查部位进行 8 层图像数据的扫描采集。在采用"容积模式"进行扫描时,可以在 300～400 毫秒的成像周期内只需曝光 50～100 毫秒就可以获得 8 幅图像。在进行钙化积分、冠状动脉 CT 成像或者心功能评价时,EBCT 采用"电影模式"或"流动模式"进行扫描成像,这两种扫描模式分别采用单排探测器(C-150/C-300)和双排探测器的采集方式。电影模式的曝光时间是 50 毫秒,以每秒 17 次的扫描频率对同一解剖结构进行扫描;流动模式是在扫描时,根据心跳周期时相对同一解剖结构曝光 50～100 毫秒进行扫描采集。由于

EBCT 的扫描模式是非螺旋的,因此,要在受检者一次屏住呼吸的情况下完成整个心脏的扫描,扫描层厚受到了限制。当采用单层数据采集模式(C-150/C-300)时,图像厚度是 3 mm,采用双层数据采集模式时,成像厚度是 1.5 mm。进行钙化积分时,EBCT 的纵轴分辨率是足够的,但要实现冠状动脉的三维可视化显示则纵轴分辨率还不够。

EBCT 扫描过程由电子束及四个钨靶环的协同作用完成,避免传统 CT 的 X 线球管、探测器(扫描机架),甚至扫描床的机械运动。电子束 CT 的成像原理与常规 CT 的主要区别在于 X 线产生的方式不同。由于电子束 CT 采用电子束扫描技术代替 X 线球管的机械运动,消除了 X 线球管高速旋转运动产生的离心力,使扫描速度大为提高,将扫描速度缩短为 50 毫秒或更短(17~34 幅/秒),成像速度是普通 CT 的40 倍、螺旋 CT 的 20 倍(需 500 毫秒),从而减少了呼吸和运动伪影,有利于运动脏器的检查。

当然,目前高档的多层螺旋 CT 扫描机的扫描速度和扫描范围取得了很大进步,在某些方面甚至超过了电子束 CT 的成像水平,促使电子束 CT 扫描机需要在扫描速度、图像信噪比和空间分辨率等方面进一步提高。

五、双源 CT 成像原理

双源 CT(DSCT)采用双球管和双探测器系统,扫描速度为 0.33 秒,时间分辨率达到 83 毫秒,使心脏 CT 成像不受心率约束;两个球管的管电压设置不同时,可做功能性 CT 检查。

(一)球管与探测器系统

双源 CT 配置了两个球管和与之对应的探测器,这两套数据获取系统(球管-探测器系统)放置在旋转机架内,互呈 90°排列(图 2-5)。CT 球管采用电子束 X 线管,单个球管的功率为 80 kW,扫描速度0.33 秒,最大扫描范围 200 cm,各向同性的空间分辨率≤0.4 mm,使用高分辨率扫描时可达到 0.24 mm。

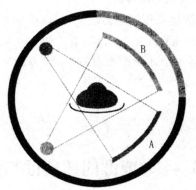

图 2-5 双源 CT 示意图

两套探测器系统中,一套探测器系统(A)覆盖整个扫描野(直径 50 cm FOV),另一套探测器系统(B)主要用于覆盖扫描中心视野(直径 26 cm FOV)。每组探测器各有 40 排,中间部分准直为 32 排宽度 0.6 mm;两边各有 4 排探测器,准直是 8 排宽度 1.2 mm。在机架等中心处,两组探测器的 Z 轴覆盖范围都是 28.8 mm。通过对采集信号数据的正确组合,两组探测器都可以实现 32×0.6 mm 或 24×1.2 mm 的扫描。

(二)数据采集

通过 Z 轴飞焦点技术,32 排 0.6 mm 准直宽度的探测器能同时读取 64 层的投影数据,采样数据的空间间隔是等中心的 0.3 mm。通过使用 Z-Sharp 技术,双源 CT 机架旋转一周。每组探测器都能获取相互重叠的 64 层 0.6 mm 的图像数据。

双源 CT 扫描系统内,两组呈 90°排列的互相独立的数据获取系统(球管-探测器系统),只需同时旋转 90°,就可以获得平行于射线投影平面的整个 180°图像数据,这 180°的图像数据由两个 1/4 的扫描扇区数据组成。由于机架只需旋转 1/4 的扫描扇区,扫描时间只有机架旋转时间的 1/4,即获得半圈扫描数据的时间分辨率只有机架旋转时间的 1/4;而机架的旋转时间是 0.33 秒,那么数据采集的时间分辨率就是 83 毫秒,和受检者的心率无关,在一次心跳周期内就可以完成单扇区数据的采集。

(三)图像重建

双源 CT 的基本扫描重建模式是单扇区重建,这是双源 CT 和单源 CT 最主要的区别。双源 CT 也可采用双扇区重建方法来进一步提高时间分辨率,在采用双扇区重建的方法时,每组探测器采集的 1/4 扫描扇区数据来自相邻连续的两个心跳周期,在每个心跳周期内采集的扇区数据都小于 1/4 扫描扇区数据,这和传统单源多层 CT 的双扇区重建方法相似。双源 CT 在使用双扇区重建方法时,时间分辨率是心率的函数,随着心率的变化而变化,机架旋转时间为 0.33 秒时,在某些特定心率条件下,时间分辨率可以达到 42 毫秒。由于心率的小变化都会引起时间分辨率的大变化,在双扇区重建的条件下,时间分辨率的平均值是 60 毫秒。在考虑进行高级的心功能的评估时,可以考虑使用双扇区重建扫描方式,比如在评价异常的心肌运动或者是计算射血分数的峰值时。在进行冠状动脉的检查或者进行心脏功能大体评估时,单扇区重建扫描模式就已能够在临床任何心率条件下提供足够的时间分辨率。

双源 CT 在进行常规 CT 检查时,可以只运行一套 X 线系统,方法与普通 64 层 CT 相同。特殊临床检查,如心脏扫描、心电门控血管成像,全身大范围全速扫描,以及双能量减影成像等,则需使用两套射线/探测器系统的双源组合。

两套 X 线系统由球管和一体化高压发生器组成,可以分别调节相应的 kV 和 mAs。由于每个球管的 kV 都可独立设置为 80 kV、100 kV、120 kV 和 140 kV,当两个球管的管电压不一致时,如一个球管设置为 80 kV,另一个球管设置为 140 kV,双源 CT 就可以实现双能量扫描,从而获得双能量的扫描数据。

（季建伟）

第二节　CT 成像的适应证与禁忌证

一、适应证

CT 图像由于密度分辨率高、组织结构无重叠,有利于病变的定位、定性诊断,在临床上应用十分广泛。可用于全身各脏器的检查,对疾病的诊断、治疗方案的确定、疗效观察和预后评价等具有重要的参考价值。

(一)颅脑

CT 对颅内肿瘤、脑出血、脑梗死、颅脑外伤、颅内感染及寄生虫病、脑先天性畸形、脑萎缩、脑积水和脱髓鞘疾病等具有较大的诊断价值。多层螺旋CT的脑血管三维重组可以获得精细清晰的血管三维图像,对于脑血管畸形的诊断有较大诊断价值。

(二)头颈部

对眼眶和眼球良恶性肿瘤、眼肌病变、乳突及内耳病变、鼻窦及鼻腔的炎症、息肉及肿瘤,鼻咽部肿瘤尤其是鼻咽癌、喉部肿瘤、甲状腺肿瘤及颈部肿块等均有较好的显示能力;多平面重组、容积重组等后处理技术可以从任意角度、全方位反映病变密度、形态、大小、位置及相邻组织器官的改变,对外伤、肿瘤等病变的显示可靠、清晰、逼真,可以更有效地指导手术。

(三)胸部

CT对肺肿瘤性病变、炎性病变、间质性病变、先天性病变等均可较好地显示。对支气管扩张诊断清晰准确。对支气管肺癌,可以进行早期诊断,显示病灶内部结构,观察肺门和纵隔淋巴结转移;对纵隔肿瘤的准确定位具有不可取代的价值。可显示心包疾病、主动脉瘤、大血管壁和心瓣膜的钙化。冠状动脉CT血管造影可以清晰显示冠状动脉的走行、狭窄,对临床评价冠心病和进行冠脉介入治疗的筛查有重要的价值。

(四)腹部和盆腔

对于肝、胆、脾、胰、肾、肾上腺、输尿管、前列腺、膀胱、睾丸、子宫及附件,腹腔及腹膜后病变的诊断具有一定优势。对于明确占位性病变的部位、大小及与邻近组织结构的关系、淋巴结有无转移等亦有重要的作用。对于炎症性和外伤性病变能较好显示。对于胃肠道病变,CT能较好显示肠套叠等,亦可较好地显示肿瘤向胃肠腔外侵犯的情况,以及向邻近和远处转移的情况。但目前显示胃肠道腔内病变仍以胃肠道钡剂检查为首选。

(五)脊柱和骨关节

对椎管狭窄,椎间盘膨出、突出,脊椎小关节退变等脊柱退行性病变,脊柱外伤、脊柱结核、脊椎肿瘤等具有较大的诊断价值。对脊髓及半月板的显示不如MRI敏感。对骨关节病变,CT可显示骨肿瘤的内部结构和肿瘤对软组织的侵犯范围,补充X线片的不足。

二、禁忌证

妊娠妇女不宜进行CT检查。急性出血病变不宜进行增强或CT造影检查。CT检查时应注意防护生殖腺和眼睛。

(季建伟)

第三节 CT成像的检查方法

一、CT检查前准备

为使CT检查取得较好的效果,扫描前的准备工作必不可少。检查前的主要准备有以下几个方面。

(一)了解病情

扫描前应详细询问病史,了解患者携带的有关影像学资料和实验室检查,以供扫描时定位及诊断时参考。

（二）解释说明

对患者耐心做好扫描说明解释工作，以消除其顾虑和紧张情绪。

（三）胃肠道准备

进行腹部、盆腔、腰骶部检查者，扫描前一周，不进行胃肠道钡剂造影，不服含金属的药物，如铋剂等。扫描前两天少吃多渣食物。腹部检查前 4 小时禁饮食，扫描前口服对比剂，使胃肠道充盈。盆腔检查前晚口服甘露醇等泻剂清洁肠道，若行清洁灌肠更佳。扫描前 2 小时口服对比剂充盈肠道（图 2-6）。

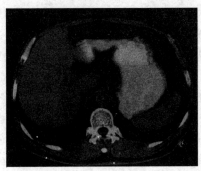

图 2-6　CT 扫描胃肠道内对比剂

（四）制动

根据不同检查部位的需要，确保检查部位的固定，是避免漏扫及减少运动伪影的有效措施。另外，胸腹部检查前应做好呼吸训练，使患者能根据语音提示配合平静呼吸或吸气、屏气；腹部检查前可口服或肌内注射山莨菪碱注射液 20 mg 以减少胃肠道蠕动；喉部扫描时嘱患者不要做吞咽动作；眼部扫描时嘱患者两眼球向前凝视或闭眼不动；儿童或不合作的患者可口服 10％水合氯醛 0.5 mL/kg（不超过 10 mL）以制动。

（五）除去金属物品

摆位时去除扫描范围内患者穿戴及携带的金属物品，如钥匙、手机、发卡、耳环、项链、金属拉链、义齿、带金属扣的皮带、硬币、带金属的纽扣等，以防伪影产生。

（六）增强扫描及造影检查准备

行增强扫描及血管造影检查的患者检查前 4 小时禁食、水，以防发生变态反应时发生呕吐或呛咳将胃内容物误吸入肺；检查前应询问有无过敏史，并做碘过敏试验，试验阴性者请患者或家属在碘对比剂检查说明书上签名。少数低渗型非离子型对比剂变态反应发生率极低，不需做变态反应，但应在增强或造影过程中严密监控，以防意外。

（七）注意监护

危重患者检查时，需请临床科室的医护人员陪同并监护。

（八）防尘

患者更衣、换鞋或穿着鞋套进入扫描室，以防灰尘带入机房，进入机器内部。

（九）注意患者家属防护

患者家属非特殊情况下不要滞留在扫描室内，以避免辐射线损伤。

二、CT 检查步骤

(一)对患者的接待与登记

仔细审查 CT 检查申请单是否填写完整,检查部位是否明确和符合要求,并根据病情的轻、重、缓、急和本部门的工作流程合理安排患者的检查时间。给患者做好解释和说明工作以便做好配合,通知患者做好检查前准备。由专门人员进行检查项目的登记和归档。

(二)输入患者的一般资料与扫描相关信息

将患者的姓名、性别、出生年月、CT 号等资料输入 CT 机。有放射科信息系统(RIS)和图像存储与传输系统(PACS)的医院,输入患者资料由工作列表完成。选择扫描方向和患者的体位;如果是增强扫描,要注明 C+,其他特殊扫描方式,必要时也注明。

(三)患者体位的处置

根据检查的要求确定是仰卧还是俯卧,头先进还是足先进;根据检查的需要采用适当的辅助装置,固定检查部位;按不同检查部位调整检查床至合适位置,开启定位指示灯,将患者送入扫描孔内。

(四)扫描前定位

定位就是确定扫描的范围,通常先进行定位像扫描,即球管与探测器位置不变,曝光过程中,检查床载患者匀速移动,扫描图像类似高千伏摄影平片。在该定位像上制订扫描计划,确定扫描范围、层厚、层距等。定位较明确的部位(如颅脑),也可利用定位指示灯直接从患者的体表上定出扫描的起始位置,该方法节省时间,缺点是定位不如通过定位像定位准确。

(五)扫描

选择扫描条件,设计扫描程序,按下曝光按钮。在整个扫描过程中,要密切观察每次扫描的图像,必要时调整扫描的范围或做补充扫描,如肺内发现小病灶,最好加扫小病灶部位的高分辨力 CT。

(六)照相和存储

根据不同的机器情况,可自动照相或手工照相。自动拍摄是指在 CT 机上可预先设置,扫描完毕 CT 机会自动根据设置依次将所有扫描的图像拍摄完成。手工拍摄是扫描完成后,由人工手动照相。一般扫描完毕的 CT 图像都暂存于 CT 机的硬盘上,如需永久存储,可选择磁带、光盘等存储介质。

三、CT 检查注意事项

主要注意事项有以下几个方面。

(1)CT 检查必须注意放射线的防护,要正确、合理地应用 CT 检查,避免不必要的曝光。对育龄妇女及婴幼儿更应严格掌握适应证,非特殊必要,孕妇禁忌 CT 检查。CT 机及机房本身结构需达到防护标准,以减少被检者、工作人员和与 CT 机房相邻地区人员的 X 线辐射剂量。重视个人防护,减少被检者、工作人员的受照剂量。

(2)应认真了解病史、其他检查结果及既往影像检查资料,借以指导本次检查,以免检查范围或扫描参数设置不当。

(3)增强扫描使用的碘对比剂量较大,注射速度快,有引起不良反应,甚至变态反应的可能,碘过敏试验阳性者禁忌增强扫描。过敏体质的患者可选用非离子型对比剂以减少不良反应,使用过程中要严密观察,一旦出现变态反应应及时处理、抢救,否则可能危及生命。为避免迟发型变态反应的发生,检查后应让患者留 CT 室观察 30 分钟后再离开。CT 室应常备必需的急救药品、器械,以备抢救之用。注意药品的有效期,定时添补更新。

(4)危重患者,过多搬动有生命危险者,临床应先控制病情,可待病情较为稳定后再做 CT 检查。对危重患者的搬动及检查应迅速、轻柔,检查以满足诊断需要为标准,不宜苛求标准延误抢救时间。

(季建伟)

第三章 MR影像学基础

第一节 MR成像的基本原理

生物体组织能被电磁波谱中的短波成分(如X线)穿透,但能阻挡中波成分如紫外线、红外线及微波。令人惊异的是,人体组织允许磁共振产生的长波成分如无线电波穿过,这是磁共振能用于临床的基本条件之一。

磁共振(MR)实际上是指核磁共振(NMR)。由于害怕"核"字引起某些人的误解与疑惧,目前通称为磁共振(MR)。核子自旋运动是自然界的普遍现象,也是核磁共振的基础。1946年美国科学家Bloch与Purcell几乎同时独立地完成了核磁共振试验,这一科研成果获得了1952年诺贝尔物理学奖。自从揭示了"化学位移"现象以来,磁共振学迅速发展起来。1967年Jasper Jackson在活的动物身上首次获得MR信号,1972年Lautebru利用水模成功地获得了氢质子二维的MR图像,从20世纪80年代开始MR进入了医学临床应用阶段。

根据19世纪的Gauss学说,电与磁是一回事,可统称为电磁。电荷沿一导线运动或质子沿轴自旋即可产生磁场,而导线切割磁力线又可产生电流。自然界任何原子核的内部均含有质子与中子,统称核子,都带正电荷。核子像地球一样具有自旋性,并由此产生自旋磁场。具有偶数核子的许多原子核其自旋磁场相互抵消,不能产生核磁共振现象。只有那些具有奇数核子的原子核在自旋中才能产生磁矩或磁场,如^{1}H(氢)、^{13}C(碳)、^{19}F(氟)、^{31}P(磷)等。因此,可被选用为核磁共振成像术中的靶子,而氢原子更是其中的佼佼者。氢原子是人体内数量最多的物质,原子核中只含1个质子而不含中子,最不稳定,最易受外加磁场的影响而发生核磁共振现象,所以,现阶段临床应用的磁共振成像主要涉及氢质子。氢质子带1个正电荷,又能自旋,其周围自然形成一个小磁场,整个氢原子核实际上是一个自旋的小磁体。"核"的意思是指核磁共振成像主要涉及原子核(尤其是氢原子核),与核周围的电子层关系不大。"磁"有两个含义:①磁共振过程发生在一个巨大外磁体的孔腔内,它能产生一个恒定不变的强大的静磁场(B_0);②在静磁场上按时叠加另外一个小的射频磁场以进行核激励并诱发核磁共振(B_1),还要叠加一个小的梯度磁场以进行空间描记并控制成像。"共振"是借助宏观世界常见的自然现象来解释微观世界的物理学原理。例如,一个静止的音叉在另一个振动音叉的不断作用下即可能引起同步振动,先决条件是两个音叉固有的振动频率相同。核子间能量的吸收与释放亦可引起共振,处于低能级的氢质子吸收的能量恰好等于能级差即跃迁到高能级水平,释放的能量恰好等于能级差又可跌落回低能

23

级水平,核子这种升降波动是在一个磁场中进行的,故称之为"核-磁共振"(图 3-1)。

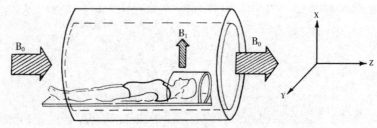

图 3-1　磁共振示意图

从人体进入强大的外磁场(B_0),到获得清晰的 MR 图像,人体组织与受检部位内的每一个氢质子都经历了一系列复杂的变化。①氢质子群体的平时状态:在无外磁场 B_0 的作用下,平常人体内的氢质子杂乱无章地排列着,磁矩方向不一,相互抵消;②在外加磁场中的氢质子状态:人体进入强大均匀的外加磁场 B_0 中,体内所有自旋的混乱的氢质子,其磁矩将重新定向,按量子力学规律纷纷从杂乱无章状态变成顺着外磁场磁力线的方向排列,其中多数与 B_0 磁力线同向(处于低能级),少数与 B_0 磁力线逆向(处于高能级),最后达到动态平衡;③通过表面线圈从与 B_0 磁力线垂直的方向上施加射频磁场(RF 脉冲),受检部位的氢质子从中吸收了能量并向 XY 平面上偏转;④射频磁场(RF 脉冲)中断后氢质子放出它们吸收的能量并回到 Z 轴的自旋方向上;⑤释出的电磁能转化为 MR 信号;⑥在梯度磁场(由梯度线圈发出)辅助下 MR 信号形成 MR 图像。

一、氢质子群体的平时状态

某些原子核(如氢原子核)可以看成是一个具有自旋能力的小星球,因为它带有电荷,自旋进动必然产生磁矩声,$\vec{U}$ 代表着该原子核周围小磁场的大小与方向。由这种磁偶极产生的小磁场颇似一个旋转着的小磁棒(图 3-2)。平时人体内的氢原子核处于无规律的进动状态,无数的氢原子核杂乱无章地进动着,漫无方向地排列着,其磁矩与角动量相互抵消,整个人体不显磁性(图 3-3A)。

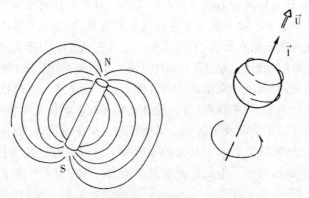

图 3-2　磁偶极产生的小磁场示意图

二、在外加静磁场中的氢质子状态

人体进入强大均匀的磁体空腔内,在外加静磁场 B_0 的作用下,原来杂乱无章的氢原子核一齐按外磁场方向排列并继续进动,整个人体组织处于轻度磁化状态(图 3-3B)。由于氢质子的自旋量子数 I＝1/2,只有两种基本的排列方向,一是顺向排列(向上自旋),二是逆向排列(向下自旋),前者与静磁场磁力线方向相同,相应的磁化量子数 m＝＋1/2,处于低能级状态;后者与静磁场磁力线方向相反,相应的磁化量子数 m＝－1/2,处于高能级状态。在静磁场中氢质子自旋矢量的方位角 $\theta = arc\,Cos\,m\sqrt{I(I+1)}$ 。

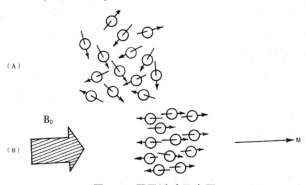

图 3-3 原子活动示意图

在静磁场中自旋(磁动量)矢量有一个转矩或电偶,它们环绕静磁场的纵轴进动,其速率可用 Larmor 公式算出:

$$f = \omega/2\pi = \gamma B_0/2\pi$$

式中,f 为共振频率(Hz),ω 为每秒的角频率(弧度),γ 为旋磁比,B_0 为静磁场。对每一种原子核来说 γ 是一个常数。

一大群原子核在静磁场中进动,每一个原子核的磁矩其位相是杂乱无章的。也就是说,它们在进动的圆环中其磁化矢量的顶端处于不同的位置,但联合起来可形成一个总的磁矩 $\vec{M}$。这个净磁矩 $\vec{M}$ 是接收线圈产生 MR 信号的根据。

对 MR 成像作用最大的核子是质子,尤其是氢质子。因为它在人体内数量最大,其重量小而磁动量大,在水溶液中氢原子核的数量级为 $10^{23}/cm^3$,其中半数以上与静磁场 B_0 的磁力线方向相同,处于低能级状态。每个氢原子核磁矩的总矢量($\sum$)可用以下公式计算:

$$\vec{M} = \sum P_i \mu_i$$

式中,$\vec{M}$ 为净磁矩,μ_i 为氢原子核的磁矩,P_i 为氢原子核的数量。由于能量差极小,因此在两个能级状态中自旋＝1/2 的氢原子核数目基本相等。例如,在 1.5 T 的静磁场中处于同向低能级状态的氢原子核比处于逆向高能级状态者仅多 1×10^{-5}。

在低能级与高能级状态之间根据静磁场场强大小与当时的温度,势必要达到动态平衡,称为"热平衡"状态。此时,从低能级转入高能级的氢原子数恰好等于从高能级转入低能级的氢原子数,最后的磁化状态 M,称为"平衡"状态或"静息"状态。

三、施加射频(RF)脉冲后的氢质子状态

MR 信号的产生分两个步骤,一是磁共振的激励过程,二是磁共振的弛豫过程。如前面所述,氢质子是一群处于一定能量级与方向上不断自旋进动的微粒,它们类似于一般磁体,具有磁性、角动量与旋转性。在 MR 扫描机的孔腔内,人体内所有的氢质子小磁体都将顺着强大静磁场 B_0 的方向排列,其中较多的氢质子其磁矩方向与静磁场 B_0 相同(处于低能级),较少的氢质子其磁矩方向与静磁场 B_0 相反(处于高能级)。人体内大量氢质子的小磁极相加,形成一个微弱的

小磁场,其总磁化矢量 M 仅为静磁场 B_0 的几百万分之一,但方向相同。在常温的"热平衡"状态下顺静磁场 B_0 排列的氢质子数毕竟比逆向排列者多 10^6 倍,因此人体磁化矢量 M 与静磁场 B_0 方向一致。

通过射频(RF)线圈中的电流对 MR 孔腔中的人体组织施加一个垂直方向的交变磁场 B_1,诱发氢质子产生核磁共振,这就是磁共振的激励过程。交变磁场 B_1 是由射频线圈发出的,所以 B_1 又称为射频磁场。B_1 交变地发出与中断,按磁共振所需要的频率工作,所以又称为射频脉冲。射频磁场 B_1 与静磁场 B_0 有两点不同:①B_1 十分微弱,为 B_0 的万分之一,例如,B_0 的场强为 1.0 T,而 B_1 仅为 0.000 1 T 即足以诱发核磁共振;②静磁场 B_0 不仅强大,而且恒定,其磁力线方向与 MR 扫描机的孔腔平行。B_1 磁场迅速交变,其磁力线方向总是与静磁场方向垂直。

B_1 磁场的交变振动频率具有严格的选择性,必须准确地选择 B_1 磁场的频率,使之相当于 Larmor 共振频率,才能诱发受检组织内氢质子的磁共振现象。Rabi 发现,在静磁场 B_0 的垂直方向上施加一个交变磁场 B_1,只有在 Larmor 频率时,交变磁场的能量才会突然大量地被吸收,这种现象称为共振吸收现象。按照量子力学理论,氢质子在磁场中只能采取两种能级状态:高能级与低能级(图 3-4)。通过原子间的热运动相互碰撞,能量相互传递,氢质子可在 2 个能级间跃迁;通过吸收电磁场的光子氢质子也能从低能级跃迁到高能级,因为光子只能整个地被吸收,所以在一定的场强下能级差也是一定的,射频磁场 B_1 发射的电磁能(射频能量)必须恰好等于能级差才会被处于低能级状态的氢质子吸收,并借助于这个射频能量跃迁到高能级状态。在一定的场强条件下射频磁场的交变频率必须符合 Larmor 频率,它所发出的射频电磁能才恰好等于能级差。

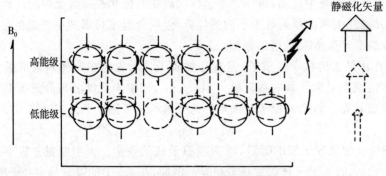

图 3-4　高能级与低能级示意图

所谓核磁共振就是指氢质子在两种能级上相互转换,当按照 Larmor 频率施加射频能量时,迫使氢质子的磁矩从 $m=+1/2$ 低能级跃迁到 $m=-1/2$ 高能级状态。二者的能级差 $E1/2-E-1/2=rhB_0$,$rhB_0(=h/2\pi)$ 是一个常数。

磁共振的能量吸收只能在垂直于静磁场 B_0 的横向上查出来。因为横向上的磁化矢量 M_{XY} 具有时间依赖性,按照法拉第感应定律,M_{XY} 在进动过程中切割静磁场 B_0 的磁力线,可在接收线圈上感应出相应的电压。与此相反,在热运动平衡状态下的纵向磁化矢量是静止的,它不切割磁力线,因而不产生感应电流。当施加射频(RF)磁场 B_1 时,随着氢质子自旋进动的同步旋转,即会产生横向磁化矢量(图 3-5)。射频磁场 B_1 垂直于静磁场 B_0,其作用是旋转磁化矢量 M 偏离静息状态,M 在纵向上逐渐缩短,在横向上逐渐延长。如果射频磁场 B_1 施加的时间足够长,净磁化矢量 M 可俯垂 $90°$,在横向上垂直于静磁场 B_0 而不断转动。旋转角度 θ 称为 RF 偏转角,

$\theta = \gamma B_1 T_2$，该公式中 B_1 是射频磁场的大小，T 是施加的时间。由此可见，RF 偏转角度可通过 B_1 磁场的强弱与施加时间加以控制。

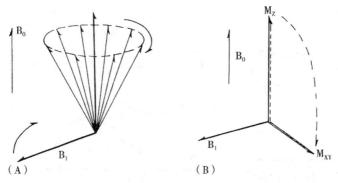

图 3-5　磁化矢量示意图

从图 3-5(B)可以看出，在射频磁场 B_1 的作用下，磁化矢量 M 开始转动，随着时间的延长 M 在横向上逐渐增大，从原来的 Z 轴上向 XY 平面贴近(图 3-6)。

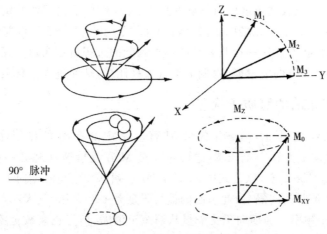

图 3-6　磁场形成示意图

(1)射频磁场 B_1 是以无线电波的频率提供的，所以又称为射频脉冲。施加射频脉冲会使氢质子旋转在同一相位上，称为同步。同步化可以看作净磁化矢量 M 在静磁场 B_0 中的相对性同步转动。

(2)控制射频磁场 B_1 的幅度与时限，可准确地控制 M 与静磁场 Z 轴(纵轴)的夹角，使之转至 90°、180°或其他角度(图 3-7)。

(3)使磁化矢量 M 产生 90°或 180°转动的射频脉冲分别称为 90°脉冲或 180°脉冲。

(4)磁化矢量的转动角度可以通过 Larmot 公式加以计算，即 $V_1 = \frac{1}{2\pi} \gamma \cdot B_1$。这个公式说明在激发脉冲后磁化矢量的进动过程，$V_1$ 是旋进的频率，B_1 是射频脉冲的幅度。在单位时间内(tp)磁化矢量转动的周数为 $rB_1 tp$，每周 360°，所以磁化矢量的转动角度为 $\theta = \frac{\gamma}{2\pi} B_1 tp \cdot 360°$。根据标准射频频率的理论，一个长度为 t 的射频脉冲可以覆盖其频率范围的 1/2，也就是说，100 微秒脉冲可以覆盖 5 kHz。

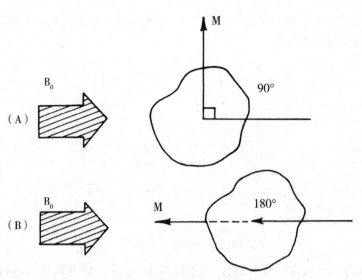

图 3-7 磁场形成示意图

总之,施加 90°、180°或其他角度的射频脉冲后,人体组织内受检部位的氢质子因接收了额外的电磁能,其磁化矢量偏离了静磁场的方向而转动 90°或 180°,部分处于低能级的氢质子因吸收了能量而跃迁到高能级状态。这一接收射频磁场电磁能的过程就称为磁共振的激励过程。在激励过程中氢质子吸收了额外的电磁能,由低能级升入高能级,从而进入了磁共振的预备状态。

四、射频脉冲停止后的氢质子状态

一旦射频(RF)磁场 B_1 停止,净磁化矢量 M 就仅受静磁场 B_0 的作用,并环绕着 B_0 进动。如果在静磁场 Y 轴方向上安置一个线圈,净磁化矢量 M 在盘旋转动时必将在该线圈中感应出一个 AC 电压,$V=M_{XY}°Cos \omega t_2$,该公式中 $M_{XY}°$ 是 90°射频脉冲中止时横向上的磁化矢量,t 是从 90°盘旋转动至电压测量时的间隔,由此引起的信号强度是一个余弦,其大小与磁化矢量呈正比,其频率相当于 Larmor 频率。当横向磁化矢量从缩短至消失,信号也衰减至零,这种衰减呈指数衰减,需要恒定的时间 t_2*,与此同时线圈上测出的电压也递减至零。因此,感应电压比较准确的表达公式应为:$V=M_{XY}°e^{-t/t2*}Cos\omega t_2$。上述现象称为"自由感应衰减"或称 FID 信号。无论吸收或释放电磁能,都必须在 Larmor。共振频率的特殊条件下才能进行。氢原子核等在 Larmor 共振频率条件下这种电磁能的吸收与发射过程,就是核磁共振。

如果知道静磁场 B_0 的场强大小,即可计算出 Larmor 共振频率,Larmor 方程式为 $\omega_0=\gamma B_0$,即共振频率(MHz)=γ·静磁场场强(T),式中,ω_0 为共振频率(MHz);B_0 为静磁场场强(T);γ 为一个常数,称为旋磁比,氢原子核的旋磁比为 42.58 MHz/T_2。以超导型 MR 扫描机为例,当静磁场场强为 0.5 T 时,ω_0=42.58×0.5=21.3 MHz;当场强为 1.0 T 时,ω_0=42.58×1.0=42.58 MHz;当场强为 1.5 T 时,ω_0=42.58×1.5=63.9 MHz。上述频率非常接近于自动电话机与民用无线电收音机的波频,因此通常称 B_1 磁场为射频磁场,称产生这一波频的线圈为射频(RF)线圈。

对 MRI 来说,Larmor 方程有以下实用价值。

(1)静磁场场强的大小决定了 MR 扫描机工作时所需要的射频频率,静磁场场强与共振频率之间呈线性关系(表 3-1)。

表 3-1   氢原子核在不同静磁场中的共振频率

MR 扫描机的场强（T）	共振频率（MHz）
0.15	6.4
0.3	12.8
0.5	21.3
0.6	25.5
1.0	42.6
1.5	63.9
2.0	85.3

（2）除氢核子外还有某些核子亦可产生核磁共振，但其旋磁比有所不同（表 3-2）。

表 3-2   某些顺磁性物质的旋磁比

原子核	旋磁比 γ（MHz/T）
^{1}H	42.58
^{19}F	40.05
^{31}P	17.23
^{23}Na	11.26
^{13}C	10.76

（3）静磁场的微小变化将使共振频率发生相应的微小变化，梯度线圈产生的微小磁场叠加在静磁场上，会引起频率与时相的微小变化，通过频率编码与相位编码，可以确定每一个像素的空间位置，这是 MR 成像的基础。

当射频磁场 B_1 中断时，激励过程即告完成，弛豫过程随之开始，受激励的氢质子将释放出它们吸收的能量，重新回到静磁场原先排列的平衡位置上。在回返过程中转动的净磁化矢量 M 将感应出一个电磁波，通过接收线圈检测出来，就是呈指数衰减的 MR 信号。

总而言之，激励的氢质子释放能量并回返原先排列方位的过程就称为弛豫。释放的能量以无线电磁波的形式发射出来，是 MR 成像的基础（图 3-8）。

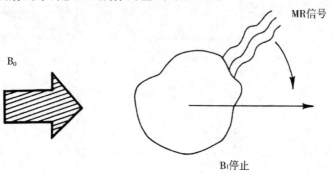

图 3-8   MR 成像的基础

弛豫过程伴随着能量释放，只有在发射频率与吸收频率相同的条件下，即在 Larmor 共振频率时吸收的能量才能释放出去。能量释放会伴发下列情况：①射频线圈可兼做天线接收器（接收线圈），释放的能量以无线电波的形式发射,被接收线圈接收并记录成 MR 信号;②能量不可逆性地散布于人体周围组织"晶格"中,化为热量或诱发分子运动（T_1 弛豫）;③能量可逆性地转移到其他正在共振的氢质子上,使其相位的一致性丧失（T_2 弛豫）。

　　射频线圈（接收线圈）只能记录与静磁场 B_0 方向垂直的能量成分;与静磁场 B_0 平行的能量成分因变化太慢,不能在 RF 线圈内诱发出有意义的 MR 信号。受检部位每个小的组织体素（容积）所发出的 MR 信号均有细微的差异,利用梯度磁场的频率编码与相位编码方法,足以破译出 MR 信号的细微差异,通过傅立叶转换,可将组织内每个 MR 信号的位置及强度计算出来,并重建成电视屏幕上的亮点,信号越强则亮点越白。

　　净磁化矢量 M 回返的过程由两个时间常数所决定,分别称为 T_1 弛豫时间与 T_2 弛豫时间。净磁化矢量先从静磁场 B_0 的垂直面上开始衰减,称为横向弛豫（T_2 弛豫）;继之逐步返回静磁场 B_0 的方向,称为纵向弛豫（T_1 弛豫）。

　　净磁化矢量 M 在弛豫过程中是不断转动的,在垂直于静磁场 B_0 的 XY 平面上转动的半径越来越短（T_2 弛豫）,在平行于静磁场 B_0 的 Z 轴上逐渐延长（T_1 弛豫）。

　　在 MR 技术中仍然沿用横断面（轴面）、冠状面及矢状面代表人体的三维空间。Z 轴代表静磁场 B_0 的磁力线方向,人体进入磁体圆孔腔内,组织形成的净磁化矢量 M_0 与 Z 轴平行,这一过程需时几秒钟。施加 90°射频脉冲后,净磁化矢量 M 偏转 90°,在 XY 平面上转动（M_0）。90°脉冲中断后弛豫开始,此后随着弛豫时间的延长 M_{XY} 缩短,而 M_Z 延长,如图 3-9,图 3-10 所示。

　　弛豫过程中纵向磁化矢量的增长（T_1 延长）与横向磁化矢量的缩短（T_2 缩短）均呈指数函数关系,在一定的静磁场中 T_1 与 T_2 是两个时间常数。

　　T_1（纵向弛豫）……$M_Z = M_0(1 - e^{\frac{t}{t_1}})$

　　T_2（横向弛豫）……$M_{XY} = M_0 e^{\frac{t}{t_2}}$

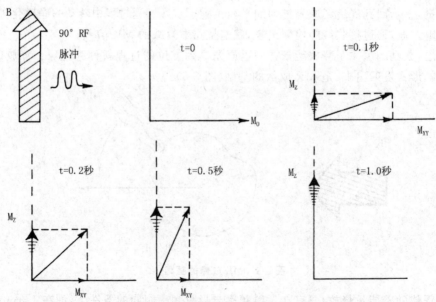

图 3-9　弛豫过程中 M_{XY}、M_Z 与时间的关系

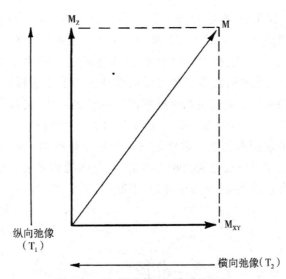

图 3-10 T₁ 弛豫与 T₂ 弛豫的方向

90°脉冲后净磁化矢量 M 与静磁场 B_0 呈 90°,此时 $M_1(M_Z)$ 成分为 0;纵向弛豫开始后 M 矢量偏转,并回返至平衡状态,此时 $M_1(M_Z)$ 最长并与静磁场 B_0 的方向平行。$M_1(M_Z)$ 方向上的纵向弛豫过程呈指数增长曲线,其特征性的时间常数 T_1 在磁共振学上被定义为从零增长到 $1-1/e$ 所需要的时间,即从零到达其最终最大值 63% 所需要的时间。

T₂ 弛豫代表 90°脉冲之后在均一静磁场 B_0 中共振氢质子脱离相位(丧失相位一致性)所需要的时间。90°脉冲中断的瞬间,M 矢量的 $M_Z(M_{XY})$ 成分最大,弛豫开始后横向上的 $M_Z(M_{XY})$ 成分向零递减,达到平衡状态时横向磁化矢量 $M_Z(M_{XY})$ 不复存在,此刻共振质子间的相位一致性丧失殆尽。$M_Z(M_{XY})$ 递减过程也是一个指数递减曲线,其特征性的时间常数 T_2 在磁共振学上被定义为最大值递减至 $1/e$ 所需要的时间,即从最初最大值到达 37% 所需要的时间(图 3-11)。

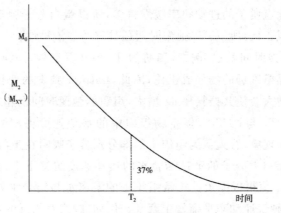

图 3-11 T₂ 弛豫曲线

T₁ 弛豫方向平行于外磁场 B_0 方向,在此过程中能量从共振氢核向周围晶格中散失。T₂ 弛豫方向垂直于外磁场 B_0,在此过程中不涉及从共振氢核向周围晶格的能量散失,共振质子失去相位的一致性,共振核之间有彼此的能量交换,但无能量丢失。T₁ 与 T₂ 弛豫过程是理解人体组织 MR 成像的关键。目前 MR 成像中常见的 T₁ 与 T₂ 加权像即表现了组织的 T₁ 与 T₂ 弛豫特征。

T₁弛豫即纵向弛豫,又称为"自旋-晶格弛豫"。RF脉冲使氢原子核吸收能量而处于激励状态;激励的氢原子核必须将它们吸收的过多的能量逸散于周围的环境即分子晶格中,才能重新回返原来的平衡状态,所以这一弛豫过程称为"自旋-晶格弛豫"。回返到平衡状态也需要一个激发的射频磁场,引起自旋-晶格弛豫的射频磁场是由周围环境中的原子核晶格提供的,又称为晶格磁场。晶格磁场最常见的来源是周围组织中磁核产生的偶极磁场,例如在水分子中有2个氢原子核,其中一个氢核产生一个小磁场,并影响邻近的另一个氢质子,这就是一个偶极磁场(图3-12)。晶格磁场的波动频率必须与激励氢质子的进动频率相一致,也就是在Larmor共振频率的条件下才能激发氢质子释放它们吸收的能量,从而回返到原来的平衡状态。在液体中晶格磁场的波动是由分子盲目的热运动(布朗运动)引起的。

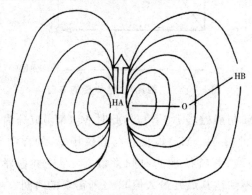

图3-12 偶极磁场示意图

分子重新定向的平均速率与分子的大小有关。小分子(如水)比大分子(如脂质)重新定向要快得多,巨大分子(如蛋白质或DNA)重新定向则十分缓慢。在适当的MR场强中,中等大小的分子如脂肪分子,其转动频率最接近于Larmor进动频率,因此脂肪质子的弛豫比水分子要弛豫得快;而水分子的平均转动频率远远大于氢质子的进动频率,所以水分子弛豫相当缓慢。巨大分子如蛋白质的转动频率比氢质子的进动频率缓慢得多,所以蛋白分子弛豫得相当缓慢。进动频率与外加静磁场的场强成正比,所以,T₁弛豫时间还具有场强依赖性。

分子弛豫快其T₁弛豫时间就短,例如,脂肪的T₁为几百毫秒,而纯水的T₁为3秒。在共振频率(ω_0)中弛豫率与晶格磁场的场强成正比,因此,Larmor频率的变化势必改变组织的弛豫时间。外加静磁场场强增大会使共振频率ω_0增大,组织的弛豫时间也随之延长(长T₁)。

游离水弛豫缓慢(长T₁与长T₂),但生物组织中的水却弛豫得相当快,T₁弛豫时间仅为几百毫秒。为了解释这一现象,有人认为组织中的部分水分子吸附在蛋白质分子的表面上,形成结合水(图3-13)。由于蛋白大分子的牵扯结合水的运动速度缓慢下来,比较接近于Larmor进动频率,因而弛豫增快,T₁值得以缩短。正常组织中的游离水与结合水处于一种快速的动态平衡状态,在病理情况下这种快速动态平衡发生紊乱。例如,肿瘤及邻近的水肿区,其结合水释放,游离水增加,因而呈长T₁与长T₂信号。

表3-3列出了在1.4 T场强中各种组织的弛豫时间,从中可见胼胝体、白质的T₁值明显短于脑灰质;因为白质中的含水量明显低于灰质。

T₂弛豫即横向弛豫,在此过程中不存在能量从氢原子核向周围晶格中的转移,但激励氢核与静息氢核之间彼此交换能量,也就是说,处于静息状态的氢核吸收了激励氢核释放的能量。横向磁化矢量丧失的速率决定着 T_2 弛豫时间的长短。横向磁化矢量之所以丧失,是由于氢核之间相互作用使其磁动量丧失了位相上的一致性。在一个理想的均匀磁场中,所有氢核的进动频率应当相同并保持位相的一致性。但外加静磁场都不够均匀,人体组织的固有晶格小磁场也不够均一,这就导致了磁场的不均匀性,后者使氢核以略有差异的速率进动,共振频率的差异会越来越大,必然引起位相一致性的丧失及横向磁化矢量的丧失。T_2 弛豫时间就是指人体局部小磁场横向磁化矢量丧失所需要的时间,它主要与人体组织的固有小磁场有关。大分子比小分子的 T_2 弛豫快,因为大分子重新定向比较缓慢。结合水(与巨大分子如蛋白质紧密结合)的进动速度接近于 Larmor 共振频率,所以 T_2 弛豫快,但比 Larmor 共振频率慢得多的巨大分子其 T_1 弛豫慢。与 T_1 相比 T_2 对外磁场的大小不那么敏感。在生物组织中 T_2 的波动范围为 50~100 毫秒。游离水的 T_2 值比结合水长得多,病灶处 T_2 值延长显然与游离水/结合水比率增大有关,肿瘤、梗死、炎症及其水肿区内游离水比例高,所以呈长 T_2 高信号。

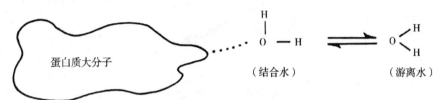

图 3-13　组织中水分子的两种形式:游离水与蛋白结合水

表 3-3　场强为 1.4T 时各种脑组织的弛豫时间

脑组织	T_1 值(ms)	T_2 值(ms)
壳核	747±33	7l±4
尾状核	822±16	76±4
丘脑	703±34	75±4
皮层灰质	871±73	87±2
胼胝体	509±39	69±8
半卵圆中心白质	515±27	74±5
内囊	559±18	67±7
脑脊液(侧脑室)	190±353	250±3

　　如果不检测自由感应衰减,可以另外观测"自旋回波"。众所周知,在一个 90°脉冲之后一定的时间(T_2)内,MR 信号应衰减殆尽,这段时间即所谓自旋-自旋弛豫时间,或称为横向弛豫时间。但实际上横向磁化矢量的衰减速度比自由感应衰减速度快得多,即 T_2* 值比 T_2 值短得多,T_2* 就是所谓的实际横向弛豫时间。造成横向弛豫速度加快的主要原因是外加静磁场的空间不均匀性。由于静磁场场强在空间上不太均匀,人体不同部位的氢质子实际上是在略有差异的不同的场强条件下自旋,其进动频率自然也会略有差异。这样一来,必然加速自旋氢质子丧失其位相上的一致性,因而横向磁化矢量的实际缩短速度比单纯的 T_2 弛豫速度要快。世界上迄今尚未制造出理想的完全均匀的静磁场,为了克服磁场空间不均匀性带来的弊端,物理学家在 MR 技术中创用了 180°射频脉冲。在 90°脉冲后一定时间内(t),再施加一个 180°射频脉冲,在 t(ms)后(即所需时间 t=90°脉冲后 2t)可以重建位相的一致性(重聚焦),这样一来,因静磁场空间不均

匀而失去位相一致性的核,又回到彼此一致的位相上,并能从这一过程中记录下 MR 信号,故称为回波。2t 也称为回波延迟时间(TE)。

为了更好地理解这一物理过程,可以参看图 3-14。A 代表 90°脉冲后即刻的横向磁化矢量($t_1=0$),B 代表 $t_1=t$ 时的横向磁化矢量。此时该矢量已进动了许多圈,并呈扇形散开于不同的方位上,有的进动快(F),有的进动慢(S),此时围绕着 Y 轴施加一个 180°射频脉冲,企图将脱离位相一致性的各个横向磁化矢量驱赶到镜面像的位置上,这样一来进动快的横向磁化矢量 F 又回过头去尾随进动慢的横向磁化矢量 S,向相反的方向进动。显然,再经过 t(ms)那些自旋进动快的氢质子(F)会追上那些自旋进动慢的氢质子,同时回返到 90°脉冲后一致的位相上(C),这是人为创造的一个"自旋回波"(SE)。从 90°脉冲开始至回波完成之间的时间间隔就是所谓"回波时间"(TE)。

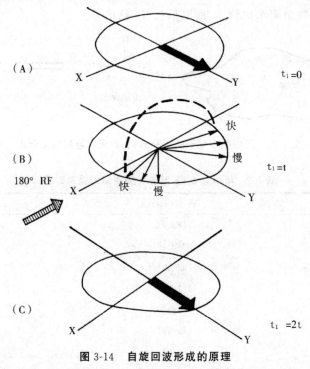

图 3-14　自旋回波形成的原理

自旋回波形成的过程像一场独出心裁的赛马。$t_1=0$ 相当于比赛开始,所有的参赛马都排列在起跑线上。比赛开始后 $t_1=t$,每匹马按自己的速度拉开了距离,快马(F)跑得远,慢马(S)跑得近。此时一声回跑令,马匹均按原速回返,$t_1=2t$ 时快马慢马几乎同时回到起跑线。

(刘晓勇)

第二节　MR 成像的适应证与禁忌证

磁共振扫描主要使用强磁场与射频脉冲,目前使用的磁场强度为 $0.15\sim2.0$ T,相当于 $1\,500\sim20\,000$ Gauss。使用强磁场的目的是使人体组织内的原子核磁化。使用射频脉冲的目的是给予磁化的原子核一定的电磁能。人体原子核接受了电磁能在弛豫过程中又释放出来,并形成磁共振信号,电子计算机将 MR 信号收集起来,按强度转换成黑白灰阶,按位置组成二维或三维的形状,灰阶与形状最终组成 MR 图像,供临床诊断与分析。由此可见,磁共振检查不像 CT 扫描那样要受到 X 线的辐射损伤,它是一种崭新的无创性的影像学检查手段,对患者既安全又可靠,不会造成任何损害。

一、患者受检前的准备

在进入强磁场检查室之前,医师应对患者做适当的解释工作,以消除其思想顾虑。

(1)详细询问现病史与既往史,结合申请单上临床医师查出的症状、体征、实验室检查及拟诊,确定扫描部位及层面选择,以便有的放矢地查出病变的部位、范围与性质。

(2)询问并检查患者是否有心脏起搏器、神经刺激器、人工心脏瓣膜、眼球异物及动脉瘤夹,发现这些物品者不要进行检查。

(3)进入检查室以前取下患者身上的一切金属物品,如假牙、发卡、戒指、耳环、钥匙、钢笔、手表、硬币等,这些物体会造成金属伪影,影响成像质量。信用卡、磁盘、磁带也应取下,否则会发生去磁损坏。检查眼部前应洗掉眼影等化妆品,检查盆腔应取出妇女卫生巾及避孕环,否则也会因伪影而影响诊断。

(4)幼儿、烦躁不安与幽闭恐惧症患者应给予适量镇静剂,如水合氯醛、地西泮等。

(5)使患者尽量舒适地平卧在检查台上,盖上棉毯以保持温暖。

(6)预先向患者解释检查过程中的一些现象,如梯度场启动会有噪声,使患者能安心静卧,平稳呼吸,如有不适可用话机与医师交谈。

(7)中风、脑瘤伴颅内高压者应先采取降颅内压措施,否则患者仰卧会因喷射性呕吐而造成窒息与吸入性肺炎。由于检查时间较长,为预防意外,可侧卧位扫描。

二、安全性问题

由于磁共振采用强磁场,在使用过程中需特别注意以下几个问题。

(1)医用磁共振扫描仪的场强均在 2.0 T 以下,对人体并无有害的生物学效应。虽然梯度磁场引起的场强变化可使受激励组织发生生物电流感应,但电流强度十分微弱,远远低于能够刺激心脏、神经细胞与肌肉纤维所需要的强度。目前认为,外磁场强度应限制在 2.0 T 以下,启动梯度磁场应限制在 3.0 T/s 以下,射频脉冲的功率应限制在 0.4 W/kg 以下。

(2)即使微弱的磁场也足以造成心脏起搏器及神经刺激器失灵,因此带有上述装置者禁止进入磁共振室。

(3)在强磁场内的射频脉冲可使受检组织与植入体内的金属物体温度轻微上升。较大的金属物,如人工髋关节与哈氏棒,具有导电性,温度可上升 $1\sim2$ ℃。

(4)动脉瘤夹含镍量较高,在强磁场中会产生较大的扭矩,有导致动脉瘤破裂的危险。

(5)迄今尚未发现医用磁共振设备引起人体基因的变异或婴儿发育障碍,但检查妊娠期妇女应十分慎重,一定要做磁共振者应尽量减少射频次数及发射时间。

(6)心电监护仪、人工呼吸机、心脏起搏器等抢救设备不能进入强磁场的检查室,因此危重患者应避免在抢救期受检。

(7)超导型 MR 扫描仪采用液氦与液氮制冷,密封管道一旦漏气,氦气上升,氮气下沉,使正常空气层逐渐变窄,影响患者的氧供,应随时注意检查。

三、中枢神经系统磁共振检查的适应证

中枢神经系统位置固定,不受呼吸、心跳、胃肠蠕动及大血管搏动的影响,运动伪影很少,而磁共振又无骨质伪影的干扰,所以 MR 对脑与脊髓病变的效果最佳。总起来说,中枢神经系统的器质性病变往往都有相应的磁共振特征,有的表现为形态学改变,有的表现为信号异常,有的形态与信号均有改变,结合病史、临床改变与化验检查,大多数病例可以做出定位与定性诊断。

(一)脑血管病变

(1)缺血性中风如动脉粥样硬化性脑梗死、腔隙性脑梗死、分水岭脑梗死等,MR 均比 CT 敏感而特异。MR 对显示出血性梗死有独特的价值。

(2)出血性中风如大灶性脑出血、小灶性脑出血、脑叶出血、蛛网膜下腔出血、硬膜外血肿、硬膜下血肿等,MR 均可显示。在高场强条件下 MR 能显示血肿内含氧血红蛋白、脱氧血红蛋白、正铁血红蛋白、含铁血黄素等生化改变,能将血肿进行准确的分期诊断。

(3)双重性中风,既有脑出血又有脑梗死,在 MR 上显示得最清楚。

(4)脑动脉瘤、动静脉畸形均表现为流空血管影。MR 能显示 DSA 与 CT 均不显影的隐性血管畸形,尤其是海绵状血管瘤。

(5)静脉窦血栓形成在 MR 上可以确诊。

(二)感染与炎症

各种细菌、病毒、真菌性脑炎与脑膜炎,结核性脑膜炎与肉芽肿在 MR 上均可显示,注射顺磁性对比剂 Gd-DTPA 对定性诊断更有价值。对弓形体脑炎、脑囊虫病、脑棘球蚴病可做定性诊断,并能分期分型。

(三)脑部退行性病变

MR 显示皮质性、髓质性、弥漫性脑萎缩优于 CT。MR 能诊断原发性小脑萎缩与橄榄脑桥小脑萎缩。MR 能显示动脉硬化性皮层下脑病、阿尔茨海默病与鞘磷脂沉积病、亨廷顿舞蹈病、肝豆状核变性、亚急性坏死性脑脊髓病、CO 中毒、霉变甘蔗中毒、甲状旁腺功能减退及 Fahr 氏病。MR 能显示帕金森氏综合征、Shy-Drager 综合征、运动神经元病的异常铁沉积。

(四)脑白质病变

MR 对诊断多发性硬化、视神经脊髓炎、Balo 同心圆性硬化、弥漫性硬化有重要价值。MR可确诊异染性脑白质营养不良、肾上腺皮质营养不良等髓鞘发育障碍。

(五)颅脑肿瘤

脑瘤在 MR 上有形态学与异常信号两种改变,除占位效应外多数脑瘤呈长 T_1 与长 T_2 信号。脂肪瘤与含三酸甘油酯的胆脂瘤、畸胎瘤内有特征性的短 T_1 高信号。恶性黑色素瘤有特征性的短 T_1 短 T_2 信号。MR 显示肿瘤内出血尤为敏感。注射 Gd-DTPA 可分辨胶质瘤的恶性程度,并能分辨瘤组织与水肿区。

(六)颅脑外伤

脑挫裂伤内的软化坏死与出血灶在 MR 上泾渭分明。外伤性脑内血肿、蛛网膜下腔出血、硬膜外或硬膜下血肿在 MR 上显影清晰且持时长久。

(七)脑室与蛛网膜下腔病变

MR 能显示室间孔与中脑导水管,因而易于分辨梗阻性或交通性脑积水。MR 显示蛛网膜

囊肿、室管膜囊肿、脑室内肿瘤、脑室内囊虫、蛛网膜下腔囊虫等均很敏感。

(八)颅脑先天性发育畸形

MR是显示发育畸形最敏感而准确的方法,如大脑或小脑发育不良、脑灰质异位症、胼胝体发育不良、神经管闭合障碍、Dandy-Walker综合征、Chiari畸形、结节性硬化、神经纤维瘤病等。

(九)脊髓与脊椎病变

从矢状面、轴面与冠状面上直接显示脊髓与脊椎(包括椎间盘)是MR的突出贡献。脊椎骨折、椎间盘损伤与脊髓受累的关系在MR上一目了然。MR能对颈椎病进行分期与分型诊断。MR显示椎管狭窄、腰椎间盘病变、脊髓结核与转移瘤相当清楚。MR直接显示脊髓空洞、脊髓动静脉畸形、髓内出血、硬膜下或硬膜外血肿、蛛网膜囊肿均很清晰。MR显示髓内与髓外肿瘤均优于CT,还可显示肿瘤性脊髓空洞、瘤内出血与囊变,增强MR可勾画出肿瘤侵犯的具体范围。

四、体部磁共振检查的适应证

磁共振对软组织的分辨力明显优于CT,能直接显示血管结构,能显示铁质等顺磁性物质,能分辨脂质与含水组织,这是它在体部脏器与骨骼关节肌肉系统得以推广应用的基本优势。附加呼吸门控与心脏门控技术使磁共振可以检查肺脏与心脏,并提高腹部脏器的分辨力。但磁共振扫描时间长,检查腹部脏器时胃肠运动伪影造成的干扰较大。为提高肺脏与心脏的分辨率需加用较为复杂的门控技术以抑制运动伪影。因而腹部MR扫描在某些方面并不比CT扫描优越。

(一)五官与颈部病变

由于MR的软组织分辨力高,可进行矢、冠、轴多方位扫描,又无骨质伪影的干扰,在检查眼部、鼻窦、内耳、鼻咽、喉与颈部病变方面比CT优越;但在显示上述部位的骨质受累方面不如CT。

(二)肺与纵隔病变

肺与纵隔的磁共振检查需加呼吸与心脏门控。由于MR可行冠状与矢状面扫描,因而具备了常规X线的优点。由于MR可行轴面扫描,因而具备了CT扫描的优点。像CT一样,MR擅长显示肺与纵隔内的肿瘤与淋巴结肿大,MR还可直接分辨纵隔内的大血管与淋巴结。肺内炎症、结核、纤维化、肺大疱、胸腔积液、支气管扩张等病变,在MR上均可显示。

(三)心脏与大血管病变

心脏与大血管磁共振检查需加心电门控。由于快速流空效应,心腔与大血管均呈无信号黑影,其内的肿瘤呈软组织影,其内的血栓呈正铁血红蛋白独特的高信号。MR可直接显示主动脉瘤、主动脉夹层动脉瘤等大血管病变。MR能直接显示肥厚性心肌病、充血性心肌病、缩窄性心肌病、心包积液及室壁瘤。急性与慢性心肌梗死区呈长T_1与长T_2异常信号。MR能显示风湿性心脏病瓣膜改变,并能显示前负荷与后负荷增加所致的继发性改变。对各种先天性心脏病变如室间隔或房间隔缺损、法洛氏四联症、马方综合征等病理改变在MR上必须选择适当的层面才能显示。

(四)肝胆系统病变

MR能诊断肝囊肿、肝海绵状血管瘤、肝癌、肝转移癌。MR对鉴别海绵状血管与肝癌(包括转移癌)有特别重要的价值,少数CT增强动态扫描难以确诊的海绵状血管瘤在MR重T_2加权像上可以与肝癌明确地加以鉴别。MR 诊断肝硬化可以借用 CT 的所有标准,但 MR 可以直接显示食道与胃的静脉曲张。MR 在显示急性肝炎方面优于 CT,但诊断脂肪肝却不如 CT,因为脂肪肝内脂肪成分与含水成分的化学位移信号相互抵消,使信号变化反而减弱。

MR 诊断急慢性胆囊炎可以借用 CT 的诊断标准,T_1 加权像与 CT 所见雷同。MR 可鉴定胆囊浓缩胆汁的能力,有助于鉴别急性与慢性胆囊炎。MR 显示胆囊癌与 CT 类似。MR 诊断胆石症似不如 CT 敏感,CT 上胆石呈高密度,而 MR 上胆石呈低信号。

MR 显示梗阻性黄疸的作用与 CT 相同,也能区分梗阻的部位,从而区分出低位梗阻性黄疸与高位梗阻性黄疸。胆道扩张在 CT 上呈低密度,在 MR 上呈长 T_1 长 T_2 异常信号。对肝内胆管扩张 MR 优于 CT,因为 CT 上扩张的胆管与肝内静脉皆呈低密度,而在 MR 上肝内静脉呈流空低信号,而淤滞的胆管呈长 T_1 长 T_2 信号。

(五)胰脏病变

胰脏是 MR 检查中比较薄弱的环节,由于 MR 扫描时间长,胃肠蠕动伪影的干扰较大。胰脏周围为脂肪,其后有大血管,其前有含气肠腔,因而化学位移伪影的干扰也比较大。MR 可以沿袭 CT 的标准显示胰腺癌、胰岛细胞瘤、急性胰腺炎、慢性胰腺炎与胰腺假性囊肿,但并不比 CT 的影像清晰。

(六)肾脏与泌尿系统病变

肾脏周围为脂肪,后者呈短 T_1 高信号。肾脏为含水脏器,在与脂肪的交界面上因化学位移伪影,可勾画出肾脏的轮廓,在冠状面上尤其清晰。MR 可以显示肾脏的肿瘤、囊肿、肾盂积水等 CT 可以显示的病变。MR 显示输尿管与膀胱病变与 CT 雷同,但显示结石并不优于 CT。

(七)盆腔病变

MR 显示男性盆腔与女性盆腔病变均略优于 CT,因盆腔脏器不受运动伪影的干扰,MR 又能直接区分流空的血管与肿大的淋巴结,因而盆腔肿瘤、炎症均显影清晰。

(八)关节肌肉病变

MR 显示关节肌肉系统的病变明显优于 CT,对关节软骨与韧带损伤的显示更为其他影像学检查所无法比拟,因此关节肌肉病变的 MR 检查日益普及。

五、磁共振检查的禁忌证

磁共振采用高场强扫描成像,为防止发生意外,下列情况应视为禁忌证:①带有心脏起搏器及神经刺激器者;②曾做过动脉瘤手术及颅内带有动脉瘤夹者;③曾做过心脏手术,并带有人工心脏瓣膜者;④有眼球内金属异物或内耳植入金属假体者。

下述情况检查时应慎重对待:①体内有各种金属植入物的患者;②妊娠期妇女;③危重患者需要使用生命支持系统者;④癫痫患者;⑤幽闭恐惧症患者。

(刘晓勇)

第四章　胸部疾病X线诊断

第一节　气管与支气管疾病

一、气管与支气管炎

(一)概述

气管与支气管炎是由生物、物理、化学刺激或过敏等因素引起的气管与支气管黏膜炎症。临床症状主要为咳嗽和咳痰。可分为急性与慢性两种。

(二)局部解剖

气管起于环状软骨下缘(平第6颈椎体下缘),向下至胸骨角平面(平第4胸椎体下缘),分为左、右主支气管,其分叉处称气管杈。左主支气管细而长,嵴下角大,斜行。右主支气管短而粗,嵴下角小,走行较直。主支气管进入肺门后,左主支气管分上、下两支,右主支气管分上、中、下三支,进入相应的肺叶,称肺叶支气管。肺叶支气管再分支即肺段支气管(图4-1)。

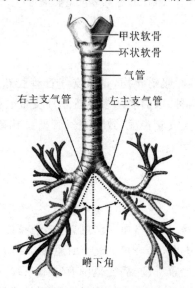

图 4-1　支气管树解剖

39

(三)临床表现与病理基础

急性气管与支气管炎,起病急,通常全身症状较轻,可有发热。初为干咳或少量黏液痰,随后痰量增多,咳嗽加剧,偶伴血痰。听诊可闻及散在干、湿啰音,咳嗽后减少或消失。呼吸道表现在2~3周消失,如反复发生或迁延不愈,可发展为慢性支气管炎。慢性支气管炎以咳嗽、咳痰为主要症状,患者每年发病持续3个月,连续2年或2年以上,并除外引起慢性咳嗽、咳痰的其他疾病。急性气管与支气管炎:气管、支气管黏膜充血水肿,淋巴细胞和中性粒细胞浸润;同时可伴纤毛上皮细胞损伤脱落;黏液腺体肥大增生。

(四)X线表现

早期X线检查阴性,当病变发展到一定阶段,胸片上可出现某些异常征象,主要表现为肺纹理增多、增粗、增强、紊乱、扭曲及变形。由于支气管增厚,当其走行与X线垂直时可表现为平行的线状致密影,即"轨道征"。肺组织的纤维化表现为条索状或网状阴影。弥漫性肺气肿表现为肺野透亮度的增加,肋间隙增宽,心脏垂直,膈低平。小叶中心性肺气肿表现为肺透亮度不均匀,或形成肺大疱。肺组织的纤维化也可导致肺动脉压力过高,累及心脏,使肺动脉段隆凸、右心室肥厚增大(图4-2)。

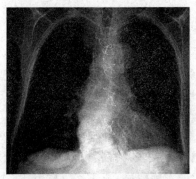

图 4-2　支气管X线影响表现
双肺纹理增多、增强、增粗、紊乱

二、支气管扩张

(一)概述

支气管扩张为较常见的慢性呼吸道疾病,是指支气管管腔超过正常范围的永久性或不可逆转性改变。分先天性和继发性两种,以后者居多。继发性支气管扩张大多继发于急、慢性呼吸道感染和支气管阻塞后,反复发生支气管炎症,致使支气管壁结构破坏,引起支气管异常和持久性扩张。

(二)局部解剖

局部解剖同图4-1。

(三)临床表现与病理基础

主要为慢性咳嗽、咳大量浓痰、反复咯血、反复肺部感染和慢性感染中毒症状等,其严重度可用痰量估计:轻度,<10 mL/d;中度,10~150 mL/d;重度,>150 mL/d。50%~70%的患者有程度不等的咯血,咯血量与病情严重程度、病变范围有时不一致。患者反复感染常表现为同一肺段反复发生肺炎并迁延不愈。早期或干性支气管扩张可无异常肺部体征,病变重或继发感染时常可闻及下胸部、背部固定而持久的局限性粗湿啰音,有时可闻及哮鸣音。支气管扩张常常是位于段或亚段支气管管壁的破坏和炎性改变,受累管壁的结构,包括软骨、肌肉和弹性组织破坏被纤维组织替代。

肉眼可见支气管壁明显增厚,伴有不同程度的变形,管腔可呈囊、柱状或梭状扩张。扩张的管腔内常有黏液充塞、黏膜明显炎症及溃疡,支气管壁有不同程度破坏及纤维组织增生。镜下可见支气管壁淋巴细胞浸润或淋巴样结节,黏液腺及淋巴细胞非常明显。支气管黏膜的柱状上皮常呈鳞状上皮化生。支气管壁有不同程度的破坏,甚至不能见到正常结构,仅见若干肌肉及软骨碎片。管壁上有中性粒细胞浸润,周围肺组织常有纤维化、萎陷或肺炎等病理基础。一般炎性支气管扩张多见于下叶。由于左侧总支气管较细长,与气管的交叉角度近于直角,因此痰液排出比右侧困难,特别是舌叶和下叶基底段更是易于引流不畅,导致继发感染,伴随支气管行走的肺动脉可有血栓形成,有的已重新沟通。支气管动脉也可肥厚、扩张。支气管动脉及肺动脉间的吻合支明显增多。病变进展严重时,肺泡毛细血管广泛破坏,肺循环阻力增加,最后可并发肺源性心脏病、甚至心力衰竭。

(四)X线表现

支气管扩张在透视或平片肺部可无异常表现,有的表现为肺纹理增多、紊乱或呈网状、蜂窝状,还可见支气管管径明显增粗的双轨征或者不规则的杵状致密影。扩张的支气管表现为多发薄壁囊状空腔阴影,其内常有液平面。病变区可有肺叶或肺段范围肺不张,表现为密度不均的三角致密影,其内可见柱状、囊状透光区及肺纹理聚拢。继发感染时显示小片状和斑点状模糊影,或大片密度增高影,常局限于扩张部位。经治疗可以消退,易反复发作。因此,支气管扩张、肺部感染、肺不张三者常并存,且互为因果(图4-3)。

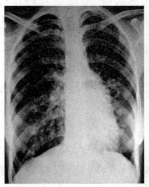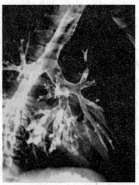

图4-3 支气管囊状扩张X线表现

三、先天性支气管囊肿

(一)概述

先天性支气管囊肿是胚胎发育时期气管支气管树分支异常的罕见畸形,分为纵隔囊肿、食道壁内囊肿和支气管囊肿。可为单发或多发,大小可从数毫米至1 cm,占据一侧胸廓的1/3~1/2。纵隔支气管囊肿大多位于隆突附近,通过蒂与一侧支气管相连。通常为孤立性,多位于后纵隔,中纵隔次之,上纵隔最少。可因周围结构的压力产生症状。

(二)局部解剖

局部解剖同图4-1。

(三)临床表现与病理基础

婴幼儿的纵隔囊肿可压迫大气道引起呼吸困难,哮鸣或持续性咳嗽,运动时明显加重。一些成人的纵隔支气管囊肿可长到很大而没有症状。出现的症状或体征大多数是由于继发感染引起,或者由囊肿压迫周围组织或器官引起。胚芽发育障碍发生在气管或主支气管分支阶段形成的囊肿。

位于纵隔内,称为支气管囊肿;发生在小支气管分支阶段的发育障碍形成的囊肿,多数位于肺组织内,称为肺囊肿。支气管肺囊肿多见于下叶,两肺分布均等;纵隔支气管囊肿大多位于隆突附近,通过蒂与一侧支气管相连通常为孤立性,后纵隔多见,中纵隔次之,上纵隔最少。囊肿为单房或多房,薄壁,内覆呼吸性上皮,通常充满黏液样物质。囊壁可含黏液腺、软骨、弹性组织和平滑肌。

(四)X线表现

1.单发囊肿

单发囊肿一般下叶比上叶多见,而多发囊肿可见一叶、一侧或者双侧肺。

2.含液囊肿

呈圆形、椭圆形或分叶状;高密度影,密度均匀,出血者可见钙化;边缘光滑锐利,有时囊壁可见弧形钙化,周围肺组织清晰;深呼、吸气相囊肿形态大小可改变;邻近胸膜无改变。

3.含气囊肿

薄壁环状透亮影,囊肿壁厚度 1 mm 左右;囊肿越大壁越薄;囊壁内外缘光滑且厚度均匀一致;透视下或呼吸相摄片,可见其大小和形态有改变;与支气管相通处活瓣性阻塞,则形成张力性含气囊,同侧肺纹理受压集中,且被推向肺尖或肋膈区,纵隔向健侧移位;有时含气囊肿可见有间隔,表现为多房性。

4.液气囊肿

囊肿内可见液气平面;感染后囊壁增厚;反复感染后囊壁可有纤维化改变;并发感染则在其周围可见斑片状浸润影,与周围肺组织发生粘连,可是其形态不规则;位于叶间胸膜附近的肺囊肿感染时,可见局部叶间胸膜增厚。

5.多发性肺囊肿

多见于一侧肺;多为含气囊肿,大小不等,占据整侧肺时,称为蜂窝肺或囊性肺;少数可见小的液平面,立位可见高低不平的多个液平面;囊壁薄而边缘锐利,感染后囊壁可增厚且模糊;通常伴有胸膜增厚;肺体积减小(图 4-4)。

四、气管、支气管异物

(一)概述

气管、支气管异物为临床常见急症。异物可存留在喉咽腔、喉腔、气管和支气管内,引起声嘶、呼吸困难等,右支气管较粗短长,故异物易落入右主支气管。本病 75% 发生于 2 岁以下的儿童。

(二)局部解剖

局部解剖同图 4-1。

(三)临床表现与病理基础

异物所在部位不同,可有不同的症状。

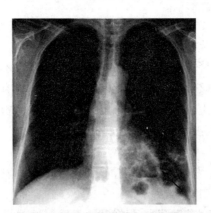

图 4-4 支气管囊肿 X 线表现

左下肺多发囊状影(箭头所示),内见液平

1.喉异物

异物进入喉内时,出现反射性喉痉挛而引起吸气性呼吸困难和剧烈的刺激性咳嗽。如异物停留于喉入口,则有吞咽痛或咽下困难。如异物位于声门裂,大者出现窒息,小者出现呛咳及声嘶、呼吸困难、喉鸣音等。如异物为小膜片状贴于声门下,则可只有声嘶而无其他症状。尖锐异物刺伤喉部可发生咯血及皮下气肿。

2.气管异物

异物进入气道立即发生剧烈呛咳,并有憋气、呼吸不畅等症状。随着异物贴附于气管壁,症状可暂时缓解;若异物轻而光滑并随呼吸气流在声门裂和支气管之间上下活动,可出现刺激性咳嗽,闻及拍击音;气管异物可闻及哮鸣音,两肺呼吸音相仿。如异物较大,阻塞气管,可致窒息。此种情况危险性较大,异物随时可能上至声门引起呼吸困难或窒息。

3.支气管异物

早期症状和气管异物相似,咳嗽症状较轻。植物性异物,支气管炎症多较明显即咳嗽、多痰。呼吸困难程度与异物部位及阻塞程度有关。大支气管完全阻塞时,听诊患侧呼吸音消失;不完全阻塞时,可出现呼吸音降低。

(四)X 线表现

直接征象为金属、石块及牙齿等不透 X 线的异物在胸部 X 线片上可显影。根据阴影形态可判断为何种异物。正位及侧位胸片能准确定位。密度低的异物在穿透力强的正位胸片、斜位胸片及支气管体层片上引起气道透亮阴影中断。

间接征象为非金属异物在 X 线上不易显示,根据异物引起的间接征象而诊断。

1.气管内异物

异物引起呼气性活瓣梗阻时,发生阻塞性肺气肿,使两肺含气增多。由于吸气时进入肺内的气体比正常情况少,胸腔负压增大,引起回心血量增多,故心脏阴影增大,同时膈肌上升。呼气时因气体不能排除,胸内压力增高,使心影变小,膈下降。这些表现与正常情况相反。

2.主支气管异物

(1)一侧肺透光度增高:呼气性活瓣阻塞时患侧透明度升高,肺血管纹理变细。

(2)纵隔摆动:透视或者拍摄呼、吸气相两张对比判断。呼气性活瓣阻塞时纵隔在呼气相向健侧移位,吸气时恢复正常位置。吸气性活瓣阻塞时纵隔在吸气相向患侧移位,呼气时恢复正常位置。

（3）阻塞性肺炎和肺不张：支气管阻塞数小时后可发生小叶性肺炎，较长时间的阻塞后发生肺不张。阻塞性肺炎表现为斑片状阴影，肺纹理增粗、密集、模糊。肺不张后，肺体积缩小，呈致密阴影。长期肺不张引起支气管扩张和肺纤维化，使阴影的密度不均匀。

（4）其他改变：肺泡因剧烈咳嗽时内压增高而破裂，肺间质内有气体进入发生间质性肺气肿，气体沿间质间隙进入纵隔而发生纵隔气肿，表现为纵隔旁带状低密度影，继之发生颈部气肿，面、头、胸部皮下气肿。气体从纵隔破入胸腔发生气胸。

3.肺叶支气管异物

早期为阻塞性肺炎，为反复发生或迁延不愈的斑片状阴影。发生肺不张后肺体积缩小、密度增高，病变发生在相应的肺叶（图 4-5）。

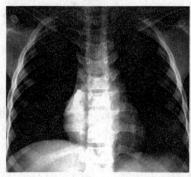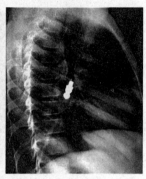

图 4-5　右侧中间段支气管异物 X 线表现

（段　超）

第二节　肺实质性病变

一、肺水肿

（一）概述

肺水肿是指由于某种原因引起肺内组织液的生成和回流平衡失调，使大量组织液在很短时间内不能被肺淋巴和肺静脉系统吸收，从肺毛细血管内外渗，积聚在肺泡、肺间质和细小支气管内，从而造成肺通气与换气功能严重障碍。在临床上表现为极度的呼吸困难，端坐呼吸，发绀，大汗淋漓，阵发性咳嗽伴大量白色或粉红色泡沫痰，双肺布满对称性湿啰音。分为心源性和非心源性两大类。本病可严重影响呼吸功能，是临床上较常见的急性呼吸衰竭的病因。

（二）局部解剖

局部解剖见图 4-6。

（三）临床表现与病理基础

肺水肿间质期，患者常有咳嗽、胸闷，轻度呼吸浅速、急促，查体可闻及两肺哮鸣音。肺水肿液体渗入肺泡后，患者可表现为面色苍白，发绀，严重呼吸困难，咳大量白色或血性泡沫痰，两肺满布湿啰音。

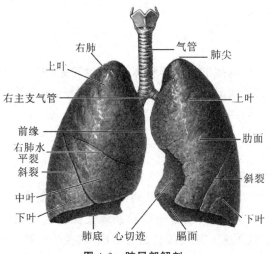

图 4-6　肺局部解剖

　　肉眼可见肺表面苍白,含水量增多,切面有大量液体渗出。显微镜下观察,可将其分为间质期、肺泡壁期和肺泡期。间质期是肺水肿的最早表现,液体局限在肺泡外血管和传导气道周围的疏松结缔组织中,支气管、血管周围腔隙和叶间隔增宽,淋巴管扩张。液体进一步潴留时,进入肺泡壁期。液体蓄积在厚的肺泡毛细血管膜一侧,肺泡壁进行性增厚。发展到肺泡期时,可见充满液体的肺泡壁丧失了环形结构,出现褶皱。无论是微血管内压力增高还是通透性增加引起的肺水肿,肺泡腔内液体的蛋白均与肺间质内相同,提示表面活性物质破坏,而且上皮丧失了滤网能力。

　　(四)X 线表现

　　间质性肺水肿 X 线主要表现肺静脉影增粗,肺门影变大、变模糊,可见 Kerley 氏线征,肺叶间裂增厚等;肺泡性肺水肿表现为两肺可见大片状模糊影,多位于肺中心部或基底部,以及可见"蝶翼征",可伴少量胸腔积液,肺泡性肺水肿病变动态变化大。急性呼吸窘迫综合征引起的肺水肿X 线表现通常为散在片状模糊影,随病变发展融合成大片毛玻璃样影或实变影,广泛肺影密度增高称为"白肺",对复张性肺水肿、神经性肺水肿结合病史即可做诊断(图 4-7)。

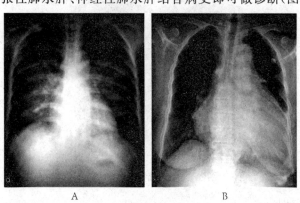

图 4-7　肺水肿 X 线表现

A.肺泡性肺水肿 X 线表现"蝶翼征";B.间质性肺水肿 X 线表现

二、肺气肿

(一)概述

肺气肿是指终末细支气管远端的气道弹性减退,过度膨胀、充气和肺容积增大或同时伴有气道壁破坏的病理状态。按其发病原因肺气肿有如下几种类型:老年性肺气肿,代偿性肺气肿,间质性肺气肿,灶性肺气肿,旁间隔性肺气肿,阻塞性肺气肿。

(二)局部解剖

局部解剖同图 4-6。

(三)临床表现与病理基础

临床表现症状轻重视肺气肿程度而定。早期可无症状或仅在劳动、运动时感到气短,随着肺气肿进展,呼吸困难程度随之加重,以至稍一活动甚或完全休息时仍感气短。此外尚可感到乏力、体重下降、食欲减退、上腹胀满。除气短外还有咳嗽、咳痰等症状。典型肺气肿者胸廓前后径增大,呈桶状胸,呼吸运动减弱,语音震颤减弱,叩诊过清音,心脏浊音界缩小,肝浊音界下移,呼吸音减低,有时可听到干、湿啰音,心率增快,心音低远,肺动脉第二心音亢进。

肺气肿按解剖组织学部位分为肺泡性肺气肿和间质性肺气肿:①肺泡性肺气肿按发生部位又可细分为腺泡中央型、腺泡周围型、全腺泡型肺气肿;腺泡中央型指肺腺泡中央区的呼吸细支气管呈囊状扩张,肺泡管及肺泡囊无明显改变,腺泡周围型则是肺泡管及肺泡囊扩张,而呼吸细支气管未见异常改变,从呼吸细支气管至肺泡囊及肺泡均扩张即是全腺泡型肺气肿。肺内陈旧瘢痕灶邻近发生的瘢痕旁若肺气肿囊腔超过 2 cm,累及小叶间隔称为肺大疱。②间质性肺气肿是因肺内压骤然升高,气体从破裂的肺泡壁或支气管管壁进入肺间质,在肺膜下或下叶间隔内形成小气泡形成,气泡可扩散至肺门、纵隔,甚至颈胸部皮下软组织内。

(四)X 线表现

X 线主要表现为肺野扩大,肺血管纹理变疏变细,肺透亮度增加,肋间隙增宽,纵隔向一侧偏移,横膈下移,心缩小等,侧位像显示胸腔前后径增大(图 4-8)。

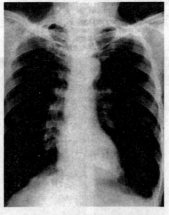

图 4-8　肺气肿 X 线表现

三、Wegener 肉芽肿

(一)概述

Wegener 肉芽肿是一种坏死性肉芽肿性血管炎,属自身免疫性疾病。该病在 1931 年由

Klinger 首次描述,在 1936 年由 Wegener 进一步做了病理学的描述。该病男性略多于女性,从儿童到老年人均可发病,未经治疗的 Wegener 肉芽肿病死率可高达 90% 以上,经激素和免疫抑制剂治疗后,Wegener 肉芽肿的预后明显改善。尽管该病有类似炎性的过程,但尚无独立的致病因素,病因至今不明。

(二)局部解剖

局部解剖同图 4-6。

(三)临床表现与病理基础

Wegener 肉芽肿临床表现多样,可累及多系统。典型的 Wegener 肉芽肿有三联征:上呼吸道、肺和肾病变。可以起病缓慢,持续一段时间,也可表现为快速进展性发病。病初症状包括发热、疲劳、抑郁、食欲缺乏、体重下降、关节痛、盗汗、尿色改变和虚弱。其中发热最常见。大部分患者以上呼吸道病变为首发症状。通常表现是持续地流鼻涕,而且不断加重。肺部受累是本病基本特征之一,约 50% 的患者在起病时即有肺部表现,总计 80% 以上的患者将在整个病程中出现肺部病变。胸闷、气短、咳嗽、咯血及胸膜炎是最常见的症状,以及肺内阴影。大部分病例有肾脏病变,出现蛋白尿,红、白细胞及管型尿,严重者伴有高血压和肾病综合征,终可导致肾衰竭,是 Wegener 肉芽肿的重要死因之一。

全身系统和脏器均可受累,病理特点:呼吸道上部(鼻、鼻窦炎、鼻咽部、鼻中隔为主)或下部(气管、支气管及肺)坏死性肉芽肿性病变,小血管管壁纤维素样变,全层有单核细胞,上皮样细胞和多核巨细胞浸润,病变严重时可侵犯骨质引起破坏。肺部可见空洞形成。肉芽肿也见于上颌骨、筛骨眼眶等处,广泛的血管炎引起的梗死及溃疡造成鞍状鼻畸形,眼球突出等。肾脏病变呈坏死性肾小球肾炎的改变。全身性灶性坏死性血管炎,主要侵犯小动脉、细动脉、小静脉、毛细血管及其周围组织,血管壁有多形核细胞浸润,纤维蛋白样变性,肌层及弹力纤维破坏,管腔中血栓形成,管壁坏死,形成小动脉瘤,出血等。

(四)X 线表现

肺野内单发或多发大小不等类圆形影或团状影,少数为粟粒型。多分布于两肺中下野及肺尖部。球形病灶可出现肉芽肿坏死、液化而形成空洞,厚薄不规则,可为单房或多房。肺浸润病变多表现大小不一边缘模糊斑片状影。以上表现可同时存在,可伴有胸腔积液、肺不张、肺梗死或气胸等(图 4-9)。

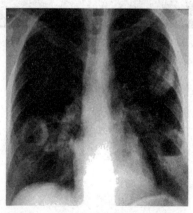

图 4-9 Wegener 肉芽肿 X 线表现

四、肺泡蛋白质沉积症

(一)概述

肺泡蛋白质沉积症(pulmonary alveolar proteinosis,PAP)是以肺泡和细支气管腔内充满 PAS 染色阳性,来自肺的富磷脂蛋白质物质为其特征。好发于青中年,男性发病率约 3 倍于女性。病因未明,可能与免疫功能障碍(如胸腺萎缩、免疫缺损、淋巴细胞减少等)有关。

(二)局部解剖

局部解剖同图 4-6。

(三)临床表现与病理基础

发病多隐袭,典型症状为活动后气急,以后进展至休息时亦感气急,咳白色或黄色痰、乏力、消瘦。继发感染时,有发热、脓性痰。少数病例可无症状,仅 X 线有异常表现。呼吸功能障碍随着病情发展而加重,呼吸困难伴发绀亦趋严重。

肉眼肺大部分呈实变,胸膜下可见黄色或黄灰色结节,切面有黄色液体渗出。镜检示肺泡及细支气管内有嗜酸 PAS 强阳性物质充塞,是Ⅱ型肺泡细胞产生的表面活性物质磷脂与肺泡内液体中的其他蛋白质和免疫球蛋白的结合物,肺泡隔及周围结构基本完好。电镜可见肺泡巨噬细胞大量增加,吞噬肺表面活性物质,胞浆肿胀,呈空泡或泡沫样外观。

(四)X 线表现

典型表现为从两肺弥漫且基本对称的由肺门向外放散的弥漫细小的羽毛状或结节状阴影,呈"蝶翼"状,类似肺泡性肺水肿;可表现两肺弥漫性颗粒状致密影,融合成斑片状,边缘模糊;可因支气管沉积物阻塞表现节段性肺不张、肺气肿等(图 4-10)。

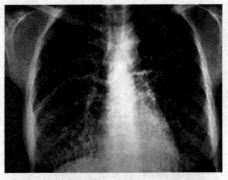

图 4-10 肺泡蛋白沉积症 X 线表现

(段 超)

第三节 肺部感染性疾病

一、大叶性肺炎

(一)概述

病原体先在肺泡引起炎症,经肺泡间孔向其他肺泡扩散,致使部分肺段或整个肺段、肺叶发生炎症改变。典型者表现为肺实质炎症,通常并不累及支气管。致病菌多为肺炎链球菌。

(二)局部解剖

局部解剖同图 4-6。

(三)临床表现与病理基础

起病急骤,寒战、高热、胸痛、咳嗽、咳铁锈色痰。早期肺部体征无明显异常,重症者可有呼吸频率增快,鼻翼翕动,发绀等。实变期可有典型体征,如患侧呼吸运动减弱,语颤增强,叩诊浊音,听诊呼吸音减低,有湿啰音或病理性支气管呼吸音。

大叶性肺炎其病变主要为肺泡内的纤维素性渗出性炎症。一般只累及单侧肺,以下叶多见,也可先后或同时发生于两个以上肺叶。典型的自然发展过程大致可分为四个期。①充血水肿期:主要见于发病后1~2天。肉眼观,肺叶肿胀、充血,呈暗红色,挤压切面可见淡红色浆液溢出。镜下,肺泡壁毛细血管扩张充血,肺泡腔内可见浆液性渗出物,其中见少量红细胞、嗜中性粒细胞、肺泡巨噬细胞。渗出物中可检出肺炎链球菌,此期细菌可在富含蛋白质的渗出物中迅速繁殖。②红色肝变期:一般为发病后的 3~4 天进入此期。肉眼观,受累肺叶进一步肿大,质地变实,切面灰红色,较粗糙。胸膜表面可有纤维素性渗出物。镜下,肺泡壁毛细血管仍扩张充血,肺泡腔内充满含大量红细胞、一定量纤维素、少量嗜中性粒细胞和巨噬细胞的渗出物,纤维素可穿过肺泡间孔与相邻肺泡中的纤维素网相连,有利于肺泡巨噬细胞吞噬细菌,防止细菌进一步扩散。③灰色肝变期:见于发病后的第5~6天。肉眼观,肺叶肿胀,质实如肝,切面干燥粗糙,由于此期肺泡壁毛细血管受压而充血消退,肺泡腔内的红细胞大部分溶解消失,而纤维素渗出显著增多,故实变区呈灰白色。镜下,肺泡腔渗出物以纤维素为主,纤维素网中见大量嗜中性粒细胞,红细胞较少。肺泡壁毛细血管受压而呈贫血状态。渗出物中肺炎链球菌多已被消灭,故不易检出。④溶解消散期:发病后 1 周左右,随着机体免疫功能的逐渐增强,病原菌被巨噬细胞吞噬、溶解,嗜中性粒细胞变性、坏死,并释放出大量蛋白溶解酶,使渗出的纤维素逐渐溶解,肺泡腔内巨噬细胞增多。溶解物部分经气道咳出,或经淋巴管吸收,部分被巨噬细胞吞噬。肉眼观,实变的肺组织质地变软,病灶消失,渐近黄色,挤压切面可见少量脓样混浊的液体溢出。病灶肺组织逐渐净化,肺泡重新充气,由于炎症未破坏肺泡壁结构,无组织坏死,故最终肺组织可完全恢复正常的结构和功能。

(四)X 线表现

大叶性肺炎的病理改变可分为 4 期,即充血期、红色肝样变期、灰色肝样变期、消散期。X 线表现与病理分期有密切关系,但往往比临床症状出现得晚,主要表现为不同形式及范围的渗出与实变。充血期肺泡尚充气,往往无明显异常 X 线征象。实变期小片状及大片状均匀性致密影,与肺叶轮廓大致相符,其内时见"空气支气管征",病变边界模糊,邻近叶间裂时可见明显边界。消散期病变密度逐渐减低,可呈大小不一的斑片样模糊影,进一步吸收后出现条索状阴影,直至吸收完全后恢复正常,部分不吸收发展为机化性肺炎(图 4-11)。

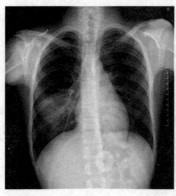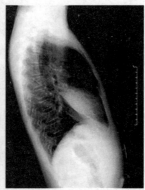

图 4-11　大叶性肺炎 X 线表现

二、支气管肺炎

(一)概述

病原体经支气管入侵,引起细支气管、终末细支气管及肺泡的炎症,常继发于其他疾病。其病原体有肺炎链球菌、葡萄球菌、病毒、肺炎支原体及军团菌等。

(二)局部解剖

局部解剖同图 4-6。

(三)临床表现与病理基础

主要为发热、咳嗽、呼吸困难和发绀,全身中毒症状,肺部可闻及中、小湿啰音等。重症者,以上症状体征明显加重,可有呼吸衰竭,心力衰竭,中毒性脑病、脱水性酸中毒、中毒性肠麻痹,中毒性肝炎,还可并发脓胸、脓气胸、肺脓肿、肺大疱和败血症等。

病理可分为一般性和间质性两大类。

1.一般性支气管肺炎

主要病变散布在支气管壁附近的肺泡,支气管壁仅黏膜发炎。肺泡毛细血管扩张充血,肺泡内水肿及炎性渗出,浆液性纤维素性渗出液内含大量中性粒细胞、红细胞及病菌。病变通过肺泡间通道和细支气管向周围邻近肺组织蔓延,呈小点片状的灶性炎症,而间质病变多不显著。有时小病灶融合起来成为较大范围的支气管肺炎,但其病理变化不如大叶肺炎那样均匀致密。后期在肺泡内巨噬细胞增多,大量吞噬细菌和细胞碎屑,可致肺泡内纤维素性渗出物溶解吸收、炎症消散、肺泡重新充气。

2.间质性支气管肺炎

主要病变表现为支气管壁、细支气管壁及肺泡壁的发炎、水肿与炎性细胞浸润,呈细支气管炎、细支气管周围炎及肺间质炎的改变。蔓延范围较广,当细支气管壁上细胞坏死,管腔可被黏液、纤维素及破碎细胞堵塞,发生局限性肺气肿或肺不张。病毒性肺炎主要为间质性肺炎。但有时灶性炎症侵犯到肺泡,致肺泡内有透明膜形成。晚期少数病例发生慢性间质纤维化,可见于腺病毒肺炎。

(四)X线表现

支气管肺炎又称小叶性肺炎,其典型X线表现:病变多见于两肺中下肺野的内、中带;病变具有沿支气管分布的特征,多呈斑点及斑片状密度增高影,边界不清,可以融合呈大片状,液化坏死后可见空洞形成。当支气管堵塞时,可有节段性肺不张形成。支气管肺炎吸收完全,肺部组织可完全恢复,久不消散的则会引起支气管扩张等(图4-12)。

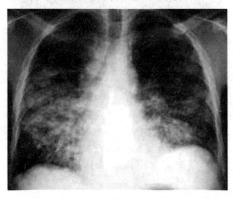

图4-12 支气管肺炎X线表现
右中下肺及左下肺见斑片状密度增高影,边界不清

三、间质性肺炎

(一)概述

以弥漫性肺实质、肺泡炎和间质纤维化为病理基本改变,以活动性呼吸困难、胸部X线片示弥漫阴影、限制性通气障碍、弥散功能降低和低氧血症为临床表现的不同类疾病群构成的临床病理实体的总称。炎症主要侵犯支气管壁肺泡壁,特别是支气管周围血管周围小叶间和肺泡间隔的结缔组织,而且多呈坏死性病变。

(二)局部解剖

局部解剖同图4-6。

(三)临床表现与病理基础

起病常隐匿,病程发展呈慢性经过,机体对其最初反应在肺和肺泡壁内表现为炎症反应,导致肺泡炎,最后炎症将蔓延到邻近的间质部分和血管,最终产生间质性纤维化,导致瘢痕产生和肺组织破坏,使通气功能降低。继发感染时可有黏液浓痰,伴明显消瘦、乏力、厌食、四肢关节痛等全身症状,急性期可伴有发热。

可分为四期:①一期,肺实质细胞受损,发生肺泡炎;②二期,肺泡炎演变为慢性,肺泡的非细胞性和细胞性成分进行性地遭受损害,引起肺实质细胞的数目、类型、位置和/或分化性质发生变化,肺泡结构的破坏逐渐严重而变成不可逆;③三期,间质胶原紊乱,肺泡结构大部损害和显著紊乱,镜检可见大量纤维组织增生;④四期,肺泡结构完全损害,代之以弥漫性无功能的囊性变化。不能辨认各种类型间质性纤维化的基本结构和特征。

(四)X线表现

病变分布广泛,多好发于两肺门及肺下野,且两肺同时受累,多见于支气管血管周围间质,呈纤细条索状密度增高影,走行僵直,可相互交织成网格状。病变也可呈细小结节影,大小一致,分布不均,通常不累及肺尖和两肺外带。由于其炎性浸润,可使肺门影增大,密度增高。病变消散较慢,部分消散不完全的可导致慢性肺间质性纤维化或支气管扩张(图 4-13)。

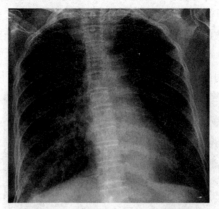

图 4-13　间质性肺炎 X 线表现
双肺可见纤细条索状密度增高影,走行僵直

四、真菌性肺炎

(一)概述

引起原发性真菌性肺炎的大多是皮炎芽生菌、荚膜组织胞浆菌或粗球孢子菌,其次是申克孢子丝菌、隐球菌、曲菌或毛霉菌等菌属。真菌性肺炎可能是抗菌治疗的一种合并症,尤见于病情严重或接受免疫抑制治疗及患有艾滋病而致防御功能下降的患者。

(二)局部解剖

局部解剖同图 4-6。

(三)临床表现与病理基础

常继发于婴幼儿肺炎、肺结核、糖尿病、血液病等,滥用抗生素和激素等是主要诱因。具有支气管肺炎的各种症状和体征,但起病缓慢,多在应用抗生素治疗中肺炎出现或加剧,可有发热,咳嗽剧烈,痰为无色胶冻样,偶带血丝。肺部听诊可有中小水泡音。其病理改变可由过敏、化脓性炎症反应或形成慢性肉芽肿。

(四)X 线表现

肺曲菌球是肺曲菌病的最具特征的表现,多位于肺部空洞或空洞内的圆形类圆形致密影,大小为 3～4 cm,密度一般均匀,边缘光整,可部分钙化,其位置可以改变。在曲球菌与空洞壁之间有时可见新月形空隙,称为空气半月征。如支气管黏液阻塞支气管可引起远侧肺组织的实变和不张,病灶坏死可形成脓肿,少数可见空洞形成,侵袭性曲菌病主要表现为单侧或双侧肺叶或肺段的斑片样致密影(图 4-14)。

五、过敏性肺炎

(一)概述

过敏性肺炎是一组由不同致敏原引起的非哮喘性变应性肺疾病,以弥漫性间质炎为其病理特征。系由于吸入含有真菌孢子、细菌产物、动物蛋白质或昆虫抗原的有机物尘埃微粒(直径<10 μm)所引起的变态反应,因此又称为外源性变应性肺泡炎。

(二)局部解剖

局部解剖同图 4-6。

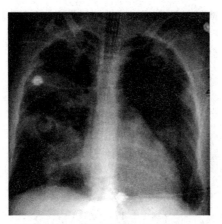

图 4-14 真菌性肺炎 X 线表现

双肺可见片状高密度影,其内可见空洞及空洞内可
见类圆形致密影,密度尚均匀,可见空气半月征

(三)临床表现与病理基础

于接触抗原数小时后出现症状:发热、干咳、呼吸困难、胸痛及发绀。少数患者接触抗原后可
先出现喘息、流涕等速发变态反应,4～6 小时后呈Ⅲ型反应表现为过敏性肺炎。肺部可有湿啰
音,多无喘鸣音,无实化或气道梗阻表现。

病理表现为亚急性肉芽肿样炎症,有淋巴细胞、浆细胞、上皮样细胞及朗格汉斯巨细胞浸润
等,以致间质加宽。经过慢性病程后出现间质纤维化及肺实质破坏,毛细支气管为胶原沉着及肉
芽组织堵塞而闭锁。持续接触致敏抗原后可发生肺纤维性变,严重时肺呈囊性蜂窝状。

(四)X 线表现

急性早期胸部 X 线可以不显示明显异常。曾有报道病理活检证实有过敏性肺炎,但胸部
X 线完全正常。另有 26 例临床症状典型的蘑菇肺仅 8 例显示胸部 X 线异常。另一组报道
107 个农民肺 99 例(93％)胸部 X 线有弥漫性肺部阴影。阴影的多少与肺功能、BAL、临床症状
严重程度不一定相平行。胸部 X 线表现多为两肺弥散的结节。结节的直径从 1 mm 至数个毫
米不等,边界不清,或呈磨玻璃阴影。有的阴影为网状或网结节型,病变分布虽无特殊的倾向但
肺尖和基底段较少。细网状和结节型多为亚急性表现。Fraser 等曾见到农民肺、蘑菇肺和饲鸽
者肺,急性期在暴露于重度抗原后短时内两下肺泡样阴影比较常见。肺泡样阴影常为闭塞性细
支气管炎的小气道闭塞,所致肺泡内的内容物形成密度增加的影像。弥漫性网状或网状结节状
阴影的持续存在再加上急性加重期的腺泡样阴影(图 4-15)。

六、肺脓肿

(一)概述

肺脓肿是多种病原菌感染引起的肺组织化脓性炎症,导致组织坏死、破坏、液化形成脓肿。
以高热、咳嗽、咳大量脓臭痰为主要临床特征。常见病原体包括金黄色葡萄球菌、化脓性链球菌、
肺炎克雷伯菌和铜绿假单胞菌等。

(二)局部解剖

局部解剖同图 4-6。

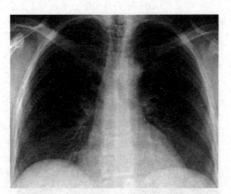

图 4-15 过敏性肺炎 X 线表现

两中下肺的磨玻璃影

(三)临床表现与病理基础

吸入性肺脓肿起病急骤，畏寒、高热，体温达 39～40 ℃，伴有咳嗽、咳黏液痰或黏液脓性痰。炎症累及壁层胸膜可引起胸痛，且与呼吸有关。病变范围大时可出现气促。此外还有精神不振、全身乏力、食欲减退等全身中毒症状。如感染不能及时控制，可于发病后 10～14 天，突然咳出大量脓臭痰，偶有中、大量咯血而突然窒息致死。血源性肺脓肿多先有原发病灶引起的畏寒、高热等感染中毒症的表现。经数天或数周后才出现咳嗽、咳痰，痰量不多，极少咯血。慢性肺脓肿患者常有咳嗽、咳脓痰、反复发热和咯血，持续数周到数月。可有贫血、消瘦等慢性消耗症状。肺部体征与肺脓肿的大小和部位有关。早期常无异常体征，脓肿形成后病变部位叩诊浊音，呼吸音减低，数天后可闻及支气管呼吸音、湿啰音；随着肺脓肿增大，可出现空瓮音；病变累及胸膜可闻及胸膜摩擦音或呈现胸腔积液体征。慢性肺脓肿常有杵状指(趾)。

病理表现为肺组织化脓性炎症、坏死，形成肺脓肿，继而坏死组织液化破溃到支气管，脓液部分排出，形成有气液平的脓腔，空洞壁表面常见残留坏死组织。病变有向周围扩展的倾向，甚至超越叶间裂波及邻接的肺段。若脓肿靠近胸膜，可发生局限性纤维蛋白性胸膜炎，发生胸膜粘连；如为张力性脓肿，破溃到胸膜腔，则可形成脓胸、脓气胸或支气管胸膜瘘。肺脓肿可完全吸收或仅剩少量纤维瘢痕。若支气管引流不畅，坏死组织残留在脓腔内，炎症持续存在，则转为慢性肺脓肿。脓腔周围纤维组织增生，脓腔壁增厚，周围的细支气管受累，致变形或扩张。

(四)X 线表现

急性化脓性炎症阶段，表现为大片的致密影，密度均匀，边缘模糊，如有坏死液化则密度可减低，坏死物排出后空洞形成，可见液平面，如病变好转，则显示脓肿空洞内容物及液平面减少甚至消失，愈合后可不留痕迹，或仅少许条索影。病程较快的患者，由于坏死面积较大可见肺组织体积减小。病程较慢者空洞周围纤维组织增生，空洞壁也更为清晰，肺脓肿邻近胸膜可增厚，也可形成脓胸或脓气胸(图 4-16)。

七、肺结核

(一)概述

肺结核是由结核分枝杆菌引发的肺部感染性疾病。是严重威胁人类健康的疾病。结核分枝杆菌的传染源主要是排菌的肺结核患者，通过呼吸道传播。健康人感染此菌并不一定发病，只有在机体免疫力下降时才发病。临床分型如下。

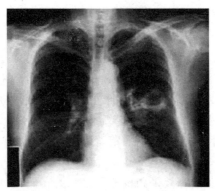

图 4-16　肺脓肿 X 线表现

左中肺脓肿空洞,其内可见液平面,边缘模糊

1.原发性肺结核

原发性肺结核多见于年龄较大儿童。婴幼儿及症状较重者可急性起病,高热可达 39～40 ℃;可有低热、食欲缺乏、疲乏、盗汗等结核中毒症状。少数有呼吸音减弱,偶可闻及干或湿啰音。

2.血行播散型肺结核

血行播散型肺结核起病急剧,有寒战、高热,体温可达 40 ℃以上,多呈弛张热或稽留热,血沉加速。亚急性与慢性血行播散性肺结核病程较缓慢。

3.浸润型肺结核

浸润型肺结核多数发病缓慢,早期无明显症状,后渐出现发热、咳嗽、盗汗、胸痛、消瘦、咳痰及咯血。

4.慢性纤维空洞型肺结核

反复出现发热、咳嗽、咯血、胸痛、盗汗、食欲减退等,胸廓变形,病侧胸廓下陷,肋间隙变窄,呼吸运动受限,气管向患侧移位,呼吸减弱。

(二)局部解剖

局部解剖同图 4-6。

(三)临床表现与病理基础

可出现呼吸系统症状和全身症状。呼吸系统症状主要为咳嗽咳痰、咯血、胸痛、呼吸困难等;全身症状为结核中毒症状,发热为最常见症状,多为长期午后潮热,部分患者有倦怠乏力、盗汗、食欲减退和体重减轻等。

1.原发性肺结核

结核杆菌经呼吸道进入肺后,最先引起的病灶称原发灶,常位于肺上叶下部或下叶上部靠近胸膜处,病灶呈圆形,约 1 cm 大小。病灶内细菌可沿淋巴道到达肺门淋巴结,引起结核性淋巴管炎和肺门淋巴结结核。肺原发灶、结核性淋巴管炎、肺门淋巴结结核合称原发复合征,是原发性肺结核的特征性病变。

2.血行播散型肺结核

血行播散型肺结核由结核杆菌一次大量侵入引起,结核杆菌的来源可由肺内病灶或肺外其他部位的结核灶经血播散。这些部位的结核杆菌先进入静脉,再经右心和肺动脉播散至双肺。结核在两肺形成1.5～2 mm 大小的粟粒样结节,这些结节病灶是增殖性或渗出性的,在两肺分布均匀、大小亦较均一。

3.浸润型肺结核

浸润型肺结核多见外源性继发型肺结核,即反复结核菌感染后所引起,少数是体内潜伏的结核菌,在机体抵抗力下降时进行繁殖,而发展为内源性结核,也有由原发病灶形成者,多见于成年人,病灶多在锁骨上下,呈片状或絮状,边界模糊,病灶可呈干酪样坏死灶,引发较重的毒性症状,而成干酪性(结核性)肺炎,坏死灶被纤维包裹后形成结核球。经过适当治疗的病灶,炎症吸收消散,遗留小干酪灶,钙化后残留小结节病灶,呈现纤维硬结病灶或临床痊愈。有空洞者,也可经治疗吸收缩小或闭合,有不闭合者,也无存活的病菌,称为"空洞开放愈合"。

4.慢性纤维空洞型肺结核

慢性纤维空洞型肺结核由于治疗效果和机体免疫力的高低,病灶有吸收修补、恶化进展等交替发生,单或双侧,单发或多发的厚壁空洞,常伴有支气管播散型病灶和胸膜肥厚,由于病灶纤维化收缩,肺门上提,纹理呈垂柳状,纵隔移向病侧,邻近肺组织或对侧肺呈代偿性肺气肿,常伴发慢性气管炎、支气管扩张、继发肺感染、肺源性心脏病等;更重使肺广泛破坏、纤维增生,导致肺叶或单侧肺收缩,而成"毁损肺"。

(四)X线表现

1.原发型肺结核(Ⅰ型肺结核)

多见于儿童,少数见于青年,常无影像学异常。如果发生明显的感染,常常表现为气腔实变阴影(图4-17),累及整个肺叶。原发性肺结核患者可发生胸腔积液,常仅表现为胸腔积液而无肺实质病变。淋巴结增大常发生于儿童原发性肺结核感染。有时可侵及肺门淋巴结(图4-18)和纵隔淋巴结,尤其好发于右侧气管旁区域,可增大。淋巴结增大在成人原发性肺结核中罕见,除非是免疫功能低下的患者。

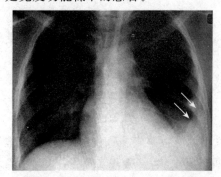

图 4-17 原发性肺结核 X 线表现

胸部正位片可见左肺下叶实变,伴左侧少量胸腔积液(箭头)

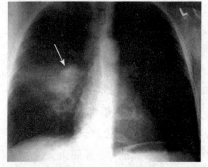

图 4-18 原发性肺结核淋巴结增大 X 线表现

胸部正位片显示右肺门淋巴结增大(箭头)伴肺内实变及轻度气管旁淋巴结增大

2.血行播散型肺结核(Ⅱ型肺结核)

X线表现为典型病灶分布特点为"三均匀",即广泛均匀分布于两肺的粟粒样的结节状高密度灶,大小为 1~2 mm,部分呈磨玻璃样改变,病灶晚期可见融合。

3.亚急性或慢性血行播散型肺结核

X线表现为"三不均匀",即双肺多发大小不一,密度不均的渗出增殖灶和纤维钙化,钙化灶多见于肺尖和锁骨下,渗出病灶多位于其下方,病灶融合可产生干酪性坏死形成空洞和支气管播散。(图4-19、图4-20)。

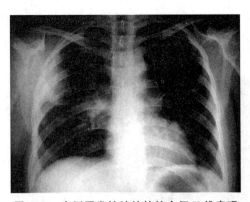
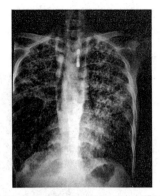

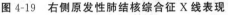

图 4-19　右侧原发性肺结核综合征 X 线表现　　图 4-20　双肺急性粟粒型肺结核伴椎旁脓肿 X 线表现

4.慢性血行播散型肺结核

病变类似于亚急性血行播散型肺结核表现,只是大部分病变呈增殖性改变,病灶边缘基本清晰,纤维索条状影更明显,或者病灶钙化更多见,胸膜增厚和粘连更显著等。同时,两肺纹理增粗紊乱更明显。

5.继发型肺结核(Ⅲ型肺结核)

病变多局限于肺的一部,以肺尖、锁骨上、下区及下叶背段为多见;X 线片上的征象多样,一般为陈旧性病灶周围出现渗出性病灶表现为中心密度较高而边缘模糊的致密影;新渗出性病灶表现为小片状云絮状影,范围较大的病灶可波及一个肺段或整个肺叶浸润;空洞常表现为壁薄、无内容物或很少液体;渗出、增殖、播散、纤维化、空洞等多种性质的病灶同时存在,活动期的肺结核易沿着支气管向同侧或对侧播散。

八、肺炎性假瘤

(一)概述

肺炎性假瘤是肺内良性肿块,是由肺内慢性炎症产生的肉芽肿、机化、纤维结缔组织增生及相关的继发病变形成的肿块,并非真正肿瘤。它是一种病因不清的非肿瘤性病变。

(二)局部解剖

局部解剖同图 4-6。

(三)临床表现与病理基础

肺炎性假瘤患者多数年龄在 50 岁以下,女性多于男性。1/3 的患者没有临床症状,仅偶然在 X 线检查时发现,2/3 的患者有慢性支气管炎、肺炎、肺化脓症的病史,以及相应的临床症状,如咳嗽、咳痰、低热,部分患者还有胸痛、血痰,甚至咯血,但咯血量一般较少。

肺炎性假瘤的病理学特征是组织学的多形性,肿块内含有肉芽组织的多寡不等、排列成条索的成纤维细胞、浆细胞、淋巴细胞、组织细胞、上皮细胞及内含中性脂肪和胆固醇的泡沫细胞或假性黄瘤细胞。肺炎性假瘤一般位于肺实质内,累及支气管的仅占少数。绝大多数单发,呈圆形或椭圆形结节,一般无完整的包膜,但肿块较局限、边界清楚,有些还有较厚而缺少细胞的胶原纤维结缔组织与肺实质分开。

(四)X 线表现

病变形态不一,大小不等,多＜5 cm,位于肺的表浅部位,一般为中等密度影,密度可均匀,硬化血管瘤型可见斑点状钙化影,有假性包膜时,病变边界清楚,乳头状增生型多见,有的肿块由于不规则可表现为分叶状。无假性包膜时,边界模糊,以组织细胞增生型多见。有的炎性假瘤甚至表现为周围型肺癌的毛刺样改变(图 4-21)。

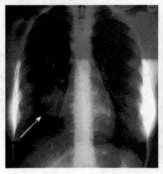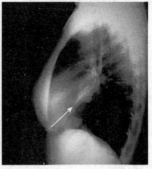

图 4-21　肺炎性假瘤 X 线表现
右肺中叶软组织肿块,边缘见毛刺(箭头)

九、慢性肺炎

(一)概述

慢性非特异性炎症,可分为原发性慢性肺炎和急性肺炎演变而来,促成慢性肺炎的因素有营养不良、佝偻病、先天性心脏病或肺结核患儿发生肺炎时,易致病程迁延;病毒感染引起间质性肺炎,易演变为慢性肺炎;反复发生的上呼吸道感染或支气管炎及慢性鼻窦炎均为慢性肺炎的诱因;深入支气管的异物,特别是缺乏刺激性而不产生初期急性发热的异物(如枣核等),因被忽视而长期存留在肺部,形成慢性肺炎;免疫缺陷小儿,包括体液及细胞免疫缺陷,补体缺乏及白细胞吞噬功能缺陷皆可致肺炎反复发作,最后变成慢性;原发性或继发性呼吸道纤毛形态及功能异常亦可致肺慢性炎症。

(二)局部解剖

局部解剖同图 4-6。

(三)临床表现与病理基础

慢性肺炎的特点是周期性的复发和恶化,呈波浪形。由于病变的时期、年龄和个体的不同,症状多种多样。在静止期体温正常,无明显体征,几乎没有咳嗽,但在跑步和上楼时容易气喘。在恶化期常伴有肺功能不全,出现发绀和呼吸困难等。恶化后好转很缓慢,经常咳痰,甚至出现面部水肿、发绀、胸廓变形和杵状指(趾)。

炎症病变可侵及各级支气管、肺泡、间质组织和血管。特别在间质组织的炎症,每次发作时都有所进展,使支气管壁弹力纤维破坏,终因纤维化而致管腔狭窄。同时,由于分泌物堵塞管腔而发生肺不张,终致支气管扩张。由于支气管壁及肺泡间壁的破坏,空气经过淋巴管散布,进入组织间隙,可形成间质性肺气肿。局部血管及淋巴管也发生增生性炎症,管壁增厚,管腔狭窄。

(四)X 线表现

1.肺纹理增强

支气管壁和支气管周围组织的细胞浸润和结缔组织增生及小叶间隔的细胞浸润和结缔组织增生是肺纹理增强的病理基础。在胸片上前者表现为走行紊乱的不规则线条状阴影,可伴有血管的扭曲移位及全小叶肺气肿。

2.结节和斑片状阴影

气管周围的渗出与增生改变的轴位影像和腺泡病变表现为结节影。支气管的狭窄扭曲可导致小叶肺不张或盘状肺不张。小叶肺不张呈斑片状阴影,盘状肺不张呈条状阴影。

3.肺段、肺叶及团块阴影

慢性炎症局限于肺叶或肺段时则呈肺叶肺段阴影,肺叶肺段阴影可体积缩小。由于合并支气管扩张、肺气肿、肺大疱或小脓肿、肺大疱或小脓腔,肺叶或肺段阴影的密度可不均匀。在支气管体层片或支气管造影片上可见支气管扩张。但支气管狭窄或阻塞较少见。有时在肺叶肺段阴影内可见团块状阴影,其病理基础为脓肿或炎性肿块。肺叶阴影多见于右中叶慢性炎症。其他肺叶较少见,肺段阴影较常见。呈肿块阴影的慢性肺炎,其大小 3~10 cm,肿块边缘较清楚,周围可见不规则索条状阴影,在团块内有时见 4~6 级支气管扩张。炎性肿块阴影在正侧位胸片上各径线差有时较大,例如在正位胸片上呈圆形,在侧位胸片上呈不规则形状或椭圆形,此点有利于与周围型肺癌鉴别。

4.蜂窝状及杵状影

含空气的囊状支气管扩张可呈蜂窝状阴影、含有黏液的支气管扩张可表现为杵状阴影,其特点为与支气管走行方向一致。

5.肺气肿征象

弥漫性慢性肺炎可合并两肺普遍性肺气肿。而局限性慢性肺炎常与瘢痕旁肺气肿并存,因此慢性肺炎区的密度不均匀。有时慢性肺炎还可与肺大疱并存。

6.肺门团块状阴影

肺门区炎性肺硬化可表现为边缘不整齐、形态不规则类圆形团块状影,此时常需与肺癌鉴别。有时慢性肺炎还可伴有肺门淋巴结增大。但较少见。有时可见肺门部淋巴结肿大(图 4-22)。

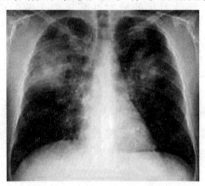

图 4-22 慢性肺炎 X 线表现

十、放射性肺炎

(一)概述

放射性肺炎是肺组织接受一定剂量的电离辐射后所导致的急性炎性反应,目前对该病的基础及临床研究不多,缺乏严格的诊断标准,治疗多数为对症处理、长期大剂量皮质激素治疗等。停止放射治疗(以下简称放疗)后多数患者可以缓慢恢复,也有部分患者逐步发展成放射性肺纤维化,严重者会导致患者呼吸衰竭而死亡。

（二）局部解剖

局部解剖同图 4-6。

（三）临床表现与病理基础

放射性肺炎通常发生于放疗后 3 个月内，如果照射剂量较大或同时接受了化疗等，或者遗传性放射损伤高度敏感的患者，放射性肺炎也可能发生于放疗开始后 2～3 周内。肺癌患者接受放疗后 70% 以上会发生轻度的放射性肺损伤，多数无症状或症状轻微，仅有 10%～20% 的患者会出现临床症状。放射性肺炎的临床症状没有特异性，通常的临床表现为咳嗽、气短、发热等，咳嗽多为刺激性干咳，气短程度不一，轻者只在用力活动后出现，严重者在静息状态下也会出现明显呼吸困难。部分患者可以伴有发热，甚至发生在咳嗽气短等症状出现前，多为 37～38.5 ℃，但也有出现 39 ℃ 以上高热者。放射性肺炎的体征不明显，多无明显体征，部分患者会出现体温升高、肺部湿啰音等表现。放射性肺炎临床症状的严重程度与肺受照射的剂量及体积相关，也和患者的个体遗传差异相关。

电离辐射导致放射性肺炎的靶细胞包括 Ⅱ 型肺泡细胞、血管内皮细胞、成纤维细胞及肺泡巨噬细胞等。Ⅱ 型肺泡细胞合成和分泌肺泡表面活性物质，维持肺泡表面张力，接受电离辐射后，Ⅱ 型肺泡细胞胞质内 Lamellar 小体减少或畸形，肺泡细胞脱落到肺泡内，导致肺泡张力变化，肺的顺应性降低，肺泡塌陷不张。血管内皮细胞的损伤在照射后数天内就可以观察到，毛细血管内皮细胞超微结构发生变化，细胞内空泡形成、内皮细胞脱落，并可以发生微血栓形成、毛细血管阻塞，最终导致血管通透性改变，肺泡换气功能受损。肺泡巨噬细胞及成纤维细胞在接受电离辐射损伤后也会出现相应的变化，促进和加重放射性肺炎的发生。

（四）X 线表现

其表现取决于放射线照射的部位、照射的方向、照射野及照射量。乳腺癌术后放射照射所引起的放射性肺炎病灶多位于第 1～2 肋间。肺癌放疗后引起的放射性肺炎发生在原发病灶所在的肺叶，食管癌于恶性淋巴瘤放疗后引起的放射性肺炎位于两肺内带。放射性肺炎的 X 线表现如下。

1.急性期

通常表现为大片状高密度阴影，密度较均匀，边缘较模糊。

2.慢性期

由于病灶纤维结缔组织增生明显，原来的大片状阴影范围缩小，病灶较前密度增高而不均匀，可见网状及纤维索条状阴影。大范围的慢性放射性肺炎体积缩小可伴纵隔向患侧移位，同侧胸膜肥厚粘连，胸廓塌陷变形，膈升高（图 4-23）。

十一、肺结节病

（一）概述

肺结节病是一种病因未明的多系统多器官的肉芽肿性疾病，近来已引起国内广泛注意。常侵犯肺、双侧肺门淋巴结、眼、皮肤等器官。其胸部受侵率高达 80%～90%。本病呈世界分布，欧美国家发病率较高，东方民族少见。多见于 20～40 岁，女略多于男。病因尚不清楚，部分病例呈自限性，大多预后良好。

（二）局部解剖

局部解剖同图 4-6。

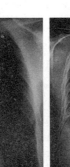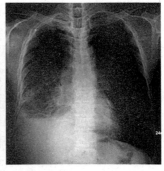

图 4-23　放射性肺炎 X 线表现

(三)临床表现与病理基础

早期结节病的症状较轻,常见的呼吸道症状和体征有咳嗽、无痰或少痰,偶有少量血丝痰,可有乏力、低热、盗汗、食欲减退、体重减轻等。病变广泛时可出现胸闷、气急,甚至发绀。后期主要是肺纤维化导致的呼吸困难。肺部体征不明显,部分患者有少量湿啰音或捻发音。

结节病的病理特点是非干酪样坏死性类上皮肉芽肿。肉芽肿的中央部分主要是多核巨噬细胞和类上皮细胞,后者可以融合成朗格汉斯巨细胞。周围有淋巴细胞浸润,而无干酪样病。

(四)X 线表现

有 90％以上的患者伴有胸部 X 线的改变,而且常是结节病的首次发现。其主要表现:纵隔、肺门淋巴结肿大。为结节病最常见表现,为唯一异常表现。多组淋巴结肿大是其特点,其中两侧肺门对称性淋巴结肿大且状如土豆,多为本病典型表现,其肿大淋巴结一般在 6～12 个月期间可自行消退,恢复正常;或在肺部出现病变过程中,开始缩小或消退;或不继续增大,为结节病的发展规律(图 4-24)。

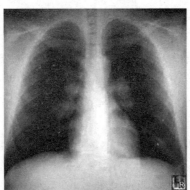

图 4-24　肺结节病 X 线表现

两侧纵隔、肺门淋巴结肿大

1.肺部病变

肺部病变多发生在淋巴结病变之后。最常见的病变为两肺弥漫性网状结节影,但肺尖或肺底少或无。结节大小不一,多为 1～3 mm 大小,轮廓尚清楚。其次为圆形病变,直径 1.0～1.5 cm,密度均匀,边缘较清楚,单发者类似肺内良性病变或周围型肺癌,多发者酷似肺内转移瘤。此外为阶段性或小叶性浸润,类似肺部炎性病变,一般伴或不伴胸腔内淋巴结病变。少数表现为单纯粟粒状颇似急性粟粒型肺结核。以纤维性病变为主,不易与其他原因所致的肺纤维化区别,且可引起多种继发性改变。

2.胸膜病变

胸膜渗液可能为胸膜脏、壁层广泛受累所致。肥厚的胸膜为非干酪性肉芽肿。

3.骨骼病变

较少见,约占全部结节病的10%。骨损害一般限于手、足的短管状骨,显示小囊状骨质缺损并伴有末节指(趾)变细、变短。

十二、硅肺

(一)概述

硅肺是由于长期吸入石英粉尘所致的以肺部弥漫性纤维化为主的全身性疾病,是我国目前常见的且危害较为严重的职业病。目前是职业病中发病率最高的病种之一,也是12种肺尘埃沉着病中较重的一种。

(二)局部解剖

局部解剖同图4-6。

(三)临床表现与病理基础

硅肺的早期可能没有自觉症状,或症状很轻。Ⅱ、Ⅲ期硅肺患者多有症状,但症状轻重和胸部X线改变的程度不一定平行,在有肺部并发症时,症状加重。早晨咳嗽较重,无痰或有少量黏液痰。肺内有并发感染时,则痰量增多,或有脓性痰。单纯硅肺多无胸痛或有轻微胸痛,一旦有明显胸痛应考虑有肺内感染或并发肺结核的可能。胸膜摩擦音常是并发肺结核的征象。早期硅肺气短不明显,晚期硅肺并发肺结核、肺气肿时,气短明显。早期患者一般状态尚好,晚期则营养欠佳。晚期患者,特别是并发肺结核或肺部感染时,肺部可听到呼音,也可出现发绀。

硅肺基本病变是矽结节形成,眼观矽结节呈圆形灰黑色、质韧、直径2~3 mm。在人体,最早的改变是吸入肺内的粉尘粒子聚集并沉积在相对固定的肺泡内,巨噬细胞及肺泡上皮细胞(主要是Ⅱ型)相继增生,肺泡隔开始增厚。聚集的细胞间出现网织纤维并逐渐转变成胶原纤维,形成矽结节。典型矽结节,结节境界清晰,胶原纤维致密扭曲排列或呈同心圆排列,纤维间无细胞反应,出现透明性变,周围是被挤压变形的肺泡。

(四)X线表现

圆形小阴影是硅肺最常见和最重要的一种X线表现形态,其病理变化以结节型硅肺为主,呈圆形或近似圆形,边缘整齐或不整齐,直径<10 mm;不规则形小阴影多为接触游离二氧化硅含量较低的粉尘所致,病理基础主要是肺间质纤维化。表现为粗细、长短、形态不一的致密阴影。之间可互不相连,或杂乱无章的交织在一起,呈网状或蜂窝状;致密度多持久不变或缓慢增高。早期也多见于两肺中下区,弥漫分布,随病情进展而逐渐波及肺上区;大阴影:长径超过10 mm的阴影,为晚期硅肺的重要X线表现,边界清楚,周围有明显的肺气肿;多见于两肺上、中区,常对称出现;大阴影长轴多与后肋垂直,不受叶间裂限制;胸膜变化:胸膜粘连增厚,先在肺底部出现,可见肋膈角变钝或消失;晚期膈面粗糙,由于肺纤维组织收缩和膈胸膜粘连,呈"天幕状"阴影;肺气肿:多为弥漫性、局限性、灶周性和泡性肺气肿,严重者可见肺大疱;肺门和肺纹理变化:早期肺门阴影扩大,密度增高,有时可见淋巴结增大,包膜下钙质沉着呈蛋壳样钙化,肺纹理增多或增粗变形;晚期肺门上举外移,肺纹理减少或消失(图4-25)。

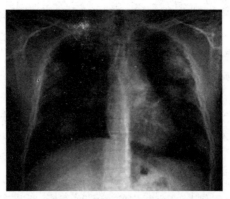

图 4-25 硅肺 X 线表现
两肺散在类圆形结节影,边界尚清

（段 超）

第四节 肺部先天性疾病

一、先天性肺发育不全

（一）概述

肺先天性发育不全可根据其发生程度分为 3 类。①肺未发生:一侧或双侧肺缺如;②肺未发育:支气管原基呈一终端盲囊,未见肺血管及肺实质;③肺发育不全:可见支气管、血管和肺泡组织但数量和/或容积减少。患者可能伴发肺血管及其他畸形病变。先天性肺发育不全的主要原因可能是胸内肺生长发育的有效容量减少,最常见的原因是膈疝一侧膈肌不能关闭,腹腔脏器疝入胸腔,从而影响肺的发育。

（二）局部解剖

肺位于胸腔内,在膈肌的上方、纵隔的两侧。肺的表面被覆脏胸膜,透过胸膜可见许多呈多角形的小区,称肺小叶,其发炎称小叶性肺炎。正常肺呈浅红色,质柔软呈海绵状,富有弹性。成人肺的重量约等于自己体重的 1/50,男性平均为 1 000～1 300 g,女性平均为 800～1 000 g。健康男性成人两肺的空气容量为 5 000～6 500 mL,女性小于男性。

两肺外形不同,右肺宽而短,左肺狭而长。肺呈圆锥形,包括一尖、一底、三面、三缘。肺尖钝圆,经胸廓上口伸入颈根部,在锁骨中内 1/3 交界处向上突至锁骨上方达 2.5 cm。肺底坐于膈肌上面,受膈肌压迫肺底呈半月形凹陷。肋面与胸廓的外侧壁和前、后壁相邻。纵隔面即内侧面与纵隔相邻,其中央有椭圆形凹陷,称肺门。膈面即肺底,与膈相毗邻。前缘为肋面与纵隔面在前方的移行处,前缘角锐利,左肺前缘下部有心切迹,切迹下方有一突起称左肺小舌。后缘为肋面与纵隔面在后方的移行处,位于脊柱两侧的肺沟中。下缘为膈面与肋面、纵隔面的移行处,其位置随呼吸运动而显著变化。

肺借叶间裂分叶,左肺的叶间裂为斜裂,由后上斜向前下,将左肺分为上、下两叶。右肺的叶

63

间裂包括斜裂和水平裂,它们将右肺分为上、中、下三叶。肺的表面有毗邻器官压迫形成的压迹或沟。如两肺门前下方均有心压迹;右肺门后方有食管压迹,上方是奇静脉沟;左肺门上方毗邻主动脉弓,后方有胸主动脉(同图 4-6)。

(三)临床表现与病理基础

严重病例出生后即死亡。主要表现为呼吸困难,甚至呼吸窘迫,以及长期反复呼吸道感染,体检可见患侧胸廓塌陷,活动度减弱,叩诊呈浊音,听诊呼吸音减低或消失,患者可伴有其他先天性畸形的临床表现,如肾功能不全等。病情轻微者可能无明显临床症状仅于常规胸部 X 线检查时发现。

(四)X 线表现

肺的发育异常通常表现为患侧片状密度均匀密度增高影,无肺纹理,患侧膈肌抬高,肋间隙变窄,纵隔偏向患侧;健侧代偿性肺气肿,血管纹理增粗。按肺发育状况具体分为如下几种。

1.一侧肺不发育

患侧胸腔无含气肺组织及支气管影,纵隔向患侧移位,健侧肺代偿气肿或伴发肺纵隔疝。

2.一侧肺发育不全

患侧部分肺膨胀不全,或呈均匀致密影,纵隔向患侧移位。

3.肺叶发育不全

肺内密实影尖端指向肺门,支气管造影可见支气管扩张(图 4-26)。

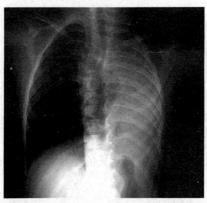

图 4-26　先天性肺发育不全 X 线表现

二、肺隔离症

(一)概述

肺隔离症是一种先天畸形,指没有功能的胚胎性、囊肿性肺组织从正常肺隔离出来。一般不与呼吸道相通连,供血动脉来自主动脉(胸主动脉或腹主动脉分支)。可分为两型:叶内型及叶外型,叶内型较多见,病肺与其邻近正常肺组织被同一脏层胸膜所覆盖,可发生在任何肺叶内,但多见于肺下叶。尤以左侧后基底段为多。叶外型较少见,病部位于其邻近正常肺组织的脏层胸膜外,多数位于左肺下叶与横膈之间。

(二)局部解剖

局部解剖同图 4-6。

(三)临床表现与病理基础

病肺初始阶段可不与正常支气管相通,可无任何症状,仅在 X 线检查时发现胸内有肿块状阴影。可出现咳嗽、咳痰、发热和反复肺感染等症状。肺隔离症是肺的发育畸形,部分肺组织与主体肺分隔,并形成无功能囊性肿块。可分为叶内型和叶外型两种,叶内型即病肺周围系正常肺组织,二者有共同的胸膜包裹,与正常支气管系统相通,并有来自体循环的异常动脉,本型约60%位于左侧,几乎均在下叶的后基底段。叶外型者病变部分有自身的胸膜,也有来自体循环的异常动脉,多在肺下韧带内,同时有肺动脉、肺静脉回流至奇静脉、半奇静脉和门脉系统,病变部位的支气管与正常的支气管不相通,故不具呼吸功能。

(四)X线表现

肺野下叶后基底段近脊柱旁圆形或类圆形密度增高影少数有分叶状,边界清晰,密度较均匀,常合并感染,与气道相通时可见囊状影像,可见气液平。胸片主要是发现病灶及位置(图 4-27)。

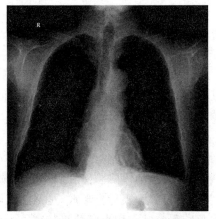

图 4-27 肺隔离症 X 线表现

(段　超)

第五节　胸　膜　疾　病

一、胸膜炎

(一)概述

胸膜炎又称"肋膜炎",是胸膜的炎症。胸膜炎是致病因素(通常为病毒或细菌)刺激胸膜所致的胸膜炎症。胸腔内可有液体积聚(渗出性胸膜炎)或无液体积聚(干性胸膜炎)。炎症消退后,胸膜可恢复至正常,或发生两层胸膜相互粘连。由多种病因引起,如感染、恶性肿瘤、结缔组织病、肺栓塞等。

(二)局部解剖

胸膜是衬覆于胸壁内面、膈上面、纵隔两侧面和肺表面等处的一层浆膜。被覆于胸壁内面、纵隔两侧面和膈上面及突至颈根部等处的胸膜部分称壁胸膜,覆盖于肺表面的称脏胸膜,两层胸膜之间密闭、狭窄、呈负压的腔隙称胸膜腔。壁、脏两层胸膜在肺根表面及下方互相移行,肺根下方相互移行的两层胸膜重叠形成三角形的皱襞称肺韧带。壁胸膜依其衬覆部位不同分为以下四部分。

1.肋胸膜

肋胸膜是衬覆于肋骨、胸骨、肋间肌、胸横肌及胸内筋膜等诸结构内面的浆膜,其前缘位于胸骨后方,后缘达脊柱两侧,下缘以锐角反折移行为膈胸膜,上部移行为胸膜顶;膈胸膜覆盖于膈上面,与膈紧密相贴、不易剥离;纵隔胸膜衬覆于纵隔两侧面,其中部包裹肺根并移行为脏胸膜,纵隔胸膜向上移行为胸膜顶,下缘连接膈胸膜,前、后缘连接肋胸膜;胸膜顶是肋胸膜和纵隔胸膜向上的延续,突至胸廓入口平面以上,与肺尖表面的脏胸膜相对,在胸锁关节与锁骨中、内 1/3 交界处之间,胸膜顶高出锁骨上方 1~4 cm,经锁骨上臂丛麻醉或针刺时,为防止刺破肺尖,进针点应高于锁骨上 4 cm。

2.脏胸膜

脏胸膜是贴附于肺表面,并伸入至叶间裂内的一层浆膜。因其与肺实质连接紧密故又称肺胸膜。

3.胸膜腔

胸膜腔是指脏、壁胸膜相互移行,二者之间围成的封闭的胸膜间隙,左、右各一,呈负压。胸膜腔实际是个潜在的间隙,间隙内仅有少许浆液,可减少摩擦。

4.胸膜隐窝

胸膜隐窝是不同部分的壁胸膜返折并相互移行处的胸膜腔,即使在深吸气时,肺缘也达不到其内,故名胸膜隐窝。主要包括肋膈隐窝、肋纵隔隐窝和膈纵隔隐窝等。

(1)肋膈隐窝左右各一,由肋胸膜与膈胸膜返折形成,是诸胸膜隐窝中位置最低、容量最大的部位。深度可达两个肋间隙,胸膜腔积液常先积存于肋膈隐窝。

(2)肋纵隔隐窝位于心包处的纵隔胸膜与肋胸膜相互移行处,因左肺前缘有心切迹,所以左侧肋纵隔隐窝较大。

(3)膈纵隔隐窝位于膈胸膜与纵隔胸膜之间,因心尖向左侧突出而形成,故该隐窝仅存在于左侧胸膜腔(图 4-28)。

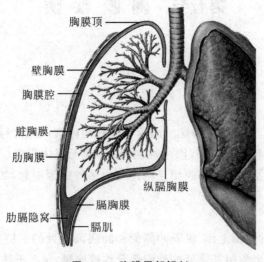

图 4-28　胸膜局部解剖

（三）临床表现与病理基础

胸膜炎最常见的症状为胸痛。胸痛常突然出现，程度差异较大，可为不明确的不适或严重的刺痛，可仅在患者深呼吸或咳嗽时出现，亦可持续存在并因深呼吸或咳嗽而加剧。亦可表现为腹部、颈部或肩部的牵涉痛。胸膜炎是致病因素刺激胸膜所致的胸膜炎症，使胸膜充血、水肿，白细胞浸润并有多数内皮细胞脱落，胸膜面失去其原来的光泽。胸膜纤维蛋白渗出，致使胸膜增厚粗糙。

（四）X线表现

急性期主要表现为胸腔游离积液或包裹性积液，部分患者并发支气管胸膜瘘则可见气液平面。积液量少时可见肋膈角变钝。慢性期主要表现为胸膜增厚、粘连，甚至钙化，使患侧肋间隙变窄，胸廓塌陷，纵隔移向患侧，横膈上升。胸膜钙化时在肺野边缘呈片状、不规则点状或条状高密度影。包裹性胸膜炎时，胸膜钙化可呈弧线形或不规则环形（图 4-29）。

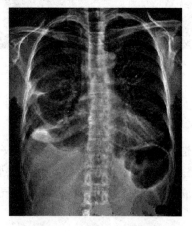

图 4-29　胸膜炎 X 线表现

二、胸膜间皮瘤

（一）概述

胸膜间皮瘤为胸膜原发性肿瘤，是来源于脏层、壁层、纵隔或横膈四部分胸膜的肿瘤。国外发病率高于国内，各为 $0.07\%\sim0.11\%$ 和 0.04%。死亡率占全世界所有肿瘤的 1% 以下。近年有明显上升趋势。50 岁以上多见，男女之比为 2∶1。与石棉接触有关。目前，恶性型尚缺乏有效的治疗方法。

（二）局部解剖

局部解剖同图 4-28。

（三）临床表现与病理基础

局限型者可无明显不适或仅有胸痛、活动后气促；弥漫型者有较剧烈胸痛、气促、消瘦等。患侧胸廓活动受限，饱满，叩诊浊音，呼吸音减低或消失，可有锁骨上窝及腋下淋巴结肿大。由于间皮瘤细胞形态的多样性，光镜下恶性间皮瘤组织学分型尚不统一。世界卫生组织曾将弥漫性恶性间皮瘤分为上皮型、肉瘤型和混合型。电镜检查示瘤细胞表面及瘤细胞内腔面有细长的蓬发样微绒毛，胞浆内丰富的张力微丝及糖原颗粒，有双层或断续的基底膜，瘤细胞间有较多的桥粒为恶性间皮瘤的超微结构特征。

(四)X线表现

难以显示小的病灶,有时仅可见胸腔积液。病变较大时可以显示突入肺野的结节,呼吸时随肋骨运动(图4-30)。

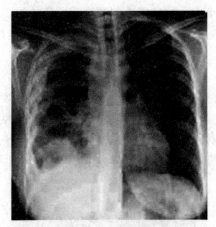

图4-30　胸膜间皮瘤X线表现

三、气胸与液气胸

(一)概述

气胸是指气体进入胸膜腔,造成积气状态,称为气胸。通常分为三大类:自发性气胸、创伤性气胸和人工气胸。自发性气胸是由于肺部疾病使肺组织和脏层胸膜破裂,或由于靠近肺表面的微小泡和肺大疱破裂,肺和支气管内空气进入胸膜腔所致。液气胸则是指气胸的同时伴有胸腔内积水。

(二)局部解剖

局部解剖同图4-28。

(三)临床表现与病理基础

起病大多急骤,典型症状为突发胸痛、继而胸闷或呼吸困难,并可有刺激性干咳。也有发病缓慢,甚至无自觉症状。部分患者发病前有用力咳嗽、持重物、屏气或剧烈活动等诱因,也有不少患者在正常活动或安静休息时发病。症状轻重取决于起病急缓、肺萎缩程度、肺原发疾病及原有心肺功能状况等。胸体征视积气多少而定。少量气胸可无明显体征,气体量多时患侧胸部饱满,呼吸运动减弱,触觉语颤减弱或消失,叩诊鼓音,听诊呼吸音减弱或消失。肺气肿并发气胸患者虽然两侧呼吸音都减弱,但气胸侧减弱更明显。大量气胸时纵隔向健侧移位。右侧大量气胸时肝浊音界下移,左侧气胸或纵隔气肿时在左胸骨缘处听到与心跳一致的咔嗒音或高调金属音。当患者出现发绀、大汗、严重气促、心动过速和低血压时应考虑存在张力性气胸。

(四)X线表现

可对气胸及液气胸做出诊断,并可判断肺组织被压缩的程度。气胸区无肺纹理,为气体密度。少量气胸时,气胸区呈线状或带状,可见被压缩肺的边缘,呼气时显示较清楚。大量气胸时,气胸区可占据肺野的中外带,内带为压缩的肺,呈密度均匀软组织影。同侧肋间隙增宽,横膈下降,纵隔向健侧移位,对侧可见代偿性肺气肿(图4-31)。

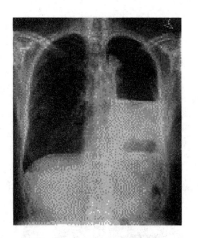

图 4-31　液气胸 X 线表现

（段　超）

第六节　食管疾病

一、食管平滑肌瘤

(一)概述

食管平滑肌瘤在食管良性肿瘤中最常见(约占 90%)。男性多于女性,男女之比例为 2:1。各年龄均有发病,多发于 20~50 岁。多为单发,少数为多发。

(二)局部解剖

食管是咽和胃之间的消化管。食管在系统发生上起初很短,随着颈部的伸长和心肺的下降,而逐渐增长。在发育过程中,食管的上皮细胞增殖,由单层变为复层,使管腔变狭窄,甚至一度闭锁,以后管腔又重新出现。

食管可分为颈段、胸段和腹段。人体食管的颈段位于气管背后和脊柱前端,胸段位于左、右肺之间的纵隔内,胸段通过膈孔与腹腔内腹相连,腹段很短与胃相连。颈部长约 5 cm,其前壁借疏松的结缔组织与气管贴近,后方与脊柱相邻,两侧有颈部的大血管。胸部长 18~20 cm,前方自上而下依次有气管、左主支气管和心包,并隔心包与左心房相邻。该部上段的左前侧有主动脉弓,主动脉胸部最初在食管的左侧下降,以后,逐渐转到食管的右后方。腹部最短,长 1~2 cm,与贲门相续。食管全长有三处狭窄和三个压迹。第一处狭窄位于食管的起始处,距切牙约15 cm,第二处在食管与左主支气管的交叉处,距切牙约25 cm,第三处在食管穿膈处,距切牙约40 cm。上述三个狭窄常是食管损伤、炎症和肿瘤的好发部位,异物也易在此滞留。食管全长还有三处压迹:①主动脉弓压迹,为主动脉弓自食管的左前方挤压而成,压迹的大小,随年龄而增加;②左主支气管压迹,紧靠主动脉弓压迹的下方,与食管第二处狭窄的位置一致,是左主支气管压迫食管的左前壁所致;③左心房压迹,长而浅,为左心房向后挤压食管所致,压迹可随体位和心的舒缩而变化(图 4-32)。

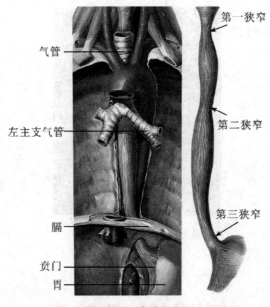

气管

左主支气管

膈

贲门

胃

第一狭窄

第二狭窄

第三狭窄

图 4-32 食管解剖

(三)临床表现与病理基础

约半数平滑肌瘤患者完全没有症状,是因其他疾病行胸部 X 线检查或胃肠道造影发现的。有症状的也多轻微,最常见的是轻度下咽不畅,很少影响正常饮食。一小部分患者诉疼痛,部位不定,可为胸骨后、胸部、背部及上腹部隐痛,很少剧烈疼痛。可单独发生或与其他症状并发。有1/3 左右患者有消化功能紊乱,表现为胃灼热、反酸、腹胀、饭后不适及消化不良等。个别患者有呕血及黑便等上消化道出血症状,可能因肿瘤表面黏膜糜烂、溃疡所致。

肿瘤呈圆形、椭圆形,也有不规则形状,如分叶型、螺旋形、生姜形、围绕食管生长呈马蹄形的。食管平滑肌瘤病有多个肿瘤的可致整个食管壁增厚,诊断有一定困难。肿瘤质坚韧,多有完整的包膜,表面光滑。主要向腔外生长,生长缓慢,切面呈白色或带黄色。组织切片见为分化良好的平滑肌细胞,长梭形,边界清楚,瘤细胞呈束状或漩涡状排列,其中混有一定数量的纤维组织,偶尔也可见神经组织。食管平滑肌瘤变为肉瘤的很少。

(四)X 线表现

食管钡餐造影是检查该病的主要方法之一,①壁间型:肿瘤在腔内或同时向腔外生长,并可同时向两侧生长。切线位肿瘤表现为向腔内凸出的半圆形或分叶状,边缘锐利的充盈缺损,病变区与正常食管分界清楚,呈弧状压迹并呈锐角;正位肿瘤表现为圆形充盈缺损。当钡剂通过后,肿瘤周围为钡剂环绕,在肿瘤上下缘呈弓状或环状影,称为"环形征",为本病之典型表现。②向壁外生长:体积较大,可造成纵隔内软组织肿块,后者与食管内的充盈缺损范围相符,肿块可误认为纵隔肿瘤。肿瘤区黏膜皱襞撑平消失,可见"涂布征",肿瘤周围黏膜皱襞正常,部分肿瘤表面可见不规则龛影(图 4-33)。纤维食管镜检查,是检查该病重要方法,但食管镜检查给患者带来一定痛苦,且禁忌证较多,一般在钡餐检查确定病变位置但对其良恶性征象不明确时可通过食管镜检查,必要时可取样活检。

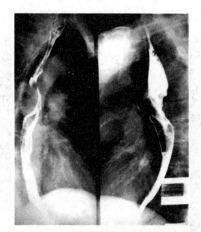

图 4-33 食管平滑肌瘤钡餐造影表现

二、食管癌

(一)概述

食管癌是指由食管鳞状上皮或腺上皮的异常增生所形成的恶性病变。其发展一般经过上皮不典型增生、原位癌、浸润癌等阶段。食管鳞状上皮不典型增生是食管癌的重要癌前病变,由不典型增生到癌变一般需要几年甚至十几年。长期不良的生活或饮食习惯可能是导致食管癌发生的元凶。

(二)局部解剖

局部解剖同图 4-32。

(三)临床表现与病理基础

食管癌起病隐匿,早期可无症状。部分患者有食管内异物感,或食物通过时缓慢或有哽噎感。也可表现为吞咽时胸骨后烧灼、针刺样或牵拉样痛。进展期食管癌则常因咽下困难就诊,吞咽困难呈进行性发展,甚至完全不能进食。常伴有呕吐、上腹痛、体重减轻等症状。病变晚期因长期摄食不足可伴有明显的营养不良、消瘦、恶病质,并可出现癌转移、压迫等并发症。

早期食管癌可分为隐伏型、糜烂型、斑块型和乳头型,其中以斑块型为最多见。中晚期食管癌可分为 5 型,即髓质型、蕈伞型、溃疡型、缩窄型和未定型。我国约占 90% 为鳞状细胞癌,少数为腺癌。

(四)X 线表现

食管钡餐造影对食管癌的有较特异性征象,因此诊断率较高。增生型以充盈缺损为主;浸润型以环形狭窄为主要征象;溃疡型多见不规则龛影;混合型则具有多种特征。检查时常见病变近端扩张,破入纵隔或与支气管相通者,可见累及部位的相关影像学改变。对早期食管癌 X 线表现为食管黏膜皱襞紊乱、中断,管壁局限性僵硬、蠕动中断,钡剂流经时速度减慢,病变处出现小的充盈缺损及小龛影等;较晚期食管癌表现食管较明显不规则狭窄,黏膜紊乱、中断及破坏消失,充盈缺损明显,形态多样龛影(图 4-34~图 4-37)。

三、食管炎性疾病

(一)概述

食管炎是指食管黏膜浅层或深层组织由于受到不正常的刺激,食管黏膜发生水肿和充血而引发的炎症。可分为原发性与继发性食管炎。按病理学可分为急性食管炎和慢性食管炎。

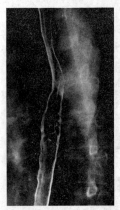

图 4-34　早期食道癌(小结节积簇型)钡餐造影表现

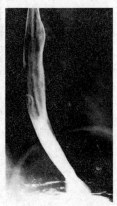

图 4-35　隆起型早癌钡餐造影表现

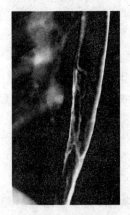

图 4-36　溃疡型早癌钡餐造影表现

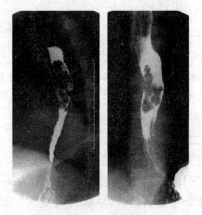

图 4-37　进展期食道癌(肿块型)钡餐造影表现

1.急性食管炎

(1)单纯性卡他性炎:常因食入刺激性强的或高温食物引起。

(2)化脓性炎:多继发于食管憩室引起的食物潴留、腐败、感染,或形成脓肿,或沿食管壁扩散造成蜂窝织炎。进而可继发纵隔炎、胸膜炎与脓胸。

(3)坏死性食管炎:强酸强碱等化学腐蚀剂可造成食管黏膜坏死及溃疡形成,愈合后可引起瘢痕狭窄。此外,还可由某些传染病如伤寒、猩红热、白喉等的炎症病变波及食管黏膜所致。

2.慢性食管炎

(1)单纯性慢性食管炎:常由于长期摄入刺激性食物,重度吸烟,食管狭窄致食物潴留与慢性淤血等引起。病理变化常呈现食管上皮局限性增生与不全角化,还可形成黏膜白斑。

(2)反流性食管炎:是由于胃液反流至食管,引起食管下部黏膜慢性炎性改变。

(3)Barrett 食管炎:慢性反流性食管炎可引起食管下段黏膜的鳞状上皮被胃黏膜柱状上皮所取代,成为 Barrett 食管,该处可发生溃疡或癌变(Barrett 食管腺癌)。

(二)局部解剖

局部解剖同图 4-32。

(三)临床表现与病理基础

食管炎其症状主要是以吞咽疼痛、困难、心口灼热及胸骨后疼痛居多,当食管炎严重时可引起食道痉挛及食道狭窄。急性腐蚀性食管炎系因吞服了强酸、强碱等化学腐蚀剂而造成食管严重损伤所引起的炎症。早期症状为流涎、呕吐、发热及吞咽疼痛和困难,胸骨后和剑突下疼痛,约2周上述症状渐消失,烧伤后期(约1个月后)再度出现吞咽困难,并有逐渐加重的趋势,出现部分或完全性食管梗阻。同时可能伴有咳嗽、发热等呼吸道吸入性感染的症状。

食管黏膜接触腐蚀剂后,数小时至24小时内食管产生急性炎症反应,食管黏膜高度水肿,表面糜烂,多伴渗出物、出血及坏死组织,由于组织高度水肿和痉挛等造成食管早期梗阻。水肿一般在3天后开始消退,数天3周为炎症反应消退时期,3周后开始瘢痕形成,食管逐步收缩变窄,可造成食管狭窄,严重者食管壁全部被纤维组织代替,并与周围组织粘连。

临床表现通常为胸骨后或心窝部疼痛,轻者仅为灼热感,重者为剧烈刺痛。疼痛常在食物通过时诱发或加重,有时头低位如躺下或向前弯腰也能使疼痛加重。疼痛可放射至背部。早期由于炎症所致的局部痉挛,可出现间歇性咽下困难和呕吐。后期由于纤维瘢痕所致的狭窄,可出现持续性吞咽困难和呕吐。

病理改变急性期为黏膜充血、水肿,易出血,形成糜烂和表浅溃疡;慢性期病变可深达肌层,引起黏膜下层内纤维组织增生,黏膜面可呈轻度息肉样变。纤维收缩可形成食管宫腔狭窄和食管缩短。

(四)X线表现

1.急性食管炎

X线检查应在急性炎症消退后,患者能吞服流食方可作食管造影检查。如疑有食管瘘或穿孔,造影剂可流入呼吸道,最好采用碘油造影。依据病变发展分为如下几种。

(1)急性期(1～3天):因黏膜水肿、出血,管壁蠕动减弱或消失,可产生阵发性痉挛。因黏膜脱落,造影剂在黏膜面附着不好,并可见不规则浅钡斑。

(2)中期(3～10天):食管呈收缩、狭窄状态,不能扩张。可见多发浅或深之溃疡,黏膜皱襞紊乱。

(3)晚期:主要表现为管腔狭窄,其范围一般较长,也可以生理性狭窄部位为主。造影剂难以通过。食管缩短,狭窄以上可见扩张。狭窄部分可见溃疡龛影或有假性憩室形成(图4-38)。

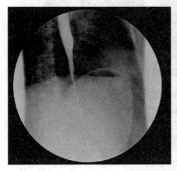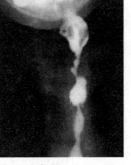

图 4-38 腐蚀性食管炎 X 线表现

2.慢性食管炎

反流性食管炎早期食管钡餐造影可能无明显异常,或可见食管下段轻微痉挛改变,偶见锯齿状第三收缩波,可见黏膜充血,水肿。中期,表面糜烂,浅表溃疡,食管壁毛糙,可见针尖状钡点,小龛影。晚期，可出现食管管腔狭窄，狭窄段与正常段分界不清，管壁不光整、僵硬，部分可出现滑动性食管裂孔疝征象（图 4-39、图 4-40）。胃-食管闪烁显像表现：此法可估计胃-食管的反流量在患者腹部缚上充气腹带，空腹口服含有 300 μCi ^{99m}Tc-Sc 的酸化橘子汁溶液 300 mL（内含橘子汁 150 mL 和 0.1 mol/L HCl 150 mL），并再饮冷开水 15~30 mL 以清除食管内残留试液，直立显像。正常人 10~15 分钟后胃以上部位无放射性存在否则则表示有 GER 存在。此法的敏感性与特异性约 90%。

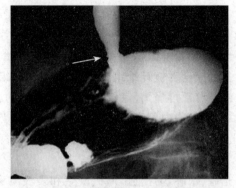

图 4-39　反流食管炎钡餐造影表现（箭头所示）

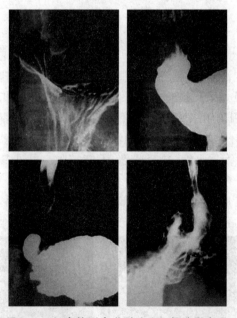

图 4-40　短食管型食道裂孔疝钡餐造影表现

（段　超）

第五章 骨关节疾病X线诊断

第一节 骨关节基本病变

一、骨骼病变

(一)骨质疏松

骨质疏松是指单位体积内骨量的减少,即有机质和无机质都减少,但骨内两者比例仍正常。X线表现主要是骨密度减低。

(二)骨质软化

骨质软化是指单位体积内骨组织有机成分正常而钙化不足。

X线表现骨密度减低,骨小梁模糊、变细,骨皮质变薄。可见假骨折线。

(三)骨质破坏

骨质破坏是指原有骨结构被病理组织所取代而造成的骨组织的缺失。

X线表现溶骨性破坏骨质内见透亮区;炎症骨破坏区边缘常有硬化环围绕;膨胀性骨破坏。

(四)骨质增生硬化

骨质增生硬化是指单位体积内骨量的增多。骨皮质增厚、骨小梁增多、增粗,是成骨活动增加或破骨活动减少或两者同时存在所致。

X线表现为骨质密度增高,伴有或不伴有骨骼的变形。在关节面、脊椎的边缘见骨性赘生物(骨刺、骨桥、骨唇)等。

(五)骨膜增生

骨膜增生又称骨膜反应,是因骨膜受到刺激,骨膜内层的成骨细胞活动增加所产生的骨膜新生骨。

X线表现为一段长短不等、与骨皮质平行的致密线,它同骨皮质间有 $1\sim2$ mm 宽的透亮间隙。常见的有层状或葱皮状、花边状、针状或放射状。

(六)骨质坏死

骨质坏死是骨组织局部代谢停止,坏死的骨质称为死骨。

X线表现为骨质局限性密度增高。

二、关节基本病变的 X 线表现

(一)关节破坏

关节破坏表现为关节间隙变窄;骨破坏和缺损。严重时可致关节脱位、半脱位和畸形。

(二)关节退行性变

基本病理变化为软骨变性、坏死和溶解,逐渐为纤维组织或纤维软骨所代替。骨性关节面骨质增生硬化,关节面凹凸不平,关节边缘骨赘形成。

(三)关节强直

关节强直表现关节间隙显著狭窄或消失,骨小梁通过关节间隙连接两侧骨端。

(张　婧)

第二节　骨关节创伤

一、骨折

骨折是指骨结构连续性和完整性的中断。儿童骨骺分离亦属骨折。

(一)骨折的基本 X 线表现

骨折的断端多表现为边缘锐利而不规则的透亮裂隙,称为骨折线;嵌入性或压缩性骨折断端多呈高密度致密带;儿童青枝骨折表现为骨小梁扭曲或骨皮质部分断裂;骨骺分离表现为骺线增宽,骨骺与干骺端对位异常。

(二)骨折的类型

骨折可分为创伤性骨折、病理性骨折和疲劳性骨折。

1.创伤性骨折

创伤性骨折即直接或间接暴力引起正常骨的骨折。根据骨折的程度分为完全性骨折和不完全性骨折;还可根据骨折的时间分为新鲜骨折和陈旧性骨折。

2.病理性骨折

在已有的骨病基础上发生的骨折称病理性骨折。

X 线上除有骨折征象外还具原有病变引起的骨质改变。

3.疲劳性骨折

长期、反复的外力作用于骨的某一部位,可逐渐发生慢性骨折,称为疲劳性骨折或应力骨折。好发部位为跖骨、胫腓骨。

X 线显示骨折线光滑整齐,多发生于一侧骨皮质而不贯穿整个骨干。骨折周围有骨膜反应、皮质增厚、髓腔硬化。

(三)骨折的愈合

1.肉芽组织修复期

骨折后数小时,骨折端及周围软组织出血并形成血肿。在骨折后 2～3 天,新生的毛细血管侵入血肿,开始机化,形成纤维性骨痂,在此基础上,成骨细胞活动形成大量的骨样组织,即骨样骨痂。

X线表现骨折线仍清晰可见并稍增宽,但不似新鲜骨折线锐利。

2.骨痂形成期

骨折1～2周后,骨样组织逐渐骨化,形成骨性骨痂。此期骨折断端密度较高,骨折线模糊,断端周围有致密的、无定形的骨质。

3.骨性愈合期

骨性骨痂逐渐缩小增浓,骨小梁逐渐增加,骨髓腔为骨痂所堵塞。骨折断端间形成骨性联合。

X线表现为骨痂体积变小、致密、边缘清楚,骨折线消失,断端间有骨小梁通过。骨性愈合期在骨折后3～12个月。

4.塑形期

在肢体负重运动后,骨小梁重新按受力线方向排列。不需要的骨痂通过破骨细胞而吸收,骨痂不足的部位则经骨膜化骨而增生填补。最后骨折的痕迹完全或接近完全消失,恢复原来的骨形态。完成塑形在儿童中需1～2年,在成人则需2～4年。

(四)骨折的并发症和后遗症

1.延迟愈合或不愈合

骨折超过正常愈合时间仍未愈合,但未达到不愈合的程度称延迟愈合,经适当处理后仍有愈合的可能。X线表现骨折线增宽,骨痂量少,骨折端骨质明显疏松。

骨折已半年以上,骨折断端仍有异常活动,X线表现为骨断端吸收、萎缩、变细,局部硬化、光滑,即为骨不愈合。骨折间隙明显增宽,有假关节形成。

2.外伤后骨质疏松

外伤后骨质疏松可引起失用性骨质疏松;而骨质疏松可以延缓骨折的愈合。

X线表现为骨密度减低,皮质变薄,骨小梁减少。严重骨折远端骨萎缩。

3.缺血性骨坏死

骨折时由于骨营养血管断裂,没有建立有效的侧支循环,致断骨一端的血液供应障碍,而发生缺血性坏死。

X线表现坏死骨的密度增高,周围正常骨组织相对疏松。

4.创伤性关节炎

骨折累及关节时,损伤并破坏关节软骨和软骨下骨质,形成创伤性关节炎。

X线表现为关节间隙变窄,关节面增生硬化,边缘骨赘形成,周围韧带骨化等。

5.骨化性肌炎

骨创伤常伴骨膜撕脱剥离,肌腱韧带损伤,骨膜下血肿,在此基础上可形成钙化或骨化。

X线表现为骨的附近或软组织中,出现不规则条片状致密影,数目和大小不一。

6.骨畸形

骨断端复位不佳,可造成畸形愈合。

7.血管、神经损伤

骨创伤常伴有邻近的血管和神经的损伤。如颅骨骨折容易损伤颅内动脉,造成颅内血肿。肱骨髁上骨折可造成肱动脉和正中神经损伤等。

(五)常见的几种骨折

1.柯雷(Colles)骨折

柯雷(Colles)骨折是指桡骨远端,距离远侧关节面2～3 cm内的骨折。骨折远端向背侧移位和向掌侧成角,桡骨前倾角减小或成负角,使手呈银叉状畸形,常伴有尺、桡骨远端关节脱位及尺骨茎突骨折。与柯雷骨折的作用力相反,跌倒时手腕掌屈手背触地,使骨折远端向掌侧移位和向背侧成角,称史密斯(Smith)骨折或反柯雷骨折。

2.股骨颈骨折

(1)内收型(错位型、不稳定型)。

(2)外展型(嵌入型、稳定型),该型较少见。

3.踝部骨折

骨折形态常为斜形或撕脱骨折,强大暴力可造成粉碎性骨折,骨折线可通过关节或并发踝关节半脱位。

4.脊柱骨折

脊柱骨折表现为椎体呈楔状变形,前缘皮质断裂、凹陷或凸出,椎体中央因骨小梁相互压缩而出现横行致密线,有时在椎体前上角可见分离的碎骨片。

二、关节脱位

(1)肩关节脱位。

(2)肘关节脱位。

(3)髋关节脱位。①后脱位:最常见。X线正位片显示股骨头脱出髋臼之外,股骨头上移与髋臼上部重叠。②前脱位:较少见。X线正位片股骨头下移于髋臼下方对向闭孔,与坐骨结节重叠。

（张　婧）

第三节　骨关节化脓性感染

一、化脓性骨髓炎

化脓性骨髓炎是骨髓、骨和骨膜的化脓性炎症。

(一)急性化脓性骨髓炎

致病菌经骨营养血管进入骨髓腔,表现为充血、水肿、中性粒细胞浸润、骨质破坏、脓肿形成。骨干失去来自骨膜的血液供应而形成死骨。

X线表现:①软组织肿胀;②骨质破坏;③骨膜增生;④死骨。

(二)慢性化脓性骨髓炎

急性化脓性骨髓炎如果治疗不及时可转变为慢性,其特征为排脓窦道经久不愈,反复发作。

X线表现:广泛的骨质增生及硬化,骨髓腔变窄或闭塞。在增生硬化的骨质中可见残存的破坏区,其中可有大小不等的死骨。

二、化脓性关节炎

病变初期为滑膜充血、水肿,关节腔内积液,引起关节面破坏和关节间隙狭窄,关节面的破坏愈合时发生纤维性强直或骨性强直。

X线表现:早期关节周围软组织肿胀,关节囊增大,关节间隙增宽,局部骨质疏松。骨质破坏以关节承重部位出现早而明显。晚期可出现骨性强直或纤维性强直。

（张　婧）

第四节　慢性骨关节病

一、类风湿性关节炎

(一)病理

滑膜充血、水肿和炎细胞浸润;关节内渗出液增多;滑膜逐渐增厚,表面形成血管翳。关节软骨及软骨下骨质被破坏,形成纤维性强直,或骨性强直。

(二)X线表现

(1)关节周围软组织肿胀。

(2)关节邻近骨质疏松。

(3)关节边缘侵蚀及软骨下囊性变。

(4)关节间隙变窄。

(5)关节畸形和强直。

二、强直性脊柱炎

(一)病理

滑膜炎症和血管翳可造成关节软骨和软骨下骨质破坏,脊柱韧带、关节突、关节囊及椎间盘发生广泛钙化、骨化,呈"竹节"状脊柱。

(二)X线表现

1.骶髂关节的改变

病变首先侵犯骶髂关节,双侧对称性受累为其特征,是诊断的主要依据。开始骶髂关节面模糊,继而出现虫蚀样破坏,骨质增生硬化,关节间隙变窄,最后骨性融合。

2.脊柱的改变

病变常由脊椎下部开始,向上逐渐累及全部脊柱。早期骨质疏松。脊椎小关节面模糊,关节间隙消失。椎体前缘的凹面变直呈"方形椎"。由于椎间盘纤维环连同椎旁韧带的广泛钙化、骨化,使脊柱成为竹节状。

3.周围关节的改变

周围关节的改变表现为关节间隙变窄、关节面侵蚀、关节面下囊性变、骨赘增生及骨性强直。

三、退行性骨关节病

X 线表现如下。

(1)关节间隙狭窄。

(2)关节软骨下硬化及假囊肿:关节软骨下广泛密度增高。囊变表现为圆形、类圆形透亮区,边缘清楚,常有硬化边。

(3)关节腔内游离体。

(4)脊柱退行性变:脊柱生理曲度变直、侧弯。椎间隙变窄,椎体终板骨质增生硬化,边缘骨赘增生、重者可连成骨桥。颈椎椎体后缘、椎小关节及钩椎(Luschka 关节)增生变锐压迫和刺激颈丛神经根、脊髓、颈动脉及交感神经等组织而产生一系列临床症状,称颈椎病。

(张 婧)

第五节 骨 肿 瘤

骨肿瘤分类方法较多,可以分为原发性肿瘤与继发性肿瘤、良性肿瘤与恶性肿瘤。

一、X 线表现

(一)发病部位
不同的肿瘤有其一定的好发部位。

(二)病变数目
原发性骨肿瘤多为单发,而骨髓瘤和转移性骨肿瘤常为多发。

(三)骨质变化
骨质破坏,肿瘤骨形成。

(四)骨膜增生
骨膜增生呈平行状、花边状、葱皮状、放射状及三角状等。肿瘤向骨外发展时,肿瘤突破处,骨膜遭破坏,其残端呈三角形,称 Codman 三角。

(五)周围软组织变化
软组织密度增高,内可有瘤骨及瘤软骨,亦可有不规则钙化或不连续的壳状钙化。

二、良、恶性骨肿瘤的鉴别

(一)生长情况
1.良性
生长缓慢,不侵及邻近组织,但可引起邻近组织压迫移位;无转移。

2.恶性
生长迅速,易侵及邻近组织、器官;可有转移。

(二)局部骨质变化

1.良性

局部骨质变化呈膨胀性骨质破坏,与正常骨界限清晰,边缘锐利,骨皮质变薄、膨胀,保持其连续性。

2.恶性

局部骨质变化呈浸润性骨破坏,病变区与正常骨界限模糊,边缘不整。

(三)骨膜增生

1.良性

一般无骨膜增生,病理骨折后可有少量骨膜增生,并不被破坏。

2.恶性

可出现不同形式的骨膜增生,并可被肿瘤侵犯破坏。

(四)周围软组织变化

1.良性

多无肿胀或肿块影,如有肿块,其边缘清楚。

2.恶性

常有软组织肿块,与周围组织分界不清,其内可见钙化或瘤骨。

(张　婧)

第六章 颅脑疾病CT诊断

第一节 脑血管疾病

急性期脑血管疾病(CVD)以脑出血和脑梗死多见,CT和MRI诊断价值大;动脉瘤和血管畸形则需配合DSA、CTA或MRIA诊断。

一、脑出血

(一)病理和临床概述

脑出血是指脑实质内的出血,依原因可分为创伤性和非创伤性,后者又称原发性或自发性脑内出血,多指高血压、动脉瘤、血管畸形、血液病和脑肿瘤等引起的出血,以高血压性脑出血常见,多发于中老年高血压和动脉硬化患者。出血好发于基底核、丘脑、脑桥和小脑,易破入脑室。血肿及伴发的脑水肿引起脑组织受压、软化和坏死。血肿演变分为急性期、吸收期和囊变期,各期时间长短与血肿大小和年龄有关。

(二)诊断要点

呈边界清楚的肾形、类圆形或不规则形均匀高密度影,周围水肿带宽窄不一,局部脑室受压移位(图 6-1)。破入脑室可见脑室内积血。

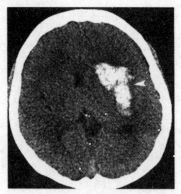

图 6-1　脑出血

女性患者,68岁,突发言语不清、左侧肢体偏瘫4小时就诊,
CT显示左侧基底核区条片状高密度影,左侧侧脑室受压变形

急性期表现为脑内密度均匀一致的高密度灶,呈卵圆形或圆形为主,CT值为50～80 HU;吸收期始于3～7天,可见血肿周围变模糊,水肿带增宽,血肿缩小并密度减低,小血肿可完全吸收;囊变期始于2个月以后,较大血肿吸收后常遗留大小不等的囊腔,伴有不同程度的脑萎缩。

(三)鉴别诊断

脑外伤出血,结合外伤史可以鉴别。

(四)特别提示

血肿不同演变时期CT显示的密度不同,容易误诊,应密切结合临床。

二、脑梗死

(一)病理和临床概述

脑梗死包括缺血性和出血性脑梗死及腔隙性脑梗死。缺血性脑梗死是指脑血管闭塞导致供血区域脑组织缺血性坏死。其原因有:①脑血栓形成,继发于脑动脉硬化、动脉瘤、血管畸形、炎性或非炎性脉管炎等;②脑栓塞,如血栓、空气、脂肪栓塞;③低血压和凝血状态。病理上分为缺血性、出血性和腔隙性脑梗死。出血性脑梗死是指部分缺血性脑梗死继发梗死区内出血。腔隙性脑梗死系深部髓质小动脉闭塞所致,为脑深部的小梗死,在脑卒中病变中占20%,主要好发中老年人,常见于基底核、内囊、丘脑、放射冠及脑干。

(二)诊断要点

1.缺血性梗死

CT示低密度灶,其部位和范围与闭塞血管供血区一致,皮髓质同时受累,多呈扇形。基底贴近硬膜。可有占位效应。2～3周时可出现"模糊效应",病灶变为等密度而不可见。增强扫描可见脑回状强化。1～2个月后形成边界清楚的低密度囊腔(图6-2A)。

2.出血性梗死

CT示在低密度脑梗死灶内,出现不规则斑点、片状高密度出血灶,占位效应较明显(图6-2B)。

3.腔隙性梗死

CT表现为脑深部的低密度缺血灶,大小5～15 mm,无占位效应(图6-2C)。

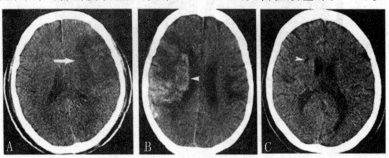

图6-2　脑梗死

A.男性患者,75岁,突发肢体偏瘫1天,CT显示左侧额、颞叶大片低密度梗死灶;B.女性,64岁,突发肢体偏瘫5小时,经诊断为右颞大片脑梗死后入院后行溶栓治疗。3天后病情加重,CT显示右侧颞顶叶大片出血性脑梗死;C.女性,67岁,头昏3天,CT显示右侧颞叶基底核区腔隙性脑梗死(箭头)

(三)鉴别诊断

1.胶质瘤

详见后文胶质瘤部分。

2.脑炎

结合病史和临床症状及实验室检查。

(四)特别提示

CT 对急性期及超急性期脑梗死的诊断价值不大,应行 MRI 弥散加权扫描。病情突然加重时应行 CT 复查,明确有无梗死后出血即出血性脑梗死,以指导治疗。

三、动脉瘤

(一)病理和临床概述

动脉瘤好发于脑底动脉环及附近分支,是蛛网膜下腔出血的常见原因,发生的主要原因是血流动力学改变,尤其是血管分叉部血癌流动对血臂壁形成剪切力及搏动压力造成血管壁退化;动脉粥样硬化也是常见因素;另外常与其他疾病伴发,如纤维肌肉发育异常、马方综合征等。按形态可分为常见的浆果形、少见的梭形及罕见的主动脉夹层。浆果形的囊内可有血栓形成。

(二)诊断要点

分为三型,Ⅰ型无血栓动脉瘤(图 6-3A),平扫呈圆形高密度区,均一性强化;Ⅱ型部分血栓动脉瘤(图 6-3B),平扫中心或偏心处高密度区,中心和瘤壁强化,其间血栓无强化,呈"靶征";Ⅲ型完全血栓动脉瘤,平扫呈等密度灶,可有弧形或斑点状钙化,瘤壁环形强化。动脉瘤破裂时CT 图像上多数不能显示瘤体,但可见并发的蛛网膜下腔出血、脑内血肿、脑积水、脑水肿和脑梗死等改变。

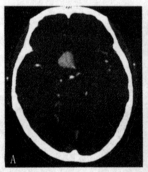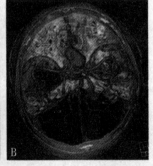

图 6-3　前交通动脉瘤

A.男性患者,24 岁,因不明原因蛛网膜下腔出血而行 CT 检查,增强可见鞍上池前方可见一囊样结节灶,强化程度与动脉相仿;B.CTA 的 VRT 重建显示前交通动脉瘤

(三)鉴别诊断

1.脑膜瘤

与脑膜宽基相接。

2.脑出血

结合病史及临床症状。

(四)特别提示

CTA 对动脉瘤显示价值重大,可以立体旋转观察载瘤动脉、瘤颈及其同周围血管的空间关系。

四、脑血管畸形

(一)病理和临床概述

脑血管畸形为胚胎期脑血管的发育异常,根据 Mc Cormick 1996 年分类,分为动、静脉畸形、静脉畸形、毛细血管扩张症、血管曲张和海绵状血管瘤等。动、静脉畸形最常见,好发于大脑中动脉、后动脉系统,由供血动脉、畸形血管团和引流静脉构成。好发于男性,以 20～30 岁最常见。儿童常以脑出血、成人以癫痫就诊。

(二)诊断要点

显示不规则混杂密度灶,可有钙化,并呈斑点或弧线形强化,水肿和占位效应缺乏(图 6-4A)。可合并脑血肿、蛛网膜下腔出血及脑萎缩等改变。

(三)鉴别诊断

海绵状血管瘤,增强扫描呈轻度强化,病灶周围无条状、蚓状强化血管影。MRI 可显示典型的网格状或爆米花样高低混杂信号,周围见低信号环。

(四)特别提示

CTA 价值重大,可以立体旋转观察供血动脉和引流静脉(图 6-4B)。MRI 显示更清楚。

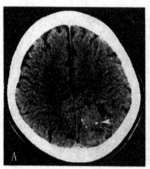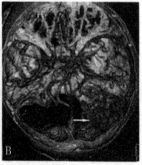

图 6-4　颅内动静脉畸形

A.男性,患者 19 岁,因癫痫不规则发作 5 年来院检查,CT 平扫显示左侧顶、枕部脑实质内可见多发斑点状钙化影,局部脑实质密度增高。DSA 证实为颅内动静脉畸形;B.CTA 的 VRT 重建显示为左侧顶枕叶 AVM

(路　茗)

第二节　脱髓鞘疾病

一、病理和临床概述

脱髓鞘疾病是一组以神经组织髓鞘脱失为主要病理改变的疾病。可分为原发性和继发性两类。多发性硬化是继发性脱髓鞘疾病中最常见的一种,病因不明,以脑室周围髓质和半卵圆中心多发性硬化斑为主,也见于脑干、脊髓和视神经。20～40岁女性多见,临床上呈多灶性脑损害,或伴有视神经和脊髓症状,病程缓解与发作交替且进行性加重。

二、诊断要点

侧脑室周围和半卵圆中心显示多灶性低或等密度区,也见于脑皮质、小脑、脑干和脊髓,多无占位效应。活动期病灶有强化,激素治疗后或慢性期则无强化。

三、鉴别诊断

(一)老年脑

可以出现脑白质变化,但正常老年人无多发硬化的临床病表现,且很少60岁以后发病。

(二)SLE

患者有时脑白质改变类似多发硬化,但脑室周围白质变化较重,外周部分白质变化较轻,脑皮质常伴萎缩。

四、特别提示

MRI对硬化斑的显示远较CT敏感,尤其是在小脑和脑干。激素治疗效果较好。MRI矢状面上有特征表现,病灶为条状垂直于侧脑室。硬化斑 T_1WI 呈稍低或等信号,T_2WI 和水抑制像均呈高信号。

(路　茗)

第三节　颅内感染

颅内感染的病种繁多,包括细菌、病毒、真菌和寄生虫感染,主要通过血行性感染或邻近感染灶直接扩散侵入颅内,少数可因开放性颅脑损伤或手术造成颅内感染。改变包括脑膜炎、脑炎和动静脉炎。

一、脑脓肿

(一)病理和临床概述

脑脓肿以耳源性常见,多发于颞叶和小脑;其次为血源性、鼻源性、外伤性和隐源性等。病理上分为急性炎症期、化脓坏死期和脓肿形成期。

(二)诊断要点

急性炎症期呈大片低密度灶,边缘模糊,伴占位效应,增强无强化;化脓坏死期,低密度区内出现更低密度坏死灶,轻度不均匀性强化;脓肿形成期,平扫见等密度环,内为低密度并可有气泡影,呈环形强化,其壁完整、光滑、均匀,或多房分隔(图6-5)。

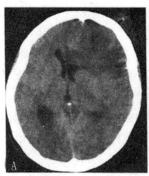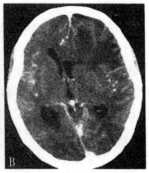

图 6-5　脑脓肿

男性患者,24 岁,因头痛、呕吐 2 天入院,CT 平扫显示左额叶不规则低密度灶,占位效应明
显。增强可见病灶呈环形均匀强化,未见明显壁结节,中心低密度区无明显变化,周围水肿明
显,左侧侧脑室前角明显受压移位变形。考虑为脓肿形成,经抗感染治疗后情况好转

(三)鉴别诊断

(1)胶质瘤:胶质瘤的环状强化厚薄不均,形态不规则,常呈花环状、结节状强化,中心坏死区
密度不等,CT 值常大于 20 HU。

(2)脑梗死多见于老年高血压患者,有明确突发病史,经复查随访,占位效应减轻。

(3)与肉芽肿病鉴别。

(四)特别提示

CT 诊断该病应结合病史、脑脊液检查。

二、结核性脑膜脑炎

(一)病理和临床概述

结核性脑膜脑炎是结核菌引起脑膜弥漫性炎性反应,并波及脑实质,好发于脑底池。脑膜渗
出和肉芽肿为其基本病变,可合并结核球、脑梗死和脑积水。

(二)诊断要点

CT 早期可无异常发现。脑底池大量炎性渗出时,其密度增高,失去正常透明度;增强扫描
脑膜广泛强化,形态不规则。肉芽肿增生则见局部脑池闭塞并结节状强化。

脑结核球平扫呈等或低密度灶,增强扫描呈结节状或环形强化。

(三)鉴别诊断

蛛网膜下腔出血,平扫呈高密度,增强扫描无明显强化,脑底池形态规则,无局部闭塞及扩张
改变;此外需同脑囊虫病,转移瘤及软脑膜转移等鉴别,需结合病史。

(四)特别提示

CT 诊断应结合脑脊液检查、X 线胸片检查等。

三、脑猪囊尾蚴病

(一)病理和临床概述

脑猪囊尾蚴病系猪绦虫囊尾蚴在脑内异位寄生所致。人误食绦虫卵或节片后,卵壳被胃浊
消化后,蚴虫经肠道血流而散布于全身寄生。脑猪囊尾蚴病为其全身表现之一,分为脑实质型、

脑室型、脑膜型和混合型。脑内囊虫的数目不一,呈圆形,直径4～5 mm。囊虫死亡后退变为小圆形钙化点。

(二)诊断要点

脑实质型CT表现为脑内散布多发性低密度小囊,多位于皮、髓质交界区,囊腔内可见致密小点代表囊虫头节。不典型者可表现为单个大囊、肉芽肿、脑炎或脑梗死。脑室型以第四脑室多见;脑膜型多位于蛛用膜下隙,和脑膜粘连,CT直接征象有限,多间接显示局部脑室或脑池扩大,相邻脑实质光滑受压。常合并脑积水。囊壁、头节和脑膜有时可强化。

(三)鉴别诊断

1.蛛网膜囊肿

常位于颅中窝、侧裂池,边缘较平直,可造成颅骨压迫变薄。

2.转移癌

呈大小不一的圆形低密度灶,增强扫描环状、结节状强化,病灶周围明显水肿。

3.脑结核

结合病史、CT特点可以区别。

(四)特别提示

需要结合有无疫区居住史、有无生食史等。

四、急性播散性脑脊髓炎

(一)病理和临床概述

急性播散性脑脊髓炎或称急性病毒性脑脊髓炎,可见于病毒(如麻疹、风疹、水痘等)感染后或疫苗(如牛痘疫苗、狂犬病疫苗等)接种后,临床表现为发热、呕吐、嗜睡、昏迷。一般在病毒感染后2～4天或疫苗接种后10～13天发病。发病可能与自身免疫机制有关。

(二)诊断要点

CT表现急性期脑白质内多发、散在性低密度灶,半卵圆中心区明显,有融合倾向,增强呈环形强化。慢性期表现为脑萎缩。

急性病毒性脑炎时,主要表现为早期脑组织局部稍肿胀,中、后期可以出现密度减低(图6-6),增强扫描可以有局部软脑膜强化,增厚改变,脑沟显示欠清。

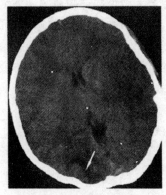

图6-6 病毒性脑炎

女性患者,11岁,因头昏嗜睡2天,CT可见右侧枕叶局部脑皮
质肿胀、白质水肿改变,经脑脊液检查证实为病毒性脑炎

(三)鉴别诊断

同软脑膜转移、结核性脑膜炎等鉴别。

(四)特别提示

应进行脑脊液检查。MRI成像及增强扫描对显示该病有很好的效果。

五、肉芽肿性病变

(一)病理和临床概述

肉芽肿种类繁多,主要有炎症性和非炎症性。侵犯脑内的肉芽肿主要有炎症性,其中以结核性最常见。炎症性肉芽肿是炎症局部形成主要以巨噬细胞增生构成的境界清楚的结节样病变。病因有结核、麻风、梅毒、真菌及寄生虫、异物、其他疾病等。临床表现与颅内占位类似。

(二)诊断要点

CT平扫表现等或稍高密度的边界清楚的结节灶(图6-7)。增强扫描呈结节样强化,也可以因内部发生坏死而呈环形强化,后者常见于结核性肉芽肿。少部分肉芽肿内可见钙化。可以单发或多发。好发于大脑皮质灰质下。

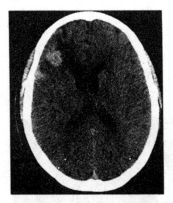

图 6-7 结核性肉芽肿

男性患者,32岁,因头晕嗜睡3天就诊,CT平扫显示右侧额、颞叶大脑皮质灰质下及灰质区可见高密度结节灶,右侧侧脑室前角扩大伴局部白质区低密度改变,手术病理检查为结核性肉芽肿

(三)鉴别诊断

(1)脑转移肿瘤,水肿较明显,增强扫描呈环状或结节状,一般有原发病史,临床复查随访进展明显。

(2)同部分脑肿瘤鉴别困难。

(四)特别提示

应进行脑脊液检查。MRI成像及增强扫描对显示该病有很好的效果。

(路 茗)

第四节 颅脑外伤

颅脑外伤是脑外科常见病,国内统计占损伤的第1～2位,为年轻人第一位死因。颅脑外伤多由直接暴力所致,极少可由间接暴力引起。目受力部位不同和外力类型、大小、方向不同,可造成不同程度的颅内损伤,如脑挫裂伤、脑内、外出血等,脑外出血又包括硬膜外、硬膜下和蛛网膜下腔出血。急性脑外伤病死率高。CT应用以来,脑外伤诊断水平不断提高,极大降低了病死率和病残率。

一、脑挫裂伤

(一)病理和临床概述

脑挫裂伤是临床最常见的颅脑扭伤之一,包括脑挫伤和脑裂伤。脑挫伤是指外力作用下脑组织发生局部静脉瘀血、脑水肿、脑肿胀和散在的小灶性出血。脑裂伤则是指脑膜、脑组织或血管撕裂。二者常合并存在,故统称为脑挫裂伤。

(二)诊断要点

CT表现为低密度脑水肿区内,散布斑点状高密度出血灶。小灶性出血可以互相融合,病变小而局限时可以没有占位效应,但广泛者可以有占位征象(图6-8)。

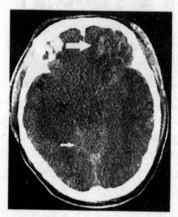

图6-8 颅脑外伤2小时后CT检查
大箭头所示为左额叶挫裂伤,小箭头为小脑上池蛛网膜下腔出血

早期低密度水肿不明显,随着时间推移,水肿区逐渐扩大,第3～5天达到高峰,以后出血灶演变为低密度,最终形成软化灶。

(三)鉴别诊断

(1)部分容积效应,前颅底骨可能因部分容积效应反映到脑额叶高密度影,但薄层扫描后即消失。

(2)出血性脑梗死,有相应的临床表现和病史。

（四）特别提示

CT 可以快速诊断，病变小者如治疗及时一般能痊愈，不遗留或很少有后遗症。病变较大者形成软化灶。

二、脑内血肿

（一）病理和临床概述

外伤性脑内血肿约占颅内血肿的 5%。多发生于额、颞叶，即位于受力点或对冲部位脑表面区，与高血压性脑出血好发位置不同。绝大多数为急性血肿且伴有脑挫裂伤和/或急性硬膜下血肿。少数为迟发血肿，多于伤后 48～72 小时内复查 CT 时发现。

（二）诊断要点

CT 表现为边界清楚的类圆形高密度灶（图 6-9）。血肿进入亚急性期时呈等密度，根据占位效应和周围水肿，结合外伤史，CT 仍能诊断。

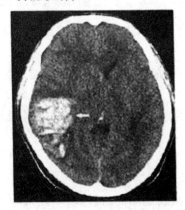

图 6-9 脑内血肿

颅脑急性外伤后 6 小时行 CT 检查，可见右颞脑内血肿，周边可
见低密度水肿带，右侧侧脑室受压改变，中线结构左移

（三）鉴别诊断

主要与高血压性脑出血鉴别，根据有无外伤史很容易鉴别。

（四）特别提示

CT 可以快速诊断，如果血肿较大，可以进行立体定向血肿穿刺抽吸术。如外伤后 CT 扫描原来无血肿患者有进行性意识障碍者，应及时进行 CT 复查，以除外迟发性血肿。

三、硬膜外血肿

（一）病理和临床概述

硬膜外血肿位于颅骨内板与硬膜之间的血肿，临床常见，占 30%。主要因脑膜血管破裂所致，脑膜中动脉常见，血液聚集硬膜外间隙。硬膜与颅骨内板粘连紧密，故血肿较局限，呈梭形。临床表现因血肿大小、部位及有无合并伤而异。典型表现为外伤后昏迷、清醒、再昏迷。此外，有颅内压增高表现，严重者可出现脑疝。

（二）诊断要点

CT 表现为颅板下见局限性双凸透镜形、梭形或半圆形高密度灶（图 6-10），多数密度均匀，但亦可不均匀,呈高、等混杂密度影,主要是新鲜出血与血凝块收缩时析出的血清混合所致。

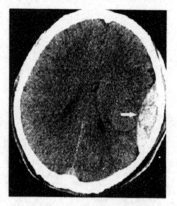

图 6-10　硬膜外血肿

颅脑外伤后 3 小时行 CT 检查,左颞可见梭形高密度影,手术证实为硬膜外血肿

硬膜外血肿多位于骨折附近,一般不跨越颅缝。跨越者常以颅缝为中心呈"3"字形。

(三)鉴别诊断

主要与高血压性脑出血鉴别,根据有无外伤史很容易鉴别。

(四)特别提示

CT 对硬膜外血肿具有很重要的诊断价值,应注意的是硬膜外血肿一般伴有局部颅骨骨折。

四、硬膜下血肿

(一)病理和临床概述

硬膜下血肿是位于硬膜与蛛网膜之间的血肿,临床常见,占颅内血肿 40％。主要因静脉窦损伤出血所致,血液聚集于硬膜下腔,沿脑表面分布。急性期是指外伤后 3 天内发生的血肿,约占硬膜下血肿的 70％。病情多较危重,常有意识障碍;亚急性期是指外伤后 4 天～3 周内发生的血肿,约占硬膜下血肿 5％,原发损伤一般较轻,出血较慢,血肿形成较晚,临床表现较急性者出现晚且轻;慢性期是指伤后 3 周以上发生的血肿,约占 20％。慢性硬膜下血肿并非是急性或亚急性硬膜下血肿的迁延,而是有其自身的病理过程。可为直接损伤或间接的轻微损伤,易忽略。好发老年人,为脑萎缩使脑表面与颅骨内板间隙增宽,外伤时脑组织在颅腔内移动度较大所致血管断裂出血。慢性硬膜下血肿常不伴有脑挫裂伤,为单纯性硬膜下血肿。患者症状轻微,多于伤后数周或数月出现颅内压增高、神经功能障碍及精神症状来就诊。

(二)诊断要点

急性期见颅板下新月形或半月形高密度影,常伴有脑挫裂伤或脑内血肿,脑水肿和占位效应明显(图 6-11)。亚急性表现为颅板下新月形或半月形高、等密度或混杂密度区。1～2 周后可变为等密度;慢性期表现为颅板下新月形或半月形低密度、等密度、高密度或混杂密度区。血肿的密度和形态与出血时间、血肿大小、吸收情况及有无再出血有关。

(三)鉴别诊断

主要与硬膜外血肿鉴别,硬膜下血肿呈新月形,可以跨越颅缝。

(四)特别提示

CT 对急性硬膜下血肿诊断很有价值,但对亚急性、慢性硬膜下血肿却显示欠佳,血液因其顺磁性,所以在 MRI 下显示非常清楚,应进一步行 MRI 检查。

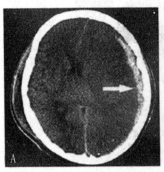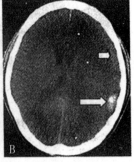

图 6-11 硬膜下血肿 CT 检查

A.颅脑外伤 5 小时后行 CT 检查,可见左侧额、颞、顶颅板下新月形高密度影,手术证实为硬膜下血肿;B.1 周前有颅脑外伤史的患者,CT 检查发现左侧额、颞、顶颅板下新月形等密度影(小箭头),部分有高密度(长箭头)为新鲜出血,手术证实为慢性硬膜下血肿伴少量新鲜出血

五、外伤性蛛网膜下腔出血

(一)病理和临床概述

外伤性蛛网膜下腔出血,近期外伤史,蛛网膜小血管破裂所致,多位于大脑纵裂和脑底池。脑挫裂伤是外伤性蛛网膜下腔出血的主要原因,两者常并存。

(二)诊断要点

CT 表现为脑沟、脑池内密度增高影,可呈铸形。大脑纵裂出血多见,形态为中线区纵行窄带形高密度影。出血亦见于外侧裂池、鞍上池、环池、小脑上池或脑室内。蛛网膜下腔出血一般7 天左右吸收。

(三)鉴别诊断

结核性脑膜炎,根据近期外伤史和临床症状容易鉴别。

(四)特别提示

CT 在急性期显示较好,积血一般数天后吸收消失。伤后 5~7 天后,CT 难以显示,血液因其顺磁性,所以在 MRI 下显示非常清楚,故应行 MRI 检查。

六、硬膜下积液

(一)病理和临床概述

硬膜下积液又称硬膜下水瘤,占颅脑外伤的 0.5%~1%,是外伤致蛛网膜撕裂,使裂口形成活瓣,导致脑脊液聚积。可因出血而成为硬膜下血肿。临床上可无症状,也可以有颅内压增高的临床表现。

(二)诊断要点

呈颅骨内板下方新月形均匀低密度区,密度与脑脊液相似,多位于双侧额部。纵裂硬膜下积液表现为纵裂池增宽,大脑镰旁为脑脊液样低密度区(图 6-12)。

(三)鉴别诊断

老年性脑萎缩,根据年龄情况和其他部分脑实质有无萎缩等情况可以鉴别。

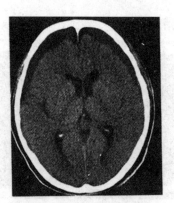

图 6-12　硬膜下积液

颅脑外伤 7 天后 CT 复查示双侧额、颞部颅板下可见新月形低密度影,为硬膜下积液

(四)特别提示

CT 诊断硬膜下积液时应结合临床病史及年龄等因素。

(路　茗)

第五节　颅内肿瘤

颅内肿瘤是中枢神经系统最常见的疾病之一。原发性颅内肿瘤可以发生在脑组织、脑膜、脑神经、垂体、血管及残余胚胎组织中,继发性颅内肿瘤多来源于身体各个部位的原发性肿瘤。颅内肿瘤的发生以 20～50 岁年龄组最常见,男性稍多于女性。以星形细胞肿瘤、脑膜瘤、垂体瘤、颅咽管瘤、听神经瘤和转移瘤等较常见。胶质瘤、脑膜瘤和垂体腺瘤为颅内三大原发性肿瘤。可以出现以下症状:颅内高压综合征、神经系统定位体征、内分泌功能失调、脑脊液循环障碍等。

CT 检查目的主要在于确定有无肿瘤,并对其做出定位、定量乃至定性诊断。根据病灶所在的位置及其与脑室、脑池和脑叶的对应关系及同相邻硬膜与颅骨结构的比邻关系多不难做出定位诊断,但临界部位肿瘤,仅轴位扫描可能出现定位困难,需要薄层扫描后再进一步多方位重建。MRI 因多方位扫描,一般定位无困难。

CT 灌注扫描有助于脑瘤内血管生成及血流状态的研究,而脑瘤内血管生成对肿瘤生长、分级、预后有重要影响。CT 灌注可以反映血管生成引起血流量、血容量和毛细血管通透性的改变,从而有助于判断肿瘤的生物学特性,并估计预后情况。

一、星形细胞肿瘤

(一)病理和临床概述

星形细胞肿瘤成人多发生于大脑,儿童多见于小脑。按肿瘤组织学分为 6 种类型,且依细胞分化程度不同分属于不同级别。1993 年 WHO 分类,将星形细胞瘤分为局限性和弥漫性两类。Ⅰ级,即毛细胞型、多形性黄色星形细胞瘤及室管膜下巨细胞型星形细胞瘤,占胶质瘤 5%～10%,小儿常见。Ⅱ级星形细胞瘤,包括弥漫性星形细胞瘤、多形性黄色星形细胞瘤(Ⅱ级),间变性星形细胞瘤为Ⅲ级,胶质母细胞瘤为Ⅳ级。Ⅰ～Ⅱ级肿瘤的边缘较清楚,多表现为瘤内囊腔或囊腔内瘤结节,肿瘤血管较成熟;Ⅲ~Ⅳ级肿瘤呈弥漫浸润生长,肿瘤轮廓不规则,分界不清,易发生坏死、出血和囊变,肿瘤血管丰富且分化不良。

(二)诊断要点

1.Ⅰ级星形细胞瘤

(1)毛细胞型常位于颅后窝,具有包膜,一般显示为边界清楚的卵圆形或圆形囊性病变,但内部囊液 CT 值较普通囊液高,20~25 HU。瘤周水肿和占位效应较轻。部分可呈实质性,但密度仍较脑实质为低(图 6-13)。增强扫描无或轻度强化,延迟扫描可见造影剂进入囊内。

(2)多形性黄色星形细胞瘤通常位于大脑皮质的表浅部位,一半以上为囊性,增强后囊内可见强化结节,囊壁不强化。不足一半为实质性,密度不均,有钙化及出血,增强后不均强化。

(3)10%~15%结节性硬化患者可以发生此瘤,常位于室间孔附近,形成分叶状肿块,并可见囊变及钙化。增强扫描有明显强化。

2.Ⅱ级星形细胞瘤

平扫呈圆形或椭圆形等或低密度区,边界常清楚,但可见局部或弥漫性浸润生长,15%~20%有钙化及出血,增强扫描一般不强化。Ⅲ~Ⅳ级肿瘤多呈高、低或混杂密度的囊性肿块,可有斑点状钙化和瘤内出血,肿块形态不规则,边界不清,占位效应和瘤周水肿明显,增强扫描多呈不规则环形伴壁结节强化,有的呈不均匀性强化(图 6-14、图 6-15)。

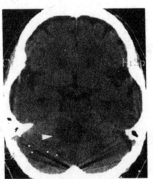

图 6-13 毛细胞型星形细胞瘤

男性患者,63 岁,因头昏不适 3 个月来院就诊,CT 显示小脑右侧低密度影,边界尚清;第四脑室受压变形。病变内部 CT 值约 20 HU。手术病理为毛细胞型星形细胞瘤

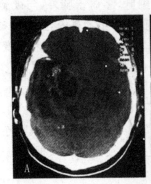
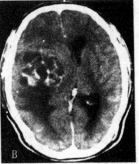

图 6-14 Ⅲ级星形细胞瘤

A、B 两图为男性患者,26 岁,因头昏 1 个月,癫痫发作 2 天,行 CT 扫描示左侧颞叶片状不规则高低混杂密度囊性肿块,边界不清,增强扫描呈不规则环形伴壁结节强化。手术病理为Ⅲ级星形细胞瘤

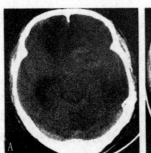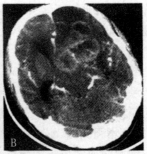

图 6-15　胶质母细胞瘤

A、B 两图为男性患者,17 岁,因头痛 2 个月来院就诊,CT 示:左额叶密度不均肿块影,边界不清,中心及周围低密度,侧脑室受压变形,中线结构向右移位,增强呈环状中度不均强化肿块影,环形欠规则,厚薄不均,内为不均低密度,病灶前较大低密度水肿区。手术病理为胶质母细胞瘤

(三)鉴别诊断

1.脑梗死

同Ⅱ级星形细胞瘤相鉴别。一般脑梗死与相应供血血管的区域形态相似,如楔形、扇形、底边在外的三角形等,无或轻微占位效应,并且 2～3 周后增强扫描可见小斑片状或结节状强化。

2.脑脓肿

有相应的临床症状,增强扫描厚壁强化较明显。

3.转移瘤

一般多发,有明显的水肿。

(四)特别提示

CT 对星形细胞瘤诊断价值有限,MRI 对颅内病变显示尤为清晰,并可以多方位、多参数成像,应补充 MRI 检查。

二、脑膜瘤

(一)病理和临床概述

脑膜瘤多见于中年女性,起源于蛛网膜粒帽细胞,多居于脑外,与硬脑膜粘连。好发部位为矢状窦旁、脑凸面、蝶骨嵴、嗅沟、脑桥小脑角、大脑镰和小脑幕等,少数肿瘤位于脑室内。肿瘤包膜完整,多由脑膜动脉供血,血运丰富,常有钙化,少数有出血、坏死和囊变。组织学分为上层型、纤维型、过渡型、砂粒型、血管瘤型等 15 型。脑膜瘤以良性为最常见,少部分为恶性,侵袭性生长。

(二)诊断要点

平扫肿块呈等或略高密度,常见斑点状钙化。多以广基底与硬膜相连,类圆形,边界清楚,瘤周水肿轻或无,静脉或静脉窦受压时可出现中度或重度水肿。颅板侵犯引起骨质增生或破坏。增强扫描呈均匀性显著强化(图 6-16)。

少数恶性或侵袭性脑膜瘤可以侵犯脑实质及局部骨皮质,但基本也基于局部脑膜向内、外发展。

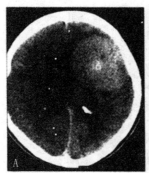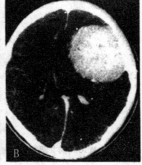

图 6-16 纤维型脑膜瘤

A、B两图CT检查显示肿瘤为卵圆形,均匀的略高密度灶,与硬脑膜相连,邻近脑沟消失,
有白质受压征,增强后明显均匀强化。术后病理为纤维型脑膜瘤

(三)鉴别诊断

1.转移瘤

一般有大片裂隙样水肿及多发病变,较容易鉴别。

2.胶质瘤

一般位于脑内,与脑膜有关系者,可见为窄基相接,增强强化不如脑膜瘤。

3.神经鞘瘤

位于脑桥小脑角区时较难鉴别,但MRI有较大意义。

(四)特别提示

CT对该病有较好的价值,但显示与脑膜的关系不如MRI。

三、垂体瘤

(一)病理和临床概述

绝大多数为垂体腺瘤。按其是否分泌激素可分为非功能性腺瘤和功能性腺瘤。直径
<10 mm者为微腺瘤,>10 mm者为大腺瘤。肿瘤包膜完整,较大肿瘤常因缺血或出血而发生
坏死、囊变,偶可钙化。肿瘤向上生长可穿破鞍隔突入鞍上池,向下可侵入蝶窦,向两侧可侵入海
绵窦。

(二)诊断要点

肿瘤较大时,蝶鞍可扩大,鞍内肿块向上突入鞍上池,或侵犯一侧或者两侧海绵窦。肿块呈
等或略高密度,内常有低密度灶,均匀、不均匀或环形强化。

局限于鞍内<10 mm的微腺瘤,宜采取冠状面观察,平扫不易显示,增强呈等、低或稍高密
度结节(图6-17)。间接征象有垂体高度>8 mm,垂体上缘隆突,垂体柄偏移和鞍底下陷。

(三)鉴别诊断

1.颅咽管瘤

位于鞍区一侧,位于鞍区时鞍底无下陷或鞍底骨质无变化。

2.脑膜瘤

位于蝶峥的脑膜瘤与脑膜关系密切。

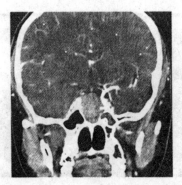

图 6-17　垂体腺瘤

CT 检查示垂体窝内可见类圆形稍高密度影,边界清楚,蝶鞍扩

大,鞍底下陷;增强扫描肿瘤均匀强化。术后病理为垂体腺瘤

(四)特别提示

注意部分垂体微腺瘤 CT 需要冠状位扫描,可以显示垂体柄偏移,正常垂体柄位正中或下端极轻的偏斜(倾斜角为 1.5°左右),若明显偏移肯定为异常。MRI 矢状位、冠状位扫描对显示正常垂体及垂体病变有重要价值。

四、听神经瘤

(一)病理和临床概述

听神经瘤为成人常见的颅后窝肿瘤。起源于听神经鞘膜,早期位于内耳道内,以后长入脑桥小脑角池,包膜完整,可出血、坏死、囊变。

(二)诊断要点

头颅 X 线平片示内耳道呈锥形扩大,骨质可破坏。CT 示脑桥小脑角池内等、低或高密度肿块,瘤周轻、中度水肿,偶见钙化或出血,均匀、非均匀或环形强化(图 6-18)。第四脑室受压移位,伴幕上脑积水。骨窗观察内耳道呈锥形扩大。

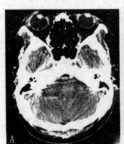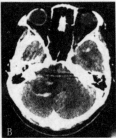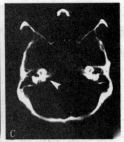

图 6-18　听神经瘤 CT 检查

A、B.女性患者,29 岁,右侧耳鸣 7 个月,近来加重伴共济失调,CT 扫描可见右侧脑桥小脑角区肿块,宽基于岩骨尖,内有大片囊变区。增强呈实质部分明显强化;C.骨窗观察可见右侧内听道喇叭口扩大(箭头所指),图 C"十"字所示为颈静脉孔

(三)鉴别诊断

1.桥小脑脚区的脑膜瘤

CT 骨窗观察可见内听道无喇叭口样扩大是重要征象。

2.表皮样囊肿

匍行生长、沿邻近蛛网膜下腔铸型发展、包绕其内神经和血管、无水肿等可以鉴别，MRI 对诊断该疾病有很好的优势。

3.颅咽管瘤

CT 可见囊实性病变伴包膜蛋壳样钙化。

4.特别提示

内听道处应薄层扫描，内耳道呈锥形扩大。高强场 MRI 行局部轴位、冠状位扫描可以显示位于内听道内较小的肿瘤。

五、颅咽管瘤

(一)病理和临床概述

颅咽管瘤来源于胚胎颅咽管残留细胞的良性肿瘤，以儿童多见，多位于鞍上。肿瘤可分为囊性和实性，囊性多见，囊壁和实性部分多有钙化，常见为鸡蛋壳样钙化。

(二)诊断要点

鞍上池内类圆形肿物，压迫视交叉和第三脑室前部，可出现脑积水。肿块呈不均匀低密度为主的囊实性改变或呈类圆形囊性灶(图 6-19A)，囊壁可以有鸡蛋壳形钙化，实性部分也可以不规则钙化，呈高密度。囊壁和实性部分呈环形均匀或不均匀强化，部分颅咽管瘤呈实性见图 6-19B。

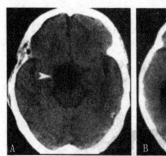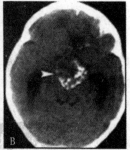

图 6-19　颅咽管瘤

A.男性患者，13 岁，头昏来院检查，CT 显示鞍上池内囊性占位，边界清楚。手术病理
证实为囊性颅咽管瘤；B.男性患者，65 岁，因双眼复视 3 年，近来数月有加重来院就诊，
CT 显示鞍上池区囊实性肿块，壁多发钙化，边界清楚。手术病理为实性颅咽管瘤

(三)鉴别诊断

垂体瘤及囊变、脑膜瘤等。

(四)特别提示

冠状位扫描更有帮助，应补充 MRI 扫描。

六、转移瘤

(一)病理和临床概述

转移瘤多发于中老年人。顶枕区常见，也见于小脑和脑干。多来自肺癌、乳腺癌、前列腺癌，肾癌和绒癌等原发灶，经血行转移而来。常为多发，易出血、坏死、囊变，瘤周水肿明显。临床上一般有原发肿瘤病史后出现突发肢体障碍或头痛等症状，也有部分患者因出现神经系统症状，经检查发现脑内转移灶后再进一步查找原发灶。

（二）诊断要点

典型征象是"小肿瘤、大水肿"，部分肿瘤平扫无显示，增强扫描有明显强化后显示清晰，可以只有很小的肿瘤病灶，便可出现大片指压状水肿低密度影（图 6-20）。

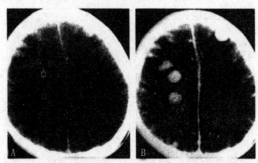

图 6-20　转移瘤

男性患者，68 岁，1 年前右下肺癌手术切除病史，7 天前无明显诱因
下出现头痛、呕吐，CT 检查可见双侧额顶叶可见多发类圆形结节
灶，周围可见大片水肿带，增强病灶明显均匀强化，边界清晰

（三）鉴别诊断

1.脑猪囊尾蚴病

有疫区居住史，可见壁结节或钙化，脑炎，一般结合临床表现及实验室检查可以做出诊断。

2.多发脑膜瘤

根据有无水肿及与脑膜关系可以鉴别。

3.胶质母细胞瘤

瘤内有出血、坏死，显著不均匀强化等。

（四）特别提示

须注意的是部分肿瘤要增强扫描才能显示，MRI 显示效果要优于 CT。

七、少支神经胶质瘤

（一）病理和临床概述

少支神经胶质瘤多发于 30～50 岁，约占颅内肿瘤 3%。以额叶、顶叶等常见，很少发生于小脑和脑桥。肿瘤发生于白质内，沿皮质灰质方向生长，常暴及软、硬膜，可侵及颅骨和头皮。肿瘤乏血供，多钙化，钙化常位于血管壁和血管周围。可以伴囊变和出血。病理上可以分为单纯型和混合型，但影像学上难以区分。

（二）诊断要点

好发于额叶。肿瘤位置一般较表浅，位于皮质灰质或灰质下区，边界清楚或不清楚。肿瘤内囊变及钙化使密度不均匀，呈高、低混杂密度。钙化多为条带状、斑块状及大片絮状，囊变可以单或多囊，少见出血。瘤周水肿及占位效应较轻微（图 6-21）。

（三）鉴别诊断

1.星形细胞瘤

星形细胞瘤常位于脑白质及其深部，而少支胶质瘤位于脑表浅皮质和皮质灰质下区。

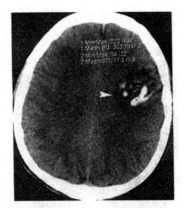

图 6-21 少支胶质瘤

男性患者,42 岁,癫痫偶发 1 年,发作间隔缩短约 2 个月,CT 显示左侧额顶叶边界清楚肿瘤,内可见条片状钙化,钙化 CT 值约 303 HU,占位效应轻微。手术病理结果为少支胶质瘤

2.神经颜面综合征

一般为小点状钙化,有明显的三叉神经分布区域颜面部血管痣等。

(四)特别提示

需要注意的是与一般钙化和血管畸形的钙化相鉴别。MRI 显示软组织肿瘤的效果要优于CT,但显示钙化的效果较差。

八、室管膜瘤

(一)病理和临床概述

室管膜瘤为发生于脑室壁与脊髓中央管室管膜细胞的神经上皮瘤,多发于儿童及青少年,占颅内肿瘤1.9%~7.8%。占小儿颅内肿瘤的 13%,男女比例为 3∶2。室管膜瘤为中等恶性程度肿瘤。多于术后通过脑脊液种植转移。好发部位第四脑室底部最为常见,其次为侧脑室、第三脑室、脊髓、终丝和脑实质。临床表现因肿瘤生长部位不同而异。一般主要有颅内高压、抽搐、视野缺损等,幕下肿瘤还可以伴有共济失调。

(二)诊断要点

幕下室管膜瘤为等、稍低密度软组织肿块,有时可以在肿瘤周围见到残存第四脑室及瘤周水肿,呈低密度环状影。CT 可以显示瘤内钙化及出血,钙化约占一半,呈点状或位于瘤周。增强扫描肿瘤有轻至中度强化(图 6-22)。

(三)鉴别诊断

(1)髓母细胞瘤:一般位于幕下,应行 MRI 矢状位扫描,可见显示发生部位为小脑蚓部。

(2)毛细胞星形细胞瘤。

(四)特别提示

MRI 矢状位及冠状位扫描显示肿瘤与第四脑室关系非常有优势,对诊断有重大价值。

九、髓母细胞瘤

(一)病理和临床概述

髓母细胞瘤好发于颅后窝,以小脑蚓部最常见,多发于男性儿童,约占儿童颅后窝肿瘤的

18.5％。髓母细胞瘤为原始神经外胚层瘤,恶性程度较高。一般认为起源于髓帆生殖中心的胚胎残余细胞,位于蚓部或下髓帆,再向下生长而填充枕大池。本病起病急,病程短,多在三个月内死亡。

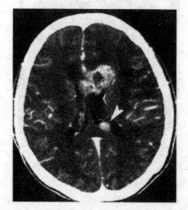

图 6-22　侧脑室内室管膜瘤伴种植转移

男性患者,19 岁,因头昏 1 个月,抽搐 1 天就诊,CT 扫描可见左侧侧脑室前角肿块,瘤内有囊变,左侧侧脑室体部后壁可见一结节灶。增强扫描肿块及结节有明显强化。手术病理为侧脑室内室管膜瘤伴种植转移
幕上室管膜瘤囊变及出血较幕下多见,肿瘤有较显著强化

(二)诊断要点

平扫为边缘清楚的等或稍高密度肿瘤,周边可见低密度第四脑室影(图 6-23)。增强扫描主要呈中等或轻度强化,少部分可以明显强化或不强化。

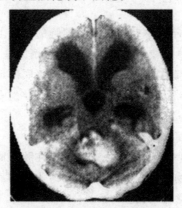

图 6-23　髓母细胞瘤

3 岁患者,因呕吐、步态不稳 2 周就诊,CT 增强扫描可见第四脑室内肿块,有中等均匀强化。手术病理为髓母细胞瘤

(三)鉴别诊断

同第四脑室室管膜瘤、毛细胞星形细胞瘤等鉴别。

(四)特别提示

MRI 矢状位及冠状位扫描显示肿瘤与第四脑室关系,非常有优势,对诊断有重大价值。

十、原发性淋巴瘤

(一)病理和临床概述

中枢神经系统原发性淋巴瘤是相对罕见的颅内肿瘤,占颅内原发瘤的 0.8%~1.5%。均为非霍奇金病。但近年来由于获得性免疫缺陷综合征(AIDS)及器官移植术后服用大量免疫抑制药的患者增多,淋巴瘤的发生率逐年增高。原发性淋巴瘤恶性程度高,病程短,如不及时治疗。患者将会在短期内死亡。因此早期诊断意义重大。好发于额叶、颞叶、基底核区、丘脑,也可以发生于侧脑室周围白质、胼胝体、顶叶、三角区、鞍区及小脑半球、脑干。临床表现无特异性,主要有:①基底部脑膜综合征,头痛、颈项强直、脑神经麻痹及脑积水等,脑脊液检查可见瘤细胞;②颅内占位症状,癫痫、精神错乱、痴呆、乏力及共济失调等。

(二)诊断要点

平扫大多数为稍高密度肿块,也可以表现为等密度,一般密度均匀,呈圆形或类圆形,边界多数较清楚或呈浸润性生长使边界欠清。瘤内囊变、出血、钙化相对少见。肿瘤可以单发亦可以多发,大小不等。病灶占位效应轻微,瘤周水肿轻或中等(图 6-24)。

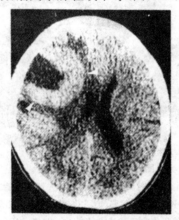

图 6-24　原发性淋巴瘤

男性患者,36 岁,因头痛 1 周来院就诊,CT 平扫见右侧额叶巨大肿块,呈类圆形稍高密度,中央有低密度影,宽基于脑膜。手术病理为原发性淋巴瘤

继发于 AIDS 或其他免疫功能缺陷时,病理上常有瘤中心坏死,CT 上表现为低密度灶。增强扫描肿瘤大多数均匀强化,少数形态不规则,边缘不清及强化不均匀。沿室管膜种植转移者可见室管膜不均匀增厚并明显强化。侵及脑膜者亦如此。AIDS 患者,病灶可见低密度周围的环形强化。

(三)鉴别诊断

1.继发淋巴瘤

临床上有 AIDS 或器官移植史,一般难以鉴别。

2.转移瘤

多发,大片水肿。

3.其他

需要鉴别的还有星形细胞瘤、脑膜瘤等。

(四)特别提示

CT 与 MRI 均可以作为首选方法,但 MRI 增强扫描时剂量增加后可以显示小病变,T_2WI

显示瘤周水肿效果非常好。

十一、血管母细胞瘤

(一)病理和临床概述

血管母细胞瘤又叫成血管细胞瘤,系起源于内皮细胞的良性肿瘤,占中枢神经系统原发性肿瘤的1.1%～2.4%。好发于小脑,亦见于延髓及脊髓,罕见于幕上。发生于任何年龄,以中年男性多见。病理上常为囊性,含实性壁结节,壁结节常靠近软脑膜,以便于接受血供。实性者常为恶性,预后较差。临床症状较轻微或呈间歇性,有头痛、头晕、呕吐、眼球震颤、言语不清等症状。

(二)诊断要点

平扫时囊性肿瘤表现为均匀的低密度灶,囊液内因含蛋白及血液,密度较脑脊液稍高,囊性肿瘤的壁结节多为等或稍低密度(图 6-25A)。增强后囊性肿瘤壁不强化或轻度强化,壁结节明显强化(图 6-25B)。

实性肿瘤多为等或稍低密度混杂灶,呈轻度或中等强化。

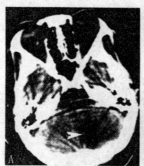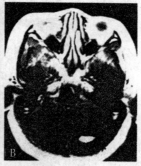

图 6-25　血管母细胞瘤

A.男性患者,48 岁,因头痛、呕吐及共济失调来院就诊,CT 平扫可见左侧小脑半球可见囊性灶,边界及壁结节显示欠清,手术病理为血管母细胞瘤;B.与前者为同一患者,MRI 增强显示囊性灶,壁轻微强化,后壁上有明显强化的壁结节

(三)鉴别诊断

囊性肿瘤需要与星形细胞瘤、脑脓肿、转移瘤相鉴别。实性肿瘤需要与星形细胞瘤等相鉴别。

(四)特别提示

CT 平扫不容易发现壁结节,增强效果较好,但与 MRI 比较应以后者作为首选方法,MRI 增强多方位扫描,显示壁结节效果极佳。

(路　茗)

第七章　胸部疾病CT诊断

第一节　食管疾病

一、食管裂孔疝

(一)病理和临床概述

食管裂孔疝指腹腔内脏器通过膈食管裂孔进入胸腔,疝入内脏多为胃。病因分先天性及后天性,以后天性多见。依据其形态可分为先天性短食管型、滑动型食管裂孔疝、食管旁裂孔疝及混合型食管裂孔疝。临床有胃食管反流、消化道溃疡等症状。

(二)诊断要点

膈肌食管裂孔增大,膈上见腹腔内疝入脏器,即疝囊,如为胃疝入,则可见胃黏膜阴影(图7-1)。

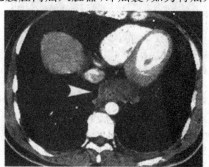

图7-1　食管裂孔疝
CT检查显示食管胃环扩大,胃囊疝入胸腔

(三)鉴别诊断

食管变异;横膈裂孔,行钡剂造影即可鉴别。

(四)特别提示

钡剂造影是本病的主要诊断依据,CT对该病发生胃扭转时可提供有价值的观察。

二、食管良性肿瘤

食管良性肿瘤主要为食管平滑肌瘤。

（一）病理和临床概述

食管良性肿瘤起源于食管肌层，为黏膜下壁内肿瘤，肿瘤质硬，呈膨胀性生长，有包膜。好发于食管中下段。临床表现病程较长，症状多不显著，主要为胸骨后不适或喉部异物感。

（二）诊断要点

食管壁肿块，圆形或椭圆形，向腔内或腔外生长，外缘光滑，密度均匀；增强后均匀强化。

（三）鉴别诊断

食管癌、食管平滑肌肉瘤，肉瘤一般较大，容易出现出血坏死。

（四）特别提示

食管良性肿瘤一般病程长，不影响进食。CT检查意义在于发现邻近结构侵犯情况。

三、食管癌

（一）病理和临床概述

食管癌为我国最常见恶性肿瘤之一，与多种因素有关，如饮酒过量、亚硝胺、真菌毒素、遗传因素等。好发于食管中下段，以鳞状上皮癌多见。据病理解剖及X射线表现将食管癌分为蕈伞型、浸润型、髓质型及溃疡型。持续性进行性吞咽困难为其典型临床表现。

（二）诊断要点

1.管壁增厚

早期为偏心性，进一步发展整个管壁增厚，黏膜破坏，相应段管腔狭窄，龛影形成；局部形成软组织肿块，增强扫描肿瘤中等度强化（图7-2）。

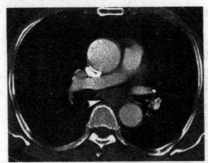

图7-2　食管癌

CT检查显示食管中段管壁明显增厚，局部形成软组织肿块，相应段管腔狭窄

2.侵犯食管周围结构

侵犯食管周围结构表现为周围脂肪间隙模糊消失，侵犯气管表现为食管-气管瘘形成，可伴有纵隔淋巴结增大。

（三）鉴别诊断

食管癌与食管平滑肌瘤鉴别，平滑肌瘤边缘规则，周围黏膜不是破坏而是受压改变。

（四）特别提示

食管癌一般行食管钡剂造影即可，CT检查主要判断食管癌的病变范围及壁外侵犯情况。

（季建伟）

第二节 胸 壁 疾 病

胸壁由皮肤、浅筋膜、深筋膜、胸上肢肌、胸廓、肋间组织及胸内筋膜等共同构成,因此胸壁主要包含皮肤、脂肪、肌肉、血管、神经等软组织及肋骨、胸骨的骨性结构。胸壁疾病包括畸形、外伤、感染、肿瘤及术后改变等。乳腺疾病此处不予介绍。

一、畸形

胸壁畸形主要由胸廓的骨性结构畸形所致,如鸡胸、桶状胸及胸廓不对称等,其病因可为先天性,亦可为后天各种原因所致,一般轻度的胸廓畸形对人体的生理功能影响不大,但严重胸廓畸形可不同程度影响心、肺功能。以下简略介绍与临床相关的畸形:鸡胸、漏斗胸和桶状胸、扁平胸。

(一)鸡胸和漏斗胸

1.病因及病理

造成鸡胸、漏斗胸这两种畸形原因有先天发育异常、营养不良及继发于胸腔内的疾病。严重的鸡胸、漏斗胸可引起心、肺受到不同程度的压迫,引起心脏移位,影响肺通气功能,还易发生呼吸道感染等病症。

2.CT 表现

鸡胸在 CT 上表现胸骨前突,可合并相连接的前肋呈反弓形,胸前壁呈楔状凸起,胸廓的前后径比左右径还长,状如禽类胸廓。漏斗胸在 CT 上表现为胸骨凹陷畸形,相连接的肋骨弓形程度增大,状如漏斗。

(二)桶状胸和扁平胸

1.病因

桶状胸可由慢性支气管炎、哮喘等疾病形成的肺气肿所致,扁平胸可因先天发育形成,也可为慢性消耗性疾病所致,如肺结核等。

2.CT 表现

桶状胸表现为胸廓的前后径增长,有时超过左右径,以中下前肋为主的肋间隙加宽,整个胸廓呈圆桶形(图 7-3)。扁平胸表现为胸部的前后径不到左右径的一半,呈扁平状,且颈部细长、锁骨突出。

胸廓畸形常伴有其他疾病,因此在通过 CT 发现胸廓畸形的同时,还应密切注意肺、心脏等部位表现。另外,胸廓为肋骨、胸骨和胸椎之间的连接共同构成的统一体,当其中某一骨性结构畸形时,常伴有其他骨性结构改变,因此,观察 CT 表现时,需结合 X 线平片进行全面观察。

二、外伤

胸部损伤根据是否穿破胸膜分为闭合性和开放性两类,而表现在胸壁损伤主要为骨性结构和软组织损伤,如肋骨、胸骨骨折及软组织血肿等。临床上无论是闭合性损伤还是开放性损伤,胸腔内、纵隔内脏器受损及合并腹部脏器损伤形成胸腹联合伤时都是临床急症。因此 CT 观察胸壁外伤的同时必须注意肺内、纵隔及腹腔等变化,如皮下积气、胸腔积液、气胸、间质性肺气肿、心包积液、腹内游离气体等征象。CT 还可有发现因外伤残留在胸壁的异物,并且可观察到异物是否损伤纵隔内重要脏器(图 7-4)。另外,应用 CT,特别是螺旋 CT 的重建技术对诊断胸骨骨折、细微的肋骨骨折及肋软骨骨折较 X 线平片有明显优势(图 7-5)。

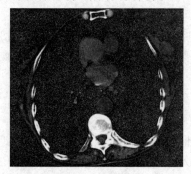

图 7-3　桶状胸

前后径明显增大,前后径大于左右径,胸似桶状

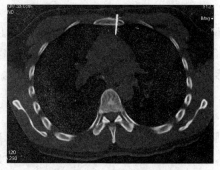

图 7-4　胸壁异物

高密度条形异物穿过胸骨,进入前纵隔,紧贴升主动脉

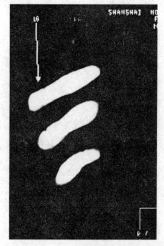

图 7-5　肋骨外伤

CT 矢状面重建可以清楚地看到肋骨的骨折线

三、感染

胸壁感染包括非特异性感染和特异性感染,特异性感染包含结核、真菌感染,非特异性感染为一般统称的化脓性感染。我国现在结核患者的数量居世界第二位,疫情的严重性仅次于印度,近几年有迅速发展,部分地区甚至有蔓延趋势,因此,以下重点介绍胸壁结核。

(一)胸壁结核

胸壁结核是胸壁常见疾病,根据中华医学会结核病学会最新分类法,胸壁结核归类于肺外结核。

1.病因

原发性胸壁结核少见,主要继发于肺、胸膜及纵隔淋巴结等结核,但胸壁结核并非和肺、胸膜及纵隔淋巴结结核呈同步性,有相当一部分胸壁结核患者其肺内病灶已吸收或趋于吸收。其主要感染途径如下。①淋巴道播散:为最常见的感染途径,结核菌由肺、胸膜及纵隔淋巴结等原发灶经淋巴道感染胸壁组织,以胸骨旁、肋间为主的淋巴丰富区最易累及。早期病变局限于胸壁淋巴结,后可蔓延侵犯周围软组织、骨质。②血行播散:体内原发病灶的结核菌通过血液播散至胸壁上血供丰富的胸骨、肋骨骨松质内,导致结核性骨髓炎,而后引起骨质破坏,病灶破溃侵入软组织。③直接侵犯:肺、纵隔结核病灶穿破胸膜后直接侵犯胸壁,或是结核性脓胸破溃,病灶累及胸壁,此种形式常有肺、纵隔、胸腔结核病灶与胸壁病灶的相互连接。

2.病理

胸内结核以淋巴、血行播散和直接侵犯累及胸壁淋巴结及胸壁各层组织,包括骨骼和软组织,形成无痛性冷脓肿并可导致骨质破坏;胸壁结核脓肿以起源于胸壁深处的淋巴结较多,经穿透肋间肌蔓延至胸壁浅部皮下层,往往在肋间肌层里外各有一个脓腔,中间有孔道相通,形成葫芦状。有的脓肿穿透肌间隙之后,因重力坠积作用,逐渐向外向下沉降至胸壁侧面或上腹壁,脓肿穿透皮肤可形成窦道。

3.临床表现

发病年龄常见于35岁以下的青年人,以男性为多。大多数患者全身症状不明显,若原发结核病灶尚有活动,则可有低热、盗汗等中毒症状。早期,患者只有不痛、不热、不红的冷脓肿,因此又称为无痛性寒性脓肿,按之有波动,少数患者可出现轻微疼痛。随着病灶继续发展,穿破皮肤,排出水样浑浊脓液,无臭,可伴有干酪样物质,如经久不愈,可形成溃疡、窦道。如合并非特异性感染时,可出现急性炎症症状。

4.CT表现

(1)病变早期可只显示软组织增厚,后可形成软组织肿块,提示冷脓肿形成。淋巴道播散是其主要的感染方式,因此肿块常位于肋间及胸骨旁,其形态各异,常表现为梭形、圆形及椭圆形,内可伴钙化(图7-6,图7-7)。淋巴道播散形成的冷脓肿,边缘较光整,但也可侵及胸腔、周围骨质而边缘模糊;血行播散和直接侵犯形成的冷脓肿,软组织肿块常边缘模糊(图7-8)。平扫CT可示肿块中心区为低密度液化区,周围为稍低于肌肉密度的软组织块影。增强CT见周围软组织密度可强化,中心区的液性密度不强化。这种表现有一定特征性,但亦见于真菌感染或肿瘤伴坏死改变。

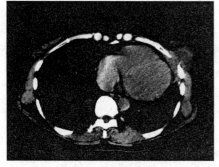

图 7-6 冷脓肿(1)

左侧胸壁包块影,与胸腔相通,局部的胸膜增厚

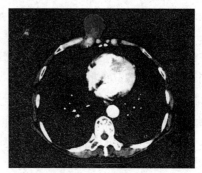

图 7-7 冷脓肿(2)

右侧胸壁包块影,密度不均,边缘光整

(2)胸壁结核通常可伴脓肿相邻的骨质呈溶骨性改变。病变部位一般在肋软骨处、肋骨或胸骨肋骨连接处。淋巴道播散形成的冷脓肿常为先出现肿块,后有骨质破坏;血行播散者先出现骨

质破坏,后出现肿块;直接侵犯者,一般先出现肿块,后有骨质破坏,但亦可软组织肿块及骨质破坏同时出现。

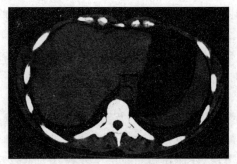

图 7-8　胸壁结核
右侧胸壁受结核直接侵犯,肿胀,肌间隙模糊

(3)发现胸壁结核同时,应密切注意肺、胸膜及肺门纵隔淋巴结情况。胸壁结核患者肺内、胸膜病变常常较轻,常可表现为肺内趋于陈旧性的条索影、钙化等病变,胸膜上常只表现为胸膜增厚粘连,伴部分钙化。如为直接侵犯形成的胸壁结核,肺内、胸膜病灶较严重,并清晰可见与胸壁病灶相连。胸壁结核常合并淋巴结结核,因此肺门纵隔、腋窝、锁骨上窝、颈部等部位淋巴结肿大情况需密切关注。

(二)其他胸壁感染

胸壁其他感染形成的脓肿主要包括化脓性感染和真菌感染,CT 表现与胸壁结核类同,结合临床病史后一般可明确诊断。胸壁化脓性软组织脓肿多为胸部手术继发,原发性胸壁化脓性软组织脓肿有典型的红、肿、热、痛及全身中毒症状。胸壁真菌感染少见,主要为奴卡菌、放线菌等真菌性肺部感染后直接侵犯胸壁,临床上常有明显的免疫缺陷提示。

四、肿瘤

胸壁肿瘤包括原发性和继发性,其中以继发性多见,包括各类恶性肿瘤经血行、淋巴道转移至胸壁及肺癌、乳癌、胸膜间皮瘤等胸部恶性肿瘤直接侵犯胸壁。胸壁肿瘤按组织成分不同又可分为软组织源性肿瘤和骨源性肿瘤。

(一)原发性软组织肿瘤

按组织不同可分为:①脂肪组织肿瘤;②纤维组织肿瘤;③肌肉组织肿瘤;④脉管组织肿瘤;⑤神经组织肿瘤;⑥其他肿瘤。

1.脂肪组织肿瘤

胸壁常见脂肪组织肿瘤主要为良性的脂肪瘤及恶性的脂肪肉瘤。

(1)脂肪瘤:一种由成熟脂肪细胞组成的良性肿瘤,是最常见的良性脂肪组织肿瘤,也是最常见的胸壁原发性软组织肿瘤。

病理:病理上,外观为扁圆形或分叶状,有包膜,质地柔软,切面色淡黄,似正常的脂肪组织。肿瘤大小不一,直径由数厘米至数十厘米不等,常为单发,亦可为多发。镜下结构与正常脂肪组织的主要区别在于有包膜。瘤组织分叶,大小、形态不规则,并可有不均等的纤维组织间隔存在。

临床表现:脂肪瘤可发生于任何年龄,但以中青年好发,男性居多。在胸壁常见的部位为前胸壁皮下组织,亦可发生于肌间内及胸膜外。脂肪瘤临床上生长缓慢,一般无明显症状,但也有引起局部疼痛者,肿块质地柔软,似面团状,深部脂肪瘤体积增大时,可压迫神经产生相应的症状。肿瘤很少恶变,手术易切除。

CT表现:胸壁脂肪瘤在CT上表现典型,多呈均匀低密度影,CT值常在-50 HU以下,部分肿瘤内可见少许线网状纤维分隔,少数肿瘤内可见钙化。发生于皮下的脂肪瘤由于相邻组织的关系,肿瘤常可见边界锐利清晰的薄层包膜,CT增强后包膜可有强化,肿瘤较大时可引起相邻骨质吸收。肿瘤形态上可因发生部位不同有所差异;发生于皮下者病灶较小时常呈圆形,肿瘤增大时因胸廓受限常呈扁圆形(图7-9);发生于胸膜外者在CT横断面可呈上下肋骨间隙中的哑铃形、葫芦形的脂肪密度肿块,一部分在肋间肌下,另一部分突向胸腔,肋间隙可扩大,这一点与胸膜脂肪瘤有不同,胸膜脂肪瘤很少突向胸壁(图7-10);发生于肌内的胸壁脂肪瘤形态各异,因胸壁的肌肉多为阔肌,其在CT横断面上多呈条梭形(图7-11)。

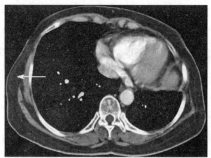

图7-9 胸壁脂肪瘤(1)

右侧胸壁皮下内见扁圆形低密度影,密度均匀,边缘
清晰,外缘可见薄层包膜(箭头所指)

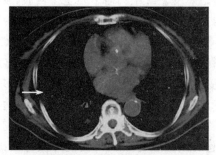

图7-10 胸壁脂肪瘤(2)

右侧肋间肌内侧脂肪膨鼓,呈葫芦状,部
分病灶突入胸腔(箭头所指)

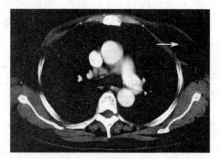

图7-11 胸壁脂肪瘤(3)

左侧胸壁梭形低密度影,位于胸大肌与
胸小肌之间(箭头所指)

(2)脂肪肉瘤:一种由不同分化程度和异型性的脂肪细胞组成的恶性肿瘤,是最常见软组织肉瘤之一。

病理:肿瘤呈结节状或分叶状,境界清楚,可有假包膜,发生在胸壁的脂肪肉瘤体积常不大。肿瘤切面观因组织学类型不同有较大差异。分化良好的脂肪肉瘤可类似脂肪瘤;黏液脂肪肉瘤则呈黏液样或胶样;分化差的脂肪肉瘤可呈鱼肉样或脑髓样,常伴出血、坏死和囊性变。镜下脂肪肉瘤形态多种多样,最主要的是在肿瘤组织中有胞浆空泡的脂肪母细胞。

临床表现:脂肪肉瘤主要发生于成年人,发病高峰年龄在40～60,很少发生在儿童,男性稍多于女性。主要发生在大腿及腹膜后,位于胸壁的发生率较低。胸壁脂肪肉瘤临床表现主要为病灶压迫、浸润周围组织引起的疼痛、触痛或功能障碍。

CT表现：胸壁脂肪肉瘤在CT典型表现为肿瘤内部密度显著不均匀，内可见低密度的脂肪密度组织和不规则的软组织密度影混合存在，如软组织成分较多时，CT上很难显示脂肪组织密度。肿瘤较大时，肿瘤内部出现出血、坏死或囊变时，软组织密度内可见液性坏死区。肿瘤包膜不清，边界毛糙模糊，相邻骨质可有侵犯破坏。增强CT扫描可见肿瘤内的软组织成分有强化。一般，脂肪肉瘤与脂肪瘤CT图像鉴别较容易，而且胸壁脂肪肉瘤肿瘤生长部位较深，很少发生在皮下，临床上肿瘤增大相对较快，但部分分化良好的脂肪肉瘤与脂肪瘤非常相似，需通过组织病理学检查确诊。

2.纤维组织肿瘤

纤维组织主要由细胞（成纤维细胞、脂肪细胞及未分化间充质细胞等）、纤维（胶原纤维、弹性纤维及网状纤维）和基质组成，它们在多种因素作用下，可发生多种增生性瘤样病变及肿瘤，根据细胞分化和成熟程度、肿瘤的生物学行为，可分为良性、纤维瘤病和恶性三类。良性病变主要包括纤维瘤、疤痕疙瘩及弹性纤维瘤等；恶性病变包括纤维肉瘤、黏液纤维肉瘤及炎症型纤维肉瘤等；纤维瘤病生物学特性介于良、恶性之间，其常呈浸润性生长，具有低度恶性，但极少转移。

胸壁纤维组织肿瘤主要来源于胸壁皮下组织、筋膜、肌腱和韧带等，发生在胸壁的纤维瘤病少见，以下简述较常见的几种肿瘤。

(1)纤维瘤和纤维肉瘤。①病理：纤维瘤镜下主要有分化成熟的成纤维细胞、纤维细胞及数量不等的胶原纤维构成。纤维肉瘤镜下可见有不同程度核分裂的瘤细胞及胶原纤维组成，肿瘤内瘤细胞和胶原纤维的比例决定其恶性程度，胶原纤维成分越少，肿瘤恶性程度越高。②临床表现：胸壁纤维瘤男女均可发病，可发生于成人和儿童，临床多表现为胸壁深部单个或多个圆形、椭圆形无痛结节或肿块，生长缓慢，如短期增大明显，应考虑恶变。纤维肉瘤多发生于四肢，发生于胸壁少见，其发生年龄多见于成年，男性多见，临床上早期生长缓慢，肿瘤较小呈结节状，一般无症状，后期肿瘤可迅速增大，可出现疼痛、皮肤溃疡等，肿瘤术后易复发，较少有转移。③CT表现：纤维瘤和纤维肉瘤CT平扫病灶密度均可与肌肉密度相同或稍高或稍低于肌肉密度（图7-12）。纤维瘤密度多均匀，少数不均匀，内少见坏死、钙化、囊变及出血，而纤维肉瘤密度多不均匀，内可见斑点样钙化、坏死、囊变及出血。纤维瘤边缘多光整，境界多较清，而纤维肉瘤边缘多不光整，境界模糊。增强CT纤维瘤可有轻度强化或不强化，而纤维肉瘤有不规则、不均匀强化（图7-13）。当肿瘤较大时，纤维瘤和纤维肉瘤均可引起周围组织受压、移位、变形及骨质破坏，但胸壁纤维肉瘤易侵犯胸腔、纵隔，CT上可伴随胸腔积液等征象，并且其骨质破坏呈浸润性，不同于纤维瘤的压迫性骨质吸收。CT上纤维肉瘤常随肿瘤增大，出现瘤内低密度区的机会也增高，但部分纤维肉瘤基质内含黏液样物质的特殊类型，如黏液纤维肉瘤、低度恶性纤维黏液样肉瘤，肿瘤一般密度不均，低于肌肉密度，肿瘤较小时内部便可出现低密度区（图7-14）。

(2)弹性纤维瘤：弹性纤维瘤是一种富含大量弹性纤维的瘤样病变。绝大多数发生于50岁以上老年，而且女性占大多数。本病有特征性发生部位，为背部肩胛下区及侧胸壁，因此胸壁弹性纤维瘤不少见。胸壁弹性纤维瘤CT多表现为侧胸壁上肌肉密度肿块影，边缘不光整，境界不清，内可出现条状脂肪密度影。

(3)瘢痕疙瘩：瘢痕疙瘩是真皮和皮下的纤维组织增生性病变，常在皮损后出现，如注射、手术、接种及昆虫叮咬等，瘢痕体质者容易出现，但少数患者无明显损伤史，而胸壁瘢痕疙瘩常出现于胸部手术后，其CT表现为胸壁表浅部形态不规则的肌肉密度影或稍高于肌肉密度，边缘不清,境界模糊,常伴有胸部手术痕迹。

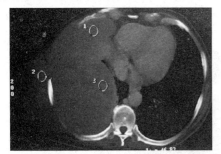

图 7-12　胸壁纤维肉瘤(1)

右侧胸壁巨大包块影,占据胸腔内外,CT
平扫,其密度与肌肉相同

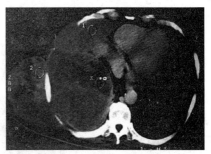

图 7-13　胸壁纤维肉瘤(2)

与图 7-12 为同一患者,增强扫描,密度不
均,内有不规则坏死灶

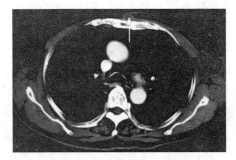

图 7-14　胸壁黏液型纤维肉瘤

胸骨前见一结节影,增强扫描密度不均,内可见低密度区

3.纤维组织细胞肿瘤

纤维组织细胞肿瘤是以成纤维细胞和组织细胞为基本细胞成分且可能起源于原始间叶细胞的一组软组织肿瘤,根据其细胞分化及生物学特性可分为良性、中间型及恶性三类,良性如纤维组织细胞瘤、网状组织细胞瘤及黄色瘤等,此类肿瘤细胞分化良好,手术切除后不复发也无转移;中间型如非典型纤维黄色瘤、巨细胞成纤维细胞瘤及丛状纤维组织细胞瘤等,它们具有局部浸润性,手术切除后易复发,但极少转移;恶性纤维组织细胞瘤恶性程度极高,手术切除后极易复发,转移常见。胸壁纤维组织细胞瘤 CT 表现类似于其他软组织肿瘤。以下简单阐述恶性纤维组织细胞瘤。

恶性纤维组织细胞瘤(malignant fibrous histiocytoma,MFH)大体形态,肿瘤呈结节状或分叶状鱼肉样肿块,大小变异较大,胸壁 MFH 一般不是很大。肿瘤境界较清,可有假包膜。镜下可见多形性和组织结构多样性特点的瘤细胞,主要包括成纤维细胞、组织细胞、巨细胞、黄色瘤细胞和炎症细胞,细胞形态复杂、奇异。

(1)病理:恶性纤维组织细胞瘤是中老年人最常见的多形性软组织肉瘤,其发病年龄大多数在 40 岁以上,男性多于女性,好发于四肢、躯干、腹膜后及头颈部。临床上主要表现为局部肿块,肿瘤一般生长较慢,有文献认为接触放射线史者可继发恶性纤维组织细胞肿瘤。MFH 属于高度恶性肿瘤,术后复发率可达 55%～80%,转移常见,最主要为血行转移,因此胸壁恶性纤维组织细胞瘤肺内转移率很高。

(2)临床表现:胸壁恶性纤维组织细胞瘤可发生于胸壁任何部位,肿瘤形态不规则,可呈分叶状,边缘不光整,境界模糊,密度常为肌肉密度或稍高于肌肉密度,内密度不均匀,可见钙化、坏死、囊变及出血。增强 CT 可见肿瘤不规则强化。由于胸壁骨性组织密集及组织厚度不大,肿瘤常常早期侵犯骨质、胸腔及纵隔(图 7-15),肿瘤可早期转移至肺内,因此观察胸部 CT 时应密切注意肺部改变。

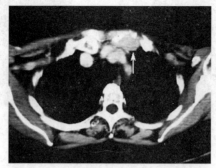

图 7-15　胸壁恶性纤维组织细胞瘤
左侧胸锁关节见一肿块影,侵犯胸骨(箭头所指)

4.神经组织肿瘤

胸壁神经组织肿瘤以良性的神经鞘瘤和神经纤维瘤及恶性神经鞘瘤和恶性神经纤维瘤为主,它们主要来源于肋间神经。另外,周围型神经纤维瘤病可出现胸壁多发软组织结节、肿块。

(1)神经鞘瘤、神经纤维瘤:神经鞘瘤由 Schwann 细胞发生,又称施万瘤,或称神经鞘膜瘤,其可发生于颅神经、脊神经及周围神经,颅内主要发生于听神经。神经纤维瘤由神经内衣、神经外衣及神经膜细胞组成,发生在颅内少见,主要发生在周围神经部位。胸壁神经鞘瘤和神经纤维瘤主要发生于胸壁周围神经中的肋间神经。神经鞘瘤和神经纤维瘤任何年龄均可发生,神经鞘瘤好发于 30～50 岁,神经纤维瘤好发于 20～30 岁,二者男性发病率均稍高于女性。胸壁神经鞘瘤和神经纤维瘤临床上多表现为胸壁上缓慢生长的无痛肿块,较表浅的肿瘤可见局部皮肤有少量色素沉着。

临床表现:胸壁神经鞘瘤和神经纤维瘤 CT 平扫均可表现为边缘光整、境界清晰的稍低于肌肉密度肿块,增强 CT 软组织密度均可强化(图 7-16)。神经鞘瘤易出现囊变、出血及坏死,因此常可表现为低密度肿块,肿瘤内可出现钙化;神经纤维瘤很少出现囊变、出血及坏死,一般不出现钙化,如肿瘤内出现低密度区,提示恶变可能。因胸壁神经鞘瘤和神经纤维瘤主要来源于肋间神经,CT 表现上肿瘤大多生长于肋间,相邻肋骨可见压迫性骨质吸收,随着肿瘤体积增大易突入胸腔(图 7-17,图 7-18),CT 上常与胸膜、肺内肿块较难鉴别。

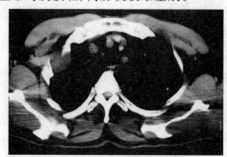

图 7-16　胸壁神经鞘膜瘤
右侧胸壁肋间隙见一结节影,密度均匀,边缘光整

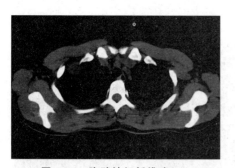

图 7-17 胸壁神经纤维瘤(1)
右侧胸壁肋间隙见一结节影,突入胸腔,密度均匀,边缘光整

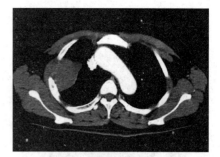

图 7-18 胸壁神经纤维瘤(2)
右侧胸壁包块影,突入胸腔,并有胸壁肌肉增厚

(2)恶性神经鞘瘤(malignant peripheral nerve sheath tumor,MPNST)、恶性神经纤维瘤病理上肿瘤界限不清,没有包膜,浸润生长,或呈多结节状,伴有出血、坏死和囊性变。组织学上如见神经鞘瘤结构,诊断为恶性神经鞘瘤,如见神经纤维瘤结构,则诊断为恶性神经纤维瘤。

病理:可以是原发或者是由神经鞘瘤、神经纤维瘤恶变而来,有学者认为神经鞘瘤恶变少见,而神经纤维瘤恶变可达 20% 以上,任何年龄都可发生。此类肿瘤大多是低度恶性的肿瘤,局部浸润和复发。少数病例恶性程度高,浸润明显,可见远处转移。

临床表现:胸壁恶性神经鞘瘤和恶性神经纤维瘤平扫 CT 可表现为胸壁单发或多发的等于或低于肌肉密度占位,境界大多较清,内可见坏死、囊变、出血及钙化,增强 CT 可见不规则强化。肿瘤可侵犯肋骨、胸腔,出现骨质破坏及胸腔积液等。

(3)神经纤维瘤病:神经纤维瘤病是一种人类常染色体显性遗传性疾病,30%～50% 的病例有家族史,其特征为皮肤色素沉着和多发性神经纤维瘤。1882 年,Von Recklinghausen 从临床表现与病理特征方面进行了更全面的描述,故命名为 Von Recklinghausen 氏病。根据肿瘤发生部位可分三型:①中枢型,常并发神经胶质瘤和脑膜瘤;②周围型,以皮肤多发神经纤维瘤最突出;③内脏型,较少见,为内脏及自主神经系统的肿瘤。

临床表现:本病是一种慢性进行性疾病,男性发病率约为女性 2 倍。在婴儿的早期患者除皮肤有咖啡牛奶斑外,其他症状很少;随着年龄增长症状逐渐增多,主要表现为皮肤色素斑和多发性神经纤维瘤,超过 20 岁的患者可恶变。临床上,牛奶咖啡斑为本病的一个重要体征,为有诊断意义的皮损之一;皮肤肿瘤,即发生于皮肤及皮下的多发性神经纤维瘤,在儿童期即可出现,到青春期后明显发展,好发于躯干、四肢及头部;50% 的患者有神经系统的症状;骨、肾上腺、生殖系统及血管也可发生肿瘤而引起相应的症状,如骨质破坏、高血压等。

CT 表现:CT 平扫肿瘤可呈肌肉密度或低于肌肉密度、境界清晰的结节、肿块。增强 CT 肿瘤可轻度强化或不强化。该病可出现全身多发肿瘤,因此胸部 CT 发现胸壁肿瘤后,应行全身CT 扫描,可发现其他部位肿瘤。如有恶变倾向时,肿瘤可侵犯肌群、骨质、胸腹膜及纵隔等,能发现多部位相应的改变(图 7-19～图 7-24)。

5.脉管组织肿瘤

脉管组织包括血管和淋巴管,绝大多数脉管组织肿瘤起源于血管,以下简述起源血管及血管周围组织的胸壁软组织肿瘤。

(1)分类:胸壁起源于血管的肿瘤,临床类型常见有良性的毛细血管瘤和海绵状血管瘤,中间型的血管内皮瘤,恶性的血管肉瘤。胸壁起源于血管周围组织的肿瘤,临床类型主要包括良性血管外皮瘤和良性球瘤,恶性血管外皮瘤和恶性球瘤。

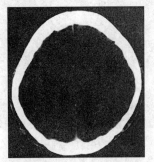

图 7-19　神经纤维瘤病(1)

头颅皮下多发小结节影

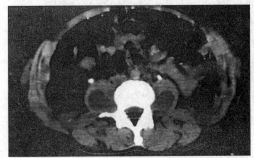

图 7-20　神经纤维瘤病(2)

与图 7-19 为同一患者,双侧腰大肌及双侧皮下多发结节影

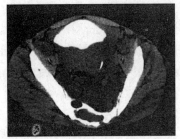

图 7-21　神经纤维瘤病(3)

与图 7-19 为同一患者,盆腔内多发包块,膀胱侵犯,骶骨骨质破坏,双侧皮下多发结节影

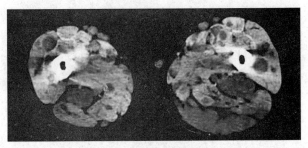

图 7-22　神经纤维瘤病(4)

与图 7-19 为同一患者,双侧大腿肌内多发不规则结节影

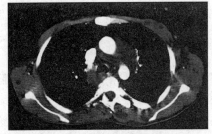

图 7-23　神经纤维瘤病(5)

与图 7-19 为同一患者,纵隔及双侧胸壁多发结节影

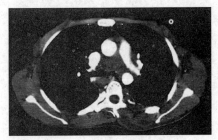

图 7-24　神经纤维瘤病(6)

与图 7-19 为同一患者,双侧胸壁多发结节、胸膜结节、纵隔结节影

　　(2)临床表现:①胸壁起源于血管的肿瘤,毛细血管瘤和海绵状血管瘤好发于婴幼儿,浅表的肿瘤肤色上可有不同程度表现,触之一般柔软;深部的肿瘤多呈胸壁上皮下结节,触之较软。血管内皮瘤好发于中青年,多表现为胸壁皮下单发或多发结节,手术切除后可复发,但不转移。胸壁血管肉瘤,主要为皮肤血管肉瘤及乳腺血管肉瘤,好发于老年人,一般质地较硬。②胸壁起源于血管周围组织的肿瘤:好发于成年人,一般处于胸壁深部,血管外皮瘤体积较大,而球瘤体积较小,生长缓慢或不生长,发生恶变时体积可明显增大,其中恶性血管外皮瘤恶性程度极高,早期可转移,而恶性球瘤恶性程度低,手术切除可治愈,一般不发生转移。

　　(3)CT 表现:一般胸壁浅部血管瘤形态各异,深部胸壁血管瘤多呈圆形、类圆形或不规则形,平扫 CT 密度多低于肌肉密度,内可见钙化。典型血管瘤特征性表现为增强 CT 可见明显强化或瘤内、瘤周可见明显增粗的血管影,但部分实质性血管瘤,特别是起源于血管周围组织的肿瘤强化不一定明显(图 7-25)。当病灶体积较大,边缘不光整,境界模糊,内呈实质性低密度,增强 CT 可见不规则强化(图 7-26),病灶侵犯周围组织,应考虑恶性。

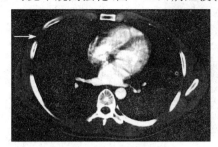

图 7-25 胸壁血管瘤
右侧胸壁结节影,增强扫描无明显强化(箭头所指)

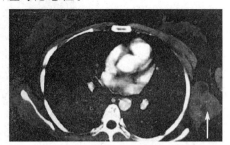

图 7-26 胸壁恶性血管外皮瘤
左侧腋窝肿块影,增强扫描密度不均匀(箭头所指)

6.肌肉组织肿瘤

胸壁肌肉组织肿瘤主要有以下两组:起源于皮肤竖毛肌的平滑肌源性肿瘤和起源于骨骼肌的横纹肌源性肿瘤,发生于胸壁不多见。

良性肿瘤 CT 上一般呈边缘光整,境界清晰的圆形、类圆形结节,平扫 CT 密度一般低于肌肉密度,增强 CT 可有轻度强化。恶性肿瘤 CT 上一般呈边缘不光整、境界模糊、形态不规则的肿块,平扫 CT 密度呈不规则低密度肿块,内可见钙化、坏死等,增强后可有不规则强化,并常可见侵犯周围组织及远处转移表现。

7.其他肿瘤

(1)原发性软组织恶性淋巴瘤:本病指原发于结缔组织、脂肪及骨骼肌内的恶性淋巴瘤,少见,多发生于老年人,好发于四肢及胸腹壁。发生于胸壁的原发性软组织恶性淋巴瘤 CT 表现无明显特征性(图 7-27),可侵犯胸腔及周围组织(图 7-28)。

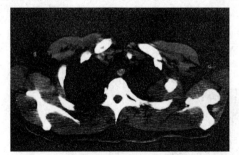

图 7-27 原发性软组织恶性淋巴瘤(1)
左侧胸壁结节影,边缘光整

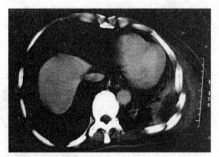

图 7-28 原发性软组织恶性淋巴瘤(2)
左侧胸壁包块影,密度不均,胸壁明显肿胀,并侵犯胸腔

(2)皮样囊肿:皮样囊肿好发于前下纵隔,胸壁皮样囊肿罕见,此收集 1 例胸壁皮样囊肿,以供参考,此例增强 CT 表现为前胸壁中线处突出于胸壁的皮下椭圆形软组织肿块,内密度均匀,稍低于肌肉密度,边缘光整,境界清晰(图 7-29)。

(二)原发性骨源性肿瘤

胸壁骨性组织包括肋骨、胸骨及胸椎,一般胸椎归于脊椎部分讨论,在此只讨论肋骨和胸骨原发性肿瘤。胸壁骨性组织原发性肿瘤发生率远远低于转移性肿瘤,并且大部分发生于肋骨,而胸骨原发性肿瘤少见,但其大多数为恶性。以下简述几种胸壁原发性骨源性肿瘤。

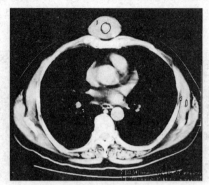

图 7-29　胸壁皮样囊肿

前胸壁圆形软组织密度影,密度均匀,边缘光整

1.骨软骨瘤

骨软骨瘤是最常见的良性骨肿瘤,又称外生骨疣,在胸壁常发生在肋骨上,常沿肋骨体的前后侧面或近前端出现特征性骨疣,带蒂的骨疣可深入胸腔或胸壁软组织,CT 对其定位及相邻组织的改变较 X 线平片有优势。

2.软骨瘤

软骨瘤根据发生部位可分为内生性、外生性和皮质旁三种类型,好发于四肢短骨,发生在肋骨和胸骨少见。

CT 上肿瘤常呈边缘锐利的分叶状骨性肿瘤,CT 对肿瘤内钙化提示较 X 线平片更加清晰,特别是内生性软骨瘤内的沙粒状钙化,外生性软骨瘤的特征性改变为软骨帽,CT 可更清晰提示恶变时的肿瘤内软组织成分增多及周围组织改变。

3.骨化性纤维瘤

骨化性纤维瘤的肿瘤结构如纤维瘤,内可有不同量的骨组织。青年人好发,为肋骨常见原发性骨肿瘤,常发生在肋骨前段。

CT 上肿瘤可呈肋骨膨胀性改变,皮质变薄,边缘可锐利,亦可模糊,内主要为低密度的软组织影,可伴条状、点状及网状致密影(图 7-30)。

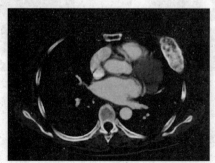

图 7-30　胸壁骨化性纤维瘤

左侧肋骨明显膨胀性改变,骨皮质变薄,内小斑状影

4.骨囊肿

骨囊肿多发生于四肢长骨,发生在短骨及扁骨少见,多发生于青少年,常伴病理性骨折。多

为单房性,但也可为多房性。在胸壁上常发生于肋骨前端。

CT上呈各种形状膨胀性改变,内可见液性密度区(图7-31),多房者内见分隔的骨嵴(图7-32)。

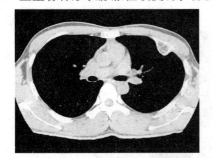

图7-31　胸壁骨囊肿(1)

双侧肋骨前端膨胀性改变,内有液性密度影

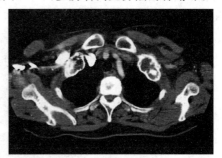

图7-32　胸壁骨囊肿(2)

双侧肋骨前端膨胀,其内结构不规则

5.骨髓瘤

骨髓瘤可多发,亦可单发,好发于成年人,男性较女性多见,多累及扁平骨,因此胸壁骨髓瘤受累较多见。临床上常继发贫血、消瘦、骨痛及全身衰竭,半数病例尿液中可见本周氏蛋白。CT上可见胸骨、肋骨内多个囊性溶骨性破坏区,肿瘤较大时可突破骨皮质,产生病理性骨折。

6.Ewing肉瘤

Ewing肉瘤为一种圆细胞骨瘤,发病高峰在10~20岁,男性比女性多见,肋骨、胸骨可被累及。临床类似急性骨髓炎、多发性骨髓瘤。CT上主要呈溶骨性改变,在确定病变范围方面更有帮助。

7.骨肉瘤

骨肉瘤主要发生于青少年,男性居多,最多见于四肢长骨,发生在胸壁骨肉瘤罕见,CT上表现为浸润性骨破坏,伴有软组织肿块,与其他胸壁恶性肿瘤鉴别难,CT主要观察肿瘤范围、周围组织及胸部转移灶。

(三)继发性胸壁肿瘤

继发性胸壁肿瘤占胸壁肿瘤的大多数,包括软组织源性和骨源性,可有全身恶性肿瘤转移至胸壁,多见于肺癌、乳癌、甲状腺癌及前列腺癌,亦可由肺癌、乳癌、胸膜间皮瘤、纵隔恶性肿瘤及肝癌等直接侵犯胸壁。

继发性胸壁肿瘤CT表现多样,大多数与其他原发性肿瘤难以鉴别,需紧密结合临床病史,另需观察肿瘤范围、分布、周围组织及原发肿瘤等情况。继发性胸壁软组织源性肿瘤,如为远处转移,可呈单发或多发大小不等结节、肿块,可分布于胸壁各层,若肿瘤较大时可侵犯周围骨质,形成溶骨性骨破坏;如为相邻部位的恶性肿瘤直接侵犯,形成软组织肿块常同时发生相邻骨质破坏。继发性胸壁骨源性肿瘤,以肋骨最为多见,可单发亦可多发,呈溶骨性、成骨性及混合性(图7-33),其中大多数为溶骨性和混合性,少数为成骨性如前列腺癌转移,转移瘤多伴软组织密度肿块(图7-34,图7-35),肿瘤较大时与继发性胸壁软组织源性肿瘤难以鉴别。

五、术后表现

肺、纵隔内脏器术后,CT可发现胸壁各组织不同程度改变。胸壁软组织可出现不同程度受损,但部分微创手术胸壁软组织受损不一定能发现,如胸腔镜下手术。骨组织受损,其中肺部手术常伴单个、多个肋骨体部缺损,手术相邻部位的部分肋骨可出现因手术引起的医源性骨折,纵隔各内脏手术常伴胸骨受损。肺部术后，常可见术侧胸廓畸形、缩小，部分可出现健侧胸廓因健肺代偿性气肿而扩大。在创伤较大的胸部手术，如胸改术、开窗术，以上改变更加明显，并可伴有其他表现，如胸改后胸壁上可见不同物质的填充物，开窗术后可见胸壁部分缺损，胸腔与外界相通。

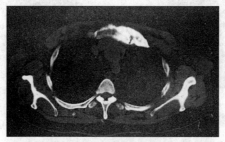

图 7-33　胸壁转移瘤(1)

胸骨及左侧肋软骨骨质增白，结构不规则

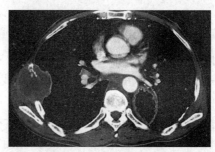

图 7-34　胸壁转移瘤(2)

胃癌术后右侧胸壁转移包块影，邻近肋骨骨质破坏

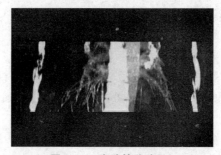

图 7-35　胸壁转移瘤(3)

与图 7-34 为同一患者，MIP 重建，右侧胸壁两个包块影，邻近肋骨骨质破坏

六、皮下气肿

胸壁皮下气肿可为自发性，亦可为医源性。胸壁皮下气肿由各类气胸突破纵隔胸膜，或纵隔气肿破裂进入胸壁皮下引起，先累及颈面部，后为前上、侧胸壁、双侧腋窝，严重者可累及腹壁，CT 表现为前上、侧胸壁皮下疏松组织内见弥漫的条状、线状及片状气影，一般为双侧对称。医源性及外伤性皮下气肿，为外伤、胸腔闭式引流术及肺穿刺术等致肺内气体进入胸壁皮下，皮下气肿一般较局限，CT 上表现为局部皮下可见少许点状、条状气影。另外，高张性肺大疱误行胸腔闭式引流术或高压性气胸胸腔闭式引流不当，肺内高压的气体进入胸壁，皮下气肿范围可较大，甚至可表现如胸壁皮下气肿由各类气胸突破纵隔胸膜，或纵隔气肿破裂进入胸壁皮下引起的

皮下气肿,但一般患侧较重。

七、CT在胸壁疾病诊断方面的优劣

CT对胸壁软组织的分辨率要远高于X线平片,通过测定病变的CT值可分辨气性、脂性、囊性、钙化及实质性等密度,另通过增强CT可提供病变血供情况,可初步对病变进行定性。与MRI比较CT对组织分辨率要差,除脂肪源性、血管性等少数表现典型的软组织病变有直接定性能力,对其他很多软组织肿瘤性质较难确定,需通过组织活检进行确诊,但对钙化的检出,CT优于MRI。

CT对胸壁骨性病变的诊断能力是MRI无法比拟的。CT较X线平片图像更加清晰,内部结构观察得更加细致。胸壁软组织肿瘤均可引起相邻骨质改变,而CT可分辨出大部分骨质改变为受压吸收还是侵犯、破坏。CT对胸骨、胸锁关节显示要明显优于X线平片。虽然目前螺旋CT可制作出各种三维图像,但这些三维骨性图像分辨率仍低于X线平片,对诸多骨肿瘤定性能力低于X线平片。

CT横断面图像可清晰将胸壁各组织清晰分开,不产生组织重叠现象,对病变定位能力较X线平片有优势;MRI可显示各方位图像,其对胸壁组织的定位能力较CT更有优势。另外,常规CT对肋骨扫描表现为分节性,还可因为容积效应出现各种伪影,不利于观察,只有通过对病变肋骨行倾斜角度扫描,才能使同一肋骨在同一平面显示。

CT对胸壁软组织是否侵犯胸腔或肺内肿瘤是否侵犯胸壁,常仅凭胸膜外脂肪线改变情况来判断,而MRI对这方面较CT有优势。因胸壁疾病常和肺部疾病同时存在,而MRI对肺部成像有明显缺陷,因此CT对全面观察病变较MRI有优势。

综上所述,对胸壁疾病的影像学检查方法除CT、X线平片和MRI外,还包括US和放射性核素检查,它们各有优缺点,在胸壁疾病影像学诊断上应进行综合评估。

(张　婧)

第三节　硅沉着病

硅沉着病是由于长期吸入游离二氧化硅粉尘所致的以肺部弥漫性纤维化为主的全身性疾病,是法定肺尘埃沉着病中人数最多、危害最严重的,约占法定肺尘埃沉着病发病总人数的43%。

一、病因与接触机会

硅沉着病的病因是吸入游离二氧化硅,它是石英的主要成分,约95%的矿物和岩石都含有石英。因此,凡与矿物、岩石的开采、使用有关的行业都有可能接触游离二氧化硅。

(1)采矿业:金属矿石的开采,云母、氟石、硅质煤等的采掘。

(2)开山筑路:隧道和涵洞的钻孔、爆破等。

(3)建筑材料工业:石料的开采、轧石及石料的整理加工等。

(4)钢铁冶金业的矿石原料加工、准备、炼钢炉的修砌。

(5)机械制造业:铸造工艺中型砂准备、浇铸、铸件开箱、清砂整理、喷砂等。

(6)耐火材料业:原料准备、成型、焙烧等。

(7)制陶、瓷工业的原料准备、碾碎、加工磨细等。

(8)玻璃制造业原料的准备。

(9)石粉行业:石英加工、碾压、研磨、筛分、装袋、运输等。

(10)造船业:喷砂除锈。

(11)搪瓷业:原料制备和喷花、涂釉等。

二、分类

由于接触粉尘中的游离二氧化硅含量不同,其所引起的临床表现、疾病的发展和转归,甚至病理改变均有所不同。

(一)慢性或典型硅沉着病

粉尘中游离二氧化硅含量低于 30%,接触工龄一般在 20～45 年。病变以硅结节为主,以肺上叶为多,可能与肺下叶对粉尘的清除较好有关。这种单纯硅沉着病的硅结节一般<5 mm,对肺功能的损害也较少见或不严重。硅沉着病可形成进行性大块状纤维化,通常发生在两肺上部,是由于纤维结节融合所致。此种病变即使脱离粉尘接触之后也仍然会进展。

(二)快进型硅沉着病

粉尘中游离二氧化硅含量在 40%～80%,接触工龄一般在 5～15 年发病,纤维化结节较大,X 线片上可形成所谓"暴风雪"样改变,进行性大块状纤维化可发生在两肺中野,病变进展很快,肺功能损害常较严重。此型硅沉着病多见于石英磨粉工和石英喷砂工。

(三)急性硅沉着病

急性硅沉着病亦称硅性蛋白沉着症,是一种罕见的硅沉着病,发生在接触二氧化硅含量很高且浓度很高的粉尘作业工人中。此型硅沉着病首先由 Buechner 和 Ansari 在喷砂工中发现并报道。一般在接触 1～3 年发病,迅速进展并由于呼吸衰竭而死亡。其病理特征和非特异性肺泡蛋白沉着症所见相同,即肺泡由脂质蛋白物所填充。临床表现以呼吸困难、缺氧为明显,气体弥散功能严重受损。

三、病理

硅沉着病的基本病变是硅结节、弥漫性肺间质纤维化和硅沉着病团块的形成,硅结节是诊断硅沉着病的病理形态学依据。

尸检大体标本:肺呈灰黑色,体积增大,重量增加,质坚韧,胸膜增厚粘连;切面两肺分布有许多硅结节及间质纤维化,晚期可见单个或多个硅沉着病团块,质硬如橡胶;支气管-肺门淋巴结增大、变硬粘连。

硅结节外观:呈圆形灰黑色,质韧,直径 2～3 mm,多位于胸膜下、肺小叶及支气管、血管周围淋巴组织中。典型硅结节境界清楚,胶原纤维致密扭曲,呈同心圆排列,中心可见不完整的小血管,纤维间无细胞反应,出现透明性变,其周围肺泡被挤压变形,偏光显微镜检查硅结节中可见折光的矽尘颗粒。

弥漫性肺间质纤维化在典型硅沉着病中并不突出,而主要表现为胸膜下、肺小叶间隔、小血管及小支气管周围和邻近的肺泡间隔有广泛的纤维组织增生,呈小片状或网状结构。严重者肺组织破坏,代之以成片粗大的胶原纤维,其间仅残存少数腺样肺泡及小血管。

硅沉着病团块形成是硅沉着病发展的严重阶段,多位于两肺上叶、中叶内段和下叶背段。组织学上表现为硅结节的融合。团块可发生坏死、钙化,形成单纯的硅沉着病空洞,但较少见。也可并发结核形成硅沉着病结核空洞。

四、发病机制

各项研究学说很多,如表面活性学说、机械刺激学说、化学中毒学说、免疫学说等。但都各有偏颇,仍不十分清楚。目前以 Heppleston 提出的细胞毒学说是研究热点。该学说认为:肺巨噬细胞吞噬石英粉尘颗粒后,发生崩解、坏死,继而释放出一种能促进成纤维细胞增生和促进胶原形成的细胞因子,称为 H 因子。该因子种类很多,均属炎性介质。如有肿瘤坏死因子(TNF)、成纤维细胞生长因子(FGF)、表面细胞生长因子(EGF)、转化细胞生长因子(TGF-β)、胰岛素样生长因子(IGF)、血小板生长因子(PDGF)、白三烯(LTB_4、LTG_4)、白介素(IL-1α、IL-6)、淋巴因子(CD4、CD8)等。其中以白介素(IL-1)和肿瘤坏死因子(TNF)对肺损伤最突出,且有协同作用。

最近又有人提出氧自由基学说,认为石英粉尘可诱导氧自由基的产生,提示"粉尘-自由基-细胞因子"是矽尘毒性作用的连锁反应,是肺纤维化的启动点。

五、CT 表现

(一)圆形小阴影

圆形小阴影是硅沉着病的典型影像学表现。高千伏胸片常以 q、r 型为主;反之,则小阴影小、淡、稀疏,以 p 型为主。对前者,CT 表现为弥漫性分布的高密度小结节影,边缘清楚、锐利,其显示率与高千伏胸片相差不大。而对后者,高千伏胸片往往显示模糊,不易确定。CT 有明显的显示优势。表现为两肺野内弥漫性分布的粟粒样影,密度较淡而均匀。早期多以两中下肺野为主,随病变发展可逐渐布满全肺野。部分病例亦可先出现于两上肺野。密集度较低时小粟粒影常呈簇状分布。有时小阴影与血管断面区别有一定困难,鉴别要点:血管断面是由近而远逐级分支的,有时可见分叉,分布有一定规律,且边缘清晰锐利;而肺尘埃沉着病小阴影较淡而模糊,无分叉,稀疏时常呈簇状分布。高分辨 CT 显示更为清楚,与常规 CT 比较,肺尘埃沉着病小阴影的锐利度明显增加,但形态不一定呈圆形,也可呈星芒状。动态观察,随着硅沉着病病情进展,期别升高,肺气肿的加重,小阴影的密集度在下肺野逐渐稀疏,而上肺野逐渐密集,直至融合成为大阴影团块(图 7-36)。

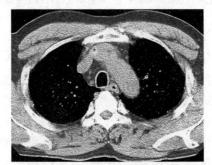

图 7-36　硅沉着病的圆形小阴影
双肺弥漫性高密度小结节影,边缘较模糊,密度较淡,无分叉

(二)不规则小阴影

其病理基础是肺间质纤维化。病变早期常以 s 型小阴影最早出现,高千伏胸片不易与紊乱的肺纹理鉴别,易发生误诊、漏诊。CT 表现为肺小叶间隔增厚,HRCT 显示明显优于常规 CT,观察应以 HRCT 为主。表现为:①与胸膜垂直或接近垂直的短线形影,多位于肺野外围,为小叶间隔增厚所致;其边缘多有毛糙、粗细不均、呈不规则状、有的呈结节或串珠状(图 7-37);②小叶内线影,起于胸膜下 1 cm 处呈分支状,但不与胸膜面接触,其形态基础是小叶内动脉及其伴行细支气管周围纤维组织增生。在肺外周出现多边形或分散紊乱的线状影,长短不一,在高分辨 CT 上显示更为清楚。随病变发展,不规则小阴影增多,可交织成网状,线状影也逐渐变粗,可牵拉周围肺组织,若病变位于叶间裂附近,可使之移位(图 7-38)。

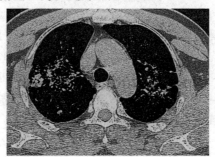

图 7-37 硅沉着病不规则阴影

双肺上叶多发不规则短条索状影,边缘毛糙,粗细不均,
还有与胸膜垂直的短线

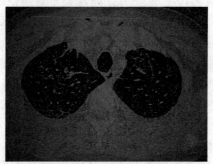

图 7-38 硅沉着病小叶内线

双肺上叶见散在圆形小阴影,还有不规则长短不一的短线

(三)大阴影和融合团块

应用 CT 检查大阴影和融合团块并非单纯为了提高其检出率,一般都有明确的鉴别诊断目的和意义,一般有以下几种:①判定是否符合Ⅲ期标准;②与肿瘤鉴别;③观察是否合并肺结核;④观察是否有空洞。CT 可准确测量病灶大小,因而可准确掌握Ⅲ期标准。典型的Ⅲ期硅沉着病融合团块多发生于两肺上叶后段或下叶背段,CT 表现为形态不规则的软组织密度团块,边界清楚,边缘常可见,周围可有较粗大的纤维条索影或粗毛刺,呈典型的"伪足征"改变。其周围常显示肺组织、支气管变形、牵拉移位、扭曲、甚至闭塞,且多伴有支气管扩张及瘢痕旁肺气肿;大阴影内可伴有或不伴钙化,一般双侧对称出现。少数可发生于中叶或单侧,形态呈类圆形,也可见相邻支气管阻断,酷似肺癌,须与肺癌鉴别。CT 增强扫描时,硅沉着病团块一般无强化,边缘有

粗大毛刺,周围有瘢痕旁型肺气肿,其他肺野内可见肺尘埃沉着病小阴影背景。而肺癌肿块可见不规则强化,边缘可见分叶和细毛刺,且支气管有阻塞,常伴有阻塞性肺炎或阻塞性肺不张。硅沉着病团块因缺血坏死可出现空洞,但空洞内壁无结节样凹凸不平,此点与肺癌空洞明显不同。CT对肺结核的渗出性病灶的显示远较高千伏胸片准确。硅沉着病团块边界较清楚,而肺结核的渗出性病灶边界模糊,容易区分(图7-39)。

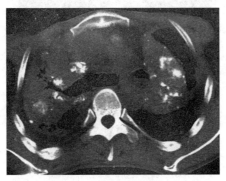

图7-39　硅沉着病融合团块

双肺上叶见融合团块影,内有多发不规则钙化

(四)支气管扩张

硅沉着病患者因肺内弥漫性纤维化的牵拉而常发生支气管扩张,此种支气管扩张多呈柱状,CT表现为肺野内条状透光影,或大于同级血管的小环形透光影,呈"印戒征",常伴有支气管壁增厚,也可表现为支气管扭曲与并拢。有时可见支气管结石,呈不规则斑点状高密度影。支气管扩张和支气管结石可能都是硅沉着病患者咯血的原因之一。

(五)淋巴结肿大及钙化

CT对纵隔、肺门淋巴结的观察远优于高千伏胸片。不论淋巴结钙化与否,均能显示,且能准确地分组。CT观察硅沉着病患者的淋巴结肿大不仅限于肺门,且见纵隔内也可有多组淋巴结肿大。关于硅沉着病患者肺门淋巴结钙化,X线胸片常以描述为"蛋壳样"钙化为最典型,但CT观察下的"蛋壳样"钙化并非真正的"蛋壳样",而是呈不规则小斑片或小斑点样钙化为多,也可见环形钙化(图7-40)。

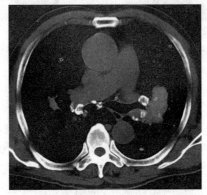

图7-40　硅沉着病淋巴结钙化

双肺上叶融合团块,纵隔肺门淋巴结钙化,部分为环状钙化

(六)胸膜增厚及钙化

CT 对胸膜增厚、粘连及其范围的显示十分敏感,硅沉着病患者胸膜增厚、粘连发生率很高,且范围很广。早期最先常发生于肺底部和肺尖部,高千伏胸片常不能发现,而 CT,尤其是 HRCT 可清晰显示。晚期可发生弥漫性胸膜增厚、粘连(图 7-41)。

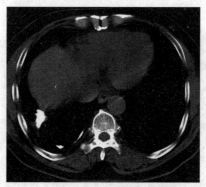

图 7-41　硅沉着病胸膜增厚

右下胸膜增厚伴钙化

(七)肺纹理

硅沉着病患者由于肺间质纤维化,可导致肺纹理的一系列改变,CT 主要表现为:①分布于肺外周部分的网状影,胸膜下 2 cm 范围内小血管 3 级以上分支明显增多;②胸膜下弧线影:为距胸膜 1 cm 以内长度>10 mm 的与胸膜平行的线样影(图 7-42);③与胸膜相连或与胸膜垂直的胸膜下短线,后者是位于肺组织深部的不规则线影(图 7-43)。

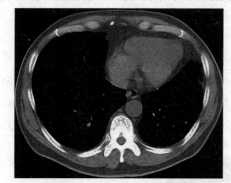

图 7-42　硅沉着病胸膜下线

双肺下叶靠近后胸膜处见弧形线样影

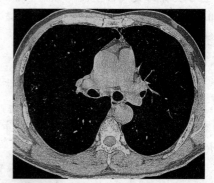

图 7-43　硅沉着病胸膜下短线影

右肺靠近胸膜处见散在与胸膜相连或垂直的短线影

(八)肺气肿

硅沉着病患者因肺间质纤维化而常发生肺气肿,CT 能显示肺气肿的各种类型:①小叶中心型肺气肿,其特点是在肺野内出现散在分布的小圆形、无壁的低密度阴影,另外还有多发不规则低密度影,其内无明显的肺纹理,可见有环状不规则边缘区,直径为 2~10 mm;②全小叶型肺气肿,其特点是全小叶的破坏而形成的较大范围的低密度区,且大小和形态多不规则,病变区内血管纹理明显减少,形成弥漫性"简化"的肺结构;③瘢痕旁型肺气肿,见于邻接局部肺实质瘢痕处,多发于肺尘埃沉着病团块纤维灶旁(图 7-44)。

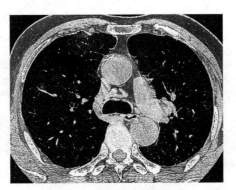

图 7-44 硅沉着病的肺气肿

六、鉴别诊断

(一)血行播散型肺结核

急性粟粒型肺结核,双肺粟粒状阴影常呈三均匀表现,分布均匀,密度均匀,大小均匀。肺尖常受累,结节可融合成片。

亚急性粟粒型肺结核,粟粒阴影大小不一,密度不一,分布不均。

上述两者均有典型的结核中毒症状,有时可见胸腔积液。痰涂片可查到抗酸杆菌,PPD 试验阳性。且无粉尘职业接触史。与硅沉着病鉴别当无困难。

(二)特发性肺纤维化

病因不明,是一种肺泡壁的弥漫性机化性炎症,CT 表现为毛玻璃样影和弥漫性小叶间隔增厚,病变以两中下肺野为重,尤其是高分辨 CT 上的毛玻璃影与硅沉着病可资鉴别。

(三)结节病

结节病是一种原因未明的多系统非干酪肉芽肿性疾病,最常累及肺。CT 表现为肺门及纵隔淋巴结肿大,伴或不伴肺内纤维化。其特点是肺内病灶形态大小不一,活动期可见毛玻璃影,HRCT 显示更为清楚,经治疗后病灶变化快。纵隔、肺门淋巴结肿大较硅沉着病明显,但一般无钙化。

(四)肺含铁血黄素沉着症

肺含铁血黄素沉着症是由于长期反复肺毛细血管扩张、淤血和破裂出血,含铁血黄素沉着于肺组织所引起的异物反应,患者常有风心病史,鉴别较容易。而特发性肺含铁血黄素沉着症则十分少见,应密切结合职业史。

(五)肺泡微石症

表现为两肺弥漫性分布的钙质细粒,自上而下逐渐增多,以下后部最密,其密度较硅沉着病高,可多年无变化。常伴胸膜和心包膜的钙化。本病与家族遗传有关。

(六)肺癌

硅沉着病团块常为双侧对称性,多发生于上肺野,形态不规则,边缘有粗大毛刺,肿块周围可见瘢痕旁型肺气肿,双侧肺野内可见肺尘埃沉着病小阴影的背景,增强后硅沉着病团块一般无强化,纵隔、肺门淋巴结多普遍肿大,常伴有钙化,但无淋巴结融合坏死。肺癌多为单侧,即使为罕见的双侧肺癌,也无对称性,形态多为分叶状类圆形,边缘为细毛刺,周围常有阻塞性肺炎或肺不张,增强后有不规则强化,纵隔、肺门淋巴结为不对称肿大,可融合成团并出现坏死。

(季建伟)

第八章 腹部疾病CT诊断

第一节 胃十二指肠疾病

一、溃疡性疾病

(一)病理和临床概述

胃十二指肠溃疡是消化道常见疾病,十二指肠较胃多见,与胃酸水平及幽门螺杆菌感染有关。病理表现为胃壁溃烂缺损,形成壁龛。临床表现长期反复上腹疼痛。

(二)诊断要点

CT、MRI对胃十二指肠溃疡的诊断价值不大,尤其是良性溃疡;恶性溃疡较不典型时表现为胃壁不规则增厚或腔外软组织肿块。

(三)鉴别诊断

溃疡性疾病需活检与溃疡型胃癌鉴别。

(四)特别提示

溃疡性病变主要靠钡剂造影或胃镜诊断,CT在观察溃疡穿孔、恶变等方面有一定优势。

二、憩室

(一)病理和临床概述

十二指肠憩室占消化道憩室首位,胃憩室少见。病因不清,可能与先天性肠壁发育薄弱有关,病理为多层或单层肠壁向腔外呈囊袋状突出,多位于十二指肠内侧。单纯憩室无症状,合并憩室炎或溃疡可有上腹痛、恶心、呕吐等症状。

(二)诊断要点

憩室表现为圆形或卵圆形囊袋状影,与肠腔关系密切,三维重组常见一窄颈与肠腔相连。其内密度混杂,含有气体、液体或高密度对比剂。十二指肠乳头旁憩室常引起胆管及胰管扩张(图8-1)。

(三)鉴别诊断

胃十二指肠憩室具有典型表现,行钡剂造影检查一般可确诊。

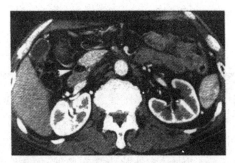

图 8-1 胃十二指肠球后憩室
CT 显示可见十二指肠降部前方类圆形空气集聚

(四)特别提示
对于胆管、胰管扩张患者,在排除结石及肿瘤后,应考虑到十二指肠壶腹部憩室可能。

三、胃淋巴瘤

(一)病理和临床概述
胃淋巴瘤(GL)原发性起源于胃黏膜下层淋巴组织,肿瘤局限于胃肠壁及其周围区域淋巴结;也可继发全身恶性淋巴瘤。临床症状除上腹痛、消瘦及食欲减退外,可有胃出血、低热等。

(二)诊断要点
胃淋巴瘤胃壁广泛或节段性增厚,胃腔变形缩小,增厚胃壁密度较均匀。增强扫描增厚胃壁均匀强化,其强化程度较皮革样胃低。肾门上下淋巴结肿大或广泛主动脉旁淋巴结肿大,常侵犯胰腺(图 8-2)。

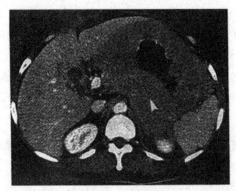

图 8-2 淋巴瘤
CT 检查显示胃体部胃壁弥漫性增厚,强化均一,胃腔狭窄

(三)鉴别诊断
胃淋巴瘤需与胃癌鉴别,胃壁增厚、胃腔缩小不明显、较少侵犯胃周脂肪层及增强强化效应不及胃癌等征象有助于胃淋巴瘤诊断。

(四)特别提示
CT 对检出早期淋巴瘤比较困难,但能充分显示中晚期淋巴瘤的病变全貌。病变确诊依靠活检。

四、胃间质瘤

(一)病理和临床概述

胃间质瘤是一类独立来源于胃间叶组织的非定向分化肿瘤,以往将其诊断为平滑肌或神经源性肿瘤,多数间质瘤为恶性,好发胃体,以膨胀性、腔外性生长为主,肿瘤越大恶性可能性越大。临床表现进行性上腹疼痛,有呕血及柏油样便,可触及包块。

(二)诊断要点

胃间质瘤肿瘤较大,常在 5 cm 以上,腔外肿块常向腹腔薄弱区域突出,肿块密度不均,有坏死囊变,增强扫描中等度不均质强化;肿块腔内部分凹凸不平,可见溃疡龛影。腔外肿块有向邻近结构浸润现象(图 8-3)。

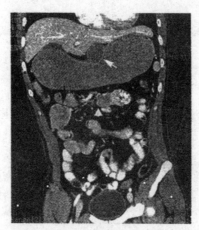

图 8-3　多发间质瘤

CT 显示胃小弯及十二指肠旁腔外肿块,密度不均,有坏死囊变,增强扫描中等度不均质强化

(三)鉴别诊断

同胃癌、肝肿瘤、淋巴瘤等鉴别,膨胀性、腔外性生长有助于间质瘤诊断。

(四)特别提示

CT 重建有助于判断肿瘤起源部位。要明确病理诊断必须进行光镜检查及免疫组化检测,包括c-KIT、PDGFR-α 和 CD34。

五、胃癌

(一)病理和临床概述

胃癌在我国居消化道肿瘤首位。病因至今不明,好发年龄为 40～60 岁,可发生在胃任何部位,以胃窦、小弯、贲门常见。胃癌起于黏膜上皮细胞,都为腺癌。早期胃癌临床症状轻微,进行期胃癌表现为上腹痛、消瘦及食欲减退。

(二)诊断要点

胃壁局限或广泛增厚,胃腔狭窄,胃腔内形成不规则软组织肿块,表面凹凸不平,早期扫描肿瘤强化明显。周围组织受侵时表现为胃周脂肪层模糊消失,腹腔腹膜后淋巴结增大,常伴肝转移(图 8-4)。

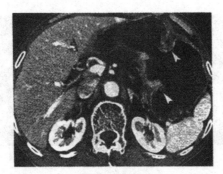

图 8-4　胃癌

CT 显示胃小弯侧前、后壁不规则增厚,后壁见浅大腔内

溃疡,增强扫描动脉期明显强化

(三)鉴别诊断

胃平滑肌瘤,边界光整规则,瘤内易出现出血坏死、囊变及钙化,有套叠征、胃溃疡。

(四)特别提示

胃肠造影检查只能观察胃腔内结构,CT 检查意义在于发现胃周结构侵犯情况,腹腔腹膜后有无淋巴结转移等,对临床分期有重要意义。

(季建伟)

第二节　肝脏疾病

一、肝囊肿

(一)病理和临床概述

肝囊肿是比较常见的良性疾病,根据发病原因不同,可将其分为非寄生虫性和寄生虫性肝囊肿。非寄生虫性又分为先天性和后天性(如创伤、炎症性和肿瘤性,又称为假性囊肿)。以先天性肝囊肿最常见,先天性起源于肝内迷走的胆管或因肝内胆管和淋巴管在胚胎期发育障碍所致。可单发或多发,肝内两个以上囊肿者称为多发性肝囊肿。有些病例肝散在大小不等的囊肿,又称为多囊肝,通常并存有肾、胰腺、脾、卵巢及肺等部位囊肿。本节主要讨论先天性肝囊肿表现。临床一般无表现,巨大囊肿可压迫肝和邻近脏器产生相应症状(图 8-5)。

(二)诊断要点

CT 上表现为单个或多个、圆形或椭圆形、密度均匀、边缘光滑的低密度区,CT 值接近于水。合并出血或感染时密度可以增高。增强后囊肿不强化。

(三)鉴别诊断

囊性转移瘤;肝棘球蚴囊肿;肝囊肿无强化,密度均匀可鉴别。

(四)特别提示

肝囊肿的诊断和随访应首选 B 超,其敏感度和特异性高。对于疑难病例,可选用 CT 或MRI。其中 MRI 对小囊肿的准确率最高,CT 因部分容积效应有时不易区分囊性或实质性。

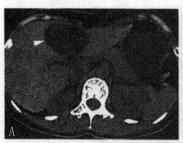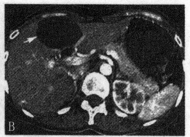

图 8-5　肝囊肿

A.CT 平扫可见左侧肝叶呈低密度囊性改变,呈张力较
高;B.CT 增强扫描可见左侧肝叶囊性病变未见强化

二、肝内胆管结石

(一)病理和临床概述

我国肝内胆管结石发病率约 16.1%,几乎全是胆红素钙石,由胆红素、胆固醇、脂肪酸与钙盐组成。可为双侧肝内胆管结石,也可限于左肝或右肝,左肝内胆管。肝内胆管结石的形成与细菌感染、胆汁滞留有关。肝内胆管结石与肝内胆管狭窄、扩张并存较多见。因此有胆汁的滞留。狭窄于两侧肝管均可见到,以左侧多见,也可见于肝门左、右肝管汇合部。

主要临床表现:①患者疼痛不明显,发热、寒战明显,周期发作;②放射至下胸部、右肩胛下方;③黄疸;④多发肝内胆管结石者易发生胆管炎,急性发作后恢复较慢;⑤肝大、肝区叩击痛;⑥多发肝内胆管结石者,多伴有低蛋白血症及明显贫血;⑦肝内胆管结石广泛存在者,后期出现肝硬化、门静脉高压。

(二)诊断要点

(1)单纯肝内胆管结石或伴肝外胆管结石、胆囊结石。按结石成分 CT 表现可分为高密度结石、略高密度结石、等密度结石、低密度结石、环状结石 5 种类型。胆石的 CT 表现与其成分有关,所以,CT 可以提示结石的类型。肝内胆管结石主要 CT 表现为管状、不规则高密度影,典型者在胆管内形成铸型结石,密度与胆汁相比以等密度到高密度不等,以高密度为多见。结石位于远端较小分支时,肝内胆管扩张不明显;结石位于肝内较大胆管者,远端小分支扩张。

(2)肝内胆管结石伴感染:肝内胆管结石可以伴感染,主要有胆管炎、胆管周围脓肿形成等。CT 表现为胆管壁增厚,有强化;对胆管周围脓肿,CT 可以表现为胆管周围可见片状低密度影或呈环形强化及延迟强化等表现。

(3)肝内胆管结石伴胆管狭窄:CT 可以显示结石情况及逐渐变细的胆管形态。

(4)肝内胆管结石伴胆管细胞癌:CT 增强扫描可以在显示肝内胆管结石外及扩张胆管的同时,对肿块的位置、大小、形态及其对周围肝实质侵犯情况可以精确分析,动态增强扫描有特异性的表现。依表现分两型,肝门型和周围型。肝门型主要表现有,占位近侧胆管扩张,70% 以上可显示肿块,呈中度强化。局限于腔内的小结节时,可以显示胆管壁增厚和强化,腔内软组织影和显示中断的胆管。动态增强扫描其强化方式呈延迟强化,具有较高的特异性。周围型病灶一般较大,在平扫和增强扫描中,都表现为低密度多数病例有轻度到中度强化,以延迟强化为主,常伴有病灶内和/或周围区域胆管扩张。

（三）鉴别诊断

肝内胆管结石容易明确诊断，主要需要将肝内胆管结石伴间质性肝炎与胆管细胞癌相鉴别。

（四）特别提示

肝内胆管结石的影像学检查一般首选 B 超、CT 和 MRI，由于单纯的胆管结石较少，伴有胆管炎、胆管狭窄的居多，所以，MRCP 因其可以完整显示胆管系统又成为一项重要的检查项目；但单纯 MRCP 对伴有胆管细胞癌或不伴胆管扩张的胆管结石显示效果不佳，CT 和 MRI 及增强扫描的价值重大（图 8-6）。

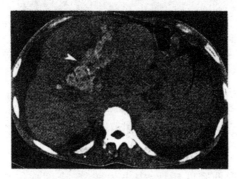

图 8-6　肝内胆管结石
CT 显示左肝内胆管内多发结节状高密度灶，肝内胆管扩张，肝脾周围少量积液

三、肝脏挫裂伤

（一）病理和临床概述

肝脏挫裂伤，肝脏由于体积大，肝实质脆性大，包膜薄等特点，在腹部受到外力撞击容易产生闭合伤，多由高处坠入、交通意外引起。临床表现为肝区疼痛，严重者失血性休克。

（二）诊断要点

1.肝包膜下血肿

包膜下镰状或新月状等低密度区，周围肝组织弧形受压。

2.肝实质血肿

肝内圆形、类圆形或星芒低密度灶。

3.肝撕裂

肝撕裂为多条线状低密度影，边缘模糊（图 8-7）。

（三）鉴别诊断

FNH 结合病史，容易诊断。

（四）特别提示

CT 检查能准确判断肝外伤的部位、范围、肝实质损伤和大血管的关系、腹腔积血的量，为外科决定手术或保守治疗提供重要依据。

四、肝脏炎性病变肝脓肿

（一）病理和临床概述

肝脓肿是肝内常见炎性病变，分细菌性、阿米巴性、真菌性、结核性等，以细菌性、阿米巴性肝脓肿多见。肝脓肿病理改变可分为3层结构,中心为组织液化坏死,中间为含胶原纤维的肉芽组织构成,外周为移行区域,为伴有细胞浸润及新生血管的肉芽组织。临床出现肝大、肝区疼痛、发热及白细胞计数升高等急性感染表现。

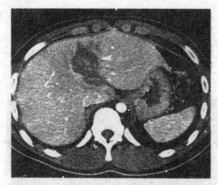

图 8-7 肝挫裂伤

CT 显示肝左叶内片状低密度灶,边缘模糊,增强扫描内部轻度不均质强化

(二)诊断要点

平扫肝实质圆形或类圆形低密度病灶,中央为脓腔,密度均匀或不均匀,CT 值高于水低于肝,有时可见积气或液平面。脓腔壁为较高密度环状阴影,急性期可见壁外水肿带,边缘模糊。增强扫描脓肿壁明显环状强化,中央坏死区无强化,典型称"双环"征,代表强化脓肿壁及水肿带。

"双环"征和脓肿内积气为肝脓肿特征性表现(图 8-8)。

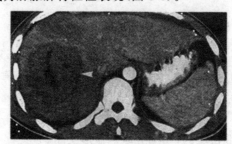

图 8-8 肝脓肿

CT 检查显示肝右叶类圆形混杂密度团块,增强扫描脓肿壁见

环状强化,外缘见晕征,中心区域低密度脓腔未见强化

(三)鉴别诊断

肝癌、肝转移瘤,典型病史及"双环"征有助于肝脓肿诊断。

(四)特别提示

临床起病急,进展快有助于肝脓肿诊断,不典型病例需随访观察。

五、肝硬化

(一)病理和临床概述

肝硬化是以肝脏广泛纤维结缔组织增生为特征的慢性肝病,正常肝小叶结构被取代,肝细胞坏死、纤维化,肝组织代偿增生形成再生结节,晚期肝脏体积缩小。引起肝硬化主要原因有乙肝、丙肝、酗酒、胆道疾病、寄生虫等。早期无明显症状,后期可出现腹胀、消化不良、消瘦、贫血及颈静脉怒张、肝大、脾大、腹水等症状。

(二)诊断要点

(1)肝叶比例失调,肝左叶尾叶常增大,右叶萎缩,肝裂增宽,肝表面凹凸不平,表面呈结节状,晚期肝硬化体积普遍萎缩。

(2)肝脏密度不均匀,肝硬化再生结节为相对高密度,动态增强扫描见强化。

(3)脾大(>5个肋单位),脾静脉、门静脉扩张及侧支循环建立,出现胃短静脉、胃冠静脉及食管静脉曲张,部分患者见脾肾分流。

(4)腹水,表现为腹腔间隙水样密度灶。少量腹水常积聚于肝脾周围,大量腹水时肠管受压聚拢,肠壁浸泡水肿(图8-9)。

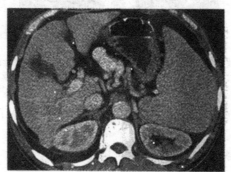

图8-9 肝硬化
CT检查显示肝脏体积缩小,肝叶比例失调,脾大,门静脉扩张伴侧支血管形成

(三)鉴别诊断

弥漫型肝癌,增强扫描动脉期肝内结节明显强化及门脉癌栓,AFP显著升高等征象均有助于肝癌诊断。

(四)特别提示

CT可直观显示肝脏形态和轮廓改变,观察肝密度改变,可初步判断肝硬化程度。同时可全方位显示肝内血管,为TIPSS手术的操作进行导向。

六、脂肪肝

(一)病理和临床概述

脂肪肝为肝内脂类代谢异常,诱发三酰甘油和脂肪酸在肝内聚积、浸润和变性,分局灶性脂肪浸润及弥漫性脂肪浸润两种。常见原因有肥胖、糖尿病、肝硬化、激素治疗及化疗后等。临床表现为肝大、高脂血症等症状。

(二)诊断要点

(1)局灶性脂肪浸润,表现为肝叶或肝段局部密度减低,密度低于脾脏,无占位效应,其内见血管纹理分布。

(2)弥漫性脂肪浸润,表现为全肝密度降低,肝内血管异常清晰(图8-10)。

(3)常把肝/脾CT比值作为脂肪肝治疗后的观察指标。

(三)鉴别诊断

肝癌;血管瘤;肝转移瘤;局限性脂肪肝或弥漫性脂肪肝中残存肝岛有时呈圆形或类圆形,易误诊为肿瘤或其他病变。增强扫描表现、无占位效应、无门脉肝静脉阻塞移位征象,可作为鉴别诊断依据。

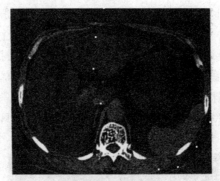

图 8-10　脂肪肝

CT检查显示肝脏平扫密度均匀性减低,低于脾脏密度,肝内血管纹理异常清晰

(四)特别提示

对于肝岛、局灶性脂肪浸润及脂肪肝基础上伴有病变的检查,MRI 具有优势。

七、肝细胞腺瘤

(一)病因病理及临床表现

肝细胞腺瘤与口服避孕药或合成激素有关,肿瘤由分化良好、形似正常的肝细胞组织构成,无胆管,表面光滑,有完整假包膜。主要见于年轻女性,多无症状,停用避孕药肿块可以缩小或消失。

(二)诊断要点

平扫为圆形低密度块影,边缘锐利。少数为等密度,增强扫描动脉期较明显强化。有时肿瘤周围可见脂肪密度包围环,为该肿瘤特征。

(三)鉴别诊断

1.肝癌

与肝细胞癌相比腺瘤强化较均匀,无结节中结节征象。

2.局灶性结节增生

中央瘢痕为其特征。

3.血管瘤

早出晚归,可多发。

(四)特别提示

肝腺瘤在 CT 上与其他实质性肿瘤表现相似,不易做出定性诊断。若有长期口服避孕药史,可供诊断参考。

八、肝脏局灶性结节增生

(一)病因病理及临床表现

肝脏局灶性结节增生(FNH)是一种相对少见的肝脏良性富血供占位。病变常为单发,易发生于肝包膜下,边界多清晰,但无包膜,其病理表现为实质部分由肝细胞、Kupffer 细胞、血管和胆管等组成,肝小叶的正常排列结构消失;肿块内部有放射性纤维瘢痕、瘢痕组织内包含一条或数条供血滋养动脉为其病理特征。临床多见于年轻女性,通常无临床症状。

(二)诊断要点

平扫表现为等或略低密度,中央瘢痕为更低密度;动态增强扫描 FNH 表现基本恒定,表现为动脉期明显均匀强化(中央瘢痕除外),程度强于肝细胞肝癌及海绵状血管瘤,门脉期强化程度降低,略高于正常肝组织,中央瘢痕一般延时强化(图 8-11)。

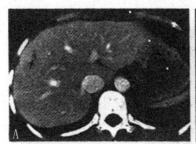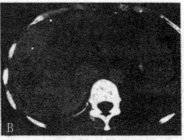

图 8-11　肝局灶性结节增生

CT 检查显示增强扫描肝右前叶类圆形团块强化,中央星芒瘢痕延迟期强化

(三)鉴别诊断

FNH 主要与肝细胞肝癌鉴别,FNH 无特殊临床症状,中央瘢痕为其特征。

(四)特别提示

CT 可动态反映病灶血供特点,定性能力强。对于不典型者,以放射性核素扫描和 MRI 检查意义大。

九、肝脏血管平滑肌脂肪瘤

(一)病因病理及临床表现

肝血管平滑肌脂肪瘤(HAML)是一种较为少见的肝脏良性间叶性肿瘤,由血管、平滑肌和脂肪 3 种成分以不同比例组成。随着病理诊断水平的不断提高,近年来对其报道逐渐增多,但由于该瘤的形态学变异多样化,因此大多数病倒易误诊为癌、肉瘤或其他间叶性肿瘤。

(二)诊断要点

HAML 病理成分的多样化导致临床准确诊断 HAML 存在一定困难。根据 3 种组织成分的不同比例将肝血管平滑肌脂肪瘤分 4 种类型。①混合型:各种成分比例基本接近(脂肪10%~70%)。混合型 HAML 是 HAML 中常见的一种类型,CT 平扫为含有脂肪的混杂密度,各种成分的比例相近,增强扫描动脉期软组织成分有明显强化,多数能持续到门静脉期,病灶中心或边缘可见高密度血管影(图 8-12A~B)。②平滑肌型:脂肪<10%,根据其形态分为上皮样型、梭形细胞型等。平滑肌型 HAML 中脂肪含量<10%,动脉期及门静脉期强化都略高于周围肝组织,但术前准确诊断困难(图 8-12C~E)。③脂肪型(脂肪≥70%):脂肪型 HAML 影像学表现相对有特征性,脂肪影是其特征性 CT 表现之一。其他成分的比例相对较少。因此在 CT 扫描时发现有低密度脂肪占位要高度怀疑 HAML(图 8-12F)。④血管型:血管型 HAML 诊断依靠动态增强扫描。发现大多数此类的 HAML 在注射对比剂后 40 秒,病灶达到增强峰值,延迟期(>4 分钟)病灶仍然强化,强化方式酷似血管瘤,造成鉴别诊断困难,主要靠病灶内含有脂肪及中心高密度点状血管影加以区分。

(三)鉴别诊断

脂肪型 HAML 首先要与肝脏含脂肪组织的肿瘤鉴别：①脂肪瘤及脂肪肉瘤，CT 值多在－60 HU 以下，而且无异常血管及强化组织，脂肪肉瘤形态不规则，边缘不光滑；②肝局灶性脂肪浸润，常呈扇形或楔形，无占位表现，其内有正常血管穿过；③肝癌病灶内脂肪变性，分布弥散，界限不清，伴有液化坏死和血管侵犯，有肝硬化和甲胎蛋白升高；④髓源性脂肪瘤，由于缺乏血供，血管造影呈乏血供或少血供。

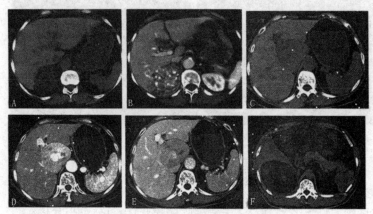

图 8-12　肝脏血管平滑肌脂肪瘤

A～B 为混合型：可见脂肪低密度及软组织影、增强的血管影；C～E 为上皮样型：实质内未见明显脂肪密度，中央可见粗大畸形的血管影，增强扫描为"快进快出"模式；F 为脂肪型，大部分为脂肪密度

平滑肌型 HAML 需要与肝癌、血管瘤、腺瘤等相鉴别：①肝细胞癌，增强扫描"早进早出"，动脉期多为明显强化，呈高密度，但门静脉期及平衡期强化不明显，密度相对低于周围正常肝组织。肝血管平滑肌脂肪瘤的软组织成分在门静脉期仍呈稍高密度，尤其对于脂肪成分少的 HAML 容易误诊为肝癌。②肝脏转移瘤或腺瘤，鉴别诊断主要依赖于病史，瘤内出血、坏死有助于鉴别肝腺瘤。③血管型平滑肌脂肪瘤的强化方式和血管瘤的强化方式相似，在平衡期仍然为较高密度。肝血管瘤由扩张的血管及血窦组成，血窦内衬内皮细胞，有厚薄不一的纤维隔，其血供特点为"快进慢出"，在增强扫描时强化密度与肝动脉相近，动脉期、门静脉期均多为明显强化，而平衡期多为稍高密度。较大的肝血管瘤内可有纤维化，呈低密度，与肝血管平滑肌脂肪瘤内含脂肪的低密度明显不同，因而鉴别诊断主要依靠 HAML 内有脂肪成分及中心血管影。

(四)特别提示

动态增强多期扫描可充分反映 HAML 的强化特征，有助于提高 HAML 诊断的准确性，但是对不典型病灶必须结合临床病史和其他影像检查方法，CT 引导下细针抽吸活检对肝脏 HAML 诊断很有帮助。少脂肪的 HAML 可以行 MRI 同相位、反相位扫描。

十、肝脏恶性肿瘤

(一)肝癌

1.病因病理及临床表现

肝癌是成人最常见的恶性肿瘤之一，肝癌患者大多具有肝硬化背景。有三种组织学类型：肝细胞型、胆管细胞型、混合细胞型。肿瘤主要由肝动脉供血，易发生出血、坏死、胆汁郁积。肿块＞5 cm 为巨块型；＜5 cm 为结节型；细小癌灶广泛分布为弥漫型。纤维板层样肝细胞癌为一种特殊类型肝癌,以膨胀性生长并较厚包膜及瘤内钙化为特征,多好发青年人,无乙型肝炎、肝硬化背景。

2.诊断要点

(1)肝细胞型肝癌,表现为或大或小、数目不定低密度灶。CT 值低于正常肝组织 20 HU 左右。有包膜者边缘清晰;边缘模糊不清,表明浸润性生长特征,常侵犯门静脉及肝静脉。有些肿瘤分化良好平扫呈等密度。增强扫描表现多种多样,通常动脉期癌灶明显不均匀强化,门静脉期及延迟期快速消退,即所谓"快进快出"强化模式(图 8-13)。

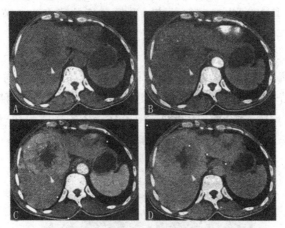

图 8-13 肝癌的平扫、动脉期、静脉期及延迟扫描

A-D 为 CT 显示动脉期扫描肝脏右叶病灶明显强化,见条状供血血管影。静脉期及延迟期扫描病灶强化程度降低,见假包膜强化

(2)胆管细胞型肝癌,平扫为低密度肿块,增强动脉期无明显强化,门静脉期及延迟期边缘强化、并向中央扩展。发生在较大胆管者,可见肿瘤近端胆管呈节段性扩张(图 8-14)。

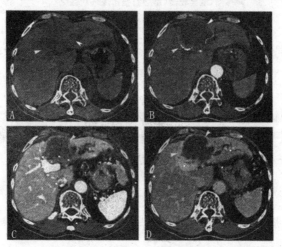

图 8-14 左肝外叶胆管细胞癌

A.左肝外叶萎缩,平扫可见肝内低密度肿块;B～D.左肝肿块逐渐强化,边缘不规则

3.鉴别诊断

肝癌同肝血管瘤、肝硬化再生结节、肝转移瘤等区别,乙型肝炎病史、AFP升高、并肝内胆管结石及门脉癌栓等均有助于肝癌诊断。

4.特别提示

一般肝癌通过典型 CT 表现、慢性肝病史、AFP 升高可确诊。部分不典型者可通过影像引导下穿刺活检明确诊断。

(二)肝转移瘤

1.病因病理及临床表现

肝转移瘤,由于肝脏为双重供血,其他脏器恶性肿瘤容易转移至肝脏,尤以门静脉为多,故消化系统肿瘤转移占首位,其次为肺、乳腺等肿瘤。肝转移性肿瘤多为结节或圆形团块状,中心易发生坏死、出血和囊变,钙化较常见。

2.诊断要点

可发现 90%以上肿瘤,表现为单发或多发圆形低密度灶,大部分病灶边缘较清晰,密度均匀,CT 值 15～45 HU,若中心坏死、囊变密度则更低。若有出血、钙化则局部为高密度。增强扫描瘤灶边缘变清晰,呈花环状强化,称"环靶征",部分病灶中央延时强化,称"牛眼征"(图 8-15)。

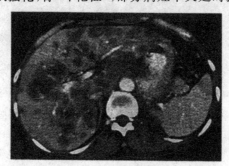

图 8-15　乳腺癌肝转移

CT 检查显示肝内见广泛低密度结节及团块状
转移瘤,境界较清,增强扫描边缘环状强化

3.鉴别诊断

肝转移瘤同肝癌、肝血管瘤、肝硬化再生结节、局灶性脂肪浸润等鉴别,结合原发病灶,一般诊断不难。

4.特别提示

结合原发病灶,一般诊断不难。多血供肿瘤有平滑肌肉瘤、肾癌、甲状腺癌、胰岛细胞瘤;少血供肿瘤有胃癌、胰腺癌及恶性淋巴瘤;黏液腺癌易产生钙化;结肠癌、平滑肌肉瘤易发生出血、坏死;直肠癌可为单发巨大肿块;卵巢癌常见肝包膜种植转移。

十一、肝脏血管性病变

(一)肝海绵状血管瘤

1.病因病理及临床表现

海绵状血管瘤,起源于中胚叶,为中心静脉和门静脉发育异常所致。由大小不等血窦组成,血窦内充满血液,与正常肝组织间有薄的纤维包膜。瘤体小至数毫米,大至数十厘米,直径>4 cm 称巨大血管瘤。小血管瘤无症状,巨大血管瘤引起压迫症状,血管瘤破裂致肝内或腹腔出血。

2.诊断要点

平扫为圆形或类圆形低密度灶,边缘清晰,密度均匀。动态增强扫描动脉期病灶周边结节或环状强化,门静脉期逐渐向中心充填,延迟期(5～10分钟)病灶大部或全部强化。整个强化过程称"早出晚归"为血管瘤特征性征象。巨大血管瘤可见分隔或钙化。大血管瘤内部多有纤维、血栓及分隔而不强化(图8-16)。

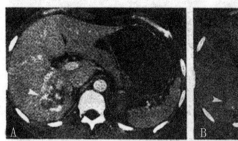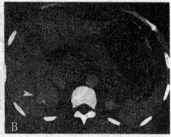

图8-16 肝海绵状血管

A、B两图为CT检查显示增强扫描示右肝病灶边缘结节环状
强化,平衡期病灶被充填呈高密度改变

3.鉴别诊断

肝细胞癌;肝转移瘤;肝细胞癌的"快进快出"强化模式与血管瘤容易鉴别,转移瘤一般有原发病史,且呈环状强化。

4.特别提示

CT是诊断血管瘤主要手段,但若未做延迟扫描或时间掌握不好,可能会误诊;特别是伴有脂肪肝的患者,CT诊断较困难,可选用MRI检查,MRI诊断血管瘤有特征表现。

(二)布-加综合征

1.病因病理及临床表现

布-加综合征是指肝静脉流出道阻塞和由此引起的相应表现,阻塞可以发生于肝与右心房之间的肝静脉或下腔静脉内。BCS是一全球性疾病,其发病率、病因、病变类型及临床表现具有一定地域性。在亚洲,BCS多由下腔静脉膜性闭塞所致,多无明确病因。临床主要表现为下腔静脉梗阻和门静脉高压症状,发病年龄以20～40岁为多见,男性略高于女性,如诊断不及时可以导致肝实质纤维化、肝硬化甚至肝衰竭而死亡。BCS依据其病变类型和阻塞部位临床分为肝静脉阻塞型、下腔静脉阻塞型及肝静脉下腔静脉均阻塞型。

2.诊断要点

CT表现有以下特征:①肝静脉和/或下腔静脉明显狭窄或闭塞。CT可以直接显示肝静脉和下腔静脉的情况。②肝实质内呈网格状改变或局部低密度影,增强扫描时呈渐进式强化,为肝淤血所致的局部区域有相对减弱的动脉血流,窦后压力增高,门静脉血流减慢所致。显示门静脉高压征象包括腹水及胆囊水肿及胆囊静脉显示及侧支循环形成等。③肝内侧支血管,在CT增强上表现多发"逗点状"异常强化灶,为扭曲襻状血管,尤其在延迟期扫描可以显示肝内迂曲高密度影。④肝硬化改变,伴或不伴轻度脾大。⑤肝脏再生结节,病理检查中,60%～80%的BCS患者肝内可见到>5 mm的多发的再生结节,也称腺瘤性增生结节或结节样再生性增生。通常为散在多发,圆形或类圆形,边界清楚,大小不等,通常直径为0.2～4.0 cm,少数可达7～10 cm。部分位于周边的结节可引起肝轮廓改变(图8-17)。

3.鉴别诊断

(1)多发性肝转移瘤:其强化多为边缘强化,多个转移结节呈明显均一强化者少见,与BCS

再生结节不同,结合其他影像学表现及临床资料不难鉴别。

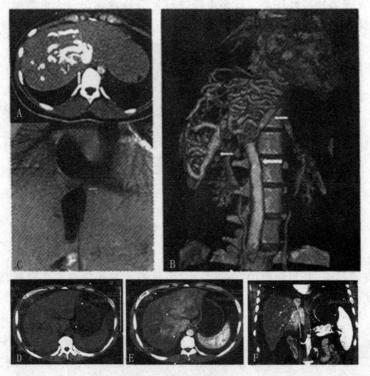

图 8-17　布加综合征

A、B 为 CT 增强延迟扫描和 VRT 重建,可见肝中、右静脉造影剂滞留,下腔静脉内造影剂滞留
明显;C.DSA 下腔静脉造影可见膜状物;D~F 为另一例患者,男,45 岁,平扫肝脏密度不均匀,
有腹水;增强扫描可见肝实质明显不均匀强化;冠状位重建可见下腔静脉肝内段明显受压

(2)与可能合并的肝细胞癌进行鉴别:肝细胞癌有其特征性的"快进快出"强化模式,血浆甲胎蛋白浓度的升高可提示肝细胞癌的发生。

(3)局灶性结节增生(FNH):FNH 在延迟扫描可以有进一步强化。但鉴别意义不大,因为两者都是属于肝细胞及血管等间质过度增殖形成的良性结节。

4.特别提示

MRI 和 CT 能很好地显示肝脏实质信号或密度的改变,增强以后能清楚地显示血管结构及血供变化情况。另外,MRI 可以多方位做肝血管成像,最大限度显示血管结构而不用静脉注射造影剂。特别对于那些因血管病变严重或肝静脉开口闭塞即使行血管造影也难以显示的血管结构,能够清楚地显示。相位敏感技术及 MRI 血管造影有助于评价门静脉通畅度和血流方向。超声检查是诊断 BCS 的首选检查方法可为临床病变的定位、分型提供可靠的诊断,但 US 的局限性在于不能全面评价凝血块或肿瘤累及下腔静脉或肝静脉的情况。静脉造影是诊断的金标准,目前采用介入方法治疗 BCS 已十分普遍。

(三)肝小静脉闭塞病

1.病因病理及临床表现

肝小静脉闭塞病(VOD)是指肝小叶中央静脉和小叶下静脉损伤导致管腔狭窄或闭塞而产生的肝内窦后性门静脉高压症。本病的致病原因据目前所知有两大类,一是食用含吡咯双烷生物碱植物或被其污染的谷类;二是癌肿化疗药物和免疫抑制药的应用。另有文献认为,肝区放疗3～4周内,对肝照射区照射剂量超过35 Gy时也可发生本病。含吡咯双烷生物碱的植物与草药有野百合碱、猪屎豆、千里光(又名狗舌草)、"土三七"等。

病理表现:急性期肝小叶中央区肝细胞由于静脉回流不畅致出血坏死,无炎细胞浸润;亚急性期肝小叶、肝小静脉支内皮增生、纤维化致管腔狭窄,出现血液回流障碍。周围有广泛的纤维组织增生;慢性期呈同心源性肝硬化的表现。

急性期起病急骤,上腹剧痛、腹胀、腹水;黄疸、下肢水肿少见,有肝功能异常;亚急性的特点是持久性的肝大,反复出现腹水;慢性期表现以门脉高压为主。

2.诊断要点

(1)CT平扫:肝大,密度降低,严重者呈"地图状"、斑片状低密度,呈中到大量腹水。

(2)增强动脉期:肝动脉呈代偿改变,血管增粗、扭曲,肝脏可有轻度的不均匀强化。

(3)门静脉期:特征性的"地图状"、斑片状强化和低灌注区;肝静脉显示不清,下腔静脉肝段明显变扁,远端不扩张亦无侧支循环,下腔静脉、门静脉周围"晕征"或"轨道征",胃肠道多无淤血表现(图8-18)。

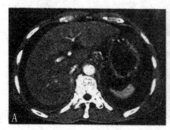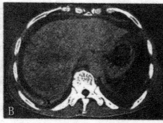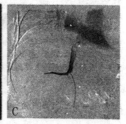

图8-18　肝小静脉闭塞病

A、B、C三图为该患者服用"土三七"20天后出现腹水,肝功能损害。CT示肝
淤血改变,肝静脉未显示,门静脉显示正常,侧支循环较少。造影见下腔静脉
通畅,副肝静脉显示良好

(4)延迟期:肝内仍可有斑片、"地图状"的低密度区存在。

3.鉴别诊断

布-加综合征:主要指慢性型约有60%的患者伴有躯干水肿、侧腹部及腰部静脉曲张等下腔静脉梗阻的表现,而VOD无这种表现;CT平扫及增强可发现BCS的梗阻部位,肝内和肝外侧支血管形成等血流动力学改变等。

4.特别提示

对临床有明确病史、符合肝脏CT 3期增强表现特征者,可以提示VOD的诊断,并根据平扫和增强前后的肝实质密度改变程度和肝内血管的显示清晰程度,提供临床对肝脏损害程度的判断。明确诊断应行肝静脉造影和肝穿刺活检。临床无特异性治疗。

(四)肝血管畸形

1.病理和临床概述

肝血管畸形分为先天性和特发性两类,前者为遗传性出血性毛细血管扩张症(HHT)的肝血管异常表现的一部分,较为多见;后者为单纯肝血管畸形,而无其他部位或脏器的血管畸形。文献报道,HHT有4个特征:家族性,鼻咽部出血,脏器出血及内脏动、静脉畸形。一般认为如果上述症状出现三项即可诊断 HHT,在肝脏的发生率占总发生率的 8%,主要的临床表现为肝硬化,继而出现肝性脑病,食管静脉曲张及充血性心力衰竭等。HHT 的病变主要累及毛细血管、小静脉及小中动脉,表现为毛细血管扩张,动、静脉畸形及动、静脉瘘。这种改变可累及皮肤、黏膜、肺、胃肠道、肝脏和中枢神经系统,肝脏受累概率为8%~31%,可形成肝硬化改变。特发性肝动脉畸形仅指肝动脉异常,而无其他脏器和部位相应血管畸形,但同 HHT 比较两者的肝动脉畸形改变是类似的。

2.诊断要点

CT 和增强造影示患者有典型的肝内动、静脉瘘、轻度门静脉、肝静脉瘘,肝血管畸形有许多伴发改变,如增粗肝动脉压迫局部胆管,可使胆管扩张,由于血流动力学改变致肝大、尾叶萎缩等(图 8-19)。

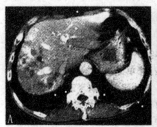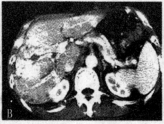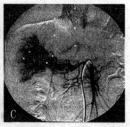

图 8-19　特发性肝血管畸形

A、B、C.CT 检查显示动脉期肝内异常强化灶,门静脉提前出现。造影见肝动脉杂乱,肝静脉、门静脉提前出现。该患者给予两次 NBCA 栓塞畸形血管,肝功能良好

增强扫描动脉期肝实质灌注不均匀,可见斑片状强化区并其间夹杂散在点状强化,腹腔动脉干及肝内动脉明显增宽、扭曲改变,同时伴肝脏增大,动脉期全肝静脉清晰显影,门静脉期肝实质密度强化基本均匀,门静脉一般无明显异常改变。

3.鉴别诊断

肿瘤所致动、静脉瘘,可见肝脏肿块,有临床病史,一般可以鉴别。

4.特别提示

双期螺旋 CT、CTA、MRA 能特别有助于显示血管畸形的血流特征及空间关系,同时可以发现肝脏动、静脉畸形的其他伴发表现,这些很难被其他影像技术很好地显示,可以充分认识病灶的影像学特征,为诊治提供可靠的影像学信息。动态增强 MRA 也可以直观显示肝动脉畸形改变,是 US 和传统 CT 不可比拟的。肝动脉造影是诊断肝血管畸形的金标准。

(季建伟)

第三节　胆囊疾病

一、胆囊结石伴单纯性胆囊炎

(一)病理和临床概述

胆囊结石伴单纯性胆囊炎,急性胆囊炎病理改变是胆囊壁充血水肿及炎性渗出,严重者胆囊

壁坏死或穿孔形成胆瘘,常合并结石。临床常有慢性胆囊炎或胆囊结石病史,症状为右上腹疼痛,放射至右肩,为持续性疼痛并阵发性绞痛,伴畏寒、呕吐。

(二)诊断要点

平扫示胆囊增大,直径>15 mm,胆囊壁弥漫性增厚超过 3 mm,常见胆囊结石;增强扫描增厚胆囊壁明显均匀强化。胆囊窝可有积液,若胆囊壁坏死穿孔,可见液平面(图 8-20)。

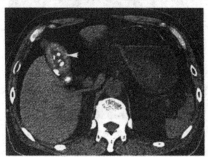

图 8-20 胆囊结石伴单纯性胆囊炎

CT 检查示胆囊壁明显增厚,胆囊内见多发小结节状高密度结石

(三)鉴别诊断

慢性胆囊炎;胆囊癌,胆囊癌常表现为胆囊壁不规则增厚,伴相邻肝脏浸润。

(四)特别提示

USO 为急性胆囊炎、胆囊结石最常用检查方法。CT 显示胆囊窝积液、胆囊穿孔及气肿性胆囊炎方面有较高价值。

二、黄色肉芽肿性胆囊炎

(一)病理和临床概述

黄色肉芽肿性胆囊炎(XGC)是一种以胆囊慢性炎症为基础,伴有胆汁肉芽肿形成,重度增生性纤维化,以及泡沫状组织细胞为特征的炎性疾病。常见于女性,患者常有慢性胆囊炎或结石病史,临床表现与普通胆囊炎相似。

(二)诊断要点

(1)不同程度胆囊壁增厚,弥漫性或局限性,胆囊增大。

(2)胆囊壁可见大小不一、数目不等的圆形或椭圆形低密度灶,病灶可融合,增强无明显强化。胆囊壁轻中度强化。

(3)可显示黏膜线。

(4)胆囊周围侵犯征象,胆囊结石或钙化(图 8-21)。

(三)鉴别诊断

胆囊癌,急性水肿或坏死性胆囊炎,鉴别困难。

(四)特别提示

CT 常易误诊为胆囊癌伴周围侵犯。诊断需由切除的胆囊做病理检查后才能最终确诊。

三、胆囊癌

(一)病理和临床概述

胆囊癌病因不明,可能与胆囊结石及慢性胆囊炎长期刺激有关。多见于中老年,以女性多见,早期无明显症状,进展期表现为右上腹持续性疼痛、黄疸、消瘦、肝大及腹部包块。约80%合并胆囊结石,70%～90%为腺癌,80%呈浸润性生长。晚期肿瘤侵犯肝脏、十二指肠、结肠肝曲等周围器官,可通过肝动脉、门静脉及胆管远处转移。

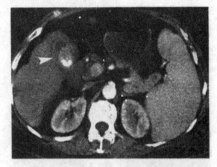

图 8-21　黄色肉芽肿性胆囊炎

CT检查示胆囊壁弥漫性不均性增厚,中央层可见低密度,呈"夹心饼干"征。
胆囊壁轻中度强化,胆囊腔内见高密度结石,胆囊窝模糊不清

(二)诊断要点

胆囊癌分胆囊壁增厚型、腔内型、肿块型和弥漫浸润型。表现为胆囊壁不规则性增厚或腔内肿块,增强扫描明显强化,常并胆管受压扩张,邻近肝组织受侵表现为低密度区(图 8-22)。

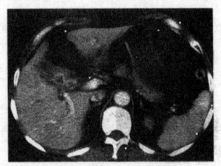

图 8-22　胆囊癌侵犯局部肝脏

CT增强扫描可见胆囊正常结构消失,胆囊壁不规则增
厚伴延迟不均匀强化,局部肝脏可见受累

(三)鉴别诊断

有时与慢性胆囊炎或胆囊腺肌增生症鉴别困难。

(四)特别提示

CT虽然在诊断胆囊癌上很有价值,但有一定的局限性,如早期胆囊癌,CT易漏诊;而晚期胆囊癌,CT不易区分肿瘤来源;胆囊癌胆管内播散不易发现等。

(季建伟)

第四节 脾 脏 疾 病

一、脾脏梗死及外伤

(一)脾脏梗死

1.病因病理及临床表现

脾脏梗死指脾内动脉分支阻塞,造成脾组织缺血坏死所致。风湿性心脏病二尖瓣病变和肝硬化是引起脾梗死常见原因。临床多无症状,有时可有上腹痛、发热、左侧胸腔积液等。

2.诊断要点

平扫表现为脾内三角形或楔形低密度区,多发于脾前缘近脾门方向。增强扫描周围脾组织明显强化,而梗死灶无强化,境界变清(图8-23)。

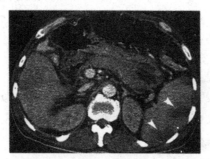

图8-23 脾梗死
CT检查显示脾内多发楔形低密度灶,尖端指向脾门,增强扫描未见强化

3.鉴别诊断

脾梗死容易诊断,慢性期有时需与脾肿瘤鉴别,增强有助于鉴别。

4.特别提示

脾梗死一般不需要处理。CT扫描的目的在于观察梗死的程度。MRI价值同CT相仿。

(二)脾挫裂伤

1.病因病理及临床表现

脾挫裂伤绝大部分是闭合性的直接撞击所致。脾是腹部外伤中最常累及的脏器。病理包括脾包膜下血肿、脾脏挫裂伤、脾撕裂、脾脏部分血管阻断和脾梗死。临床表现为腹痛、血腹、失血性休克等。

2.诊断要点

(1)脾包膜下血肿:包膜下新月形低密度灶,相应脾脏实质呈锯齿状。

(2)脾实质内出血:脾内多发混杂密度,呈线状。圆形或卵圆形改变,增强扫描斑点状不均质强化。

(3)其他:腹腔积血(图8-24)。

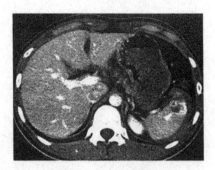

图 8-24　脾挫裂伤

CT检查显示脾包膜下新月形血肿,脾实质内不规则低密度灶,增强扫描不均质强化

3.鉴别诊断

平扫脾挫裂伤与脾分叶、先天切迹及扫描伪影有时难以鉴别,应行增强扫描观察。

4.特别提示

急性脾损伤患者平扫有时可表现正常,应行增强扫描观察。CT检查对脾挫裂伤诊断非常准确,累及脾门时应考虑手术。

二、脾脏血管瘤

(一)病因病理及临床表现

脾脏血管瘤是脾脏最常见的良性肿瘤,多发生于 30～60 岁,女性稍多。成人为海绵状血管瘤,小儿多为毛细血管瘤。较大血管瘤可有上发痛、左上腹肿块、压迫感及恶心、呕吐等症状。约 25％产生自发性破裂急腹症而就诊。

(二)诊断要点

平扫为比较均匀低密度影,多为单发,边缘清晰,形态规则,合并出血时密度增高或不均匀,瘤体较大可伴有钙化。增强扫描瘤体边缘见斑点状强化,逐渐向中心部充填,平衡期和延迟扫描整个瘤体呈高密度填充(图 8-25)。

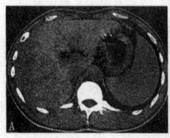 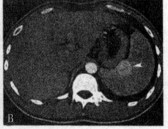

图 8-25　CT 平扫及增强扫描

A、B 两图 CT 检查显示可见脾门处结节状稍低密度灶,增强扫描明显强化,边缘光整

(三)鉴别诊断

脾脏错构瘤,密度不均匀,发现脂肪密度为其特征。

(四)特别提示

因脾脏血管瘤网状内皮增厚及中心血栓、囊变等原因,少部分脾状血管瘤强化充填缓慢。MRI 显示脾血管瘤的敏感性高于 CT。

三、脾脏淋巴瘤

(一)病因病理及临床表现

脾脏淋巴瘤分脾原发性恶性淋巴瘤及全身恶性淋巴瘤脾浸润两种。病理上分为弥漫性脾大、粟粒状肿物及孤立性肿块。临床表现有脾大及其相关症状。

(二)诊断要点

(1)原发性恶性淋巴瘤表现脾大,脾内稍低密度单发或多发占位病变,边缘欠清,增强扫描不规则强化、边缘变清。

(2)全身恶性淋巴瘤脾浸润表现脾大、弥漫性脾内结节灶,脾门部淋巴结肿大(图 8-26)。

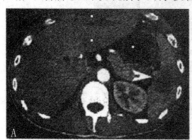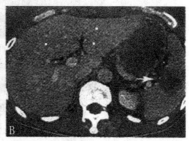

图 8-26　脾内多发类圆形低密度灶

A、B 两图 CT 显示边缘不规则强化,胰尾受累

(三)鉴别诊断

转移瘤,有时鉴别困难,需密切结合临床。

(四)特别提示

淋巴瘤的诊断要依靠病史,CT 上淋巴瘤病灶可互相融合成地图样,此点同转移瘤不同。MRI 平面梯度快速回波增强扫描对淋巴瘤的诊断很有帮助。

(季建伟)

第五节　胰腺疾病

一、胰腺炎

胰腺炎分为急性胰腺炎、慢性胰腺炎。

(一)急性胰腺炎

1.病理和临床概述

急性胰腺炎为常见急腹症之一,多见于成年人,暴饮暴食及胆道疾病为常见诱因,分水肿型及出血坏死型两种。水肿型表现为胰腺大、间质充血水肿及炎症细胞浸润;出血坏死型表现为胰腺腺泡坏死、血管坏死性出血、脂肪坏死。伴胰周渗液及后期假性囊肿形成。临床起病急骤,持续性上腹部疼痛,放射胸背部,伴发热、呕吐、甚至低血压休克。血和尿中淀粉酶升高。

2.诊断要点

(1)水肿型:轻型 CT 表现正常,多数表现为胰腺不同程度增大,密度正常或稍低,轮廓清或欠清,可有胰周渗液,增强后胰腺均匀性强化。

(2)出血坏死型:胰腺体积弥漫性增大、密度不均匀,常见高低混杂密度区,增强扫描见低密度坏死区,胰周脂肪层模糊消失,胰周见低密度渗液,肾前筋脉增厚。常并发胰腺蜂窝织炎及胰腺脓肿(图 8-27)。

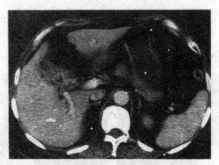

图 8-27　急性胰腺炎

CT 检查显示胰腺弥漫性肿胀、密度减低,胰周见低密度渗液,左侧肾前筋膜增厚

3.鉴别诊断

同胰腺癌、胰腺囊腺瘤鉴别,典型临床病史及实验室检查有助于胰腺炎诊断。

4.特别提示

部分患者早期 CT 表现正常,复查时才出现胰腺增大,胰周渗液等征象。CT 对出血坏死性胰腺炎诊断有重要作用。因此临床怀疑急性胰腺炎时应及时行 CT 检查及复查。

(二)慢性胰腺炎

1.病因病理及临床表现

慢性胰腺炎在我国以胆道疾病的长期存在为主要原因。病理特征是胰间质纤维组织增生或胰腺腺泡广泛进行性纤维化和胰腺实质破坏,以及有不同程度炎症性改变。临床视其功能受损不同而有不同表现,常有反复上腹痛及消化障碍。

2.诊断要点

(1)胰腺轮廓改变,外形可表现为正常、弥漫性增大或萎缩,或局限性增大,弥漫性增大常见于慢性胰腺炎急性发作者。

(2)主胰管扩张,直径>3 mm,常伴导管内结石或导管狭窄。

(3)胰腺密度改变,钙化是慢性胰腺炎特征,胰腺实质坏死区表现为不均质边界不清低密度区,增强扫描早期可见强化。

(4)假囊肿形成。

(5)肾前筋膜增厚(图 8-28)。

3.鉴别诊断

胰腺癌,慢性胰腺炎常表现为胰管不规则扩张、胰周血管受压。而胰腺癌常表现为胰管中断、胰周血管侵犯。

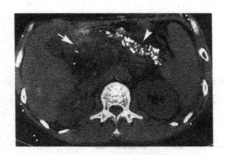

图 8-28　慢性胰腺炎
CT检查显示胰腺萎缩,广泛钙化,胰管局部扩张,胰头后方区域见假性囊肿形成

4.特别提示

CT诊断慢性胰腺炎时,最关键就是要排除胰腺癌或是否合并胰腺癌。行 MRCP 检查观察病变区胰管是否贯穿或中断,有助于提高诊断正确性。

二、胰腺良性肿瘤或低度恶性肿瘤

(一)胰岛细胞瘤

1.病因病理及临床表现

胰岛细胞瘤起源于胰腺内分泌细胞,根据有无激素分泌活性,分功能性和非功能性两大类。90%功能性胰岛细胞瘤直径不超过 2 cm,85%为良性;非功能性胰岛细胞瘤瘤体总是很大。不同肿瘤其临床表现不一样,无功能胰岛细胞瘤小者无症状,大者以腹部肿块为主诉;功能性胰岛细胞瘤因分泌不同激素而症状不同,如胰岛素瘤表现为持续性低血糖,胃泌素瘤表现为胰源性溃疡等。

2.诊断要点

动态增强扫描因肿瘤血管丰富而增强显示。非功能性胰岛细胞瘤瘤体很大,平扫呈等或低密度,肿块呈椭圆形或分叶状,可出现囊变坏死,少数有钙化,邻近器官受压改变。增强扫描实质部明显强化,肿瘤不侵犯腹腔干及肠系膜血管根部周围脂肪层(图 8-29)。

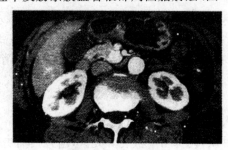

图 8-29　胰岛细胞瘤
CT检查显示胰腺钩突旁明显强化结节,边缘规则,与周围血管界清

3.鉴别诊断

无功能胰岛细胞瘤需与胰腺癌鉴别,瘤体大、富血管、瘤体内钙化及无胰腺后方血管侵犯等征象有助于诊断胰岛细胞瘤。

4.特别提示

功能性胰岛细胞瘤由于肿瘤小,常规 CT 检出的敏感性不高。判断胰岛细胞瘤良、恶性影像学检查不可靠,需应用免疫化学检查和内分泌标识来分类。

(二)胰腺囊性肿瘤

1.病因病理及临床表现

胰腺囊性肿瘤比较少见,病理上分为大囊及小囊型。好发于胰体、尾部,高龄女性多见,一般无明显临床症状,肿瘤较大时可触及腹部包块,胃肠道可有不适症状。

2.诊断要点

胰腺内壁较厚的囊性肿块,大囊型直径＞2 cm,小囊型直径＜2 cm,囊壁可见向腔内突出乳头状肿瘤,或表现为多个小囊状肿物,中心呈放射状间隔。增强扫描较明显强化(图8-30)。

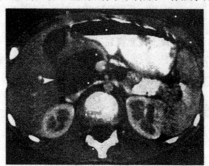

图8-30　胰头囊腺瘤

CT检查显示胰头区囊性占位,前缘见受压推移正常胰腺组织,增强扫描病灶内部环状强化

3.鉴别诊断

囊性腺瘤与囊性腺癌很难鉴别,血管造影有利于鉴别。

4.特别提示

发现胰腺小囊性占位,特别发生在体尾部,不要轻易诊断胰腺囊肿或囊性瘤,一定要密切随访。

三、胰腺癌

(一)病因病理及临床表现

胰腺癌主要源于导管细胞,无明确诱发因素,慢性胰腺炎是个重要因素。多见于60~80岁,男性好发。按临床表现为胰头癌、胰体尾部癌及全胰腺癌。腹痛、消瘦和乏力为胰腺癌共同症状,黄疸是胰头癌突出表现。

(二)诊断要点

(1)胰腺局限或弥漫性增大,肿块形成。

(2)胰腺内不均质低密度肿块,内部可有液化坏死区,增强扫描病灶轻度强化(图8-31)。

(3)病变处胰管中断,远侧胰管扩张、周围腺体萎缩,胰头癌可出现"双管"征。

(4)胰周脂肪层模糊消失伴条索状影,血管(腹腔干、肠系膜上动静脉多见)被包埋。

(三)鉴别诊断

主要与囊腺瘤、胰岛细胞瘤及慢性胰腺炎鉴别,胰管中断征象是胰腺癌特征征象。囊腺瘤表现为大小不等囊腔,胰岛细胞瘤为富血供肿瘤,强化明显,慢性胰腺炎一般有典型病史。

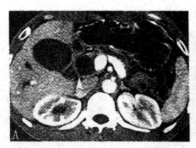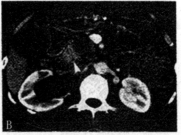

图 8-31 胰头癌

A、B.两图 CT 显示胆道胰管扩张呈"双管征"。胰头区见低密度肿块,增强扫描轻度不均质强化,正常胰腺实质仍明显强化(箭头),右肾盂积水

(四)特别提示

CT 是诊断胰腺癌的金标准。胰周侵犯及胰周血管包绕是胰腺癌不可切除的可靠征象。

(季建伟)

第九章　颅脑疾病MR诊断

第一节　脑血管疾病

一、高血压脑出血

(一)临床表现及病理特征

脑出血的常见原因之一就是高血压脑动脉硬化,大部分出血部位在幕上,小脑及脑干发生出血情况比较少见。患者多数有明确的病史,发病一般呈突发性,并且出血量较多,幕上出血常发生于基底核区,也可以出现在其他的部位。脑室内出血通常与尾状核或基底神经节血肿破入脑室有关,影像学检查结果显示脑室内血肿信号或者密度,同时可见液平面。脑干出血以脑桥病变居多,动脉破裂引起,如果出血过多,造成较大的压力,可以破入第四脑室。

(二)MR 影像表现

高血压动脉硬化所引起的脑内血肿的影像表现受血肿发生时间长短的影响。对于发生在早期的脑出血情况,CT 结果比 MR 影像结果更具有参考价值。CT 在急性期脑出血情况下,通常表现为高密度。有时小部分因为颅底骨性伪影导致少量幕下出血难以给出确切诊断,但是大部分脑出血均可以清楚地显示。通常情况下,出血后 6～8 周,因为出血发生溶解,在 CT 表现为脑脊液密度。血肿的 MR 影像信号不仅多变,而且受其他多种因素的影响,这些因素除了血红蛋白状态外,还包括氧合作用、磁场强度、脉冲序列、凝血块的时间、红细胞状态等。

MR 影像具有观察出血的溶解过程的优点。要想更好地理解出血信号在 MR 影像变化,必须要了解出血时的生理学改变。比如,急性出血因为含有氧合血红蛋白及脱氧血红蛋白,所以在 T_1WI 呈等至轻度低信号,在 T_2WI 呈灰至黑色(低信号);亚急性期出血(大部分指 3 天至 3 周)因为正铁血红蛋白的产生,在 T_1WI 及 T_2WI 呈现高信号表现。伴随着正铁血红蛋白遭遇巨噬细胞吞噬、转化成为含铁血黄素的过程,在 T_2WI 可以看到血肿周围形成一低信号环。以上内容便是出血过程在 MR 影像中的特征,此特征在高场强磁共振仪显像时更加明显。

二、超急性期脑梗死及急性脑梗死

(一)临床表现及病理特征

脑梗死具有高发病率、高死亡率及高致残率的特点,是临床中一类常见的疾病,它严重地威胁人类的健康生活。随着关于脑梗死专题的病理生理学研究进程发展,尤其是在"半暗带"概念提出及超微导管溶栓治疗问世之后,临床医师应当及时确诊,即发病超急性期便应当确诊,且对缺血脑组织血流灌注状态进行正确评估,如此结合实际情况来确定最佳效果的治疗方案。

临床上有效地诊断缺血性脑梗死的方法是进行 MR 影像检查。超急性期脑梗死指的是发生在6小时之内的脑梗死情况。一般情况下,梗死在发生 4 小时之后,因为病患的病变区可能有较长时间的缺氧缺血,细胞膜离子泵出现衰竭,导致细胞毒性脑水肿。基本上 6 小时之后,血-脑屏障便会被破坏,引发血管源性脑水肿,此时,脑细胞慢慢坏死,1~2 周后,脑水肿情况变轻,坏死脑细胞液化,梗死区则产生了大量吞噬细胞清除坏死的组织。病变区的胶质细胞开始增生,肉芽组织逐渐形成。经过 8~10 周,会形成囊性的软化灶。小部分缺血性脑梗死患者在病发的1~2 天因血液再灌注而出现梗死区出血情况,继而转变成出血性脑梗死。

(二)MR 影像表现

一般在诊断脑梗死的早期就应用常规 MR 影像的方法。脑梗死一般需要在患者发病 6 小时以后才会显示出病灶,而常规 MR 影像的特异性比较低,无法明确半暗带的大小,也不能确定病变的具体范围,对于急性脑梗死与短暂性缺血发作无法高效地区分。因此 MR 影像不能提供足够的价值。但目前的 MR 影像成像技术已经进一步发展,功能性的检查能够带来丰富充足的诊断信息,从而导致缺血性脑梗死的诊断发生了突破性的进展。

脑梗死超急性期,T_2WI 上的脑血管将有异常的信号:原血管流空效应消失,增强扫描 T_1WI 出现动脉增强影像。该现象是因病患的脑血流的速度减慢,在发病 3~6 小时之后此征象便可出现,血管内强化的现象通常是发生在梗死区域或者周边位置,其中皮质部位梗死更加常见,其次是深部白质部位梗死,一般基底核、脑桥、内囊、丘脑的腔隙性梗死不会有血管强化现象,大范围脑干梗死时可能会见血管内强化。

因为脑脊液与脑皮质的部分容积效应,还有流动伪影的干扰,使用常规 T_2WI 并不能发现大脑皮质灰白质交界处的病灶及脑室旁的深部脑白质病灶,并且不容易对脑梗死的分期进行鉴别。FLAIR 序列对脑脊液信号有抑制作用,且能扩大 T_2 权重成分,减少背景信号干扰,如此可使得病灶与正常组织的差异性明显增加,更加容易发现病灶的所在。可以鉴别陈旧性及新鲜性梗死灶是有关 FLAIR 序列的另一特点。新鲜性梗死灶与陈旧性梗死灶于 T_2WI 中都是高信号。FLAIR 序列之中,陈旧性梗死灶易出现液化,其含自由水,使得 T_1 值同脑脊液类似,因而软化灶是低信号,或是低信号的周边环状高信号;且新病灶含结合水,导致 T_1 数值比脑脊液短,呈高信号。但是即使如此 FLAIR 序列仍然不能够对脑梗死做出精确的分期,并且 FLAIR 对低于6 小时的超急性期病灶检出概率较低,而使用 DWI 技术则可以有效检出,因此在脑梗死中迅速应用开来。

DWI 对缺血变化十分敏感,尤其是超急性期,脑组织在出现急性缺血后,会出现缺氧症状,出现 Na^+-K^+-ATP酶泵功能变弱,导致水钠滞留,引发细胞毒性水肿,且水分子弥散运动也会慢慢降低,ADC 数值降低,而后出现血管源性水肿,细胞溶解,产生软化灶。而 在亚急性期 ADC值大部分发生降低。DWI 图与 ADC 图的信号表现相反,在 DWI 弥散快(ADC 值高)的组织通常呈现为低信号,而 DWI 弥散慢(ADC 值低)的组织呈现为高信号。人脑在发病 2 小时之后便可以使用 DWI 检查,此时可发现直径大小为 4 mm 的腔隙性病灶。急性期病例 T_2WI、T_1WI 都能正常显示,使用 FLAIR 可部分显示出病灶情况,DWI 技术能看到神经体征对应区域的高信号,病患发病 6 小时之后,通过 T_2WI 能看到存在病灶,但病变范围显著小于 DWI 检查。信号强度也比 DWI 检查要低,发病 1~3 天,使用 DWI 技术与 T_1WI、FLAIR、T_2W,其病变范围的显示结果都一致。3 天后,患者进入慢性期阶段。随诊可以发现 T_2WI 仍然是高信号,DWI 信号降低,对于不同的病理进程,信号表现各有差异。DWI 信号随着患者病发时间延长而继续降低,表现是低信号。ADC 值显著升高。由此可见,使用 DWI 能够定性分析急性的脑梗死,还能定量分析,可区分陈旧脑梗死与新脑梗死,并对疗效与预后进行评价(定量分析是通过 ADC 与 rADC 值计算来完成)。

DWI、T_1WI、FLAIR、T_2WI 的敏感性分析:FLAIR 序列在急性脑梗死的诊疗上优于 T_1WI、T_2WI,能更早显示出病变,可用 FLAIR 成像代替常规 T_2WI;而 DWI 对病变的显示则十分敏感,对比正常组织与病变组织具有良好的效果。其出现的异常信号范围会高于常规 T_2WI 及 FLAIR 序列,由此能够判定,DWI 的敏感程度最高,考虑到 DWI 空间分辨率偏弱,磁敏感性伪影会对实际的颅底部病变产生影响,诸如小脑、额中底部、颞极。在这一方面,FLAIR 能显示得更清晰。总而言之,FLAIR 技术同 DWI 在急性脑梗死病变评价诊疗上有重要的价值,通过合理的使用能够尽早并准确地判断出早期脑梗死,区分陈旧脑梗死与新脑梗死,对溶栓灌注治疗有重要意义。

PWI 显示脑梗死病灶比其他 MR 影像更早,且可定量分析 CBF。在大部分案例当中,DWI 同 PWI 的表现有一定差异。PWI 显示在超急性期,其脑组织血流灌注的异常区比 DWI 显示出的异常信号区要大。而 DWI 显示异常信号区主要在病灶中心。在急性期,围绕异常弥散中心的周边弥散组织为缺血半暗带,其在灌注下减少,因病程发展而日益加重。若不能及时加以治疗,DWI 显示的异常信号区将日益增大。慢慢同 PWI 所展示的血流灌注异常区域相同,最终成为梗死灶。使用 PWI 和 DWI 两项技术,有可能区分可恢复性缺血脑组织与真正的脑梗死。

核磁共振 S 可区分水质子信号与其他化合物或原子中质子产生的信号,使脑梗死的分析研究至细胞代谢水平,如此能够有效帮助脑梗死病理变化及生理变化的理解。在早期诊断及疗效和预后的判断上都有益处。急性脑梗死[31]P-核磁共振 S[31]P-MRS 以磷酸肌酸(PCr)与 ATP 数值降低为主,无机磷酸盐(Pi)升高,而 pH 慢慢降低。在病发后几周内便可通过[31]P-核磁共振 S 显示的异常信号变化来判断梗死病变区域的代谢情况。脑梗死发生 24 小时内,[1]H-核磁共振 S 显示病变区乳酸持续性升高,这与葡萄糖无氧酵解有关。有时可见 NAA 降低,或因髓鞘破坏出现 Cho 升高。

三、静脉窦闭塞

(一)临床表现及病理特征

脑静脉窦血栓为特殊的脑血管病,其可以划分成感染性与非感染性两种。感染性多是因头面部感染、败血症、脑脓肿、化脓性脑膜炎引起,多是继发性,而非感染性脑静脉窦血栓则主要是因消耗性疾病、部分血液病、严重脱水、口服避孕药、妊娠、外伤等引起。脑静脉窦血栓的临床表现主要是颅内高压、视力下降、呕吐、偏瘫、头痛、偏侧肢体无力、视盘水肿等。

脑静脉窦血栓的发病机制与动脉血栓的产生不同,病理变化也不一样。因脑脊液吸收障碍及脑静脉回流障碍引发脑静脉窦血栓,在静脉窦阻塞,殃及大量侧支静脉,或是血栓延伸到脑皮质静脉的情况下便会导致脑静脉回流障碍,或是出现脑脊液循环障碍、颅内压增高,引发脑水肿、坏死、出血。在疾病晚期,颅内高压越发严重且静脉血流淤滞到严重程度的情况下,便会使得动脉血流速降低,出现脑组织缺氧缺血乃至梗死。脑静脉窦血栓的临床表现十分复杂,因病期差异、血栓范围差异、部位差异、病因差异都能影响其临床表现。

(二)MR 影像表现

脑静脉窦血栓的检查需要使用 MR 影像,其在诊断上具有良好的优势,通常情况下无须增强扫描。使用核 MRV 能代替 DSA 检查。目前来说,脑静脉窦血栓最为经常发生在上矢状窦,产生时间长短不同,MR 影像也不同,因此诊断难度大大增加。急性期静脉窦血栓往往具有显著高信号或者是中等信号。T_2WI 则显示出静脉窦内有非常低的信号,但静脉窦壁的信号却很高。随时间延长,T_1WI 与 T_2WI 都表现出高信号。有时是 T_1WI,血栓边缘则为高信号,中心位置为中等信号,该变化过程同脑内血肿变化相一致。T_2WI 表现的是静脉窦内流空信号,在病程不断发展之后便闭塞、萎缩。

(三)静脉窦闭塞

通过时间(TR)的缩短会让正常人脑静脉窦出现 T_1WI 信号升高的现象,这会同静脉窦血栓混淆。因磁共振流入增强效应,在 T_1WI 中,正常的脑静脉窦表现同静脉窦血栓的表现相同,都是从流空信号转变成明亮信号,此外,静脉窦信号强度还受血流速率影响,流速缓慢时,信号强度将增高。颈静脉球内涡流与乙状窦经常于 SE 图像中出现高信号。颞静脉有大逆流,能令一些小的横窦出现高信号。为此,这些病例表现十分容易混淆,需要注意区分,通过更改扫描层面、升高 TR 时间、使用核磁共振 V(MRV)检查等手段深入鉴别。

MRV 这一技术能够反映出脑静脉窦的血流情况及其形态。因此能为静脉窦栓的诊断提供帮助,静脉窦栓的表现主要是不规则狭窄,受累静脉窦闭塞,呈现充盈缺损。因静脉回流的障碍,将出现静脉血瘀滞、深部静脉扩张及脑表面静脉扩张,产生侧支循环。然而如果静脉窦发育不是十分完善,存在发育不良问题时,使用 MRV 诊断与 MR 影像将出现干扰。使用对比剂来增强 MRV 效果,能够获得十分清楚的图像。分析大脑的静脉系统,其分成深静脉系统与浅静脉系统,深静脉系统包括基底静脉和 Galen 静脉。使用对比剂增强效果时,深静脉的显示更加清楚。在 Galen 静脉有血栓形成的情况下,可以发现苍白球、壳核、尾状核、双侧丘脑等局部引流区有水肿现象,且侧脑室增大。通常认定 Monro 孔梗阻出现的原因不是静脉压升高而是水肿。

四、动脉瘤

(一)临床表现及病理特征

脑动脉瘤是脑动脉的局限性扩张,发病率较高。患者主要症状有出血、局灶性神经功能障碍、脑血管痉挛等。大部分的囊性动脉瘤不是因为单一因素引起,是先天因素与后天因素共同作用的结果,先天血管发育不完善加之后天脑血管病变作用产生。此外,动脉瘤因素还与感染、烟酒、可卡因的滥用、高血压、部分遗传因素、避孕药、创伤等因素有关。

动脉瘤破裂危险因素包括瘤体大小、部位、形状、多发、性别、年龄等。瘤体大小是最主要因素,尤其是基底动脉末端动脉瘤,极易出血,烟酒、高血压因素都会引发其破裂。32%～52%的蛛网膜下腔出血为动脉瘤破裂引起。治疗时机不同,治疗方法、预后和康复差别很大。对于未破裂的动脉瘤,目前主张早期诊断及早期外科手术。

(二)MR 影像表现

影像中,动脉瘤具有十分清楚的边界低信号,且同动脉相连。产生血栓之后,动脉瘤的信号强度差异能够帮助确定瘤腔大小、血栓范围及是否有并发出血现象。瘤腔大部分位于动脉瘤中央位置,一般是低信号(血液滞留则出现高信号)。血红蛋白代谢处于不同的阶段,那么血栓的信号也不一样。

动脉瘤破裂时常伴蛛网膜下腔出血。两侧大脑间裂蛛网膜下腔出血往往同前交通动脉瘤的破裂存在联系,第四脑室内出现的血块则往往是因小脑后下动脉的动脉瘤破裂,外侧裂蛛网膜下腔出血则是同大脑中动脉的动脉瘤破裂相关联,第三脑室内血块往往是由于前交通动脉瘤破裂,双侧侧脑室则受大脑中动脉动脉瘤破裂影响。

五、血管畸形

(一)临床表现及病理特征

血管畸形与胚胎发育异常有关,包括毛细血管扩张症、脑静脉畸形、海绵状血管瘤、静脉瘤等。动静脉畸形是最为常见的脑血管畸形,动脉同静脉之间无毛细血管而直接连接(动静脉短路)。出现畸形的血管团,其大小各不相等,多发于大脑中动脉系统之中。因动静脉畸形是动静脉直接连接,局部脑组织常处于低灌注状态易梗死或缺血,且畸形血管本身容易破裂而导致自发性出血。症状主要是进行性的神经功能障碍、血管性头痛、癫痫发作等。

(二)MR 影像表现

脑动静脉畸形时,MR 影像显示脑内流空现象,即低信号环状或线状结构,代表血管内高速血流。在注射 Gd 对比剂后,高速血流的血管通常不增强,而低速血流的血管往往明显增强。GRE 图像有助于评价血管性病变。CT 可见形态不规则、边缘不清楚的等或高密度点状、弧线状血管影,钙化。

中枢神经系统的海绵状血管瘤并不少见。典型 MR 影像表现为,在 T_1WI 及 T_2WI,病变区域为混杂信号或者出现高信号,有些患者则出现了网络状结构或是桑葚状结构;T_2WI 中,出现了低信号含铁血黄素。在 GRE 图像,因磁敏感效应的提升,有更显著的低信号,能更快检出小海绵状血管瘤。MR 影像的诊断敏感性、特异性及对病灶结构的显示均优于 CT。部分海绵状血管瘤具有生长趋势,MR 影像随诊可了解其发展情况,脑出血也受毛细血管扩张症的影响。使用CT 扫描或是使用常规血管造影的结果为阴性。使用 MR 影像检查可发现小微出血,能够帮助诊断。因血流较缓慢,使用对比剂后可见病灶增强。

脑静脉畸形或静脉瘤较少引起脑出血,典型 MR 影像表现为注射 Gd 对比剂后,病灶呈"水母头"样,经中央髓静脉引流。合并海绵状血管瘤时,可有出血表现。注射对比剂前,较大的静脉分支在 MR 影像呈流空低信号。有时,质子密度像可见线样高或低信号。静脉畸形的血流速度缓慢,MRA 成像时如选择恰当的血流速度,常可显示病变。血管造影检查时,动脉期表现正常,静脉期可见扩张的髓静脉分支。

(刘淑玲)

第二节 颅内感染

一、硬膜外脓肿

(一)临床表现与病理特征

硬膜外脓肿为颅骨内板与硬脑膜之间脓液的聚集。多由额窦炎、乳突炎及头颅手术所致,很少由颅内感染引起。临床表现为剧烈头痛、感染部位疼痛及压痛,伴有发热、局部软组织肿胀。如果出现进行性加重的神志改变、脑膜刺激征、抽搐及神经功能障碍,可能提示感染不再仅限于硬膜外腔,脑组织或已受累。如不及时清除积脓,预后不佳。因肿瘤开颅手术而合并硬膜外脓肿者,通常较隐匿,有时被误诊为肿瘤复发。

(二)MRI 表现

脓肿位于骨板下,呈梭形,较局限。病变在 T_1WI 信号强度略高于脑脊液,略低于脑组织;在 T_2WI 呈高信号。脓肿内缘在 T_1WI 及 T_2WI 均为低信号带,为内移的硬膜。注射对比剂后增强 T_1WI 可见脓肿包膜强化(图 9-1)。脓肿相邻皮质可见充血、水肿或静脉血栓形成。

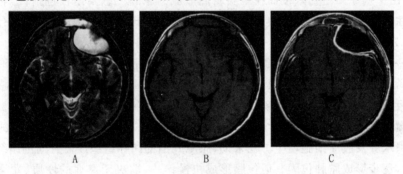

A   B   C

图 9-1　硬膜外脓肿

A、B.轴面 T_2WI 及 T_1WI,在左额骨板下见豆状硬膜外脓肿,脓肿内缘可见低信
号硬膜内移;C.轴面增强 T_1WI 显示脓肿包膜强化

(三)鉴别诊断

应注意区分硬膜下感染与非感染性脑外病变。MRI 对于 CT 显示困难的硬膜外脓肿,以及早期诊断与鉴别诊断有帮助。

二、硬膜下脓肿

(一)临床表现与病理特征

脓肿位于硬脑膜下,蛛网膜外。多呈薄层状,广泛扩散并常因粘连而形成复发性脓腔。感染多来自颅骨骨髓炎(鼻窦炎及中耳炎并发症)、外伤、手术污染等,血源性感染少见。临床表现包括头痛、呕吐、发热、痉挛发作、意识障碍以及高颅压和局灶定位体征。脑脊液内蛋白及白细胞计数可增高,周围血象白细胞计数增高。

(二)MRI 表现

硬膜下脓肿多位于大脑半球表面,多为新月形,偶呈梭形,常向脑裂延伸。本病的 MR 信号强度类似硬膜外脓肿,但其内缘无硬膜的低信号带。脓肿相邻皮质可见水肿(图 9-2)。

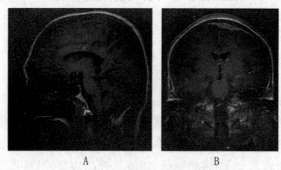

图 9-2　硬膜下脓肿

A.矢状面 T_1WI 显示左额硬膜下梭形病变,相邻脑组织可见

低信号水肿;B.冠状面增强 T_1WI 显示局部病变强化

三、脑脓肿

(一)临床表现与病理特征

脑脓肿是由于病原微生物入侵而在脑实质内形成的脓肿。感染途径包括:①邻近感染直接扩散,如耳源性脑脓肿、鼻源性脑脓肿;②开放性颅脑外伤,即损伤性脑脓肿;③血行播散。原发灶不明者被称为隐源性脑脓肿。

病理改变一般分为三期:初期为急性脑炎期;中期为脓腔形成期;末期为包膜形成期。在急性脑炎阶段,局部有炎性细胞浸润,由于该部位小血管的脓毒性静脉炎,或动脉被感染性栓子阻塞,使局部脑组织软化、坏死,继而出现多个小液化区,附近脑组织有水肿。在中期,局限性液化区扩大,相互沟通汇合成脓腔,开始含有少量脓液,周围为一薄层不明显且不规则的炎性肉芽组织,邻近脑组织水肿及胶质细胞增生。在末期,脓腔外围的肉芽组织因血管周围结缔组织和神经胶质细胞增生,逐步形成脓肿包膜。但包膜形成快慢不一,取决于炎症的性质、发展的快慢和机体的反应程度。脑脓肿常为单个,也可多房,但散布于不同部位的多发性脑脓肿少见。脑脓肿常伴有局部的浆液性脑膜炎或蛛网膜炎,并可合并化脓性脑膜炎,硬膜下及硬膜外脓肿,特别是继发于邻近结构感染者。

临床表现包括疲劳、嗜睡、高热等急性感染症状,急性脑炎期明显;高颅压症状,视盘水肿、呕吐、头痛、痉挛发作及精神淡漠;局部占位征,额叶可有失语、精神症状、偏瘫及症状性癫痫发作,颞叶可有上视野缺损,感觉性失语及颞骨岩尖综合征。小脑脓肿可有眩晕、共济失调、眼震及脑膜刺激征。顶叶与枕叶脓肿较少。耳源性脓肿多位于颞叶及小脑,血源性脑脓肿之感染源以胸部为多。

(二)MRI 表现

可分为四期。在发病 3 天之内,即急性脑炎早期,MRI 显示病变区长 T_1、长 T_2 信号,边界不清,有占位效应,增强 T_1WI 可见斑状强化。脑炎晚期,一般为第 4~10 天,在增强 T_1WI 出现环形强化病灶。脓肿壁形成早期(第 10~14 天),增强 T_1WI 可见明显环状强化(图 9-3),薄壁而完整,厚度均一;脓肿壁形成晚期,即发病 14 天以后,脓肿较小时,壁变厚,水肿及占位效应减轻,增

强 T_1WI 呈结节状强化。强化由脓肿壁内层肉芽组织引起。产气菌感染所致脓肿,脓腔内可有气体,形成液平面。典型脓肿在 DWI 呈高信号。

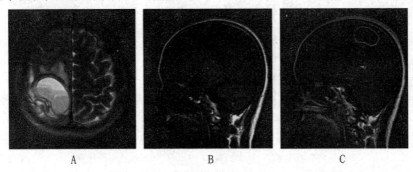

图 9-3　脑脓肿

A.轴面 T_2WI,右顶可见类圆形病变,边界清楚,周边脑水肿明显;B、C.
注射钆对比剂前、后矢状面 T_1WI,脓肿壁环形强化,下壁稍欠光滑

(三)鉴别诊断

脑脓肿的 MRI 表现也可见于其他疾病。应注意与恶性胶质瘤、转移癌、术后肉芽组织形成、慢性颅内血肿以及硬膜外、硬膜下脓肿鉴别。

四、急性化脓性脑膜炎

(一)临床表现与病理特征

为化脓性细菌进入颅内引起的急性脑膜炎症。病理学方面,软脑膜血管充血,大量的炎性渗出物沉积;蛛网膜下腔、脑室管膜与脉络膜中充满炎症细胞与脓性渗出物;小血管常有阻塞,伴发近邻皮质的脑炎与小梗死灶;晚期产生脑膜粘连、增厚并引起交通性或梗阻性脑积水;儿童可发生硬膜下积液或积脓。脓性脑膜炎的颜色因所感染的细菌而异:葡萄球菌时为灰色或黄色;肺炎双球菌时为绿色;流感杆菌时为灰色;大肠埃希菌时为灰黄色兼有臭味;铜绿假单胞菌(绿脓杆菌)时为绿色。感染来源可为上呼吸道感染、头面部病灶、外伤污染、细菌性栓子及菌血症等。

临床多急性起病,发热、血中白细胞增高等全身中毒症状明显。除婴幼儿和休克患者外,均有明显的脑膜刺激症状:颈项强直,头后仰,Kernig 征与 Brudzinski 征阳性;可伴有不同程度的脑实质受损的病症,如精神、意识和运动等障碍;腰穿脑脊液压力增高,白细胞增高,多形核占优势;体液培养可找到病原菌。

(二)MRI 表现

早期无异常。随病情发展,MRI 显示基底池及脑沟结构不清,软膜、蛛网膜线性强化(图 9-4)。本病可出现多种并发症:①交通性脑积水,由脑底池及广泛性蛛网膜粘连或脑室壁粘连影响脑脊液循环所致,MRI 表现为脑室变形、扩大,侧脑室前角或脑室周围因脑脊液渗出而出现长 T_1、长 T_2 信号;②硬膜下积液或积脓,MRI 表现为颅骨内板下新月形病变,一侧或双侧,其包膜可强化;③炎症波及室管膜或脉络丛时,增强 T_1WI 可见脑室壁环形强化;④少数引发局限或广泛性脑水肿,局部脑实质可见异常强化,形成脑脓肿时出现相应 MRI 表现。此外,如果皮质静脉或硬膜窦形成栓塞,也可见相应区域的脑水肿表现。本病晚期可有脑软化及脑萎缩。

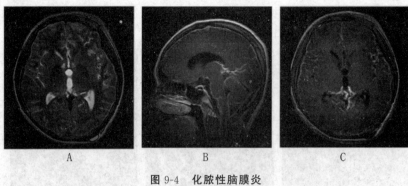

图 9-4　化脓性脑膜炎

A.轴面 T_2WI,脑沟、裂、池模糊不清;B、C.矢状面及轴面增强
T_1WI,可见广泛的软膜及蛛网膜线样异常强化

五、单纯疱疹病毒脑炎

(一)临床表现与病理特征

从神经放射学角度看,有两种类型的疱疹病毒感染特别重要。①第Ⅰ型:主要影响成人,不及时治疗时 70%患者留有后遗症,病理特征为分布于脑边缘部的广泛出血性坏死。主要累及颞叶中下部及额叶眶部,脑实质深部如岛叶扣带回也可受累,但一般止于壳核侧缘,很少向前或向后扩展。②第Ⅱ型:主要影响新生儿,可造成严重的脑功能障碍,甚至死亡。脑损害的范围更广而不限于脑缘部分,基底核、丘脑及颅后窝结构均可受累,常引起广泛脑软化。Ⅱ型感染大多源自母体产道感染,部分是胎儿时期在母体子宫内感染。宫内感染疱疹病毒导致的先天性畸形与弓形虫病、风疹及巨细胞病毒感染的后遗症相似,故被人称为 TORCH 综合征。TORCH 英文原意是"火炬",此词由这些病原体英文名称首字组成,H 代表单纯疱疹病毒。

患者发病前有上呼吸道感染史,约 25%有口唇单纯疱疹病史。临床表现有发热、头痛、呕吐、抽搐,精神症状、意识障碍,由嗜睡至昏迷,严重者发病后 2~3 天内死亡。幸存者遗有癫痫、偏瘫、健忘与痴呆等后遗症。

(二)MRI 表现

对于Ⅰ型单纯疱疹病毒脑炎,MRI 可早于 CT 发现脑组织受累,而且显示的病变范围更广泛;主要表现为双侧颞叶内侧及岛叶皮质明显的长 T_1、长 T_2 异常信号。Ⅱ型单纯疱疹病毒脑炎,MRI 可见病变早期灰质受累犯,T_1WI 及 T_2WI 均显示灰、白质对比消失。有时在残存的皮质见非出血性低信号(磁敏感效应)。增强扫描时,病变区可出现弥漫性不均匀强化或脑回状强化(图 9-5)。

(三)鉴别诊断

Ⅰ型单纯疱疹病毒脑炎应与脑脓肿、脑梗死、脑肿瘤以及其他的病毒性脑炎鉴别。由蜱传播的脑炎通常病灶多发,边界不清,可累及放射冠、丘脑、脑干及小脑。日本脑炎也可有类似表现,但更倾向于侵及双侧基底核及丘脑,可造成腔隙性脑梗死。EB 病毒脑炎常累及皮质及灰、白质交界区,也可累及丘脑及视神经,病灶多发或是波浪样出现,在旧病灶消退时,又出现新病灶。

六、真菌感染

(一)临床表现与病理特征

慢性或亚急性脑膜炎或脑膜脑炎是颅内真菌感染最常见的表现形式。酵母菌感染常导致单发或多发的肉芽肿或脑脓肿。某些真菌可侵及脑血管引起脑梗死，坏死及出血。也有些真菌可正常存在于人体内，在人体发生慢性疾病，免疫力异常及糖尿病时发病。临床最常见的神经系统真菌感染为新型隐球菌脑膜炎。它可侵犯人类各脏器而形成隐球菌病或真菌病，对脑及脑膜尤其具有亲和性。侵入途径为皮肤、乳突、鼻窦、上呼吸道及胃肠道。随血液进入颅内，在脑膜形成灰色肉芽结节，也可侵入脑室，椎管及大脑皮质及基底核。

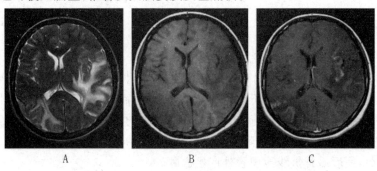

图 9-5　脑膜脑炎

A、B.轴面 T_2WI 及 T_1WI，右侧颞枕叶及左颞叶可见大片状长 T_1、长 T_2 信号，边界不清；C.轴面增强 T_1WI，病变区不均匀强化

临床发病徐缓，多无前驱症状。首发症状常为头痛，大多位于额颞区。初起时间歇发作，逐渐转为持续性，并进行性加重，伴有恶心、呕吐、背痛及颈强直、凯尔尼格征阳性等脑膜刺激征。多数患者有低热，轻度精神障碍。严重者意识模糊甚或昏迷。因颅内压增高，半数病例有中、重度视盘水肿。晚期多因视神经萎缩而致视力障碍，并可出现其他眼部症状及脑神经症状。病情大多持续进展，不经治疗平均生存期为 6 个月。少数患者病情反复，缓解复发交替。

(二)MRI 表现

本病 MRI 表现类似结核性脑膜炎。因脑基底池及外侧裂为渗出物占据，早期平扫检查可见其失去正常透明度，增强检查见渗出物明显强化。与结核性脑膜炎略不同之处是，基底池受累倾向于一侧，病变分布不对称(图 9-6)。并发脑血管受累时可见脑梗死。晚期因脑膜粘连发生交通性或梗阻性脑积水，可出现普遍性或局限性脑室扩大。增强 MRI 显示肉芽肿病变优于 CT。CT 显示感染晚期形成的钙化优于 MRI。

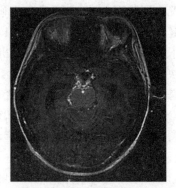

图 9-6　真菌感染

轴面增强 T_1WI 显示基底池及右侧环池不规则形异常强化改变

（胡茂河）

第三节 颅脑外伤

一、硬膜外血肿

(一)临床表现及病理特征

大约30%的外伤性颅内血肿均属于硬膜外血肿,其血肿位于颅骨内板与硬脑膜之间。引起出血的原因包括上矢状窦或横窦,骨折线经静脉窦致出血;而若是脑膜中动脉,则是其经棘孔至颅内后,沿颅骨内板脑膜中动脉沟走行,于翼点分成两支,均可破裂出血;膜前动脉和筛前、筛后动脉;膜中静脉;主要是导血管或者板障静脉,颅骨板障内存在穿透颅骨导血管与网状板障静脉,出现损伤引发出血,而后沿骨折线至硬膜外产生血肿。

大多数发生急性硬膜外血肿的患者均有外伤史,所以临床可以快速诊断。一般慢性硬膜外血肿比较少见,占3.5%~3.9%,并且其发病机制、临床表现及影像征象均与急性血肿有所不同。慢性硬膜外血肿的临床上多表现为慢性颅内压增高,其症状轻微但是持续时间较长,可表现为头痛、呕吐及视盘水肿。大部分没有脑局灶定位体征。

(二)MR 影像表现

临床上最快速、最简单、最准确的诊断硬膜外血肿的方法是进行头颅CT检查。其最佳征象表现为高密度双凸面脑外占位。在 MR 影像可见血肿与脑组织之间的细黑线,即移位的硬脑膜。急性期硬膜外血肿在多数序列与脑皮质信号相同。

(三)鉴别诊断

需要与转移瘤、脑膜瘤及硬膜结核瘤进行鉴别诊断。转移瘤可能伴随发生邻近颅骨病变。脑膜瘤及硬膜结核瘤均可以看出明显的强化病灶。

二、硬膜下血肿

(一)临床表现及病理特征

临床中最常见的颅内血肿情况为硬膜下血肿,主要发生于硬脑膜及蛛网膜之间。这种情况大部分是因为直接颅脑外伤而引起,但间接外伤也可以导致。1/3~1/2的情况表现为双侧性的血肿。如果外伤撕裂了横跨硬膜下的桥静脉,可以导致硬膜下出血。

临床上由于部位不同及进展快慢略有差异,所以临床表现会有很多样化。慢性型患者自发生外伤到有症状出现这之间有一静止期,大多数由皮质小血管或者矢状窦旁桥静脉损伤引起。如果血液流入到硬膜下间隙并且发生自行凝结,此时出血量少,便可无明显症状表现。大约3周之后血肿周围开始形成纤维囊壁,其血肿渐渐液化,其蛋白分解,囊内渗透压升高,脑脊液通过渗入到囊内,导致血肿体积逐渐增大,而压迫脑组织出现症状。

(二)MR 影像表现

依据血肿的形态、密度及一些间接征象可以进行 CT 诊断。大部分表现为颅骨内板下新月形均匀一致的高密度。有些为条带弧状或梭形混合性硬膜外、下血肿,CT 无法分辨。MR 影像在显示较小硬膜下血肿和确定血肿范围方面更具优势。矢状面与冠状面 MR 影像能够帮助检测出颞叶下的中颅凹内血肿、头顶部血肿、大脑镰及靠近小脑幕的血肿。在核磁共振检查中,其影像是低信号,如此能便于血肿位置的确定,判定是在硬膜外还是硬膜下。在 FLAIR 序列,硬膜下血肿表现为条弧状、月牙状高信号,与脑回、脑沟分界清楚。

(三)鉴别诊断

在诊断中需要与硬膜下水瘤,硬膜下渗出及由慢性脑膜炎、分流术后、低颅内压等所致硬脑膜病进行鉴别诊断。

三、外伤性蛛网膜下腔出血

(一)临床表现及病理特征

本病为颅脑损伤后由于脑表面血管破裂或脑挫伤出血进入蛛网膜下腔,并积聚于脑沟、脑裂和脑池。因病患本身出血量存在差异,其出血的部位及病患的年龄都会对症状产生不同的影响作用,有些患者在症状较轻时基本没有症状,而有些患者则出现昏迷等严重症状。大部分的病患在外伤之后,会出现脑膜刺激征,其表现为剧烈头痛、呕吐、颈项强直等。少数患者早期可出现精神症状。腰椎穿刺脑脊液检查可确诊。

相关的病理过程如下:蛛网膜下腔流入血液,颅内体积因此增大,颅内压随之升高,脑脊液刺激脑膜,引发化学性脑膜炎;血性脑脊液直接刺激血管或血细胞产生多种血管收缩物质,引起脑血管痉挛,导致脑缺血、脑梗死。

(二)MR 影像表现

CT 可见蛛网膜下腔高密度,多位于大脑外侧裂、前纵裂池、后纵裂池、鞍上池和环池。但 CT 阳性率随时间延长而慢慢减少,经调查发现,出现外伤 24 小时内超过 95%,但 1 周之后便低于 20%,到 2 周后基本为零。而 MR 影像在亚急性和慢性期可以弥补 CT 的不足。在 GRE T_2WI,蛛网膜下腔出血呈沿脑沟分布的低信号。本病急性期在常规 T_1WI、T_2WI 无特异征象,在 FLAIR 序列则显示脑沟、脑裂、脑池内条弧线状高信号。

四、弥漫性轴索损伤

(一)临床表现及病理特征

脑弥漫性轴索损伤(DAI)又称 shear injury,中文为剪切伤,这是一种严重的闭合性颅脑损伤病变,具有高致残率和死亡率,临床症状严重。可能出现脱髓鞘改变及轴索微胶质增生,可能伴有出血。神经轴索会断裂、折曲,而导致轴浆外溢,产生轴索回缩球,或产生微胶质细胞簇。存在不同程度的脑实质胶质细胞变形肿胀,出现血管周围的间隙扩大现象。毛细血管也会有损伤引发脑实质和蛛网膜下腔出血。

DAI 病患常有明显的神经学损害,并出现丧失意识的现象,很多患者在受伤后便出现原发性的持久昏迷,有出现清醒期的,清醒时间较短。DAI 病患意识丧失主要是因为广泛性大脑轴索损伤,这会中断皮质下中枢与皮质的联系,昏迷时间长短同轴索损伤程度及其数量相关,临床上将 DAI 划分成重度、中度与轻度三种。

(二)MR 影像表现

CT 影像可观察到,脑组织存在弥漫性肿胀,灰质同白质间的边界并不清晰,交界处有一些斑点状的高密度出血灶,患者常伴有蛛网膜下腔出血。脑池脑室会因压力而变小,没有局部占位现象。MR 影像特征如下。

1.弥漫性脑肿胀

两侧大脑半球的皮髓质交界位置有较模糊的长 T_1、长 T_2 信号,在 FLAIR 序列出现斑点状不均匀的中高信号;观察可见脑组织饱满,脑沟、脑池因压力而出现闭塞或变窄,大多是脑叶受累。

2.脑实质出血灶

有单发性与多发性两种,直径基本低于 2.0 cm,不产生血肿,没有显著的占位效应;多是位于皮髓质交界部、脑干上端、小脑、基底核区、胼胝体周围;急性期有短 T_2、长 T_1 信号,而亚急性期则是长 T_2、短 T_1 信号,在 FLAIR 出现斑点状高信号。

3.脑室和/或蛛网膜下腔出血

蛛网膜下腔出血一般是发生于脑干周围,环池、四叠体池、幕切迹;脑室出血则主要是第三脑室、侧脑室;出血超急性期与急性期,T_1WI、T_2WI 平扫显示不明显,而亚急性期,则出现长 T_2 信号、短 T_1 信号,FLAIR 出现高信号。

4.其他损伤

合并颅骨骨折,硬膜下、硬膜外血肿。

(三)鉴别诊断

1.DAI 同脑挫裂伤之间的差异

DAI 的出血位置同外力作用没有关联,出血主要见于皮髓质交界区、胼胝体、小脑、脑干等位置,有斑点状或类圆形,直径基本低于 2.0 cm;而脑挫裂伤者是在于对冲部位或者着力部位,一般是不规则形状或者斑片状,直径可大于 2.0 cm,常累及皮质。

2.DAI 与单纯性硬膜外、硬膜下血肿鉴别

DAI 合并出现的硬膜下血肿与硬膜外血肿是新月形或者"梭形",较为局限,无显著占位效应。这可能是因为 DAI 患者出血量较少,存在弥漫性肿胀。

五、脑挫裂伤

(一)临床表现及病理特征

脑挫裂伤是最常见的颅脑损伤之一。脑组织的深浅层存在点状出血,伴随静脉淤血、脑组织水肿等症状便是脑挫伤,如果是血管断裂、软脑膜断裂或是脑组织断裂则是脑裂伤,两个都统一叫作脑挫裂伤。挫裂伤的部位主要是额颞叶。脑挫裂伤病情与其部位、范围和程度有关。范围越广、越接近颞底,临床症状越重,预后越差。

(二)MR 影像表现

MR 影像征象复杂多样,与挫裂伤后脑组织水肿、液化、出血相关联。出血性的脑挫裂伤,是因血肿组织中的血红蛋白变化而变化的,最初的含氧血红蛋白因缺氧而变为去氧血红蛋白,再转变成正铁血红蛋白,最后为含铁血黄素,病灶的 MR 影像信号也随之变化。对于非出血性脑损伤病灶,大多是长 T_1、长 T_2 信号。因脑脊液流动有伪影,且有的相邻脑皮质出现部分容积效应,使得灰白质交界位置与大脑皮质病灶不容易显示出来,且不容易鉴别出软化与水肿的差异。FLAIR 序列会对自由水有抑制作用,仅显示结合水,因此在脑挫裂伤的鉴别评估上能够给予重要的帮助,尤其是病变范围的确定,蛛网膜下腔是否出血的判断,重要功能区的病灶检出等都有重要价值。

(刘淑玲)

第四节　颅内肿瘤

一、星形细胞瘤

(一)临床表现及病理特征

中枢神经系统中最为常见的原发性肿瘤便是神经胶质瘤,发生概率大概是脑肿瘤的 40%,预后较差。于胶质瘤中,最常见的便是星形细胞瘤,占比达到 75% 左右,幕上多见。根据 WHO 肿瘤分类标准,可以将星形细胞瘤划分成 Ⅰ～Ⅳ 四个级别,其中Ⅲ级是间变型,Ⅳ级是多形性胶质母细胞瘤。

(二)MR 影像表现

MR 影像中,星形细胞瘤的征象也各有差异,一般来说,较低级别的,其边界大都清晰可见,水肿程度轻,信号均匀,占位效应也较轻,很少出血。而较高级别也就是高度恶性的,其边界模糊,有明显的水肿现象与占位效应,较常出血,信号不均匀。尽管不同级别的信号强度有差,异但没有统计学意义。使用常规 T_1WI 进行扫描增强可发现血-脑屏障被破坏后,其对比剂聚集组织间隙的情况,没有组织特异性。该疾病破坏血-脑屏障的机制主要是因为肿瘤导致毛细血管被破坏,或者新生的异常毛细血管形成了病变组织血管。对于肿瘤强化与否这一问题,反映的是生成肿瘤血管上存在局限性。

虽然使用 MR 影像能够较为准确地诊断星形细胞瘤,然而对于治疗方案,仍有局限性。因治疗方法的选择,应以病理分级不同而异。一些新的扫描序列,如 DWI、PWI、核磁共振 S 等,有可能对星形细胞瘤的诊断、病理分级、预后及疗效做出更准确的判断。

PWI 能对血流微循环进行评价,判定毛细血管床血流分布特征。现阶段,PWI 法是在活体评价肿瘤血管生成最可靠的方法之一,可对星形细胞瘤的术前分级及肿瘤侵犯范围提供有价值信息。

MRS 基于化学位移与核磁共振现象可分析特定原子核及其化合物,能在没有损伤的情况下进行活体组织生化变化分析,并定量分析化合物,研究组织代谢。脑肿瘤因其对神经元破坏情况差异、组成差异、细胞分化程度差异,使得最终的 MRS 表现各不相同。MRS 对星形细胞瘤定性诊断和良恶性程度判断具有一定特异性。

二、胶质瘤病

(一)临床表现及病理特征

在颅内疾病中比较少见,症状包括精神异常、性格改变、记忆力下降与头痛等,病程数周至数年不等。该肿瘤大都侵犯大脑半球的两个以上部位(含两个),可累及皮质乃至皮质下白质。胶质瘤细胞一般是星形细胞,于人体的中枢神经系统中过度增生,并沿神经轴突周围及血管周围浸润性生长,神经结构则较为正常。该病灶多累及脑白质,少数累及大脑灰质,病变的脑组织区域出现弥漫性的轻度肿胀,无清晰边界。

(二)MR 影像表现

MR 影像特征如下：T_1WI 出现片状弥散性的低信号，而在 T_2WI 则出现强度较均匀的高信号。T_2WI 显示病变则更加清晰，病灶的边界十分模糊，经常出现脑水肿，累及的脑组织出现肿胀，脑沟消失或者变浅，脑室变小。因神经胶质细胞仅弥漫性瘤样增生，其原神经解剖结构没有变化，因而 MR 影像没有显著的出血现象或坏死现象。

(三)鉴别诊断

脑胶质瘤病虽然归属肿瘤疾病，然而肿瘤细胞浸润性分散生长，没有成团，影像的表现并不典型，容易出现误诊现象，为此需要留意一些疾病，排除后方可确诊。

1.多中心胶质瘤

胶质瘤细胞弥漫浸润性生长，颅内有超过两个的原发胶质瘤，各瘤体无组织学联系，分离生长，影像为大片状。

2.多形性胶质母细胞瘤等恶性浸润胶质瘤

该类胶质瘤存在坏死囊变现象，核磁共振的影像有显著的占位效应，且信号不均，增强扫描则有不同的显著强化表现。

3.各病毒性脑炎与脑白质病

此类疾病同脑胶质瘤病早期影像近似，多数患者在使用大量的激素类药物与抗生素药物出现进行性病情加重现象，核磁共振复查影像可发现有逐渐明显的占位效应，出现肿瘤细胞浸润发展，如此可以区分。

三、室管膜瘤

(一)临床表现及病理特征

室管膜瘤起源于室管膜或室管膜残余部位，比较少见。本病主要发生在儿童和青少年，5 岁以下占 50%，居儿童期幕下肿瘤第三位。男多于女。其病程与临床表现主要取决于肿瘤的部位，位于第四脑室者病程较短，侧脑室者病程较长。常有颅内压增高表现。

颅内好发部位依次为第四脑室、侧脑室、第三脑室和导水管。幕下占 60%～70%，特别是第四脑室。好发部位在于脑顶叶、枕叶、颞叶交界之处，大部分含大囊，一半出现钙化。病理学诊断主要依靠瘤细胞排列成菊形团或血管周假菊形团这一特点。肿瘤细胞脱落后，可随脑脊液种植转移。

(二)MR 影像表现

(1)脑室内肿物，或者出现围绕脑室的肿物，多为不规则形，无整齐边界，或出现了呈分叶状的实质性占位病变。

(2)脑室内病变边缘较为光滑，周边位置没有水肿，质地较为均匀，内部含有小囊变区，或是斑点状钙化区；脑实质周围有水肿带，内有大片囊变区，不规则的钙化区。

(3)脑室系统者常有不同的脑积水，脑室系统受压变化。

(4)在 CT 实质成分多为混杂密度，或者稍高密度的病灶；在 T_1WI 呈略低信号，T_2WI 呈略高信号或高信号，增强扫描不均匀强化。

(三)鉴别诊断

室管膜瘤的诊断需要鉴别以下疾病。

1.髓母细胞瘤鉴别

限于第四脑室的室管膜瘤大都良性,发展缓慢而病程长,有钙化、囊变;髓母细胞瘤是恶性肿瘤,源于小脑蚓部,起病急,发展迅速,对比室管膜瘤强化表现明显,很少出现囊变,也很少有钙化,信号大都均匀,髓母细胞瘤的瘤体周边有一个环形水肿区。

2.脉络丛乳头状瘤

常见于第四脑室,结节状肿瘤,有清晰的边界,能浮于脑脊液,更早出现脑积水现象,且症状更严重,出现显著脑室扩大现象,对比室管膜瘤,钙化现象更明显,强化也更明显。

3.与侧脑室内脑膜瘤鉴别

侧脑室内脑膜瘤常发生于侧脑室三角区,表面光整、形状较规则,密度均匀,有明显的强化。室管膜瘤则经常发生在孟氏孔边位置,位于侧脑室内,有清楚边界,有轻微强化或无强化,很少见到钙化或脑水肿现象。

4.与脑脓肿鉴别

脑脓肿发病急骤,有脑膜脑炎表现,对比室管膜瘤,水肿更严重,强化更明显。

5.星形细胞瘤及转移瘤

多发生于四十岁以上人群,显著的花环状强化,有明显占位效应与瘤周水肿。

四、神经元及神经元与胶质细胞混合性肿瘤

包括神经节细胞瘤、小脑发育不良性节细胞瘤、神经节胶质瘤、中枢神经细胞瘤。这些肿瘤的影像表现,特别是 MR 影像表现各具有一定特点。

(一)神经节细胞瘤

1.临床表现及病理特征

此为单纯的神经元肿瘤,不存在胶质成分和异变倾向,与正常脑的组织结构相似,无新生物的性征。基本表现为脑部发育不良,变异于小脑或者大脑皮质两处。单侧出现巨脑畸形时可发现伴随星形细胞体积及数量增加的奇异神经元。

2.MR 影像表现

在 T_2WI 为稍高信号,T_1WI 为低信号,MR 影像确诊困难。与其他脑畸形合并是,T_1WI 信号无异常或仅轻度异常,但会发现局部灰质变形,T_2WI 呈等或低信号,PD 呈相对高信号。CT 平扫可为高密度或显示不明显。注射对比剂后,肿瘤不强化或轻度强化。

(二)神经节胶质瘤

1.临床表现及病理特征

临床表现主要有存活时间长,长期出现颅内压高及抽搐的症状,多发于青年。目前,该病种的发病机制有两种不同的学说,一是真性肿瘤学说,该学说认为神经节胶质瘤的特征表现为混合胶质细胞(以星形细胞为主,有时为少枝细胞)和分化良好的瘤性神经节细胞。二是先天发育不全学说,神经细胞原本发育不良,以此为基础,肿瘤形成后,细胞瘤性增生,幼稚神经细胞受刺激分化成含有胶质细胞和神经元的真性肿瘤。神经节胶质瘤或存在神经元分泌能力,囊性及实性各占一半,囊伴壁结节,生长迟缓,局部伴随恶变和浸润的可能。

2.MR 影像表现

幕上发生为主要的影像表现,尤其是颞叶和额叶的囊性病灶,同时出现加强型的壁结节。肿瘤在 T_1WI 呈低信号团块,囊性部分信号更低。在质子密度的影像上,蛋白成分含量偏高的肿瘤

囊腔,呈现的信号比囊壁和肿瘤自身要高,在 T_2WI 中,肿瘤和囊液呈现偏高信号,部分灰白质的界限模糊。使用 Gd-DTPA 后,病变由不强化至明显强化,以结节、囊壁及实性部分强化为主。1/3病例伴有钙化,CT 可清楚显示,MR 影像不能显示。

3.鉴别诊断

在影像学诊断中,诊断神经节胶质瘤需要同以下几种病种加以区别:一是 CSF 信号且在脑外的蛛网膜囊肿;二是信号相似但位于脑外的表皮样囊肿。

(三)中枢神经细胞瘤

1.临床表现及病理特征

本病多见于年龄 31 岁以上的青年,发病低于 6 个月的,临床呈现高颅内压及头疼的症状,在原发肿瘤中占0.5%。1982 年由 Hassoun 首次报道,具有特殊的形态学及免疫组织学特征。

肿瘤来源于 Monro 孔之透明隔下端,呈现局部分叶状,边界清晰。多见有囊变灶和坏死。小量为富血管,伴随出血。肿瘤细胞分化良好,大小相同,类似于胞质不空的少枝胶质细胞,也与缺少典型之菊花团的室管膜瘤相似,存在无核纤维区域。通过电镜能看到有内分泌样的小体在细胞质内。有研究表明免疫组化显示神经元标记蛋白。

2.MR 影像表现

中枢神经细胞瘤位于侧脑室体部邻近莫氏孔,宽基附于侧室壁。在 T_1WI 呈不均匀等信号团块,钙化和肿瘤血管呈现稍低信号或者流空;在 T_2WI,局部出现较高信号,局部呈现与皮质相同的信号,使用 Gd-DTPA 后,强化不均匀;可见脑积水。CT 显示丛集状、球状钙化。

3.鉴别诊断

包含室管膜瘤、室管膜下巨细胞星形细胞瘤、低级或间变星形细胞瘤、脑室内少枝胶质细胞瘤。

(四)小脑发育不良性神经节细胞瘤

1.临床表现及病理特征

本病又称 LD 病(Lhermitte-Duclos Disease),结构不良小脑神经节细胞瘤。为一种低级小脑新生物,小脑为主发部位,且多发于青年时期。临床表现有恶心、呕吐、头痛、共济障碍等。无异变小脑的结构为内层颗粒细胞层,中层浦肯野细胞层,外层则为分子层,但本病的小脑脑叶偏肥大,中央白质变少,外层出现奇怪的髓鞘,内层变厚有众多异常的大神经元,免疫组化染色分析发现多数异常的神经元并非出自中层的浦肯野细胞,而是内层的颗粒细胞。本病可单独存在,也可合并 Cowden 综合征、多指畸形、巨脑、异位症、局部肥大及皮肤血管瘤。

2.MR 影像表现

MR 影像显示小脑结构破坏和脑叶肿胀,边界清楚,无水肿。病变在 T_1WI 呈低信号,在 T_2WI 呈高信号,注射对比剂后无强化。脑叶结构存在,病灶呈条纹状(高低信号交替带)为本病特征。可有邻近颅骨变薄,梗阻性脑积水。

五、胚胎发育不良神经上皮肿瘤

(一)临床表现及病理特征

胚胎发育不良神经上皮肿瘤(dysembryoplastic neuroepithelial tumor,DNET)多见于儿童和青少年,常于 20 岁之前发病。患者多表现为难治性癫痫,但无进行性神经功能缺陷。经手术切除 DNET 后,一般无须放疗或化疗,预后好。

(二)MR 影像表现

DNET 多位于幕上表浅部位,颞叶最常见,占 62%~80%,其次为额叶、顶叶和枕叶。外形多不规则,呈多结节融合脑回状,或局部脑回不同程度扩大,形成皂泡样隆起。MR 影像平扫,在 T_1WI 病灶常呈不均匀低信号,典型者可见多个小囊状更低信号区;在 T_2WI 大多数肿瘤呈均匀高信号,如有钙化则显示低信号。病灶边界清晰,占位效应轻微,水肿少见,是本病影像特点。T_1WI 增强扫描时,DNET 表现多样,多数病变无明显强化,少数可见结节样或点状强化。

六、脑膜瘤

(一)临床表现及病理特征

很多肿瘤在患病初期症状并不明显,在患者感觉到之前可潜伏很长时间,有的甚至达数年之久。当病变严重到一定程度后,会因颅内高压而导致喷射状呕吐、剧烈头痛、血压升高及眼底视盘水肿。

脑膜瘤起源于蛛网膜颗粒的内皮细胞和成纤维细胞,是颅内最常见非胶质原发脑肿瘤,占颅内肿瘤的 15%~20%。单发和偶发的现象都有,单发的概率大一些,如果肿瘤过大,可分叶。WHO 根据细胞形态和组织学特征,于 1989 年将脑肿瘤分为以下几种类型:过渡型、化生型脑膜瘤,乳头型、脑膜细胞型、成纤维细胞型、透明细胞型、脊索样脑膜瘤和富于淋巴浆细胞的脑膜瘤。

(二)MR 影像表现

常见脑膜瘤 T_1WI 表现为灰质等信号或略低信号,T_2WI 表现为等或略高信号,T_1WI 和 T_2WI 信号总体强度表现均匀,少数信号不均匀,在 T_1WI 可呈等信号、高信号、低信号。由于无血-脑屏障破坏,绝大多数患者在增强扫描时,T_1WI 表现强化均匀,由硬脑膜尾征特异性判断患脑膜瘤概率达 81%。MR 影像可以显示脑脊液/血管间隙,骨质增生或受压变薄膨隆,脑沟扩大,广基与硬膜相连,邻近脑池、静脉窦阻塞等脑外占位征象。

在脑膜瘤患者,约 15% 的影像显示症状不明显,主要是因为:①少数患者脑膜瘤发生整个瘤体弥漫性钙化,亦称沙粒型脑膜瘤。此状态增强扫描表现轻度钙化,T_1WI 和 T_2WI 信号低弱;②囊性脑膜瘤;③发生在上矢状窦旁、脑凸面、蝶骨嵴、大脑镰旁、鞍上及脑室内的多发性脑膜瘤。

(三)鉴别诊断

根据相应的诊断标准,常见部位的脑膜瘤很容易确诊,对于发生在少见部位的脑膜瘤在诊断鉴别时要防止与其他肿瘤弄混产生误判。

(1)颅骨致密骨肿瘤与位于大脑半球凸面、完全钙化的脑膜瘤症状相似,鉴别方法是通过增强 MR 影像显示强化,无强化者为颅骨致密骨肿瘤,有强化者为脑膜瘤。

(2)突入鞍上的垂体巨腺瘤与鞍上脑膜瘤症状相似,诊断标准:脑膜瘤鞍结节有骨硬化表现,无蝶鞍扩大,通过 MR 影像检查,显示矢状面肿瘤中心位于鞍结节上方,鞍隔位置正常。若位于垂体腺上方,则可排除脑膜瘤,做垂体巨腺瘤进一步诊断。

(3)脉络丛乳头状瘤、室管膜瘤与侧脑室内脑膜瘤应症状相似,鉴别方法:首先从患者年龄上判断,在此部位儿童和少年患脑膜瘤的概率远小于成年人,可做侧脑室内脉络丛乳头状瘤和室管膜瘤的初步判断;因为脉络丛乳头状瘤会导致脑脊液分泌过多,会表现为脑室扩大范围较广,如果仅有同侧侧脑室颞角扩大,可以判断为脑膜瘤;从表现形状上看,脑膜瘤边缘较圆滑,而脉络丛乳头状瘤表面多为颗粒状;从强化上看,相对于室管膜瘤,脑膜瘤强化更为均匀。

七、脉络丛肿瘤

(一)临床表现及病理特征

脉络丛肿瘤(CPT)是指起源于脉络丛上皮细胞的肿瘤,WHO中枢神经系统肿瘤分类将其分为良性的脉络丛乳头状瘤、非典型脉络丛乳头状瘤和恶性的脉络丛癌三类,分属Ⅰ级、Ⅱ级和Ⅲ级肿瘤。绝大多数为良性,恶性仅占10%~20%。CPT好发部位与年龄有关,儿童多见于侧脑室,成人多见于第四脑室。脑室系统外发生时,最多见于桥小脑角区。CPT的特征指向为脑积水,致病诱因如下。①梗阻性脑积水:肿瘤增大压迫脑脊液循环,致通路梗阻;②交通性脑积水:肿瘤发生干扰脑脊液功能,导致生成和吸收紊乱。CPT发生的脑积水、颅内压增高及局限性神经功能障碍多为渐进性,但临床上部分患者急性发病,应引起重视。

(二)MR影像表现

MR影像检查多可见"菜花状"的特征性表现,肿瘤表面不光滑不平整,常呈粗糙颗粒状;而肿瘤信号无有异于其他的特征,信号 T_1WI 表现为低或等, T_2WI 高,强化特征明显。CT平扫多表现为等或略高密度病灶,类圆形,部分呈分叶状,边界清楚,增强扫描呈显著均匀强化。

(三)鉴别诊断

1.与室管膜瘤鉴别

室管膜瘤囊变区多而广,常有散在点、团状钙化,增强扫描显示强化程度为中等均匀或不均匀;与发病年龄的关联是,年长者多发生于幕上,年幼者多发生于幕下。

2.与脑室内脑膜瘤鉴别

脑室内脑膜瘤与前者有共性特征,并多在侧脑室三角区呈现积水症状较轻,且患者成年女性居多。

八、髓母细胞瘤

(一)临床表现及病理特征

髓母细胞瘤是一种高度恶性小细胞瘤,极易沿脑脊液通道转移。好发于小儿,特别是10岁左右儿童,约占儿童脑瘤的20%。本病起病急,病程短,多在3个月之内。多数患者有明显颅内压增高,致病原因是肿瘤推移与压迫第四脑室,导致梗阻性脑积水。

肿瘤起源于原始胚胎细胞残余,多发生于颅后窝小脑蚓部,少数位于小脑半球。大体病理检查可见肿瘤边界清楚,无包膜,出血,颜色为灰红色或粉红色,钙化及坏死少,柔软易碎。镜下观察肿瘤细胞大量密集,胞核大、胞质少且浓染,部分肿瘤细胞呈菊花团状排列。

(二)MR影像表现

MR影像对肿瘤诊断比较全面,可明确肿瘤大小、形态,观察其周围结构,易与其他肿瘤鉴别。MR影像检查时,肿瘤的实质部分多表现为长 T_1、长 T_2 信号,增强扫描时实质部分强化明显;第四脑室变形变窄,且被向前推移;合并幕上脑室扩张及脑积水较为多见。MR影像较CT有一定优势,能清楚显示肿瘤与周围结构及脑干的关系;矢状面或冠状面MR影像易显示沿脑脊液种植的病灶。

(三)鉴别诊断

本病需与星形细胞瘤、室管膜瘤、成血管细胞瘤及脑膜瘤相鉴别。

1.星形细胞瘤

多发生在儿童,常见颅内肿瘤病灶位于小脑半球,肿块边缘以不规则形态呈现,极少有幕上脑室扩大,信息呈 T_1WI 低、T_2WI 高状态,增强扫描强化程度不及髓母细胞瘤。

2.室管膜瘤

病灶部位位于第四脑室内,肿块被环形线状包绕,周围可见脑脊液,瘤体内囊变及钙化较多见,肿物信号常不均匀。

3.脑膜瘤

常发生于第四脑室内,信号表现为 T_1WI 等、T_2WI 高状态,增强扫描时均匀强化,可见脑膜尾征。

4.成血管细胞瘤

病灶常见于小脑半球,呈大囊小结节,囊壁强化较轻或无,但壁结节强化明显。

九、生殖细胞瘤

(一)临床表现及病理特征

生殖细胞瘤多发于颅内中线,常见于松果体和鞍区,占颅内肿瘤的11.5%,以松果体区最多。发生在基底核和丘脑者占 4%～10%。发生在鞍区及松果体区生殖细胞瘤,为胚胎时期神经管嘴侧部分的干细胞变异;发生在基底核及丘脑生殖细胞瘤,为第三脑室发育过程中的生殖细胞异位。

本病男性儿童多见,男女比例约2.5:1。好发年龄在12～18岁。早期无临床表现。肿瘤压迫周围组织时,出现相应神经症状。鞍区肿瘤主要出现视力下降、下丘脑综合征及尿崩症;松果体区出现上视不能、听力下降;基底核区出现偏瘫;垂体区出现垂体功能不全及视交叉、下丘脑受损表现。患者均可有头痛、恶心等高颅压表现。因松果体是一个神经内分泌器官,故肿瘤可能影响内分泌系统。性早熟与病变的部位和细胞种类相关。

(二)MR 影像表现

生殖细胞瘤的发生部位不同,MR 影像表现也不相同。

1.松果体区

瘤体多为实质性,质地均匀,圆形、类圆形或不规则形态,可呈分叶状或在胼胝体压部有切迹,边界清楚。一般呈等 T_1、等或稍长 T_2 信号。大多数瘤体显著强化,少数中度强化,强化多均匀。少数瘤体内有单个或多个囊腔,使强化不均匀。

2.鞍区

根据肿瘤具体部位,共分三类。

(1)Ⅰ类:成型于第三脑室内,或从第三脑室底向上长入第三脑室而成型,瘤体一般较大,常有出血、囊变和坏死。

(2)Ⅱ类:位于第三脑室底,仅累及视交叉、漏斗、垂体柄、视神经和视束,体积较小,形态多样。可沿漏斗垂体柄分布,呈长条状;或沿视交叉视束分布,呈椭圆形。一般无出血、囊变、坏死,MR 影像多呈等或稍长 T_1、稍长 T_2 信号,明显或中等程度均匀强化。

(3)Ⅲ类:仅位于蝶鞍内,MR 影像显示鞍内等 T_1、等或长 T_2 信号,明显或中度均匀强化。MR 影像信号无特征,与垂体微腺瘤无法区别。

3.丘脑及基底核区

肿瘤早期在 T_1WI 为低信号，T_2WI 信号均匀，显著均匀强化，无中线移位，边缘清晰。晚期易发生囊变、坏死和出血，MR 影像多呈混杂 T_1 和混杂长 T_2 信号，不均匀强化。肿瘤体积较大，但占位效应不明显，瘤周水肿轻微。肿瘤可沿神经纤维束向对侧基底核扩散，出现斑片状强化；同侧大脑半球可有萎缩。

4.鉴别诊断

发生在鞍区的生殖细胞瘤将影响到神经垂体、垂体柄和下丘脑。较大的瘤体与垂体瘤相似，易混淆。垂体瘤也表现为等 T_1、等 T_2 信号，但多为直立性生长，而生殖细胞瘤向后上生长，可资鉴别。若瘤体全部居于鞍内时，表现类似垂体微腺瘤，此时 MR 影像垂体饱满，后叶 T_1 高信号消失。若垂体腺瘤为腺垂体肿瘤，瘤体较小时仍存在后叶 T_1 高信号，可作为两者鉴别参考。另有以下两种情况可做生殖细胞瘤判断：强扫描下只见神经垂体区强化；瘤体有沿垂体柄生长趋势。

十、原发性中枢神经系统淋巴瘤

(一)临床表现及病理特征

淋巴肉瘤、小胶质细胞瘤、网织细胞肉瘤、非霍奇金淋巴瘤(NHL)等都是中枢神经系统淋巴瘤的别名，有原发性和继发性之分。其中由淋巴细胞起源，且不存在中枢神经系统以外淋巴瘤病变称为原发性中枢神经系统淋巴瘤；原发于全身其他部位，后经播散累及中枢神经系统的肿瘤，称为继发性中枢神经系统淋巴瘤。现在根据免疫功能状态的不同，淋巴瘤又有免疫功能正常型、免疫功能低下型之分。其中免疫功能低下型多与器官移植后免疫抑制剂使用、人体免疫缺陷病毒(HIV)感染或先天遗传性免疫缺陷有关。

中枢神经系统淋巴瘤一生均可发病，发病年龄特征不明显，40～50 岁居多。发病人群中，若存在免疫功能缺陷，发病年龄较早，男女发病比例为 2∶1。其中局灶性神经功能障碍临床症状表现为步态异常、感觉障碍、无力或癫痫发作。非局灶性神经功能障碍临床症状表现为由颅内压增高引起的视盘水肿、头痛、呕吐或认知功能进行性下降。

(二)MR 影像表现

中枢神经系统淋巴瘤病灶多位于脑内幕上区，集中于深部白质，与脑室临近。病灶形态多为团块状，较典型表现如同"握拳"者。位于胼胝体压部的病灶沿纤维构形，形如蝴蝶，颇具特征。瘤周水肿呈高信号，说明该部位脑间质水分增加，且部分水分由肿瘤细胞沿血管周围间隙浸润播散所致。另一特征为肿瘤体积占位较大，周边水肿表现轻微，两者表现不一致。非免疫功能低下者发生淋巴瘤时，瘤体内囊变、坏死少见。本病也可发生在中枢神经系统的其他部位，脑外累及部位包括颅骨、颅底、脊髓等。

(三)鉴别诊断

以下疾病可通过中枢神经系统淋巴瘤的鉴别诊断得出。

1.转移癌

病灶常见于灰白质交界处，MR 影像多为长 T_1、长 T_2 信号，淋巴瘤信号呈 T_1 低或等、T_2 等；注射对比剂后观察，可见转移癌呈结节状强化明显，较大病灶出现中心坏死，淋巴瘤无此特征；普遍存在转移癌周围水肿明显，有中枢神经系统以外肿瘤病史患者易发概率更高。

2.胶质瘤

MR 影像浸润性生长特征明显，信号多为长 T_1、长 T_2，瘤体境界模糊，个别(如少枝胶质细胞瘤)瘤体出现钙化,中枢神经系统淋巴瘤几乎无钙化。胶质母细胞瘤呈环形或分枝状,强化不均匀,规则性差。

3.脑膜瘤

发病于脑表面靠近脑膜部位,类圆形,边界清晰,瘤体周围有灰质拥挤。发病于中枢神经系统的淋巴瘤很少有这种特征。CT高密度是脑膜瘤共性特征,MR影像等 T_1、等 T_2 信号;注射对比剂后有脑膜增强"尾征",强化均匀。

4.感染性病变

发病年龄相对年轻,部分有发热病史。MR影像增强扫描时,细菌性感染病变特征为常见环状强化,而多发性硬化特征多表现为斑块状强化。HIV感染可导致免疫功能低下,因此,近年来由此引起的免疫功能低下型淋巴瘤增多,此淋巴瘤病灶常多发,环状强化多见,肿瘤中心坏死多见。

十一、垂体瘤

(一)临床表现及病理特征

垂体瘤是颅内常见肿瘤,起源于脑腺垂体,约占颅内肿瘤的10%,是常见良性肿瘤。发病年龄,一般在20~70岁,高峰在40~50岁,10岁以下罕见。临床症状多为占位效应引起,表现为特异性头痛、视野障碍、头晕、视力下降等。亦可根据分泌紊乱程度来鉴别,如月经减少、闭经、泌乳等为PRL腺瘤常见症状;ACTH及TSH腺瘤可引起肾上腺功能不全及继发甲状腺功能低下,对垂体正常功能影响最大;GH腺瘤的明显特征表现是肢端肥大症。普遍情况下都可根据以上临床表现做出判断,亦有个别患者不表现如上临床症状,或症状不明显。

依据生物学行为,垂体腺瘤分为侵袭性垂体腺瘤和微腺瘤。垂体腺瘤生长、突破包膜,并侵犯邻近的硬脑膜、视神经、骨质等结构时称为侵袭性垂体腺瘤。后者的组织学形态属于良性,而生物学特征却似恶性肿瘤,且其细胞形态大部分与微腺瘤无法区别。直径小于10 mm者称为微腺瘤。

(二)MR影像表现

肿块起自鞍内,T_1WI多呈中等或低信号,当有囊变、出血时呈更低或高信号。T_2WI多呈等或高信号,有囊变、出血时,T_1、T_2信号更高且波动性大,增强扫描时肿瘤均有强化(囊变、出血、钙化区外)。

MR影像显示对于检查和确诊垂体微腺瘤功能强大,诊断可同时结合患者的典型临床表现及实验室对内分泌异常检测分析结果。依据:高场强3 mm薄层核磁共振下,影像示以低、中信号为主的垂体内局限性信号异常;垂体柄位置偏移或易位、鞍底受压侵蚀;垂体高度异常,上缘呈局限性隆起,状态呈不对称性。依据病灶部位,可对各种微腺瘤进行功能诊断。腺垂体内有5种主要的内分泌细胞,基于功能的差异分别排列在相关位置:中间位置排列着分泌TSH和促性腺激素的细胞;两侧排列着分泌PRL和GH的细胞,分泌ACTH的细胞主要分布在中间偏后部位。垂体腺瘤的发生率与分泌细胞的这种位置解剖关系是一致的。注射Gd-DTPA后即刻扫描,微腺瘤的低信号与正常垂体组织对比明显,冠状面 T_1WI显示更清晰。在增强扫描下,肿瘤信号早期低于正常垂体信号,晚期高于或等于正常垂体信号。

MR影像可预测肿瘤侵袭与否。垂体腺瘤浸润性生长的指征:海绵窦边缘向外膨隆,异于正常形态,且两者分界模糊,在增强扫描下,早期常见海绵窦受侵表现,如肿瘤强化等;垂体腺瘤向蝶窦内突出,且已突破鞍底;斜坡骨质边缘不光整,且信号异常;颈内动脉因被包绕而致管径变窄或缩小,亦有颈内动脉分支受累等指征。

(三)鉴别诊断

绝大多数垂体大腺瘤具有典型 MR 影像表现,可明确诊断。但鞍内颅咽管瘤及鞍上脑膜瘤与巨大侵袭性生长的垂体腺瘤有时鉴别较难。

1.颅咽管瘤

鞍内颅咽管瘤,或对来源于鞍内、鞍上不甚明确时,以下征象有利于颅咽管瘤诊断:①MR 影像显示囊性信号区,囊壁相对较薄,伴有或不伴有实质性部分;②CT 显示半数以上囊壁伴蛋壳样钙化,或瘤内斑状钙化;③在 T_1WI 囊性部分呈现高信号,或含有高、低信号成分,而垂体腺瘤囊变部分为低信号区。

2.鞍上脑膜瘤

脑膜瘤在 MR 影像信号强度及强化表现方面颇似垂体瘤。少数鞍上脑膜瘤可向鞍内延伸,长入视交叉池,与垂体瘤难以区分。以下 MR 影像所见有利于脑膜瘤诊断:①显示平直状鞍隔,无"腰身征";②鞍结节或前床突有骨质改变;③肿瘤内存在流空信号,尤其是显示肿瘤内血管蒂,为脑膜瘤佐证。

十二、神经鞘瘤

(一)临床表现及病理特征

神经鞘瘤来源于神经鞘膜的施万细胞,是可以发生于人体任何部位的良性肿瘤,25%～45%在头颈部。脑神经发生的肿瘤中,多为神经鞘瘤,其中发生在听神经和三叉神经的概率最大。由于第Ⅳ～Ⅻ对脑神经起源及脑神经出颅前必经颅后窝,故颅后窝是脑神经肿瘤多发区域。这些肿瘤的临床症状与相应脑神经的吻合性不高,肿瘤患者的表现症状常见其他脑神经和小脑异常,表现症状与某些病症雷同,不是唯一指证,若仅从临床表现来判断存在片面性。

神经鞘瘤的病理特征是肿瘤于神经干偏心生长,有完整包膜,瘤内组织黄色,质脆。生长过大时,瘤体可出现液化和囊变。瘤细胞主要是梭形 Schwan 细胞,按其排列方式分为Antoni A 型和Antoni B 型,以前者为主。

(二)MR 影像表现

MR 影像为颅后窝神经肿瘤检查的首选。核磁共振下,大多数神经鞘瘤影像提示脑实质外囊实性肿瘤,瘤体边界清楚,较易确诊。其 MR 影像信号的特点为:实性部分低或等 T_1WI 信号,囊性部分低 T_1WI 信号;实性部分稍高或高 T_2WI 信号,囊性部分信号更高于实性部分;增强扫描时强化程度不同,肿瘤整体多呈环状或不均匀强化,其中实性部分强化明显,囊性部分不强化。若神经鞘瘤<1.5 cm 的可呈均匀实性改变,且与相应脑神经关系密切,有助于诊断。

(刘淑玲)

第十章 心血管疾病MR诊断

第一节 心 肌 病

心肌病是一类伴有特定的形态、功能、电生理等方面改变的心肌疾病。1980年世界卫生组织及国际心脏病学会联合会心肌病定义分类委员会将心肌病定义为"原因不明的心肌疾病",并将其分为扩张型、肥厚型及限制型3类。

一、扩张型心肌病

扩张型心肌病在心肌病中发病率最高,多见于40岁以下中青年,临床症状缺乏特异性。

(一)临床表现与病理特征

起病初期部分病例可有心悸气短,但大多数病例早期表现隐匿且发展缓慢。随着病程发展,临床表现为心脏收缩能力下降所致的充血性心力衰竭,各类心律失常,以及心腔内血栓引起的体动脉栓塞。听诊一般无病理性杂音。心电图可显示双侧心室肥厚、各类传导阻滞及异常Q波等。

病理改变为心室腔扩大,主要累及左心室,有时累及双侧心室。室壁通常正常,部分病例可出现与心腔扩张不相匹配的室壁增厚。心室肌小梁肥大,肉柱呈多层交织、隐窝深陷,常见附壁血栓。心腔扩大显著者,可造成房室瓣环扩大,导致房室瓣关闭不全。心肌细胞萎缩与代偿性心肌细胞肥大并存,可见小灶性液化性心肌溶解,或散在小灶性心肌细胞坏死,以及不同程度的间质纤维化。总体而言病理所见缺少特异性。

(二)MRI表现

1.心肌信号变化

本病于SE序列T_1WI、T_2WI心肌多表现为较均匀等信号,少数病例T_2WI可呈混杂信号。心腔内附壁血栓在T_2WI多呈高信号。

2.心腔形态改变

以电影MRI短轴位及心腔长轴位观察,一般心室横径增大较长径明显;仅有左心室腔扩大者为左心室型,室间隔呈弧形凸向右心室;仅有右心室扩大者为右心室型,室间隔呈弧形凸向左心室;左右心室均扩大者为双室型。

3.心室壁改变

部分病例早期受累心腔心室壁可稍增厚,晚期则变薄或室壁厚薄不均,左心室的肌小梁粗大。

4.心脏功能改变

电影 MRI 显示左心室或双侧心室的心肌收缩功能普遍下降,收缩期室壁增厚率减低,呈弥漫性改变,EF 值多在 50％以下(图 10-1)。

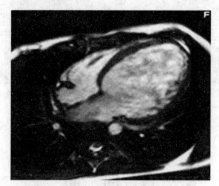

图 10-1　扩张型心肌病

真实稳态进动快速成像(True FISP)亮血序列四腔心层
面见左心室腔扩大,左心室游离壁肌小梁肥厚

(三)鉴别诊断

本病有时需与晚期缺血性心脏病(心腔扩大时)相鉴别。缺血性心脏病有长期慢性的冠心病病史。在形态学方面,冠心病陈旧心肌梗死多呈节段性室壁变薄,病变区域左心室肌小梁稀少、心肌内壁光滑;而扩张型心肌病的室壁厚度改变广泛均一,左心室心肌小梁肥厚。

二、肥厚型心肌病

肥厚型心肌病好发于青壮年,心肌肥厚是其主要病变形态。病因可能与遗传有关。约半数患者为家族性发病,属常染色体显性遗传。

(一)临床表现与病理特征

男女发病率无明显差别。早期症状主要为心慌、气短,缺少特征。相当数量病例无症状或症状轻微,常在体检时发现。晚期可发生心力衰竭、晕厥甚至猝死。心前区可闻及收缩期杂音并可触及震颤。心电图表现为左心室肥厚(部分表现为双室肥厚)、传导阻滞等。

心肌肥厚可以累及心室任何区域,但以左心室的肌部室间隔最为常见,非对称性室间隔肥厚(即室间隔向左心室腔凸出明显,室间隔与左心室后壁厚度比≥1.5)为该病的特征性表现。功能改变为舒张期肥厚心肌的顺应性降低,收缩功能正常甚至增强。基底部和中部室间隔肥厚引起左心室流出道梗阻,根据压力阶差可分为梗阻性与非梗阻性肥厚型心肌病。病理改变包括心肌细胞肥大、变性、间质结缔组织增生等。有时见心肌细胞错综排列(细胞间联结紊乱、重叠、迂曲、交错和异常分支),正常的心肌细胞排列消失。心肌壁内小冠状动脉可发生管腔变窄、管壁肥厚等。

(二)MRI 表现

MRI 征象包括以下几种。

1.心肌信号变化

在 SE 序列 T_1WI、T_2WI 肥厚心肌一般呈等信号,与正常心肌相同。有时,肥厚心肌在 T_2WI 呈混杂信号,提示病变区域缺血纤维化。

2.心室壁肥厚

可累及两侧心室的任何部位,但以室间隔最常见,还可累及左心室游离壁、心尖、乳头肌等。病变部位心肌显著肥厚,常超过15 mm。测量室壁厚度应在短轴像心室舒张末期进行。本病几乎不累及左心室后壁,故以肥厚心肌/左心室后壁厚度≥1.5 为诊断标准,其特异性达 94%。

3.心腔形态改变

以垂直于室间隔长轴位及双口位(左心室流入道和流出道位于同一层面)和短轴位电影MRI观察,左心室腔窄小,室间隔肥厚时心室腔呈"倒锥形",心尖肥厚时心室腔呈"铲形"。

4.心脏功能改变

病变部位肥厚心肌的收缩期增厚率减低,而正常部位收缩期增厚率正常或增强。心脏整体收缩功能正常或增强,EF 值多正常或增加。晚期心功能不全时,EF 值下降。室间隔部的肥厚心肌向左心室流出道凸出可造成左心室流出道梗阻,此时于双口位电影 MRI 可见收缩期二尖瓣前叶向室间隔的前向运动,即超声心动图检查中的"SAM 征",进一步加重流出道梗阻。收缩期于左心室流出道至主动脉腔内可见条带状低信号喷射血流,左心房内可见由二尖瓣反流引起的反流低信号。

5.心肌灌注及心肌活性检查

病变部位心肌纤维化并常伴局部小冠状动脉损害,可造成负荷心肌灌注减低,提示心肌缺血。心肌活性检查时,部分病变部位可出现点片状高信号,反映灶性纤维化(图 10-2)。

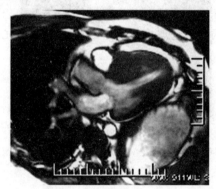

图 10-2　肥厚型心肌病
电影 MRI 双口层面见室间隔肥厚并向左心室流出道突出

(三)鉴别诊断

本病需与高血压性心脏病引起的心肌肥厚相鉴别。高血压性心脏病的左心室肥厚均匀,无左心室流出道狭窄,无二尖瓣反向运动,收缩期室壁增厚率正常,不难鉴别。

三、限制型心肌病

限制型心肌病国内相当少见。因心肌顺应性降低,两侧心室或某一心室舒张期容积减小,致心室充盈功能受限。根据受累心室不同可分为右心室型、左心室型及双室型,以右心室型最常见。

(一)临床表现与病理特征

轻者常无临床症状。右心房压升高时出现全身水肿、颈静脉怒张、肝淤血及腹水等右心功能不全的症状。左心房压升高时出现左心功能不全表现。有时表现为心悸、胸痛及栓塞症等。心电图表现无特征性,最常见异常 Q 波,心房颤动等心房异常。

病理表现缺乏特异性。可有病变区域结缔组织和弹力纤维增生,心肌细胞肥大,错综排列,心内膜增厚等。由于心室舒张功能受限及心室容积减少,心室舒张末期压力升高,进而导致受累心室心功能不全,甚至全心衰竭。

(二)MRI 表现

MRI 征象包括以下几种。

1.右心室型

黑血及亮血 MRI 显示横轴面右心室流入道缩短、变形,心尖部闭塞或圆隆,流出道扩张;心室壁厚薄不均,以心内膜增厚为主;心内膜面凹凸不平;右心房明显扩大,上下腔静脉扩张;电影 MRI 可见三尖瓣反流及右心室室壁运动幅度减低;SE 序列 MRI 常可见心包积液和/或胸腔积液。

2.左心室型

表现为以心内膜增厚为主的心室壁不均匀增厚,左心室腔变形,心尖圆钝;心内膜面凹凸不平,有钙化时可见极低信号;左心房明显扩大;电影 MRI 可见二尖瓣反流。

3.双心室型

兼有上述两者的征象,一般右心室征象更明显(图 10-3)。

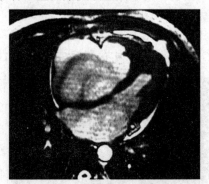

图 10-3 限制型心肌病

True FISP 亮血序列显示右心室心尖部闭塞并室壁增厚,心内膜面凹凸不平

(三)鉴别诊断

该病有时需与缩窄性心包炎、先天性心脏病三尖瓣下移畸形相鉴别。缩窄性心包炎时,MRI 显示心包局限或广泛性增厚。限制型心肌病可见特征性的心尖变形、闭塞及心室壁不均匀增厚,与其他疾病鉴别不难。

(刘晓勇)

第二节　缺血性心脏病

缺血性心脏病是指由于冠状动脉阻塞所造成的心肌缺血、心肌梗死及由此导致的一系列心脏形态及功能改变。心脏 MRI 可对缺血性心脏病进行全面的检查,包括形态学、局部及整体心功能评价、心肌灌注成像、心肌活性检查,正在成为一项能够全面、准确地评价缺血性心脏病的现代影像技术。

一、心肌缺血

心脏的血液供应主要由冠状动脉提供,冠状动脉各支分布供应不同的心脏节段,前降支供应左心室前壁、室间隔中段和尖段,回旋支供应左心室后壁,右冠状动脉供应右心室及左心室下壁、室间隔基底段。左心室下壁尖段由前降支和右冠状动脉双重供血,左心室侧壁尖段由回旋支和前降支双重供血。冠状动脉阻塞是心肌缺血的根本原因。严重缺血时,心肌缺氧所造成的各类致痛因子如缓激肽、前列腺素等的释放将导致心绞痛。

(一)临床表现与病理特征

临床表现为心前区可波及左肩臂或至颈咽部的压迫或紧缩性疼痛,也可有烧灼感。其诱因常为剧烈体力活动或情绪激动,也可由寒冷、吸烟、心动过速等诱发。疼痛出现后逐步加重,一般于5分钟内随着停止诱发症状的活动或服用硝酸甘油缓解逐步消失。根据临床特征的不同,心绞痛可分为稳定型心绞痛、变异型心绞痛及不稳定型心绞痛。但无论哪种类型的心绞痛,其疼痛强度均较心肌梗死轻,持续时间较短。

心肌缺血最常见的原因是由动脉粥样硬化斑块造成的冠状动脉狭窄,这类狭窄大多分布于心外膜下的大冠状动脉。动脉硬化斑块早期由血管内皮细胞受损、平滑肌细胞增殖内移发展而来,进而发生内皮下脂质沉积、纤维结缔组织增生。斑块阻塞面积在40%以下时,基本不影响心肌灌注,一般无临床症状。随着斑块阻塞面积的加大,在冠状动脉轻至中度狭窄(阻塞面积达到50%~80%)时,静息状态下狭窄冠脉远端的阻力血管将发生不同程度的扩张以维持相当的心肌灌注,静息状态下无明显临床表现。重度的冠脉狭窄(阻塞面积90%左右)则静息时亦无法保证适当的心肌灌注,在静息时就可出现灌注异常,临床上出现静息痛。除冠状动脉粥样硬化外,心肌缺血还有以下病因:①冠状血管神经、代谢及体液调节紊乱导致的冠状动脉痉挛;②冠状动脉微血管内皮功能状态异常导致的心肌灌注下降;③冠状动脉炎症、先天发育畸形及栓子栓塞。

(二)MRI表现

心肌缺血严重(即缺血性心肌病)时,可出现心肌内广泛或局灶性纤维结缔组织增生、局部或整体心肌变薄、心腔扩大等改变。MRI可显示相应形态异常。但在大多数情况下,心肌缺血仅表现为功能性心肌灌注异常。根据缺血程度不同,MRI心肌灌注可表现为:①静息状态各段心肌灌注正常,负荷状态心内膜下心肌或全层心肌透壁性灌注减低或缺损(图10-4);②静息状态缺血心肌灌注减低或延迟,负荷状态灌注缺损(图10-5);③静息状态缺血心肌灌注缺损(图10-6)。灌注异常区域多数与冠脉供血区相吻合,与核素心肌灌注检查的符合率达87%~100%,与目前仍作为冠心病诊断"金标准"的X线冠状动脉造影的诊断符合率达79%~87.5%。此外,严重心肌缺血时(如长时间心肌严重缺血,心肌细胞结构完整但局部室壁减弱或消失,称心肌冬眠;短暂心肌严重缺血,心肌结构未损害但收缩功能需较长时间恢复,称心肌顿抑),MRI心脏电影可发现心室壁运动异常,平行于室间隔长轴位、垂直于室间隔长轴位及无间隔连续左心室短轴位检查可准确判断运动异常的室壁范围。

(三)鉴别诊断

心肌缺血的MRI检查包括形态、灌注、运动功能等诸多方面。其他心脏疾病,如扩张型心肌病也表现为心腔扩大、心室壁变薄,肥厚型心肌病也会出现室壁运动减弱,甚至小范围的心肌灌注异常,但结合临床表现和综合MRI检查,与心肌缺血鉴别不难。

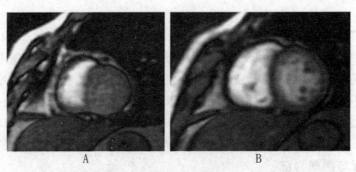

图 10-4　心脏短轴位左心室中部层面静息及负荷心肌灌注成像

A.静息灌注成像,显示心肌灌注均匀一致;B.腺苷负荷后心肌
灌注成像,显示间隔壁心肌灌注减低

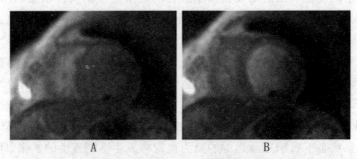

图 10-5　心脏短轴位左心室中部层面静息及负荷心肌灌注成像

A.静息灌注成像,显示下壁灌注减低;B.负荷后灌注成像,显
示该区域灌注减低更为明显,为灌注缺损表现

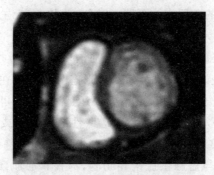

图 10-6　心脏短轴位左心室中部层面静息及负荷心肌灌注成像

静息时即可显示下间隔壁灌注缺损

(四)专家指点

MRI 诊断心肌缺血的核心是心肌灌注成像。MRI 心肌灌注的基础及相关临床研究始于20 世纪80 年代中期,至 90 年代中后期已取得相当的成绩。90 年代后期 MRI 设备在快速梯度序列多层面成像方面取得突破,一次注射对比剂后覆盖整个左心室的多层面首过灌注成像成为可能(虽然还存在扫描间隔),使 MRI 心肌灌注可用于临床诊断。近年来 MRI 心脏专用机进入临床,提高了成像速度(可完成无间隔的心脏成像)及时间、空间分辨率,有望成为诊断心肌缺血的"金标准"。

二、心肌梗死

继发于冠状动脉粥样硬化斑块破裂及血栓形成基础上的急性冠状动脉闭塞是心肌梗死最常见的原因。

(一)临床表现与病理特征

急性心肌梗死的主要症状是持久的胸骨后剧烈疼痛。典型者为胸骨后挤压性或压榨性疼痛,往往放射至颈部或左上肢。疼痛持续15～30分钟或更长,与心绞痛比较,疼痛程度重且时间长为其特点。其他临床表现有呼吸短促、出汗、恶心、发热,白细胞计数、血清酶增高及心电图改变等。急性心肌梗死的并发症包括恶性心律失常、休克、左心室室壁瘤形成、室间隔穿孔、乳头肌断裂及心力衰竭等。病程>6周者为陈旧性心肌梗死,临床表现除可能继续存在的心肌缺血症状外,主要为急性心肌梗死并发症的相应表现。

当冠状动脉闭塞持续20～40分钟后,随着缺血缺氧的进一步发展,细胞膜的完整性破坏,心肌酶漏出,心肌细胞发生不可逆性的损伤,即发生梗死。8～10天后,坏死的心肌纤维逐渐被溶解,肉芽组织在梗死区边缘出现,血管和成纤维细胞继续向内生长,同时移除坏死的心肌细胞。到第6周梗死区通常已经成为牢固的结缔组织瘢痕,其间可散布未受损害的心肌纤维。心肌梗死一般首先发生在缺血区的心内膜下心肌,后逐渐向心外膜下及周边扩展。根据梗死范围,病理上分为3型:①透壁性心肌梗死,梗死范围累及心室壁全层;②心内膜下心肌梗死,仅累及心室壁心肌的内1/3层,并可波及乳头肌,严重者坏死灶扩大、融合,形成累及整个心内膜下心肌的坏死,称为环状梗死;③灶性心肌梗死,病灶较小,临床上多无异常表现,生前常难以发现,病理呈不规则分布的多发性小灶状坏死,分布常不限于某一支冠状动脉的供血范围。

(二)MRI表现

1.心肌信号

在SE序列MRI,心肌为类似骨骼肌信号强度的中等信号,有别于周围心外膜下脂肪的高信号和相邻心腔内血流呈"黑色"的低信号。急性心肌梗死时,坏死心肌及周围水肿使相应区域的T_1及T_2延长,在T_2WI呈高信号。急性心梗24小时内即可在T_2WI观察到信号强度增加,并可维持至第10天。但由于急性梗死灶周围存在水肿带,所以高信号范围大于真实的梗死区域。在亚急性期(心肌梗死发生72小时内)心肌信号异常范围与实际梗死区域大致相当。慢性期(梗死发生6周以上)由于梗死后瘢痕形成,水分含量较正常心肌组织降低,在SE序列呈低信号,T_2WI较T_1WI明显。

2.心肌厚度

节段性室壁变薄是陈旧性心肌梗死的形态特征,坏死心肌吸收、纤维瘢痕形成是心肌变薄的病理基础,陈旧透壁性心肌梗死后室壁变薄更明显。前降支阻塞可造成左心室前、侧壁和/或前间壁变薄,右冠状动脉阻塞则造成左心室后壁和/或下壁变薄。MRI可直接显示心肌组织,心外膜面和心内膜面边界清晰,可精确测量心肌变薄。电影MRI通过测量室壁厚度判断存在心肌梗死的标准为:病变区域室壁厚度小于或等于同一层面正常心肌节段室壁厚度的65%;判断透壁性心肌梗死的标准为病变区域舒张末期室壁厚度<5.5 mm。

3.室壁运动功能改变

电影MRI是评价心脏整体及局部舒缩功能的最佳影像技术。通过无间隔连续左心室短轴位、平行于室间隔左心室长轴位及垂直于室间隔左心室长轴位电影MRI,可精确评价急性及慢性心肌梗死的一系列功能变化,如整体或局部室壁运动状态、收缩期室壁增厚率、EF 值、心腔容积等。

4.心肌灌注成像

可显示心肌梗死后的组织坏死或瘢痕形成所致的灌注减低及缺损。由于急性心肌梗死时常存在心肌的再灌注,灌注检查可无异常表现。因此,单纯心肌灌注成像无法准确诊断急性梗死心肌。

5.对比增强延迟扫描心肌活性检查

心肌梗死区域表现为高信号。MRI 的高空间分辨率,使其可精确显示梗死透壁程度。后者分为以下 3 种类型。①透壁强化:表现为全层心肌高信号,多为均匀强化;②非透壁强化:为心内膜下心肌或心内膜下至中层心肌区域强化,而心外膜下至中层或心外膜下心肌信号正常(存活心肌);③混合性强化:同一心肌段内透壁和非透壁强化并存。

如果在大面积延迟强化区域内观察到信号减低区,就需与存活心肌鉴别。病理研究表明,这一位于延迟强化区域中心或紧贴心内膜下,被称为"无再灌注区"或"无复流区"的信号减低区,为继发于心肌梗死的严重微血管损伤,毛细血管内存在大量的红细胞、中性粒细胞及坏死心肌细胞,阻塞与充填使对比剂不能或晚于周围结构进入这一区域。它并非存活心肌,而是重度的不可恢复的心肌坏死。其与存活心肌的影像鉴别要点如下:①"无再灌注区"周围常有高强化区环绕且常位于心内膜下,在连续的短轴像可以观察这一征象;②在首过心肌灌注成像中,这一区域没有首过强化;③在上述表现不明显,仍难与存活心肌鉴别时,可在延长延迟时间后再次扫描,如延迟至 30~40 分钟。此时由于组织间隙的渗透作用,"无再灌注区"将出现强度不等的延迟强化。

6.并发症 MRI

(1)室壁瘤:分为假性室壁瘤和真性室壁瘤。前者常发生于左心室下壁及后壁,为透壁性梗死心肌穿孔后周围心包等包裹形成,瘤口径线小于瘤体直径为其主要特征,电影 MRI 可见瘤体通过一瘤颈与左心室腔相通,瘤内可见血流信号;后者为梗死心肌几乎完全被纤维瘢痕组织替代,丧失收缩能力,在心室收缩期和/或舒张期均向心腔轮廓外膨出,常位于前壁及心尖附近,瘤壁菲薄(可至 1 mm),瘤口径线大于瘤体直径。电影 MRI 显示左心室腔局部室壁明显变薄,收缩期矛盾运动,或收缩期及舒张期均突出于左心室轮廓外的宽基底囊状结构。

(2)左心室附壁血栓:为附着于心室壁或充填于室壁瘤内的团片样充盈缺损(GRE 序列)。SE 序列血栓的信号强度随血栓形成的时间(即血栓的年龄)而异,亚急性血栓 T_1WI 常表现为中等至高信号,T_2WI 呈高信号,而慢性血栓在 T_1WI 和 T_2WI 均呈低信号。

(3)室间隔穿孔:表现为肌部室间隔连续性中断,以横轴面及四腔位显示清晰,电影 MRI 可见心室水平异常血流信号。

(4)乳头肌断裂:平行于室间隔长轴位或垂直于室间隔长轴位电影 MRI 可显示继发于乳头肌断裂的二尖瓣关闭不全所致左心房反流信号。

(5)心功能不全:连续短轴像结合长轴位电影 MRI 可评价继发于心肌梗死的左心室局部及整体运动功能异常,测量各种心功能指数。

(刘晓勇)

第三节　胸主动脉疾病

胸主动脉疾病并不少见,且逐年增多。这与人口老龄化,医学影像技术进步和临床医师对本病的认识提高有关。主要疾病包括主动脉夹层、胸主动脉瘤、主动脉壁间血肿、穿透性动脉硬化溃疡、胸主动脉外伤等。现就临床较为常见的前两种疾病加以讨论。

一、主动脉夹层

主动脉夹层(AD)是一类病情凶险、进展快、病死率高的急性胸主动脉疾病,其死亡率及进展风险随着时间的推移而逐步降低。急性 AD 指最初的临床症状出现 2 周以内,而慢性 AD 指症状出现 2 周或 2 周以上。国外报道,未经治疗的急性 Stanford A 型主动脉夹层,最初 48～72 小时每小时的死亡率为 1%～2%,即发病 2～3 天死亡约 50%,2 周内死亡 80%。

(一)临床表现与病理特征

胸部和背部剧烈疼痛且无法缓解是急性 AD 最常见的初发症状,心电图无 ST-T 改变。疼痛多位于胸部的正前后方,呈刺痛、撕裂痛或刀割样疼痛。常突然发作,很少放射到颈、肩及左上肢,这与冠心病心绞痛不同。患者常因剧痛出现休克貌,但血压不低或升高。部分患者疼痛不显著,可能与起病缓慢有关。随着病情发展,部分患者出现低血压,为心脏压塞、急性重度主动脉瓣反流、夹层破裂所致。大约 38% 的患者两上肢血压及脉搏不一致,此为夹层累及或压迫无名动脉及左锁骨下动脉所造成的"假性低血压"。胸部 AD 体征无特征性,累及升主动脉时可闻及主动脉瓣关闭不全杂音,主动脉弓部分支血管受累可致相应动脉搏动减弱或消失,夹层破入心包腔引起心脏压塞时听诊闻及心包摩擦音。此外,AD 累及冠状动脉引发急性心肌梗死,夹层破裂入胸腔或内膜撕裂后主动脉壁通透性改变可造成单侧或双侧胸腔积液,累及肾动脉可造成血尿、无尿和急性肾衰竭,累及腹腔动脉、肠系膜上下动脉时出现急腹症及肠坏死。

典型 AD 始发于主动脉内膜和中层撕裂,主动脉腔内血液在脉压驱动下,经内膜撕裂口穿透病变中层,分离中层并形成夹层。由于管腔内压力不断推动,分离在主动脉壁内推进不同的长度。广泛者可自升主动脉至腹主动脉分叉部,并累及主动脉各分支血管,甚至闭塞分支血管。典型夹层为顺向分离,即自近端内膜撕裂口处向主动脉远端扩展,但有时从内膜撕裂口逆向进展。

主动脉壁分离层之间充盈血液,形成一个假腔,出现所谓"双腔主动脉"。剪切力导致内膜片(分离主动脉壁的内层部分)进一步撕裂,形成内膜再破口或出口。血液的持续充盈使假腔进一步扩张,内膜片则突入真腔,真腔可受压变窄或塌陷。内膜撕裂口多发生在主动脉内壁流体动力学压力最大处,即升主动脉(窦上数厘米处)外右侧壁,或降主动脉近端(左锁骨下动脉开口以远)动脉韧带处。少数发生在腹主动脉等处。

高血压和马方综合征是 AD 的主要诱因。有一组 74 例 AD 患者中,有高血压病史者 44 例(占 59.5%),马方综合征者 9 例(占 12.2%)。胸主动脉粥样硬化性病变是否为 AD 的诱因,目前存在争议。国外一组 17 例 AD 患者中,11 例高血压者均有广泛而严重的主动脉粥样硬化。在这组 74 例 AD 患者中,16 例有粥样硬化改变,其中 13 例有高血压病史,3 例血压正常但均为高龄患者(67～78 岁)。先天性心血管疾病,如主动脉瓣二叶畸形和主动脉缩窄,妊娠期内分泌变化等也与 AD 发生有关。

AD 主要有两种分型。Debakey 分型根据原发内破口起源位置及夹层累及范围：Debakey Ⅰ型，破口位于升主动脉，夹层范围广泛；Debakey Ⅱ型，破口位于升主动脉，夹层范围局限于升主动脉；Debakey Ⅲ型，升主动脉未受累，破口位于左锁骨下动脉远端，其中，夹层范围局限者为Ⅲ甲，广泛者为Ⅲ乙（图 10-7）。Stanford 分型仅依赖病变累及范围：凡夹层累及升主动脉者均为 A 型，余者为 B 型。

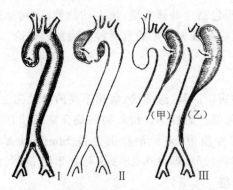

图 10-7　胸主动脉夹层 Debakey 分型模式图

（二）MRI 表现

MRI 征象有以下几种表现。①内膜片：是 AD 的直接征象，在 MRI 呈线状结构，将主动脉分隔为真腔和假腔；内膜片沿主动脉长轴方向延伸，于横轴面显示清晰，与主动脉腔信号相比可呈低信号或高信号。②真腔和假腔：形成"双腔主动脉"，是 AD 的另一直接征象；通常真腔小，假腔大；在升主动脉，假腔常位于右侧（即真腔外侧）；在降主动脉，常位于左侧（同样是真腔外侧）；在主动脉弓部，常位于真腔前上方；内膜片螺旋状撕裂时，假腔可位于任何方位；假腔可呈多种形态，如半月形、三角形、环形和多腔形；根据 MRI 序列和血流速度不同，真假腔的信号强度可以相同，亦可不同。③内膜破口和再破口：在黑血和亮血 MRI 表现为内膜连续性中断；MRI 电影可见破口处血流往返，或假腔内血流信号喷射征象；CE-MRA 显示破口优于亮血与黑血序列。④主要分支血管受累：直接征象为内膜片延伸至血管开口或管腔内，引起受累血管狭窄和闭塞，间接征象为脏器或组织缺血、梗死或灌注减低；MPR 是观察分支血管受累的最佳方法。⑤并发症和并存疾病：MRI 可显示主动脉瓣关闭不全、左心功能不全、心包积液、胸腔积液、主动脉破裂或假性动脉瘤，以及假腔血栓形成等异常（图 10-8）。

（三）鉴别诊断

综合运用各项 MRI 技术，可清晰显示该病的直接征象、间接征象及各类并发症，做出准确的定性诊断及分型诊断，不存在过多的鉴别诊断问题。

二、胸主动脉瘤

胸主动脉瘤是指局限性或弥漫性胸主动脉扩张，其管径大于正常主动脉 1.5 倍或以上。按病理解剖和瘤壁的组织结构分为真性和假性动脉瘤。前者是由于血管壁中层弹力纤维变性、失去原有坚韧性，形成局部薄弱区，在动脉内压力作用下，主动脉壁全层扩张或局限性向外膨突；后者是指因主动脉壁破裂或内膜及中层破裂，造成出血或外膜局限性向外膨突，瘤壁由血管周围结缔组织、血栓或血管外膜构成，常有狭窄的瘤颈。

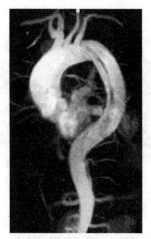

图 10-8　胸主动脉夹层 Debakey Ⅲ 型

CE-MRA 后 MIP 斜矢状面重组图像，主动脉自弓降部以
远增宽，呈双腔主动脉，内膜片呈螺旋状撕裂

（一）临床表现与病理特征

本病临床表现变化差异较大且复杂多样，主要取决于动脉瘤大小、部位、病因、压迫周围组织
器官的程度及并发症。轻者无任何症状和体征。有时胸背部疼痛，可为持续性和阵发性的隐痛、
闷胀痛或酸痛。突发性撕裂或刀割样疼痛类似于 AD 病变，常提示动脉瘤破裂，病程凶险。动脉
瘤压迫周围结构可出现气短、咳嗽、呼吸困难、肺炎和咯血等呼吸道症状，也可有声音嘶哑、吞咽
困难、呕血和胸壁静脉曲张。胸部体表可见搏动性膨突及收缩期震颤，可闻及血管性杂音。如病
变累及主动脉瓣，可有主动脉瓣关闭不全、左心功能不全的表现。

病因可分为动脉粥样硬化性、感染性、创伤性、先天性、大动脉炎性、梅毒性、马方综合征和白
塞病等，以粥样硬化性主动脉瘤最常见。任何主动脉瘤均有进展、增大的自然过程，破裂是其最
终后果。瘤体越大，张力越大，破裂可能性越大。主动脉瘤倍增时间缩短或形状改变，是破裂前
的重要变化。

（二）MRI 表现

MRI 征象包括：①在 SE 序列，横轴面和冠状面 MRI 显示胸主动脉呈囊状或梭囊状扩张的
低信号，以及动脉瘤内血栓、瘤壁增厚及瘤周出血；脂肪抑制 MRI 有助于区别脂肪组织与血肿或
粥样硬化增厚；矢状面或斜矢状面可确定瘤体部位及累及范围。②亮血与黑血序列 MRI 的优点
是成像速度快；图像分辨率和对比度高，伪影少。③对 CE MRA 原始图像重组，可形成 MIP 和
MPR 图像；MIP 类似于传统 X 线血管造影，可显示主动脉瘤形态、范围、动脉瘤与主要分支血管
的关系；MPR 可多角度连续单层面显示主动脉瘤详细特征，包括瘤腔形态、瘤腔内血栓、瘤壁特
征、瘤周出血或血肿、瘤周软组织结构，以及瘤腔与近端和远端主动脉及受累分支血管的关系。

（三）鉴别诊断

MRI 与多排螺旋 CT 同是显示胸主动脉瘤的无创性影像技术，诊断该病极为准确，不存在
过多鉴别诊断问题。

（刘晓勇）

第十一章 乳腺疾病MR诊断

第一节 乳腺脂肪坏死

一、临床表现与病理特征

乳腺脂肪坏死常为外伤或医源性损伤导致局部脂肪细胞坏死液化后引起的非化脓性无菌性炎症反应。虽然乳腺内含有大量的脂肪组织,但发生脂肪坏死者并不多见。根据病因可将乳腺脂肪坏死分为原发性和继发性两种。绝大多数为原发性脂肪坏死,由外伤后引起,外伤多为钝器伤,尽管有些患者主诉无明显外伤史,但一些较轻的钝器伤如桌边等的碰撞也可使乳腺脂肪组织直接受到挤压而发生坏死。继发性乳腺脂肪坏死可由于导管内容物淤积并侵蚀导管上皮,使具有刺激性的导管内残屑溢出到周围的脂肪组织内,导致脂肪坏死,也可由于手术、炎症等原因引起。

脂肪坏死的病理变化随病期而异。最早表现为一局限出血区,脂肪组织稍变硬。镜下可见脂肪细胞浑浊及脂肪细胞坏死崩解,融合成较大的脂滴。3～4周后形成一圆形硬结,表面呈黄灰色,并有散在暗红区,切面见油囊形成,囊大小不一,其中含油样液或暗褐色的血样液及坏死物质。后期纤维化,病变呈坚实灰黄色肿块,切面为放射状瘢痕样组织,内有含铁血黄素及钙盐沉积。

脂肪坏死多发生在巨大脂肪型乳腺患者。发病年龄可从 14～80 岁,但多数发生在中、老年。约半数患者有外伤史,病变常位于乳腺表浅部位的脂肪层内,少数可发生于乳腺任何部位。最初表现为病变处黄色或棕黄色瘀斑,随着病变的发展,局部出现肿块,界限多不清楚,质地硬韧,有压痛,与周围组织有轻度粘连。后期由于大量纤维组织增生,肿块纤维样变,使其边界较清楚。纤维化后可有牵拽征,如皮肤凹陷、乳头内陷等,应注意与乳腺癌鉴别。部分患者肿块最后可缩小、消失。少数患者由于炎症的刺激可伴有同侧腋窝淋巴结肿大。

二、MRI 表现

乳腺脂肪坏死表现典型者病变多位于皮下脂肪层表浅部位(图 11-1),当脂肪坏死发生在乳腺较深部位与腺体重叠而表现为边缘欠清的肿块性病变时易误诊为乳腺癌。病变早期,若皮肤有红肿、瘀斑,则可显示非特异性的皮肤局限增厚与皮下脂肪层致密浑浊。在 MRI 上较早期的脂肪坏死表现为形状不规则,边界不清楚,病变在 T_1WI 上表现为低信号,在 T_2WI 上表现为高信号,内部信号不均匀。

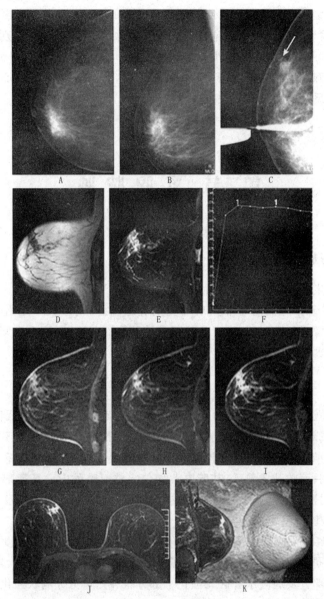

图 11-1 右乳脂肪坏死

63 岁,女,2 个月前右乳曾有自行车车把撞过外伤史;A.右乳 X 线头尾位片;B.右乳 X 线内外侧斜位片;C.右乳病变切线位局部加压片,显示右乳内上方皮下脂肪层及邻近腺体表层局限致密,边界不清,密度中等;D.右乳 MRI 平扫矢状面 T_1WI;E.右乳 MRI 平扫矢状面脂肪抑制 T_2WI;F.动态增强后病变时间-信号强度曲线图;G、H、I.分别为 MRI 平扫、动态增强后 1、8 分钟;J.增强后延迟时相横轴面 T_1WI;K.VR 图,显示右乳内上方皮下脂肪层及邻近腺体表层局限片状异常信号,边界欠清,于 T_1WI 呈较低信号,T_2WI 呈较高信号,动态增强后病变呈明显不均匀强化,时间-信号强度曲线呈平台型,局部皮肤增厚

动态增强检查病变可呈快速显著强化,与恶性肿瘤鉴别困难。病变后期纤维化后,动态增强检查有助于脂肪坏死的诊断,其强化方式缺乏典型恶性病变具有的快进快出特点。

三、鉴别诊断

本病应与乳腺癌鉴别。发生在皮下脂肪层表浅部位的乳腺脂肪坏死诊断不难。对于无明显外伤史,脂肪坏死又发生在乳腺较深部位且与腺体重叠时,与乳腺癌较难鉴别。通常乳腺癌的肿块呈渐进性增大,而脂肪坏死大多有缩小趋势。对于较早期的脂肪坏死,单纯依靠 MRI 动态增强后的曲线类型与乳腺癌鉴别困难。病变后期纤维化后,动态增强检查有助于脂肪坏死的诊断,其强化方式缺乏典型恶性病变具有的快进快出特点。

(刘淑玲)

第二节 乳 腺 脓 肿

一、临床表现与病理特征

乳腺脓肿既可发生于产后哺乳期妇女,也可发生于非产后哺乳期妇女。乳腺脓肿可由乳腺炎形成,少数来自囊肿感染。而对于非产后哺乳期乳腺脓肿,则多数不是由急性乳腺炎迁延而来,临床表现不典型,常无急性过程,患者往往以乳腺肿块而就诊,因缺乏典型的乳腺炎病史或临床症状,更由于近年来乳腺癌的发病率上升,容易将其误诊为乳腺肿瘤。

二、MRI 表现

乳腺脓肿在 MRI 上比较具有特征性表现,MRI 平扫 T_1WI 上表现为低信号,T_2WI 呈中等或高信号,边界清晰或部分边界清晰,脓肿壁在 T_1WI 上表现为环状规则或不规则的等或略高信号,在 T_2WI 上表现为等或高信号,且壁较厚。当脓肿形成不成熟时,环状壁可厚薄不均匀或欠完整,外壁边缘较模糊;而脓肿成熟后,其壁厚薄均匀完整。脓肿中心坏死部分在 T_1WI 呈明显低信号、在 T_2WI 呈明显高信号。水肿呈片状或围绕脓肿壁的晕圈,在 T_1WI 上信号较脓肿壁更低、在 T_2WI 上信号较脓肿壁更高。

在增强 MRI,典型的脓肿壁呈厚薄均匀的环状强化,多数表现为中度、均匀、延迟强化。当脓肿处于成熟前的不同时期时,脓肿壁亦可表现为厚薄均匀或不均匀的环状强化,强化程度亦可不同。脓肿中心坏死部分及周围水肿区无强化。部分脓肿内可见分隔状强化。较小的脓肿可呈结节状强化。当慢性脓肿的脓肿壁大部分发生纤维化时,则强化较轻。如在脓肿周围出现子脓肿时对诊断帮助较大(图 11-2)。

三、鉴别诊断

(一)良性肿瘤和囊肿

乳腺脓肿在 MRI 上具有特征性表现,脓肿壁较厚,增强后呈环状强化,中心为无强化的低信号区。如行 DWI 检查,乳腺脓肿与良性肿瘤或囊肿表现不同,脓液 ADC 值较低。

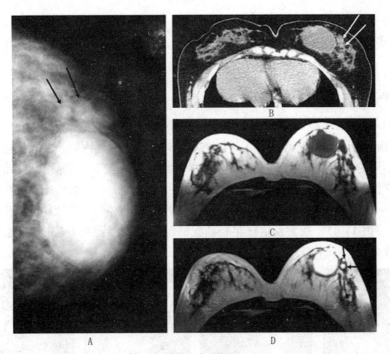

图 11-2　左乳腺脓肿

A.左乳 X 线头尾位片,显示左乳内上高密度肿物,肿物大部分边缘清晰、规则,部分后缘显示模糊,其内未见钙化,该肿物外侧尚可见两个小结节(黑箭头),密度与腺体密度相近,边缘尚光滑;B.CT 平扫,显示左乳内侧肿物,边界清楚,其内部 CT 值为 11.4 HU,肿物壁密度稍高且较厚,其外侧亦可见两个小结节(白箭头),边界清楚;C.MRI 平扫横轴面 T_1WI;D.MRI 平扫横轴面 T_2WI,显示左乳内侧类圆形肿物,肿物于 T_1WI 呈低信号,T_2WI 呈高信号,表现为液体信号特征,边界清楚,肿物外周可见一厚度大致均匀的壁,内壁光滑整齐,该肿物外侧亦可见两个信号与之相同的小结节(黑箭头),边界清楚

(二)肿块型乳腺癌

乳腺癌多表现为形态不规则,边缘毛刺,临床以无痛性肿块为主要表现。在动态增强 MRI,乳腺癌信号强度多为快速明显增高且快速减低,强化方式多由边缘向中心渗透,呈向心样强化。而脓肿呈环状强化,壁较厚,中心为无强化的低信号区。

(刘淑玲)

第三节　乳腺纤维腺瘤

一、临床表现与病理特征

乳腺纤维腺瘤是最常见的乳腺良性肿瘤,多发生在 40 岁以下妇女,可见于一侧或两侧,也可多发,多发者约占 15%。患者一般无自觉症状,多为偶然发现,少数可有轻度疼痛,为阵发性或偶发性,或在月经期明显。触诊时多为类圆形肿块,表面光滑,质地韧,活动,与皮肤无粘连。病理上,纤维腺瘤是由乳腺纤维组织和腺管两种成分增生共同构成的良性肿瘤。在组织学上,可表现为以腺上皮为主要成分,也可表现为以纤维组织为主要成分,按其比例不同,可称之为纤维腺瘤或腺纤维瘤,多数肿瘤以纤维组织增生为主要改变。其发生与乳腺组织对雌激素的反应过强有关。

二、MRI 表现

纤维腺瘤的 MRI 表现与其组织成分有关。在平扫 T_1WI,肿瘤多表现为低信号或中等信号,轮廓边界清晰,圆形或卵圆形,大小不一。在 T_2WI 上,依肿瘤内细胞、纤维成分及水的含量不同而表现为不同的信号强度:纤维成分含量多的纤维性纤维腺瘤信号强度低;而水及细胞含量多的黏液性及腺性纤维腺瘤信号强度高。发生退化、细胞少、胶原纤维成分多者在 T_2WI 上呈较低信号。约 64% 的纤维腺瘤内可有由胶原纤维形成的分隔,分隔在 T_2WI 上表现为低或中等信号强度(图 11-3~图 11-6)。通常发生在年轻妇女的纤维腺瘤细胞成分较多,而老年妇女的纤维腺瘤则含纤维成分较多。

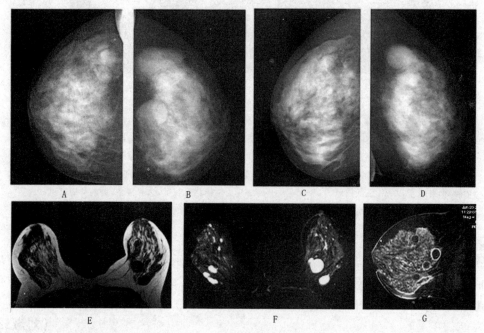

图 11-3　双侧乳腺囊性增生病

A、B.右、左乳 X 线头尾位片;C、D.右、左乳 X 线内外侧斜位片,显示双乳呈多量腺体型乳腺,其内可见多个大小不等圆形或卵圆形肿物,部分边缘清晰光滑,部分边缘与腺体重叠显示欠清,未见毛刺、浸润征象,肿物密度与腺体密度近似;E.MRI 平扫横轴面 T_1WI;F.MRI 平扫横轴面脂肪抑制 T_2WI,显示双乳腺内可见多发大小不等肿物,T_1WI 呈低信号,T_2WI 呈高信号,边缘清晰光滑,内部信号均匀;G.MRI 增强后矢状面 T_1WI,显示部分肿物未见强化,部分肿物边缘可见规则环形强化

动态增强 MRI 扫描,纤维腺瘤表现亦可各异,大多数表现为缓慢渐进性的均匀强化或由中心向外围扩散的离心样强化,少数者,如黏液性及腺性纤维腺瘤亦可呈快速显著强化,其强化类型有时难与乳腺癌鉴别,所以准确诊断除依据强化程度、时间-信号强度曲线类型外,还需结合病变形态学表现进行综合判断,必要时与 DWI 和 MRS 检查相结合,以减少误诊。

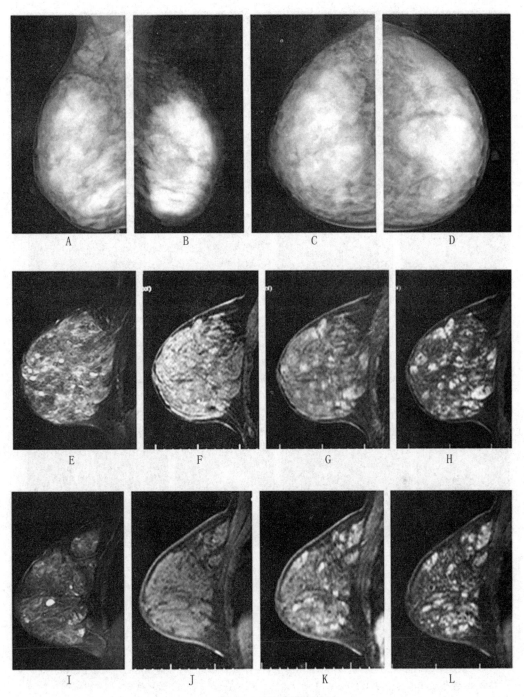

图 11-4 双乳增生

A、B.右、左乳 X 线内外侧斜位片;C、D.右、左乳 X 线头尾位片,显示双乳呈多量腺体型乳腺,其内可见多发斑
片状及结节状影,与腺体密度近似;E.左乳 MRI 平扫矢状面脂肪抑制 T₂WI;F、G、H.分别为左乳 MRI 平扫、
动态增强后 1、8 分钟;I.右乳 MRI 平扫矢状面脂肪抑制 T₂WI;J、K、L.分别为右乳 MRI 平扫、动态增强后 1、
8 分钟,显示双乳呈多量腺体型乳腺,平扫 T₂WI 双乳腺内多发大小不等液体信号灶,动态增强后双乳腺内
弥漫分布多发斑点状及斑片状渐进性强化,随时间的延长强化程度和强化范围逐渐增高和扩大

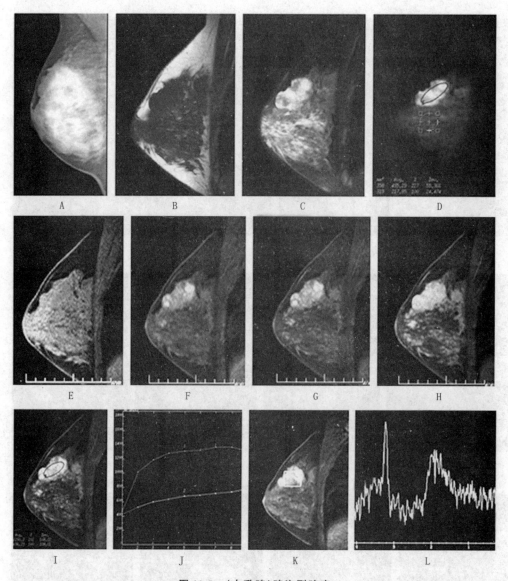

图 11-5　(右乳腺)腺泡型腺病

A.右乳 X 线内外侧斜位片,外上方腺体表面局限性突出,呈中等密度,所见边缘光滑,相邻皮下脂肪层及皮肤正常;B.MRI 平扫矢状面 T_1WI;C.MRI 平扫矢状面脂肪抑制 T_2WI,显示右乳外上方不规则形肿物,呈分叶状,T_1WI 呈较低信号,T_2WI 呈中等、高混杂信号,边界尚清楚;D.DWI 图,病变呈异常高信号,ADC 值略降低;E、F、G、H.分别为 MRI 平扫、动态增强后 1、2、8 分钟;I、J.动态增强后病变和正常腺体感兴趣区测量及时间-信号强度曲线,显示动态增强后病变呈明显强化且随时间延迟信号强度呈逐渐升高趋势;K.病变区 MRS 定位像;L.MRS图,于病变区行 MRS 检查,在 3.2 ppm 处可见异常增高胆碱峰

三、鉴别诊断

(一)乳腺癌

患者多有临床症状。病变形态多不规则,边缘呈蟹足状。MRI 动态增强检查时,信号强度趋于快速明显增高且快速减低,即时间-信号强度曲线呈流出型,强化方式由边缘向中心渗透,呈向心样强化趋势。ADC 值减低。少数纤维腺瘤(如黏液性及腺性纤维腺瘤)亦可呈快速显著强

化,其强化类型有时难与乳腺癌鉴别,需结合形态表现综合判断,必要时结合 DWI 和 MRS 信息,以减少误诊。

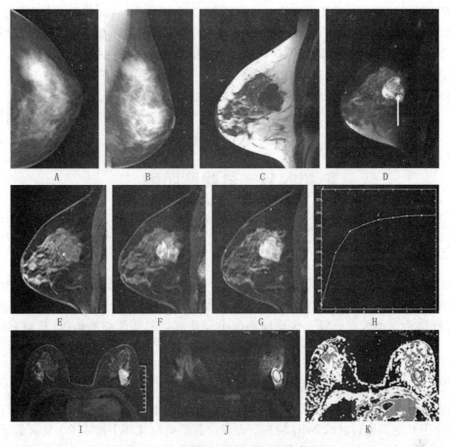

图 11-6 (左乳腺)纤维腺瘤伴黏液变性

A.左乳 X 线头尾位片;B.左乳 X 线内外侧斜位片,显示左乳外上方分叶状肿物,密度比正常腺体密度稍高,肿物部分边缘模糊,小部分边缘可见低密度透亮环;C.左乳 MRI 平扫矢状面 T_1WI;D.左乳 MRI 平扫矢状面脂肪抑制 T_2WI,显示左乳外上方分叶状肿物,内部信号不均匀,T_1WI 呈较低信号且其内可见小灶性高信号,T_2WI 呈混杂较高信号且其内可见多发低信号分隔(白箭头),边界清楚;E、F、G.分别为 MRI 平扫、动态增强后 1、8 分钟;H.动态增强后病变区时间-信号强度曲线图;I.增强后延迟时相横轴面,显示动态增强后病变呈不均匀渐进性强化,时间-信号强度曲线呈渐增型;J.DWI 图;K.ADC 图,于 DWI 上病变呈高信号,ADC 值无降低(肿物 ADC 值为 1.9×10^{-3} mm^2/s,正常乳腺组织 ADC 值为 2.0×10^{-3} mm^2/s)

(二)乳腺脂肪瘤

脂肪瘤表现为脂肪信号特点,在 MRI T_1WI 和 T_2WI 上均呈高信号,在脂肪抑制序列上呈低信号。其内常有纤细的纤维分隔,而无正常的导管、腺体和血管结构。周围有较纤细而致密的包膜。

(三)乳腺错构瘤

为由正常乳腺组织异常排列组合而形成的一种瘤样病变。病变主要由脂肪组织(可占病变的80%)构成,混杂不同比例的腺体和纤维组织。影像特征为肿瘤呈混杂密度或信号,具有明确的边界。

(四)乳腺积乳囊肿

比较少见,是由于泌乳期一支或多支乳导管发生阻塞、乳汁淤积形成,常发生在哺乳期或哺乳期后妇女。根据形成的时间及内容物成分不同,MRI 表现亦不同:病变内水分含量较多时,积乳囊肿可呈典型液体信号,即在 T_1WI 呈低信号,在 T_2WI 呈高信号;如脂肪、蛋白或脂质含量较高,积乳囊肿在 T_1WI 和 T_2WI 均呈明显高信号,在脂肪抑制序列表现为低信号或仍呈较高信号;如病变内脂肪组织和水含量接近,在反相位 MRI 可见病变信号明显减低。在增强 MRI,囊壁可有轻至中度强化。临床病史也很重要,肿物多与哺乳有关。

(刘淑玲)

第四节 乳腺脂肪瘤

一、临床表现与病理特征

乳腺脂肪瘤不多见。患者多为中年以上的妇女,一般无症状。脂肪瘤生长缓慢,触诊时表现为柔软、光滑、可活动的肿块,界限清晰。在大体病理上,脂肪瘤与正常脂肪组织类似,但色泽更黄,周围有纤细的完整包膜。镜下观察脂肪瘤由分化成熟的脂肪细胞构成,其间有纤维组织分隔。

二、MRI 表现

脂肪瘤由脂肪组织和包膜组成,通常乳腺 X 线检查能够做出诊断,因此不需进行 MRI 检查,一般多由于其他原因行乳腺 MRI 检查而发现。脂肪瘤在 T_1WI 和 T_2WI 呈高信号,在脂肪抑制序列上呈低信号,其内无正常的导管、腺体和血管结构,有时可见肿瘤周围的低信号包膜。增强后脂肪瘤无强化(图 11-7)。

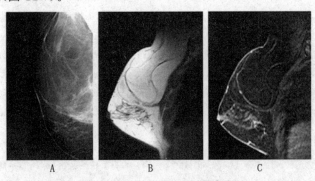

A   B   C

图 11-7 (右乳腺)巨大脂肪瘤

A.右乳 X 线内外侧斜位片,显示右乳腺上方巨大肿物,该肿物前下缘边界清晰,上及后缘未包括全,密度与脂肪组织相近,内部密度欠均匀,可见分隔;B.右乳 MRI 平扫矢状面 T_1WI;C.右乳 MRI 增强后矢状面脂肪抑制 T_1WI,显示右乳腺上方巨大肿物,于 T_1WI 和 T_2WI 均呈高信号,行脂肪抑制后呈低信号,肿物内部可见分隔,增强后肿物无强化表现

三、鉴别诊断

(一)错构瘤

脂肪瘤内不含纤维腺样组织,在高信号的脂肪组织内常可见纤细的纤维分隔;而错构瘤包括脂肪组织及纤维腺样组织,MRI特点为信号混杂。

(二)透亮型积乳囊肿

积乳囊肿常发生在哺乳期妇女,脂肪瘤多发生在中、老年妇女;X线上,脂肪瘤的体积常较积乳囊肿大;脂肪瘤的周围围有纤细而致密的包膜,形态可为分叶状,而积乳囊肿多为圆形,且囊壁较厚;脂肪瘤的透亮区内可见纤细的纤维分隔,而积乳囊肿则无;脂肪瘤为实质性低密度病变,而透亮型积乳囊肿为低密度囊性病变,超声检查有助于两者鉴别。积乳囊肿强化后其壁有强化,而脂肪瘤的壁无强化。

(三)正常乳腺内局限脂肪岛

X线上,脂肪瘤具有完整纤细而致密的包膜,而正常乳腺内局限脂肪岛在不同透照位置上观察缺乏完整边缘。

(刘淑玲)

第五节　乳腺大导管乳头状瘤

一、临床表现与病理特征

乳腺大导管乳头状瘤是发生于乳晕区大导管的良性肿瘤,乳腺导管上皮增生突入导管内并呈乳头样生长,因而称其为乳头状瘤。常为单发,少数也可同时累及几支大导管。本病常见于经产妇,以40～50岁多见。发病与雌激素过度刺激有关。乳腺导管造影是诊断导管内乳头状瘤的重要检查方法。主要临床症状为乳头溢液,可为自发性或挤压后出现,溢液性质可为浆液性或血性。约2/3患者可触及肿块,多位于乳晕附近或乳房中部,挤压肿块常可导致乳头溢液。

在大体病理上,病变大导管明显扩张,内含淡黄色或棕褐色液体,肿瘤起源于乳导管上皮,腔内壁有数量不等的乳头状物突向腔内,乳头一般直径为数毫米,大于1 cm者较少,偶有直径达2.5 cm者,乳头的蒂可粗可细,当乳头状瘤所在扩张导管的两端闭塞,形成明显的囊肿时,即称为囊内乳头状瘤或乳头状囊腺瘤。

二、MRI表现

MRI检查不是乳头溢液的首选检查方法。乳头状瘤在MRI T_1WI 上多呈低或中等信号,T_2WI 上呈较高信号,边界规则,发生部位多在乳腺大导管处,增强扫描时纤维成分多、硬化性的乳头状瘤无明显强化,而细胞成分多、非硬化性的乳头状瘤可有明显强化,时间-信号强度曲线亦可呈流出型,而类似于恶性肿瘤的强化方式(图11-8)。因此,单纯依靠增强后曲线类型有时难与乳腺癌鉴别。重 T_2WI 可使扩张积液的导管显影,所见类似乳腺导管造影。

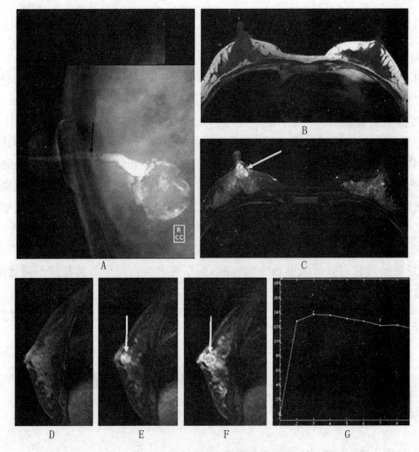

图 11-8　右乳腺大导管乳头状瘤

A.右乳导管造影局部放大片,显示乳头下大导管扩张,管腔内可见一 0.8 cm×1.0 cm
充盈缺损,充盈缺损区边缘和内部可见对比剂涂布,充盈缺损以远导管未见显影,扩张
大导管腔内多发小的低密度影为气泡(黑箭头);B.MRI 平扫横断面 T_1WI;C.MRI 平
扫横断面脂肪抑制 T_2WI,显示右乳头后方类圆形边界清楚肿物,T_1WI 呈中等信号,
T_2WI 呈较高信号(白箭头),内部信号欠均匀;D、E、F.分别为 MRI 平扫和动态增强后
1、8 分钟(白箭头);G.动态增强后病变时间-信号强度曲线图,显示动态增强后病变呈
明显不均匀强化,时间-信号强度曲线呈流出型,于延迟时相病变边缘强化较明显

三、鉴别诊断

(1)典型者根据临床表现(乳头溢液)、病变部位及乳腺导管造影的特征性表现,与其他良性
肿瘤鉴别不难。

(2)本病的 MRI 形态学和 DWI 信号多呈良性特征,但动态增强后时间-信号强度曲线有时
呈流出型,与恶性病变相似。故单纯依靠曲线类型鉴别良、恶性较为困难,需综合分析形态学和
DWI 表现。

(刘淑玲)

第六节 乳 腺 癌

乳腺恶性肿瘤中约98%为乳腺癌,我国乳腺癌发病率较欧美国家为低,但近年来在大城市中的发病率正呈逐渐上升趋势,已成为女性首位或第二位常见的恶性肿瘤。乳腺癌的五年生存率在原位癌为100%,Ⅰ期为84%～100%,Ⅱ期为76%～87%,Ⅲ期为38%～77%,表明乳腺癌早期发现、早期诊断和早期治疗是改善预后的重要因素。目前在乳腺癌一级预防尚无良策的阶段,乳腺癌的早期诊断具有举足轻重的作用,而影像检查更是早期检出、早期诊断的重中之重。

乳腺X线摄影和超声检查为乳腺癌的主要影像检查方法,尤其是乳腺X线摄影对显示钙化非常敏感。MRI检查对致密型乳腺内瘤灶的观察、乳腺癌术后局部复发的观察、乳房假体后方乳腺组织内癌瘤的观察及对多中心、多灶性病变的检出、对胸壁侵犯和胸骨后、纵隔、腋窝淋巴结转移的显示要优于其他方法,这对乳腺癌的诊断、术前分期及临床选择恰当的治疗方案非常有价值。此外,MRI不仅可观察病变形态,还可通过动态增强检查了解血流灌注情况,有助于鉴别乳腺癌与其他病变,并间接评估肿瘤生物学行为及其预后。

一、临床表现与病理特征

乳腺癌好发于绝经期前后的40～60岁妇女,临床症状常为乳房肿块、伴或不伴疼痛,也可有乳头回缩、乳头溢血等。肿瘤广泛浸润时可出现整个乳腺质地坚硬、固定,腋窝及锁骨上触及肿大淋巴结。

乳腺癌常见的病理类型有浸润性导管癌、浸润性小叶癌、黏液腺癌、髓样癌及乳腺导管原位癌等,其中以浸润性导管癌最为常见。WHO新分类中的非特殊型浸润性导管癌包括了国内传统分类中的浸润性导管癌(肿瘤切片中以导管内癌成分为主,浸润性成分不超过癌组织半量者)、单纯癌(癌组织中主质与间质成分的比例近似)、硬癌(癌的主质少而间质多,间质成分占2/3以上)、腺癌(腺管样结构占半量以上)、髓样癌(癌主质多而间质少,主质成分占2/3以上,缺乏大量淋巴细胞浸润,国内又称为不典型髓样癌)。病理上根据腺管形成,细胞核大小、形状及染色质是否规则,以及染色质增多及核分裂象情况,将浸润性导管癌分成Ⅰ、Ⅱ、Ⅲ级。

二、MRI 表现

乳腺癌在MRI平扫T_1WI上表现为低信号,当其周围由高信号脂肪组织围绕时,则轮廓清楚;若病变周围为与之信号强度类似的腺体组织,则轮廓不清楚。肿块边缘多不规则,可见毛刺或呈蟹足状改变。在T_2WI上,其信号通常不均且信号强度取决于肿瘤内部成分,胶原纤维所占比例越大则信号强度越低,细胞和水含量高则信号强度亦高。MRI对病变内钙化的显示不直观,特别是当钙化较小且数量较少时。

增强MRI检查是乳腺癌诊断及鉴别诊断必不可少的步骤,不仅使病灶显示较平扫更为清楚,且可发现平扫上未能检出的肿瘤。动态增强MRI检查,乳腺癌边缘多不规则呈蟹足状,信号强度趋于快速明显增高且快速减低即时间-信号强度曲线呈流出型(图11-9),强化方式多由边缘强化向中心渗透呈向心样强化趋势。

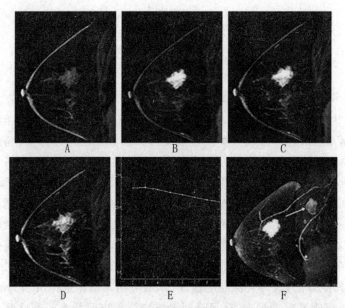

图 11-9 (右乳腺)非特殊型浸润性导管癌伴右腋下多发淋巴结转移

A.MRI 平扫；B、C、D.MRI 增强后 1、2、8 分钟；E.动态增强病变时间-信号强度曲线图；F.MIP
图,显示右乳外上方不规则肿块,边缘分叶及蟹足状浸润,动态增强后肿块呈明显强化,病变时
间-信号强度曲线呈"快进快出"流出型,右腋下相当于胸外侧动脉周围可见多发淋巴结(白箭头)

实际上 MRI 对比剂 Gd-DTPA 对乳腺肿瘤并无生物学特异性,其强化方式并不取决于良、
恶性,而与微血管的数量及分布有关,因此,良、恶性病变在强化表现上亦存在一定的重叠,某些
良性病变可表现为类似恶性肿瘤的强化方式,反之亦然。MRI 强化表现类似于恶性的良性病变
常包括:①少数纤维腺瘤,特别是发生在年轻妇女的细胞及水分含量多的黏液性及腺性纤维腺
瘤;②少数乳腺增生性病变,特别是严重的乳腺增生性病变的强化 MRI 表现可类似于乳腺恶性
病变;③乳腺炎症;④手术后时间<6 个月或放疗后时间<9 个月的新鲜瘢痕组织,由于炎症和术
后反应强化 MRI 表现可类似于乳腺癌;⑤新鲜的脂肪坏死;⑥部分导管乳头状瘤。MRI 强化表
现类似于良性的恶性病变包括部分以纤维成分为主的小叶癌及导管癌;部分缺乏血供的恶性病
变;导管内及小叶内原位癌等。因此,对于强化表现存在一定重叠的少数不典型的乳腺良、恶性
病变的 MRI 诊断须结合其相应形态学表现及 DWI 和 MRS 进行综合分析,以提高对乳腺病变
诊断的特异性。

乳腺癌通常在 DWI 上呈高信号,ADC 值降低,而乳腺良性病症症变 ADC 值较高,良、恶性
病变 ADC 值之间的差异具有统计学意义,根据病变 ADC 值鉴别乳腺肿瘤良、恶性具有较高的
特异性。值得注意的是,部分乳腺病变于 DWI 上呈高信号,但所测得的 ADC 值较高,因此要考
虑到在 DWI 上部分病变呈高信号为 T_2 透射效应所致,而并非扩散能力降低。在 ^{1}H-MRS 上乳
腺癌在 3.2 ppm 处可出现胆碱峰,但目前 ^{1}H-MRS 成像技术仍受到诸多因素的制约和影响(如磁
场均匀度和病变大小等)。

MRI 对乳腺导管原位癌的检测敏感性低于浸润性癌,仅 50% 的原位癌具恶性病变的快速明
显、不规则灶性典型强化表现,另一部分则呈不典型的延迟缓慢强化表现。对乳腺良、恶性病变
的诊断标准通常包括两方面,一方面依据病变形态学表现,另一方面依据病变动态增强后血流动
力学表现特征,而对于非浸润性的导管内原位癌(DCIS)而言,由于其发生部位、少血供及多发生

钙化等特点,形态学评价的权重往往大于动态增强后血流动力学表现,如形态学表现为沿导管走行方向不连续的点、线状或段性强化,并伴有周围结构紊乱,即使动态增强曲线类型不呈恶性特征亦应考虑恶性可能(图 11-10)。

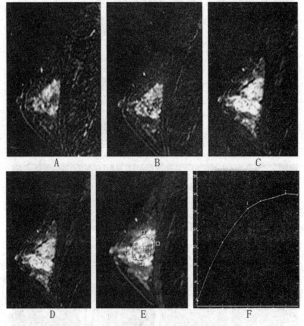

图 11-10　(左乳腺)乳腺导管原位癌

A、B、C、D.分别为 MRI 动态增强后 1、2、3、8 分钟与增强前的减影图像;E、F.病变兴趣区测量及动态增强时间-信号强度曲线图,显示左乳腺内局限段性分布异常强化,尖端指向乳头,病变区时间-信号强度曲线呈渐增型

　　另外,浸润性癌如乳腺黏液腺癌,影像表现不同于乳腺最常见的非特殊型浸润性导管癌,颇具特殊性。黏液腺癌在 MRI 平扫 T_1WI 呈低信号,T_2WI 呈高或明显高信号,其形态学表现多无典型乳腺癌的毛刺及浸润征象。在动态增强 MRI 检查,黏液腺癌于动态增强早期时相多表现为边缘明显强化,而肿块内部结构呈渐进性强化,强化方式呈由边缘环状强化向中心渗透趋势,当测量感兴趣区放置于整个肿块时,时间-信号强度曲线多呈渐增型;部分黏液腺癌也可表现为不十分均匀的渐进性强化或轻微强化,对于表现为轻微强化的黏液腺癌,可因肿瘤周围腺体组织延迟强化病变反而显示不如平扫 T_2WI 和 DWI 明显。在 DWI 上,黏液腺癌呈明显高信号,但 ADC 值不减低,反而较高,明显高于其他常见病理类型乳腺癌的 ADC 值,甚至高于正常腺体的 ADC 值(图 11-11)。乳腺黏液腺癌在 T_2WI 上明显高信号及在 DWI 上较高的 ADC 值表现与其本身特殊病理组织成分有关。

三、鉴别诊断

(一)影像表现为肿块性病变的乳腺癌需与纤维腺瘤鉴别

　　形态学上,纤维腺瘤表现为类圆形肿块,边缘光滑、锐利,有时可见粗颗粒状钙化;特征性MRI 表现是肿瘤在 T_2WI 可见低信号分隔;MRI 动态增强检查时,大多数纤维腺瘤呈渐进性强化,时间-信号强度曲线呈渐增型,强化方式有由中心向外围扩散的离心样强化趋势;ADC 值无明显减低。少数纤维腺瘤(如黏液性及腺性纤维腺瘤)可快速显著强化,其强化类型与乳腺癌不易鉴别,诊断需结合病变形态表现,必要时结合 DWI 和 MRS 检查。

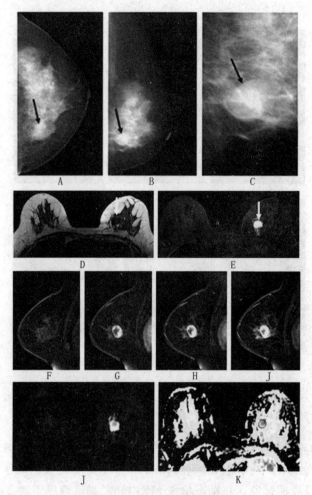

图 11-11　(左乳腺)黏液腺癌

A.左乳 X 线头尾位片;B.左乳 X 线内外侧斜位片;C.左乳肿物局部放大片,显示左乳内侧密度中等类圆形肿物,大部分边缘光滑,周围可见透亮环;D.MRI平扫横轴面 T_1WI;E.MRI 平扫横轴面脂肪抑制 T_2WI;F.MRI 平扫;G、H、I.MRI动态增强后 1、2、8 分钟;J.DWI 图;K.ADC 图,显示左乳类圆形肿物于 T_1WI 呈较低信号,T_2WI 呈高信号,边界清楚,动态增强后肿物呈明显不均匀强化,边缘带强化较明显,对应 DWI 图病变呈较高信号,ADC 值较高

(二)影像表现为非肿块性强化的乳腺癌需与乳腺增生性病变鉴别

应观察强化分布、内部强化特征和两侧病变是否对称,如呈导管样或段性强化常提示恶性病变,尤其是 DCIS;区域性、多发区域性或弥漫性强化多提示良性增生性改变;多发的斑点状强化常提示正常乳腺实质或纤维囊性改变;而双侧乳腺对称性强化多提示良性。

(刘淑玲)

第十二章 肝脏疾病MR诊断

第一节 肝脏肿块

因可疑的或已知的肝脏肿块接受 MRI 检查和诊断的患者逐年增多。在 MRI 检查中,可以观察到一些特定类型的肝脏肿块,并以此对其分类。MRI 检查的主要目的是评估:①肝脏异常改变的数量和大小;②异常改变的部位与肝血管的关系;③病变的性质,即鉴别良恶性;④病变的起源,如原发与继发。

人们还不知道良性肝脏肿块的确切患病率,可能超过 20%。有研究显示,在那些已知恶性肿瘤的患者中,CT 显示<15 mm 的肝脏病灶中超过 80% 是良性的。随着多排螺旋 CT 和薄层准直器的应用,更多的肝脏病灶将被发现。为了了解病灶的特征,需要其他的成像方法进行印证,如磁共振成像。

良性病变与转移瘤和原发恶性病变的鉴别诊断非常重要。一些恶性肿瘤,如乳腺、胰腺以及结直肠恶性肿瘤易于转移到肝脏。结直肠癌常转移到肝脏,死者中超过 50% 可能有肝脏转移。另外,在结直肠癌肝转移的患者中,仅 10%~25% 适合外科手术切除。5 年生存率如下:孤立结直肠癌肝转移切除术高达 38%,不做任何治疗 5 年生存率不到 1%;剩余 75%~90% 的结直肠癌肝转移者不适合做外科手术。欣慰的是,一些新的放化疗手段已经比较成熟。人群中硬化性肝癌的发病率为 1%~2%,积极治疗可使 5 年生存率高达 75%,未经治疗者 5 年生存率不足 5%。

一、非实性肝脏肿块

(一)肝囊肿

1.临床表现与病理特征

肝囊肿是常见的疾病,分为单房(95%)和多房。肝囊肿的发病机制尚不清楚,有先天性和后天性假说。病理上肝囊肿内壁衬以单层立方柱状上皮,被覆上皮依附于潜在的纤维间质。

2.MRI 表现

磁共振成像时,囊肿在 T_1WI 上呈低信号,在 T_2WI 上呈高信号,并且在长回波时间(>120 毫秒)的 T_2WI 仍保持高信号强度。在钆对比剂增强扫描时,囊肿不强化。延迟增强扫描(超过 5 分钟)有助于鉴别诊断囊肿与乏血供逐渐增强的转移瘤(图 12-1)。

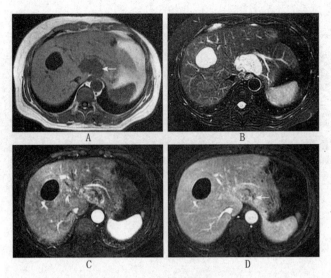

图 12-1 典型肝囊肿

A.轴面 T_1WI,肝右叶圆形低信号,边缘锐利,第二个病灶(箭头)在肝左叶外侧段主动脉前方,为
稍低信号的转移瘤;B.轴面脂肪抑制 FSE T_2WI,囊肿呈高信号且边缘锐利,左叶转移瘤为稍高
信号;C.T_1WI 薄层(4 mm)动态增强扫描动脉期,肝囊肿未见强化,边缘锐利,左叶转移瘤呈现
厚薄不均的环状强化;D.延迟期显示肝囊肿仍无强化,转移瘤呈现不均匀强化,容易鉴别

　　钆对比剂增强 MRI 诊断囊肿优于 CT 图像,囊肿几乎没有 MR 信号,而囊肿在增强 CT 图
像呈低密度。单脉冲屏气 T_2WI(如单次激发 FES 序列)显示囊肿非常有效。在病灶比较小,且
已知患者患有原发恶性肿瘤时肝脏 MRI 检查价值更大,可鉴别囊肿、转移瘤与原发肿瘤。出血
性囊肿或含蛋白质囊肿可能在 T_1WI 呈高信号,T_2WI 呈低信号,但增强扫描表现与单纯囊肿相
同。否则应被视为复杂囊肿或囊性恶性肿瘤。

　　3.鉴别诊断

　　(1)MRI 有较高的软组织分辨率和独特的成像技术,容易鉴别囊肿、转移瘤与原发肿瘤。有
些囊性病变(如出血性囊肿或含蛋白质囊肿)可能在 T_1WI 呈高信号,T_2WI 呈低信号,但增强扫
描表现与单纯囊肿相同,鉴别诊断不难。

　　(2)当囊肿的 T_2WI 信号和增强扫描信号不典型时,应考虑复杂囊肿或囊性恶性肿瘤可能,
囊壁无强化是单纯囊肿的特点。

　　(二)胆管错构瘤

　　1.临床表现与病理特征

　　胆管错构瘤是良性胆管畸形,被认为是肝脏纤维息肉类疾病的一种,是由导管板畸形引起,
这是胆管错构瘤共同的本质。估计出现在大约 3%的人群中。胆管错构瘤由嵌入的纤维间质和
胆管组成,包含少量血管通道。胆管狭窄与扩张并存、不规则并且分叉状。一些管腔内含有浓缩
胆汁。肿瘤可能是单发,也可能是多发。肿瘤多发时呈弥漫分布。

　　2.MRI 表现

　　在 MRI 和 MRCP,胆管错构瘤单个病灶较小,直径通常<1 cm,容易辨认。由于含有较多
的液性成分,这些病灶在 T_1WI 呈低信号,T_2WI 呈高信号,边界清楚。在重 T_2WI,病灶信号可
进一步增高,接近脑脊液信号。在 MRCP,病灶呈现肝区多发高信号小囊病变,散在分布,与引

流胆汁的胆管树无交通,较大的肝内胆管和肝外胆管无发育异常。在钆增强扫描的早期及延迟期几乎不强化。这些表现与单纯囊肿相似,但胆管错构瘤在钆增强早期及延迟期扫描中出现薄壁(图12-2)。胆管错构瘤的环形薄壁强化与组织病理学上病灶边缘受压的肝实质有关。相反,转移瘤边缘的环形增强在组织病理学上反映了肿块最外层血管形成的部分。

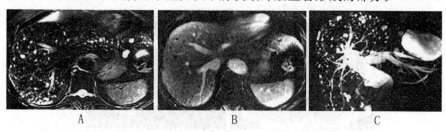

图12-2 胆管错构瘤

A.脂肪抑制 T_2WI 显示肝区多发高信号囊灶,肝右叶病灶更明显,一些病灶呈粗细不匀管状,肝左叶直径 5 cm 大囊性病变为单纯肝囊肿;B.钆对比剂增强扫描延迟期,部分病灶周边出现稍高信号薄壁强化;C.MRCP 显示病灶弥漫分布于肝实质内和肝叶边缘,外形呈圆形、卵圆形或不规则管形,胆囊已切,胆囊管残留,肝总管直径 14 mm

3.鉴别诊断

(1)单纯肝囊肿:鉴别要点是胆道错构瘤在钆增强早期及延迟期扫描中可出现薄壁。

(2)肝脓肿和肝转移瘤:有时不易鉴别。应结合临床病史分析,或追随病灶的大小变化。

(3)肝胆管囊腺瘤:囊壁上常可见结节,病灶较大;囊内出血时,T_1WI 可见明显高于纯黏液或胆汁成分的高信号;T_2WI 瘤内分隔呈低信号。

二、实性肝脏肿块

(一)肝转移瘤

肝转移瘤是较常见的肝脏恶性肿瘤,表现为孤立或多发的结节状病灶,较少出现相互融合。病变可伴有中央坏死和液化。乳腺癌、胰腺癌、结直肠恶性肿瘤喜好转移至肝脏。MRI 检查可以检出病变,并显示灶性病变的特征。

以结直肠转移瘤为例介绍如下。

1.临床表现与病理特征

结直肠癌与其他类型的癌不同,出现远处转移不影响根治疗法。结直肠癌肝转移患者中,10%~25%有机会做外科切除手术;剩余 75%~90%的患者不适合手术切除,可进行放疗、化疗和射频消融等微创治疗。大约 25%的结直肠癌肝转移患者没有其他部位的远处转移。MRI 序列组合、相控阵线圈、组织特异性对比剂等的应用使其诊断能力远超 CT。

2.MRI 表现

大部分结直肠癌转移瘤的 MRI 表现具有典型征象(图12-3)。病变在 T_1WI 呈低信号,肿瘤内部解剖不易观察。在压脂 T_2WI,转移瘤呈中等高信号强度(通常与脾比较)。在 T_2WI,中等大小到巨大结直肠癌转移瘤的内部解剖结构呈环形靶征,具体表现如下:病灶中央因为凝固坏死信号最高;病灶外带因为成纤维反应表现为较低的信号,成纤维反应促进了肿瘤细胞带生长,而且形成肿瘤基质;病灶最外层为稍高信号,是由含有较多血管和较少结缔组织所组成的致密肿瘤组织。最外层厚仅几毫米,为转移瘤的生长边缘。病灶周围可有受压的肝组织及水肿。在钆对比剂动态增强扫描中,大部分结直肠癌转移瘤在动脉期呈不规则的、连续的、环形强化。这种环形强化显示肿瘤的生长边缘,与血管瘤不连续的、结节状强化不同。在门静脉期及延迟期扫描,转移瘤常显示外带的流出效应和中央的逐渐强化。较大病灶可出现菜花样强化。小的转移瘤中央多缺乏凝固性坏死和液性信号。

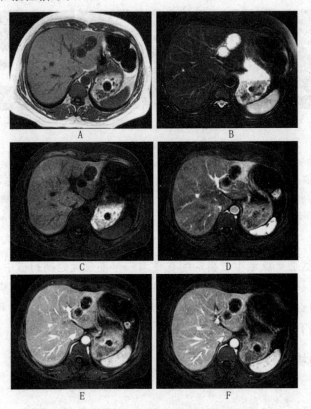

图 12-3　结直肠癌肝转移

A.轴面屏气 FSPGR,肝左叶转移瘤呈低信号,边界清楚;B.轴面脂肪抑制 FSE T_2WI 显示外带中度高信号,中央液性高信号的靶环样结构;C.轴面 T_1WI 平扫,转移瘤呈低信号;D.动态增强扫描动脉期,转移瘤显示连续的不规则环形强化,这种强化模式提示转移瘤病灶外带或外围生长带血供丰富;E、F.延迟扫描显示对比剂缓慢向病灶内填充,这种强化模式提示病灶中央血供少,对比剂需要更多的时间才能填充

结直肠癌和胰腺导管癌的转移瘤在病灶周围和节段性强化方面有所不同。典型结肠癌的周边强化是环周的,具有不确定性,而胰腺导管癌常是边界清楚的楔形强化。显微镜下观察发现,肝脏转移瘤的周围组织成分变化多样,由受压的肝实质、结缔组织增生、炎性浸润等构成。

3.鉴别诊断

(1)少数血供丰富的转移瘤和存在瘤内坏死时,T_2WI 可呈明显的高信号,与肝血管瘤 T_2WI 表现相似。增强扫描尤其是动态加上延迟扫描有助于鉴别肝转移瘤、肝血管瘤和肝癌。临床有无炎症反应、甲胎蛋白是否升高以及短期追随病变变化有助于鉴别肝脓肿和肝癌。

(2)与肉芽肿性疾病鉴别时,应仔细询问病史,也可抗感染后短期随诊,观察其影像表现的变化。利用重 T_2WI,可鉴别小的转移瘤与肝内小囊性病灶。

(二)肝结节

肝实质的多种病变可导致肝炎、肝纤维化、甚至肝硬化。硬化的肝脏包含再生结节(RN),也可包含发育不良结节和原发性肝癌。

1.临床表现与病理特征

除局灶性结节性增生(FNH)发生于肝脏损害之前外,肝脏结节多发生于肝脏损害之后。肝脏损害可能由以下几个因素造成。

(1)地方病:在非洲和亚洲,黄曲霉菌产生的黄曲霉素是导致肝癌的重要原因。

(2)代谢性或遗传性疾病:如血色素病、肝豆状核变性、α_1-抗胰蛋白酶缺乏。

(3)饮食、肥胖、糖尿病(Ⅱ型)乙醇中毒肝脏的脂肪浸润(脂肪变性)、脂肪性肝炎和肝硬化。

(4)病毒:如乙肝病毒和丙肝病毒引起的病毒性肝炎。

1995年后,一种改良的肝结节分类命名法将肝结节分为两类:再生性病变和发育不良性或肿瘤性病变。再生结节(RN)由肝细胞和起支撑作用的间质局灶性增生而成。再生性病变包括再生结节、硬化性结节、叶或段的超常增生、局灶性结节性增生。发育不良性或肿瘤性病变是由组织学上异常生长的肝细胞形成。一些假设的或已被证明的基因改变导致肝细胞异常生长。这些病变包括腺瘤样增生、巨大再生结节、结节性增生、发育不良性结节(dysplastic nodules,DN)或肿瘤性结节、肝细胞癌(HCC)等。发育不良性病变的相关名词繁多而复杂,使不少研究结果之间无法比较。最近文献统一命名为DN,是指发生于有肝硬化或无肝硬化背景下的肝内肿瘤性病变。

2.MRI表现

(1)再生结节(RN):RN是在肝硬化基础上肝组织局灶性增生而形成的肝实质小岛。大部分结节直径在$0.3 \sim 1.0$ cm。在MRI上,RN在T_1WI和T_2WI多呈等或高信号;有些结节在T_1WI呈稍高信号,在T_2WI呈低信号。T_2WI低信号可能与含铁血黄素沉着,或周围的纤维间隔有关。含铁血黄素能有效缩短T_2,降低T_2信号,使RN呈低信号;纤维间隔则由于炎性反应或血管扩张,使其含水量增加而形成小环形或网状高信号,而使RN呈相对低信号。在钆对比剂动态增强扫描时,动脉期再生结节不强化(图12-4)。

有些RN因含有铁离子,在T_1WI和T_2WI呈低信号。这些含铁结节在T_2序列上呈现磁敏感效应,发生肝细胞癌的危险性较不含铁结节高。

(2)发育不良结节(DN):DN是一种较RN大的结节,直径常>1.0 cm,无真正包膜,被认为是一种癌前病变,可见于$15\% \sim 25\%$的肝硬化患者中。组织学上,低度DN含有肝细胞,无细胞异型性或细胞结节,但大量细胞发育不良,轻度异常。而高度DN有局灶或广泛结构异常,有细胞异型性。

DN在T_1WI呈高或等信号,在T_2WI呈等或低信号,这两种信号结合被认为是DN的特征性表现(图12-5)。DN的MR信号特征与小肝细胞癌(<2.0 cm)部分重叠或相似。两者均可表现为T_1WI高信号,T_2WI低信号。在T_2WI呈稍高信号为肝细胞癌的特征性表现。DN与肝细胞癌的区别在于其在T_2WI几乎不呈高信号,也无真正包膜。

DN中含有肝细胞癌结节灶时,其倍增时间<3个月。当癌灶仅在显微镜下可见时,无论在活体或离体组织标本上,MRI常难以显示。当癌灶增大时,MRI出现典型的"结中结"征象,即在T_2WI低信号结节中出现灶性高信号。有时在慢性门脉纤维化时亦可出现假性"结中结"征。因此,一旦发现"结中结"征象,即使血液检查或细胞学穿刺检查呈阴性,也应及时治疗或追踪观察。

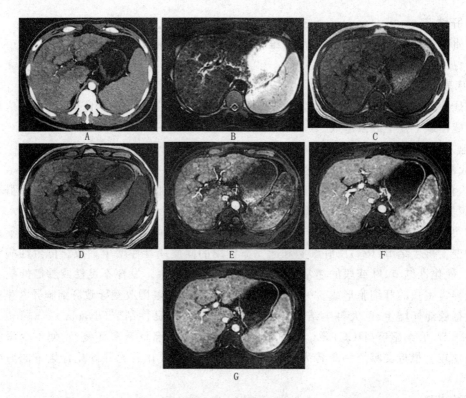

图 12-4 肝再生结节

A.CT 增强扫描动脉期见肝实质多发结节影;B.轴面 T_2WI,多发肝硬化结节呈低信号,大部分结节周围环绕高信号分隔;C、D.梯度回波序列同反相位图像显示肝内多发高信号结节,肝脏外形不规则,第Ⅲ和Ⅳ肝段萎缩导致肝裂增宽,脾脏增大提示门静脉高压;E、F.轴面二维梯度回波序列动态增强扫描 T_1WI,动脉期显示结节未强化;G.延迟扫描显示典型肝硬化改变,分隔强化

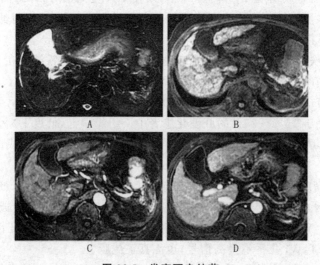

图 12-5 发育不良结节

A.脂肪抑制 FSE T_2WI,肝右叶见多发低信号结节,肝硬化背景,脾切除病史;B.LAVA 蒙片为高信号和等信号;C、D.钆增强 LAVA 扫描动脉期和延迟期结节均为等信号

此外,肝硬化再生结节和良性退变结节中含有 Kupffer 细胞,能吞噬超顺磁性氧化铁 Feridex(SPIO)。SPIO 缩短 T_2,使结节在 T_2WI 呈低信号。而肝细胞癌无 Kupffer 细胞,或其吞噬功能降低,在 T_2WI 呈高信号。由此,肝硬化再生结节和良性退变结节可与肝细胞癌鉴别。

根据病灶体积和细胞密度逐渐增大情况,可对肝细胞癌分级:依序是再生结节(RN)、发育不良结节(DN)、小肝癌和大肝癌(图 12-6)。根据这种途径,RN 中局部肝细胞突变、增多,形成小灶状小肝癌,再生长为大肝癌。肿瘤血管生成对原发性肝细胞癌的生长很重要,也有利于早期影像检出。

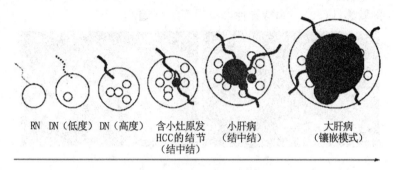

RN　DN（低度）　DN（高度）　含小灶原发HCC的结节（结中结）　小肝病（结中结）　大肝病（镶嵌模式）

图 12-6　肝癌逐渐形成过程示意图

图中包括结节大小、细胞构成、血管生成等因素;肝脏存在潜在的疾病,如肝炎、肝纤维化、肝硬化;原发性肝癌的形成过程是再生结节到发育不良结节到肝癌的渐进发展过程,在这个过程中肿瘤血管生成(图中曲线)起重要作用;RN:再生结节,DN:发育不良结节,HCC:肝细胞癌

3.鉴别诊断

肝硬化再生结节在 MRI 上能较好地与肝细胞癌鉴别,但较难与 DN 鉴别。在 T_2WI,DN 不呈高信号,而肝细胞癌可呈高信号,以此区别两者不难。此外,良性 DN 在菲立磁增强的 T_2WI 呈低信号。大部分高级别 DN(如前面提到的腺瘤样增生)和分化较好的小肝癌,在 T_1WI 可呈高信号。

(三)局灶性结节增生

局灶性结节增生(focal nodular hyperplasia,FNH)是一种肝脏少见的良性占位病变。病因不明,无恶变倾向及并发症。影像表现虽有特征,但缺乏特异性。临床确诊率不高。

1.临床表现与病理特征

FNH 主要发生于育龄期女性,偶见于男性和儿童。常在影像检查时意外发现,大部分不需要治疗。但需要与其他的肝内局限性病变鉴别,如原发性肝细胞癌、肝细胞腺瘤和富血供转移瘤。

FNH 呈分叶状,好发于肝包膜下,虽无包膜但边界清楚。大体病理的特异性表现是中央有放射状的隔膜样瘢痕。这些瘢痕将病灶分为多个异常肝细胞结节,周围环绕正常肝细胞。中央瘢痕含有厚壁肝动脉血管,给病灶提供丰富的动脉血。直径>3.0 cm 的 FNH 均有典型的中央瘢痕。组织学上,典型 FNH 的特征是出现异常的结节、畸形的血管和胆小管的增生。非典型 FNH 常缺少异常结节和畸形血管中的一项,但往往会有胆小管增生。Kupffer 细胞依然存在。超过 20% 的 FNH 含有脂肪。

2.MRI 表现

FNH 在 T_1WI 呈略低信号,T_2WI 呈略高信号。有时在 T_1WI 和 T_2WI 均呈等信号。不像肝腺瘤,FNH 的信号强度在 T_1WI 很少高于肝脏。中央瘢痕在 T_2WI 常呈高信号。在 Gd-DTPA 增强扫描时,动脉期 FNH 呈明显同步强化,中央瘢痕和放射状间隔呈延迟强化(图 12-7)。强化模式以"快进慢出"为特点,与肝癌的"快进快出"不同,其中以动脉期瘢痕显著均匀强化为特征。经门脉期至延迟期,信号仍等于或略高于肝实质,中央瘢痕明显强化。动脉期病灶中央或周边出现明显增粗迂曲的血管(供血动脉)亦是 FNH 的特征,但并不多见。特异性对比剂,如 SPIO 和锰剂分别作用于 Kupffer 细胞和肝细胞,可证实病灶的肝细胞起源。Kupffer 细胞摄取 SPIO 后,病灶和正常肝实质在 T_2WI 和 T_2WI 呈低信号;中央瘢痕呈相对高信号。MRI 诊断 FNH 的敏感性(70%)和特异性(98%)高于 B 超和 CT。

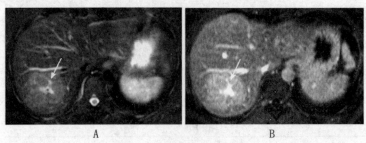

图 12-7 局灶性结节增生

A.轴面 T_2WI 显示稍高信号病灶,高信号中央有瘢痕和分隔(箭头);B.二维梯度回波增强扫描轴面 T_1WI 静脉期显示病灶均匀强化,中央瘢痕延迟明显强化(箭头)

FNH 的非典型表现有:动脉期强化不显著而低于肝实质;动脉期出现动脉-门脉、动脉-静脉分流;门脉期及延迟期呈低信号和/或中央瘢痕不强化;中央瘢痕不显示;延迟期出现包膜样强化。不典型征象导致术前确诊率不高。

3.鉴别诊断

表现不典型的 FNH 需与原发性肝癌、肝血管瘤(<3.0 cm)以及肝腺瘤鉴别。判断良恶性最关键。FNH 存在 Kupffer 细胞,有吞噬胶体的功能,所以核素标记胶体肝脏显像可用于鉴别 FNH、肝腺瘤和肝癌。[18]FDG PET 是肿瘤阳性显像,肿瘤病变因高代谢而表现异常放射性浓聚。FNH 的肝细胞无异型性,[18]FDG PET 显像时无异常放射性浓聚。但高分化肝癌的[18]FDG PET 显像也往往表现为阴性,鉴别两者需要借助于[11]C-乙酸肝脏显像。

(四)肝细胞腺瘤

肝细胞腺瘤是一种良性新生物,好发于有口服避孕药史的年轻女性。偶见于应用雄性激素或促同化激素的男性,或有淀粉沉积疾病的患者。

1.临床表现与病理特征

通常无临床症状,肝功能正常。大病灶常出现疼痛和出血。肝细胞腺瘤由类似于正常肝细胞的细胞团所组成。与 FNH 不同,肝细胞腺瘤缺少中央瘢痕和放射状分隔。出血和坏死常导致疼痛。有人认为肝细胞腺瘤是癌前病变,有潜在的恶性。大的腺瘤(>5 cm)首选外科手术治疗。

70%～80%的肝腺瘤为单发。组织学见肿瘤由良性可分泌胆汁的肝细胞组成,排列成片状,内含丰富的脂肪和糖原。瘤内有胆汁淤积及局灶出血、坏死,有时可压迫周围肝组织形成假包膜,也可有薄的纤维包膜。周围的肝实质也可脂肪变。肿瘤由肝动脉供血,血供丰富。可有 Kupffer 细胞,但数量常少于正常肝实质。腺瘤中没有胆管和门管结构。

2.MRI 表现

在 T_1WI 和 T_2WI,典型的腺瘤与周围肝实质信号差别不明显。病灶在 T_1WI 呈中等低信号至中等高信号,T_2WI 呈中等高信号。动态增强扫描时,动脉期即早期强化,呈均匀强化(强化程度常弱于典型 FNH);在门脉期强化减退,呈等信号;延迟期与肝脏信号几乎相等。在脂肪抑制 T_1WI 和 T_2WI,腺瘤与肝脏相比可呈高信号。腺瘤在 T_1WI 呈高信号,部分原因为含有脂肪。在脂肪抑制 T_2WI,在较严重的脂肪肝,肝脏信号的压低较腺瘤明显,使腺瘤呈高信号。瘤内出血时,T_1WI 和 T_2WI 呈高、低混杂信号(图 12-8)。

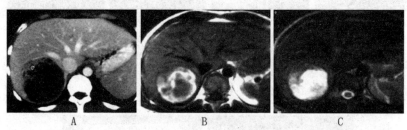

图 12-8　肝细胞腺瘤

A.CT 增强扫描门静脉期肿块边缘少许强化,中央大部为低密度,无明确出血表现;B.T_1WI,肿块内见散在高信号,提示瘤内出血;C.T_2WI,肿块呈不均匀混杂信号

有时,在腺瘤边缘显示完整或不完整的假包膜,通常较薄,在 T_1WI 呈低信号。在 T_2WI,假包膜较肝细胞癌的真性纤维包膜信号高。

(五)肝细胞癌

肝细胞癌(hepato cellular carcinoma,HCC)是由肝细胞分化而来的恶性新生物。

1.临床表现与病理特征

早期常无症状。小肝癌的定义为肿瘤直径<2 cm。在病理学上,鉴别小肝癌和高级别不典型增生的标准尚无明确的界定。偏向于恶性的所见包括:①细胞核明显的异型性;②高的核浆比例,2 倍于正常的细胞核密度;③3 倍或更高的细胞浓度,有大量无伴随动脉;④中等数量的核分裂象;⑤间质或门脉系统受侵袭。很多小肝癌和不典型增生在组织学上无法鉴别。

2.MRI 表现

相对于正常肝实质,小肝癌病灶在 T_2WI 呈小片高信号或略高信号,T_1WI 信号多变,可为等信号、低信号或高信号。钆对比剂动态增强扫描时,动脉期明显强化(不均匀或均匀),门脉期和延迟期呈流出效应(图 12-9)。有时出现"结中结"征象,特别在铁质沉着的增生结节中发生的点状小肝癌。

大肝癌(直径>2 cm)可能出现附加的特征,如镶嵌征、肿瘤包膜、卫星灶、包膜外浸润、血管侵犯、淋巴结和远处转移等肝外播散。

镶嵌征是由薄层间隔和肿瘤内坏死组织分隔的小结节融合形成。这种表现很可能反映肝细胞癌的组织病理学特点和增殖模式。>2 cm 的肝癌 88% 出现镶嵌征。有镶嵌征的病灶在 T_1WI 和 T_2WI 信号多变,在动态增强扫描动脉期和延迟期呈不均匀强化(图 12-10)。

肿瘤包膜是(大)肝细胞癌的一个特点,见于 60%～82% 的病例。有报道 72 例肝细胞癌中,56 例在组织学上出现肿瘤包膜,75% 肿瘤包膜病灶>2 cm。随着瘤体增大,肿瘤包膜逐渐变厚。肿瘤包膜在 T_1WI 和 T_2WI 呈低信号。肿瘤包膜外侵犯指形成局部放射状或紧贴病灶的卫星灶,见于 43%～77% 肝细胞癌。

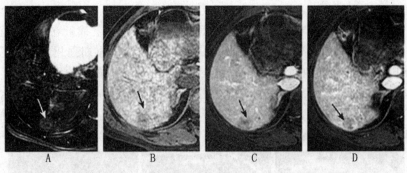

图 12-9　小肝癌

A.轴面 T_2WI 显示肝右叶后下段稍高信号结节(箭头);B.轴面二维梯度回波增强扫描 T_1WI 动脉期显示结节不均匀强化;C.门静脉期显示肝内结节强化;D.延迟期显示肿瘤周围包膜强化(箭头);随访患者 7 个月后,肿物增大至 9.6 cm

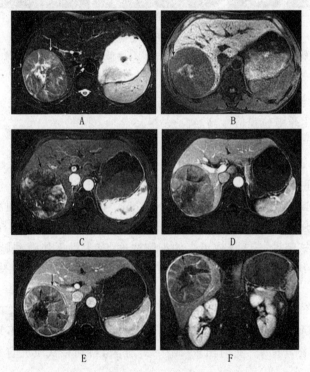

图 12-10　大肝癌

A.轴面 T_2WI 显示病灶大部分为高信号,局部为低信号,病灶边缘为低信号肿瘤包膜(箭头), T_2WI 低信号提示由纤维组织构成,与良性病变的假包膜不同;B.梯度回波 T_1WI 显示大的圆形病灶,大部分呈低信号,病灶边缘为低信号肿瘤包膜(箭头);C.梯度回波轴面 T_1WI 动脉期显示整个病灶明显不均匀强化,呈镶嵌样改变(箭头);D、E、F.轴面和冠状面 T_1WI 延迟期扫描,肿瘤强化呈流出效应,肿瘤包膜强化(箭头),中央无强化

　　门静脉和肝静脉血管侵犯也常见。在梯度回波序列 T_1WI 和流动补偿 FSE T_2WI 表现为流空消失,动态增强扫描 T_1WI 表现为动脉期异常强化,晚期呈充盈缺损。

　　不合并肝硬化的肝细胞癌:在西方社会,超过 40% 的肝癌患者无肝硬化。而在东南亚地区,地方性病毒性肝炎多发,仅 10% 的肝细胞癌患者无肝硬化。但不合并肝硬化和其他潜在肝病的肝细胞癌患者,确诊时常已是晚期。病灶较大,肿瘤直径的中位数是8.8 cm,常单发并有中央瘢痕(图12-11)。这些患者更适合外科手术,且预后较好。

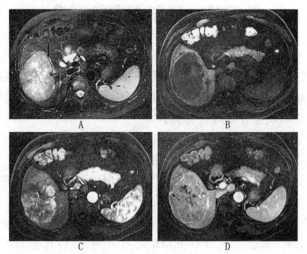

图12-11　非肝硬化患者肝癌

A.轴面FSE序列T_2WI显示肝内巨大病灶,病灶大部分呈条索状中高信号,中心呈高信号,由厚的肿瘤包膜包绕(箭头);B.二维梯度回波轴面T_1WI肿瘤呈低信号;C.轴面T_1WI增强扫描动脉期,病灶明显不均匀强化;D.延迟期,病灶强化呈流出效应,而肿瘤包膜明显强化;本例肝脏轮廓光滑,肝实质强化均匀,脾脏不大;病灶切除后病理证实为纤维板层肝细胞癌

3.鉴别诊断

不合并肝硬化的肝细胞癌应与腺瘤、FNH、肝内胆管癌、纤维板层型癌和高血供转移瘤鉴别。合并肝硬化的肝细胞癌需与所谓的"肝脏早期强化病灶"(EHLs)鉴别。

(1)肝内胆管癌:占胆管癌的10%,表现为大的团块,伴肝内胆管扩张,脐凹征(肿瘤被膜收缩形成),强化模式与巨大结直肠转移瘤和肝细胞癌有部分重叠。也可出现肝细胞癌和肝内胆管癌的混合型病灶,影像表现与肝细胞癌不易鉴别。

(2)纤维板层型肝癌:与常规肝细胞癌的临床表现和病理存在差别,故被认为是一种单独病变。组织学上,瘤体较大,由排列成层状、束状、柱状的巨大嗜酸性细胞、多边形赘生性细胞、平行层状排列的纤维分隔组成。在T_1WI呈低信号,T_2WI呈高信号,强化不均匀。中央的纤维瘢痕在T_1WI和T_2WI均呈低信号。

(3)FNH:中央瘢痕在T_2WI多为高信号,但仅依据中央瘢痕在T_1WI和T_2WI的表现不足以判断肿瘤的良、恶性。少数肝癌也见纤维瘢痕,并可因炎症而在T_2WI呈高信号。

(4)EHLs:多数呈圆形或椭圆形,也可呈楔形、地图形或三角形。这类病灶应除外高级别DN和小肝癌。无间隔生长的小EHLs表现类似血管分流和假性病灶。

(5)Budd-Chiari综合征的结节多发,在动脉期明显均匀强化,在晚期几乎与周围肝实质等信号。

(胡茂河)

第二节　肝脏弥漫性病变

MRI 能够评价肝脏的正常解剖或变异。静脉注射对比剂扫描能提供血流灌注和异常组织血供来源、血管大小与数量、血管壁完整性等更多信息。MRI 也是不断发展的解剖和分子影像工具,是一种有可能实现非侵袭性病理目标的技术。

常规 MRI 检查由 FSE T_2WI 或单次激发 T_2WI、屏气 T_1WI 以及钆对比剂多期增强扫描组成。T_1WI 同、反相位图像可以评估肝内脂肪和铁的含量。钆对比剂增强 T_1WI 动脉期图像,对显示急性肝炎非常重要,静脉期和平衡期则可证实急性肝炎或纤维化,发现扭曲的异常血管。在肝硬化患者,钆对比剂增强扫描对于 RN、DN 和肝细胞癌的检出和定性非常重要。

肝脏弥漫性病变包括脂肪代谢异常疾病、铁沉积疾病、灌注异常导致的肝炎与纤维化、血管闭塞导致的梗死或出血等。根据病灶分布和 MR 信号强弱,可将其分为 4 种类型:均匀型、节段型、结节型和血管周围型。现分述如下。

一、均匀型弥漫病变

均匀型弥漫病变包括肝细胞本身及网状内皮系统的病变。肝实质信号在 T_1WI 或 T_2WI 表现为均匀增高或均匀降低。

(一)铁沉积病

铁元素通过两种机制沉积于肝脏:即通过正常的代谢螯合机制沉积在肝细胞内,或通过网状内皮系统的 Kupffer 细胞吞噬作用,沉积在网状内皮细胞内。原发性血色素病是一种相对常见的遗传性疾病,因不适当的调节使小肠摄取铁过多,导致全身铁沉积。85%～95%的遗传性血色素病患者纯合子发生点突变(282 位密码子的酪氨酸突变为胱氨酸)。继发性血色素病的铁沉积机制不同于原发性血色素病,是由于网状内皮系统吸收衰老或异常的红细胞增加,导致血红素中的铁被过多吸收。与原发性血色素病相比,继发性血色素病的典型表现是胰腺不沉积铁。血色素病的临床意义是很多患者发展为肝硬化,约 25%的患者发展为肝细胞癌。这个过程可由肝脏MRI 评价。

MRI 对肝内铁浓度敏感。铁有顺磁性,影响 T_2 和 T_2 弛豫,导致单次激发屏气 T_2WI 和屏气 SPGR 序列 T_1WI 信号减低。在 SPGR 序列和 SE 序列测量 T_2 和 T_2 值,可定量研究肝内铁含量。在轴面 T_2WI,扫描野肝脏、脾脏和腰大肌可在同一层面显示,肝脏 MRI 信号强度通常在低信号肌肉和高信号脾脏之间。在铁沉积超负荷者,肝脏信号可与骨骼肌相同或低于骨骼肌。GRE 序列 T_2WI 对磁敏感效应更敏感。肝脏铁浓度增加时,在 T_1WI 肝实质信号通常降低。较长回波时间(TE＝4.4 毫秒)的肝脏信号低于较短回波时间(TE＝2.2 毫秒)的肝脏信号(图 12-12)。在继发性铁沉积超负荷时,脾脏信号同样变暗。骨髓信号异常也可发生,如骨髓纤维化。正常骨髓脂肪的高信号被低信号的增生骨髓细胞和硬化取代。

(二)脂肪肝

肝细胞内脂肪聚集是继发于多种病因的肝功能损害。非乙醇性脂肪肝由炎症反应引起,患者无酗酒史,无肥胖、糖尿病、高脂血症及神经性厌食。该病有时与急性肝衰竭相关,少数发展为肝硬化。肝组织学表现为弥漫性脂肪浸润、肝实质炎症伴纤维化和 Mallory's 小体。肝内脂肪沉积可是弥漫性、弥漫性与局灶性并存或局灶性。MRI 能够检出肝内脂肪异常聚集,比较 SPGR 序列同相位与反相位图像的肝脏信号,就能发现异常脂肪信号。在 T_1WI,肝脏信号均匀增高。在脂肪抑制图像,信号均匀降低。炎性病理改变并不影响 MRI 表现。

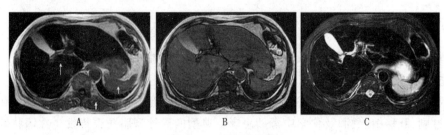

图 12-12　铁沉积疾病

女,78 岁,营养性巨幼红细胞性贫血,有反复输血史;A.GRE 序列同相位,肝脏信号(大箭头)均匀降低,低于脾信号(小箭头)和竖脊肌信号(小箭头);B.GRE 序列反相位,肝脏信号高于同相位肝脏信号;C.脂肪抑制 T_2WI,肝脏信号低于脾信号和竖脊肌信号,脾信号正常

常规 SE 序列和 GRE 序列不能区别水与脂肪的质子共振频率,诊断脂肪肝较难。通过脂肪饱和 MRI 技术检测脂肪成像时间长,扫描层数少,对磁场、射频场不均匀较敏感。GRE 化学位移 MRI 利用 Dixon 的相位位移原理抑制脂肪,结合快速成像技术,实现水和脂肪质子信号相互叠加或抵消,获得水和脂肪的同相位和反相位图像。同相位的效果是水和脂肪信号之和,而反相位的效果是两者信号之差。对比两者,反相位序列脂肪的信号强度减低。与脂肪饱和成像技术比较,GRE 化学位移技术可更有效显示混有脂肪和水组织导致的信号强度减低,更适合检测脂肪肝的脂肪含量。脾脏没有脂肪沉积,因此可作为反相位肝脏信号减低的参照。铁沉积也可改变脾脏信号。所以,肾脏和骨骼肌的信号能更可靠地评估肝脏信号在同、反相位的改变。

对脂肪肝鼠模型研究发现,当肝组织脂肪含量超过 18% 时,同、反相位的信号强度差值随着脂肪含量的增加而增加。临床研究证实脂肪肝在 MRI 反相位的信号强度较同相位明显下降。肝脂肪变 MRI 指标与病理活检脂肪变分级成正相关(r=0.84),脂肪含量>20% 者可明确诊断。但是,脂肪饱和 SE 图像较 GRE 反相位图像对肝脂肪定量,尤其是肝硬化患者的脂肪定量更准确(图 12-13)。

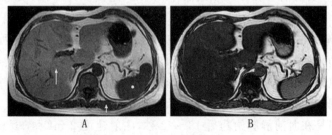

图 12-13　肝脏弥漫性脂肪浸润

A.梯度回波序列同相位,肝脏信号(白箭头)高于脾脏(星号)和肌肉(白箭头);B.梯度回波序列反相位,与同相位图像相比,肝脏信号弥漫性减低,低于脾脏和肌肉信号,而正常肝脏信号应介于脾脏和肌肉之间

MRS 检查为精确量化脂肪肝提供了广阔前景。活体 1H-MRS 检测到的最强信号是水和脂肪的信号,因此,可用于对水和脂量化测定。MRS 诊断脂肪肝的敏感度为 100%,特异度为

83%，准确度为 86%。MRS 脂水比值随着肝脂肪变程度的增加而增高。健康志愿者、1 级、2 级、3 级非乙醇性脂肪肝患者的脂水比值依次为 0.11 ± 0.06、4.3 ± 2.9、13.0 ± 1.7、35.0 ± 5.0。也可利用 DWI 的 ADC 值量化研究肝脏病变。脂肪肝的 ADC 值是 $(1.37\pm0.32)\times10^{3}\ mm^{2}/s$，与肝硬化等疾病的 ADC 值不同（$P<0.05$）。

二、节段型弥漫病变

节段型弥漫病变包括节段型脂肪肝、亚急性肝炎和局灶性纤维化融合。

(一)脂肪肝

节段型脂肪肝的特点是脂肪浸润呈节段分布，与肝灌注有关。肝细胞脂肪变出现在糖尿病、肥胖、营养过剩、肝移植、酗酒及化学中毒的患者。典型的局灶型脂肪聚集发生在镰状韧带、胆囊窝或下腔静脉旁（图 12-14）。SE 序列 T_1WI 上，由于节段脂肪浸润，肝脏局部区域信号轻度增高。GRE 化学位移同相位像上，正常肝实质和脂肪浸润区的信号相似，反相位像显示病变区的信号强度减低。用脂肪抑制技术观察脂肪浸润引起的低信号最有效。

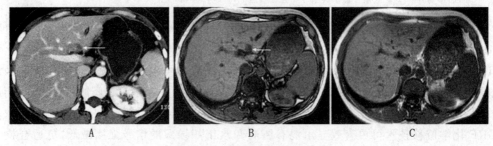

图 12-14　肝脏局灶性脂肪浸润

A.增强 CT 示肝左叶内侧段近胆囊窝处 2 cm 大小的稍低密度影，边界不清（箭头）；B.同一患者 MRI 扫描反相位图像，近肝门部可见 1 cm 大小的低信号区（箭头）；C.同相位图像，相应部位呈等信号；MRI 动态增强扫描时局部有轻度强化，脂肪抑制 T_2WI 显示该部位信号与肝实质信号相同（未展示）

(二)急性和亚急性肝炎

肝脏炎性疾病由许多病因引起，包括原发性、药物性、病毒性、乙醇性以及结石造成的胆管阻塞。肝损害严重时，肝实质信号在 T_1WI 减低，在 T_2WI 增高。另外，节段性肝萎缩可表现为轻度信号异常。

MRI 检查是了解急性肝炎的方法之一，但应用经验不多。最敏感的序列是屏气 GRE 钆对比剂动态增强扫描动脉期成像（图 12-15）。动脉期扫描时间的精确性决定其对轻度急性肝炎的敏感性。在门静脉填满而肝静脉未填充对比剂时，能显示肝脏不规则强化。这种异常强化具有标志性，可保持到静脉期和延迟期，并随病情加重而加重，随病情缓解而缓解。对于大多数患者，最佳动脉期扫描时间是在肘前静脉给药后 $18\sim22$ 秒，注射速度 2 mL/s，20 mL 生理盐水冲洗。目前没有其他影像技术对急性肝炎更敏感。MRI 是唯一可评价轻度肝炎的影像方法。

急性肝炎时肝实质不均匀强化的机制不明。动脉期相对高信号的区域可能代表异常。门静脉炎性改变可能降低门脉肝内分支的压力，导致相应节段的肝动脉优先供血。炎症也可能改变血管的调节作用，使血管扩张，相应区域的肝动脉血流增加。对比剂动态增强 MRI 有独特的优势，所显示包括血流动力学在内的病理生理学改变是病理组织学检查难以完全揭示的。

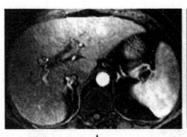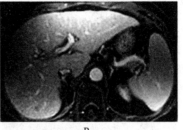

图 12-15 急性病毒性肝炎

A.SPGR 增强扫描 20 秒动脉期显示肝动脉灌注区域不规则斑片状强化；B.60 秒门
静脉期显示不规则强化斑片与周围组织融合,肝实质强化趋于均匀

(三)放射后肝纤维化

当放疗的视野包含肝脏时,就有发生放射后纤维化的危险。急性期伴随炎症和水肿,慢性期病变包括纤维化和组织萎缩。影像特点是异常的肝脏信号沿着外照射轮廓分布,而不是按照解剖叶段分布。急性期 T_2WI 信号升高, T_1WI 信号降低。钆对比剂扫描时动脉期强化,延迟期扫描时强化持续或强化更明显。门静脉分支对放射性纤维化、萎缩和闭塞更敏感,导致受累肝组织肝动脉优先供血。肝静脉也优先受累,导致钆对比剂流出延迟。此外,由于纤维化组织血管通透性增加,组织间隙内钆对比剂也增多。这两种因素促成延迟期明显强化。

三、结节型弥漫病变

结节型弥漫病变的特征为肝内出现多发的结节状异常信号灶,包括肝硬化、Willson 病、肝结节病和巴德-吉(基)亚利综合征等疾病。

(一)病毒感染后肝硬化

肝硬化是肝细胞反复损害所致的一种慢性反应,以再生和纤维化为特征。常见病因有酗酒及乙型、丙型肝炎病毒感染。肝细胞再生形成满布肝内的结节。

伴随肝硬化的纤维化病变的 MRI 特征是在延迟扫描时逐步强化。这是钆对比剂由血管内进入纤维化区域的细胞间隙所致。肝硬化的典型强化模式为由细网状和粗线状纤维带勾画出再生结节的轮廓(图 12-16)。如果出现活动性肝炎,纤维组织带发生水肿,并在 T_2WI 呈高信号;肝组织在动脉期多呈不规则斑片状不均匀强化。门静脉扩张和食管胃底静脉丛曲张提示门脉高压症。

RN 发生在肝硬化基础上,内含相对更多的肝实质,主要由门脉系统供血。这些结节直径常 $<1\ cm$,在门脉期达到强化高峰。RN 聚集铁,在 GRE T_1WI 和单次激发脂肪饱和 FSE T_2WI 呈低信号,在钆对比剂增强扫描时轻度强化。

DN 是癌前病变,其发育不良有逐渐升级可能性,最终发展成肝细胞癌。典型的 DN>RN,几周或几个月后会增大。DN 的 MRI 表现与肝细胞癌重叠,也会轻度升高 T_1WI 信号和降低 T_2WI 信号。肝细胞癌的特点是 T_2WI 信号增高、标志性的动脉期快进快出强化、静脉期及平衡期边缘强化、直径常>3 cm。高级别 DN 与肝细胞癌的重叠率可能更高,且有快速转变为肝细胞癌的潜力(图 12-17)。

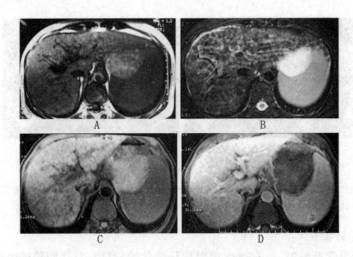

图 12-16　肝硬化小再生结节

A.肝脏 SE T_1WI,肝内见散在高信号结节;B.脂肪抑制 FSE T_2WI,肝内见散在低信号结节,并见不
规则线状、网格状高信号带弥漫分布;C.梯度回波屏气扫描 T_1WI,肝脏信号明显不均匀;D.动态增
强扫描延迟期显示肝内渐进性强化的粗条和细网格状结构,很多直径 3~4 mm 的小结节轻度强化

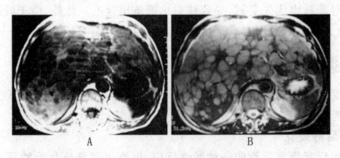

图 12-17　结节型弥漫肝癌

A.T_1WI 显示肝大,肝内多发低信号结节;B.轴面 T_2WI 显示肝内高信号结节,弥漫分布

(二)Willson 病

发病机制为铜经胆排泌减少,导致铜在肝脏、大脑、角膜蓄积中毒。铜在肝内门脉周围区域
及肝血窦周围沉积,引起炎性反应与肝硬化。铜在肝细胞内与蛋白质结合,故无顺磁性效应。
Willson 病最常见的表现是肝硬化。因 RN 内铁沉积,T_2WI 表现为全肝小结节影,弥漫分布,信
号强度与病毒感染所致肝硬化相似。

(三)结节病

结节病为一种常见的系统性肉芽肿病变。偶见于肝、脾和膈下淋巴结。周边纤维化的非干
酪性上皮样肉芽肿发生于门脉及其周围区域。肝大、脾大,伴有或不伴有大量微小结节。在
T_2WI 结节信号低于肝实质,注射 Gd-DTPA 后强化。

(四)巴德-吉(基)亚利综合征(BCS)

巴德-吉(基)亚利综合征是一种由于肝静脉或下腔静脉阻塞导致的临床综合征。临床表现
无特征性,但有潜在致命性。原发的巴德-吉(基)亚利综合征由急性肝静脉血栓形成。现在,巴
德-吉(基)亚利综合征被用来描述任何形式的病理为肝静脉或下腔静脉血栓形成的疾病。肝静
脉内血栓形成常源于高凝状态,多发生于女性,特别在妊娠、产后状态、狼疮、败血症、红细胞增多

症、新生物如肝细胞癌的基础之上。

肝静脉流出受阻导致充血和局部缺血。时间过长导致萎缩和纤维化,形成肝弥漫性再生结节(nodular regenerative hyperplasia,NRH)。未累及肝叶代偿性肥大。尾叶的血液直接汇入下腔静脉,尾叶通常不受累,代偿性肥大明显。肝静脉回流是可变的,其他肝叶通常备用,故代偿性肥大的区域可变。

在巴德-吉(基)亚利综合征急性期,缺乏肝内和肝外血管的侧支代偿。肝静脉阻塞后,肝组织继发性充血水肿、区域压力增高,使肝动脉和门静脉血供减少,但尾叶和中心区肝实质受累相对较轻。在 T_2WI,急性期外周区域的肝实质信号不均匀增高;在 MRI 增强扫描动脉期强化程度减低,且强化不均匀,反映肝组织局部血流减少。

在亚急性期,MRI 平扫时肝实质信号特点与急性期相似,而动态强化特点则有本质的不同。动脉期外周区肝实质的强化较尾叶和中心区明显;延迟期全肝强化渐均匀,仅周边不均匀轻度强化。外周区肝实质的早期强化可能反映了肝内静脉侧支血管形成。屏气 GRE 静脉期和延迟期显示急性期和亚急性期肝静脉血栓最佳(图 12-18)。

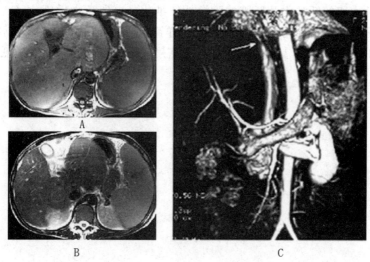

图 12-18 巴德-吉(基)亚利综合征
A.屏气轴面 T_1WI 显示巨脾;B.FSE 轴面 T_2WI 见尾叶增大,信号异常;C.钆对比剂
增强三维重组图像显示下腔静脉第二肝门处明显狭窄(箭头)

在慢性期,由于肝动脉和门静脉之间交通,门静脉的血液反流以及肝内、肝外小静脉侧支形成,血液向外分流,肝组织压力逐渐恢复正常,尾叶和中心区肝实质与外周区肝实质在 MRI 平扫和增强扫描时的信号差别均减少。另外,逐渐形成的肝实质纤维化使 T_2WI 信号减低。所以,T_2 信号可以反映急性期水肿和慢性期纤维化的程度。此期在 MRI 很少能见到直观的肝静脉血栓。但尾叶代偿性肥大具有特征性,其他未受累肝叶也同样代偿性肥大。受累肝叶萎缩、纤维化。纤维化区域在延迟期强化并逐渐增强。

本病 NRH 的组织成分类似于正常肝细胞和 Kupffer 细胞,故 MRI 不易显示。通常在 T_1WI 呈高信号,在 T_2WI 呈等或低信号(与腺瘤类似),GRE 钆增强扫描时动脉-静脉期明显强化。应与肝细胞癌鉴别。由肿瘤直接侵犯形成的肝静脉栓塞最常见于肝细胞癌。GRE 屏气 T_1WI 钆对比剂增强扫描时,如栓子呈软组织强化,提示肿瘤栓塞。

四、血管周围型病变

肝血管周围型病变发生于门静脉周围淋巴管及肝纤维囊。肝淤血常引起门静脉周围的肝组织信号增高,日本血吸虫则累及肝纤维囊,纤维囊和分隔在 T_2WI 呈高信号。

(一)肝淤血

肝淤血是由于肝实质内静脉血淤滞而致静脉引流代偿。它是充血性心力衰竭、缩窄性心包炎及由于肺癌肺动脉栓塞导致的右心衰竭表现。病理学改变呈"肉豆蔻肝"。在慢性病例,一些患者发展成肝硬化。肝充血 MRI 可出现心脏增大、肝静脉扩张、肝病性水肿和肝脏不均匀强化。T_2WI 显示门脉周围高信号,可能为血管周围淋巴水肿所致。增强扫描时肝实质强化不均匀,斑片状网状交织。肝硬化时延迟期出现或粗或细的网格状、线性强化。

(二)日本血吸虫病

日本血吸虫感染可导致严重的肝脏病变。血吸虫生活在肠腔中,并在肠系膜内产卵。虫卵钻进静脉血管内,随血流到门静脉并阻塞其末支,引起血管压力增高,激发肉芽肿反应。

炎性反应导致虫卵的纤维化及肝脏的弥漫性纤维化。虫卵死亡后钙化,CT 可见门脉周围及肝纤维囊周围分隔的特征性钙化,即所谓"龟背"样钙化,钙化与非钙化区均可强化。钙化的分隔常见于肝右叶的膈下部,CT 表现为线条样异常密度。纤维分隔在 T_1WI 呈低信号,T_2WI 呈高信号。

(胡茂河)

第十三章　生殖系统疾病MR诊断

第一节　子宫疾病

一、子宫肌瘤

(一)病理特点与临床

子宫肌瘤为子宫最常见的良性肿瘤,30岁以后妇女发病率为20%以上,最常见40～50岁,但一般不发生于绝经后。

根据肿瘤的生长部位可分为3类。

1.肌壁间肌瘤

肌壁间肌瘤最常见,约占全部子宫肌瘤的62%。

2.黏膜下肌瘤

黏膜下肌瘤占21%,由肌壁间向宫腔内生长而成。

3.浆膜下肌瘤

浆膜下肌瘤占15%,为肌壁间肿瘤向浆膜面突出而形成,肿瘤多为广基,也可形成蒂,后者可使肿瘤脱离子宫而游离,并粘着大网膜而形成寄生性肿瘤。如突向阔韧带,可埋入深部形成腹膜后肿瘤。

肿瘤单发或多发,大小不等,小如米粒,大如胎儿头。光镜下显示以平滑肌索为主,排列方向不同,呈漩涡状或栅栏状;肌束间存在不同量的纤维组织。

子宫平滑肌瘤可合并:①透明变性,最常见,多呈散在灶状分布。②液化坏死,形成大小不等的腔隙或小囊。③钙化。④间质脂肪化生。

腹膜播散性平滑肌瘤病,是指肌瘤在腹腔内呈弥散性生长,结节大小<1.0 cm,可累及子宫、卵巢、圆韧带和胃肠道浆膜面、大网膜等,酷似恶性肿瘤的种植。本病预后好,双侧附件与全子宫切除后,病灶可发生退变。子宫肌瘤可无明显临床症状,也可表现为月经过多、失调或不规则阴道流血。

(二)MR表现

在T_1WI上呈略低信号,在T_2WI像上呈低信号,边界清楚,增强扫描肿块明显强化,手术证实为肌瘤子宫体积增大,外形不规则,壁间肌瘤呈分叶状增大,浆膜下肌瘤为向浆膜面突出的肿块,单发或多发;黏膜下肌瘤表现为向宫腔、阴道或宫颈管突出;阔韧带肌瘤在冠状或横断面上可见子宫旁肿块。子宫肌瘤在 T_1WI 及 T_2WI 一般呈低信号,信号均匀或不均匀,T_2WI 有时可见瘤周因淋巴管及静脉扩张形成环状高信号;增强扫描后有强化,但不如周围肌层明显。肌瘤产生玻璃样变性时,T_1WI 为等信号,T_2WI 为低信号,无强化;肌瘤产生红色变性时,T_1WI 为不被抑脂序列抑制的高信号,T_2WI 为低或高信号;肌瘤脂肪变性时,T_1WI 为高信号,但可被抑脂序列抑制(图 13-1、13-2)。

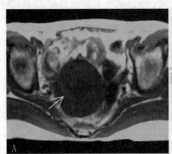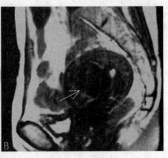

图 13-1 子宫前壁肌瘤突入宫腔内圆形影

在 T_2WI 像上为低信号,高信号子宫内膜受压向后移位,病理证实为黏膜下子宫肌瘤

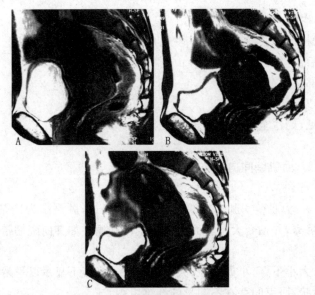

图 13-2 子宫颈部圆形软组织肿块

一般认为,T_2WI 为显示子宫肌瘤最为敏感的方法,可以发现约 3 mm 的微小肌瘤。为高信号。

二、子宫腺肌病

子宫腺肌病(adenomyosis)以往曾称为内在性子宫内膜异位症。是指子宫内膜向子宫肌层内的良性侵入,伴有平滑肌增生。肌束间有大小不一的小腔隙,内有暗红色液体(陈旧血液);少数子宫内膜在子宫肌层中呈局限性生长,形成结节或团块,类似肌壁间肌瘤,称子宫腺肌瘤。腺肌瘤不同于肌瘤之处在于其周围无包膜存在,故与四周的肌层无明显分界,可分为弥漫型和局限型。

主要临床表现为子宫增大、月经过多及痛经。

(一)MR 表现

子宫多呈均匀性增大,但很少超过 12 周妊娠子宫的大小,弥漫性生长(弥漫型多累及后壁,故后壁较前壁厚;局限型表现为局限性结节或团块)。病灶在 T_2WI 上表现为低信号的肌层内有散在、边界模糊的高信号灶,并有含铁血黄素沉着;也可表示为子宫肌层均匀性增厚及 T_2WI 信号普遍轻中度升高;T_1WI 多为低信号,也可为高信号。增强扫描后肌层有明显强化,病灶相对呈低信号。

(二)诊断与鉴别诊断

子宫腺肌病多见于 30～50 岁的经产妇,约半数患者同时合并子宫肌瘤,15％的患者合并子宫内膜异位症。约 30％的患者可无任何临床症状。凡 30 岁以上经产妇,出现经量增多、经期延长和逐年加剧的进行性痛经,子宫均匀性增大或局限性隆起,应首先考虑子宫腺肌病的可能。MR 显示肌层内见到种植内膜及反复出血引起的斑点、片状、结节状信号改变,可提示子宫腺肌病的诊断。本病需与多发性子宫肌瘤鉴别。后者多有假包膜或边界清楚,呈球形;而前者无假包膜,呈散在灶状分布。

三、宫颈癌

宫颈癌为最常见的妇科恶性肿瘤。患者年龄分布呈双峰状,35～39 岁和60～64 岁,一般认为与过早性生活、早育、多产和不洁性交有关。近年来,国内外均已普遍开展宫颈细胞防癌涂片检查,使宫颈癌的死亡率不断下降(图 13-3)。

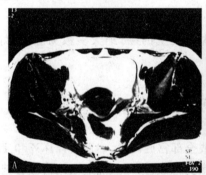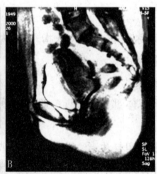

图 13-3　子宫颈癌使宫颈不对称增厚

宫颈内被不均匀略高信号影充填,基质低信号环显示不清楚

(一)临床与病理

1.分型

宫颈癌大致可以分为原位癌、早期浸润癌(浸润深度≤3 mm)和浸润癌,指癌灶浸润深度距基膜 5 mm 直至扩展或转移至宫颈外组织者)。90％～95％为鳞癌,5％～10％为腺癌。

具体生长有 4 种类型。

(1)外生型:外生型最常见,病灶向外生长,如菜花状、息肉状或乳头状。

(2)内生型:癌灶向宫颈深部组织浸润,使宫颈扩张并侵犯子宫峡部。

(3)溃疡型:癌组织坏死脱落形成凹陷性溃疡或空洞。

(4)颈管型:癌灶发生在宫颈外口内,隐蔽在宫颈管。

2.转移途径

直接蔓延最常见;宫颈癌淋巴结转移分一级组(宫旁、宫颈旁或输尿管旁、闭孔、髂内外淋巴结)、二级组(髂总、腹股沟深浅及腹主动脉旁淋巴结)。血行转移较少见。

3.临床表现

临床上早期表现为接触性出血,晚期为阴道不规则出血,白带增加。

(二)MR 表现

MR 检查的主要目的是对肿瘤进行分期。早期浸润癌的 MR 表现可无阳性发现。只有当肿瘤发展到Ⅰb(浸润深度＞5 mm,宽度＞7 mm)以上,MR 才会有异常表现:宫颈增大,不对称增厚或有结节状突起,T_2WI 为不均匀信号增高,T_2WI 横断像上显示宫颈基质低信号环是否保持完整,是宫颈癌Ⅰ期和Ⅱ期的分界标志。如低信号的基质环被高信号的肿瘤破坏,出现中断或已突破,提示肿瘤已进入Ⅱ期(癌灶已超出宫颈,但未达盆壁)。Ⅲ期指癌灶侵犯盆壁或阴道下段1/3,表现为阴道不规则增厚,边缘模糊,肿瘤与盆壁粘连。Ⅳ期指肿瘤侵犯膀胱和直肠壁,使之分界不清及肠壁增厚,盆壁肌肉间脂肪层消失,肌肉形态异常。

(三)MR 诊断与鉴别诊断

宫颈刮片细胞学检查或活检是确诊宫颈癌的主要手段。宫颈糜烂或宫颈息肉均可引起接触性出血,故难与宫颈癌鉴别,做宫颈刮片、阴道镜、荧光检查或活检是主要诊断手段。宫颈乳头状瘤多见于妊娠期,表现为接触性出血和白带增多,外观呈乳头状,子宫颈活检方可诊断。子宫内膜异位症有时宫颈也可有溃疡或乳头状肿块,需活检方可确诊。

四、子宫内膜癌

子宫内膜癌又称子宫体癌,是指子宫内膜发生的癌,绝大多数为腺癌,好发高峰为58~61岁,低于40岁者仅占2%~5%。

(一)病理与临床

病变多发生于宫体部及后壁,一般有2种生长形式:

1.弥漫型

肿瘤呈弥漫性息肉样生长,累及大部分或全部宫腔内膜,表面可伴坏死和溃疡。当病变浸润肌层后,可在肌层内形成结节状病灶。可扩张到宫颈管,一旦癌灶阻塞宫颈管则导致宫腔积脓。

2.局限型

肿瘤局限于宫腔的某一区域,呈小息肉或颗粒状生长,也可有肌层浸润。多见于宫底部或宫角部。

(1)组织学类型有以下几类。①内膜样腺癌,占90%。②腺癌伴鳞状上皮分化。③透亮细胞癌。④浆液乳头状癌。⑤鳞形细胞癌。

(2)转移途径有以下几种。①直接蔓延:癌灶初期沿子宫内膜蔓延,向上经宫角至输卵管,向下至宫颈管,并继续蔓延至阴道。②淋巴转移:为主要转移途径。当癌肿浸润至深肌层或扩散至宫颈管时,易发生淋巴转移。

(3)临床表现:大多数早期无症状,晚期为绝经后阴道流血或排液增多。

(二)MR 表现

MR 表现见图 13-4、图 13-5。

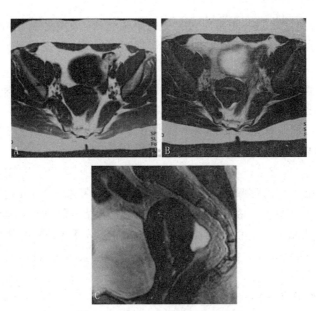

图 13-4 局限型早期子宫内膜癌

A.T₁WI 为中等信号图；B、C.T₂WI 像上子宫底部内膜厚薄不均，且可见颗粒状充盈缺损影，低信号结合带欠光滑

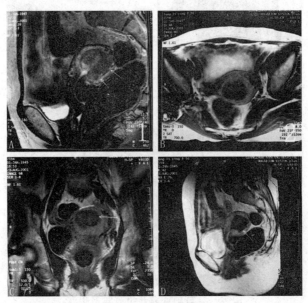

图 13-5 子宫内膜癌

A.子宫壁受侵厚薄不均，在 T₂WI 像上子宫腔内可见不规则高信号，低信号结合带消失；B～
D.增强扫描后子宫腔内可见轻中度强化影

　　子宫内膜癌的早期诊断方法为分段刮宫，MR 的作用在于估计肿瘤的侵犯深度和合理分期。
　　子宫内膜癌最常见的 MR 表现为子宫内膜增厚（生育期妇女正常内膜厚度＜1.3 cm，绝经期＜9 mm），宫腔增宽，T₁WI 为中等信号，T₂WI 为中等、略高或高信号，呈颗粒状或片状增厚，注射Gd-DTPA后轻中度强化。
　　结合带在 T₂WI 显示为低信号带，结合带中断或被肿瘤跨越提示肿瘤已侵犯肌层。动态增

225

强扫描时,子宫内膜与肌层之间在正常时可见一完整强化带,该强化带有无破坏也是判断肌层受侵的另一重要指标。宫颈管受侵时表现为宫颈管狭窄或闭塞,宫颈信号异常,常伴宫腔积液和积血。

子宫浆膜面受侵表现为浆膜面毛糙,边缘不规则,子宫周围脂肪界面模糊。

(三)MR诊断与鉴别诊断

围绝经期妇女月经紊乱或绝经后再现不规则阴道流血,均应先除外内膜癌。绝经后妇女阴道流血约10%为子宫内膜癌所致。

1.子宫内膜息肉

子宫内膜息肉是指子宫内膜腺体及间质所组成的肿块,带蒂,向宫腔内突出,可单个或多个,小者1~2 cm,大者可充满整个宫腔,主要引起月经过多、绝经后阴道不规则流血。MR表现为突入腔内的结节,T_1WI为低或中等信号,T_2WI为比正常内膜略低信号,有低信号的条索状影及高信号的小囊状结构,无强化或轻度强化。影像学上与子宫内膜癌不易区分,子宫镜检查及分段刮宫检查为主要的鉴别手段。

2.老年性子宫内膜炎合并宫腔积脓

见图13-6。

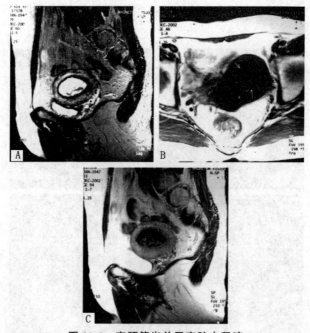

图 13-6　宫颈管炎并子宫宫腔内积液

A.在 T_2WI 像上,子宫内膜高信号带明显增厚加宽;B.T_1WI 像上呈均匀低信号,结合带低信号环仍保持完整光滑;C.增强扫描后宫腔内可见条网状强化。

诊断刮宫证实为宫颈管炎并子宫宫腔内积液

老年性子宫内膜炎合并宫腔积脓常表现为阴道排液增多,浆液性、脓性或脓血性,子宫可增大。MR显示宫腔扩大及积液。子宫内膜较规则及轻度强化,不侵入基底层,但有时与子宫内膜癌不易区分,一般采用扩张宫颈管和诊刮即可明确诊断,扩张宫颈管后即可见脓液或脓血液流出,刮出物见炎性细胞,但无癌细胞。

3.宫颈管癌

宫颈管癌也表现为不规则阴道流血及排液增多。宫颈管癌的病变仅位于宫颈管内,宫颈活检仍为主要的鉴别手段。

4.子宫内膜增生过长

子宫内膜增生过长是由于持续过高的雌激素作用所引起,病理上可分四种类型。

(1)轻度增生过长:又称单纯性增生过长,多见于无排卵患者(青春期或更年期)。

(2)腺囊型增生过长:子宫内膜增厚,可达2 cm以上,表面可呈息肉样,多见于更年期月经失调者。

(3)腺瘤型增生过长:又称重度腺型增生过长,子宫内膜增厚呈息肉状。

(4)不典型增生过长。

上述四种类型的子宫内膜增生过长,在MR均表现为子宫内膜增厚,也可出现息肉样改变,但与内膜癌的区别要点是子宫壁上的内膜界线清楚,无侵犯肌层现象;腺囊型增生在内膜与肌层之间可见小囊状影,有一定特点。确诊常需要依赖诊断性刮宫。

5.绝经过渡期功能失调性子宫出血

绝经过渡期功能失调性子宫出血主要表现为月经紊乱,如经量增多、经期延长、经间期不规则出血等,与子宫内膜癌的症状和体征相似。MR显示无子宫内膜增厚,确诊仍主张先行分段刮宫检查。

(刘晓勇)

第二节　卵巢囊性病变

一、病理

卵巢囊性肿瘤或肿瘤样病变,包括非赘生性囊肿和赘生性囊肿2大类。前者包括滤泡囊肿、黄体囊肿、黄素囊肿、多囊卵巢、巧克力囊肿等,后者包括浆液性囊腺癌或腺瘤、黏液性囊腺瘤、皮样囊肿等。本节主要介绍卵巢非赘生性病变。

(一)滤泡来源的囊肿

1.滤泡囊肿

正常生理过程中,滤泡(卵泡)发育成生长滤泡和成熟滤泡,其直径一般≤2 cm,如直径在2~2.5 cm称囊状滤泡。而滤泡囊肿是指卵巢不成熟、成熟不排卵或无排卵黄素化等,使卵泡(滤泡)内液积聚过多而形成,也可认为是一种卵巢生理性潴留囊肿,直径一般≥2.5 cm,但最大不超过5 cm。多数囊肿在1~6个月内自行吸收或破裂消失,常为单发(图13-7)。

2.滤泡(卵泡)血肿

滤泡(卵泡)血肿是指滤泡囊肿内的积血。正常滤泡周围的卵泡膜层往往充血,这些充血的毛细血管破裂后形成滤泡血肿,体积较小。但需与子宫内膜异位引起的出血相鉴别,后者所衬托的上皮为子宫内膜上皮。

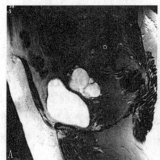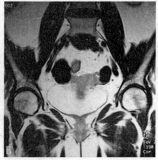

图 13-7　双侧卵巢滤泡囊肿

双侧卵巢均可见边缘光滑、多发长 T_1 长 T_2 囊状影,壁薄,大小不一

(二)黄体来源的囊肿

排卵后,卵泡液流出,卵泡腔内压下降,卵泡壁塌陷,形成许多皱襞,卵泡壁的卵泡颗粒细胞和内膜细胞向内侵入,周围由结缔组织的卵泡外膜包围,共同形成黄体。

1.囊性黄体

它是正常黄体的一种类型,即在发育正常的黄体腔内有过多液体,或由于黄体出血、血液被吸收后形成囊性黄体。直径一般<2 cm。

2.黄体囊肿

黄体囊肿指黄体内血肿,出血量多时形成的囊肿,囊的直径>2.5 cm。

3.白体来源囊肿

黄体在排卵后 9～10 天开始退化,退化时黄体细胞逐渐萎缩变小,周围的结缔组织及成纤维细胞侵入黄体,逐渐由结缔组织所代替,组织纤维化,外观色白,称白体。

黄体囊肿退化形成白体来源囊肿。视囊肿大小可分为囊肿白体及白体囊肿,前者直径<3 cm(2.5～3 cm),而后者>3.0 cm。

(三)黄素囊肿

黄素囊肿又称滤泡囊肿黄素化,是由于绒毛膜促性腺激素刺激卵泡使之过度黄素化所致,可与葡萄胎、绒毛膜癌等滋养层细胞肿瘤伴发。卵巢常呈双侧多房性囊肿,直径多>2 cm,大者可达 10～15 cm,壁薄,有多房性分隔。当葡萄胎或绒癌治疗后,囊肿可自行缩小消退。除偶可引起扭转、出血和破裂外,一般无明显临床症状。

(四)卵巢表面上皮来源囊肿

1.生发上皮包涵囊肿

生发上皮包涵囊肿是指因卵巢表面上皮向皮质、间质凹陷而形成。多见于绝经期或老年期,囊肿一般都很小。

2.生发上皮包涵囊肿(巧克力囊肿)

生发上皮包涵囊肿为子宫内膜腺体和间质异位形成的囊肿,囊内及周围间质内可有陈旧性出血,周围往往有纤维组织增生及含铁血黄素巨噬细胞。囊肿直径一般为 5～6 cm,大者可超过 10 cm。由于反复腔内出血使囊内压升高,囊壁出现小裂隙并有微量血液渗出,造成卵巢与周围组织器官紧密粘连,固定在盆腔内。50%以上累及双侧卵巢,卵巢表面散在许多紫色小囊肿,以30～40 岁最常见,临床主要表现为痛经并随月经周期加重。

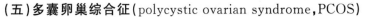

（五）多囊卵巢综合征（polycystic ovarian syndrome，PCOS）

1935 年由 Stein 和 Leven thal 首先报道（又称 Stein-Leventhal 综合征），其临床特征为雄激素过多和持续无排卵。临床表现为闭经、不孕、肥胖、黑棘皮等。

（六）畸胎瘤

成熟畸胎瘤又称皮样囊肿，为最常见的卵巢肿瘤，占卵巢肿瘤的 10％～20％，以 20～40 岁多见。多为单侧，切面为单房，腔内充满油脂和毛发、牙齿和骨质，囊壁上常见小丘样隆起向腔内突出，称头节（Rokitansky 结节）。儿童畸胎瘤与成人不同，囊内几乎为浆液，脂肪的成分很少。

（七）卵巢囊性肿瘤样病变

1.浆液性囊腺瘤

浆液性囊腺瘤为卵巢最常见的良性肿瘤之一，多见于生育期妇女。

多为单侧性，可分为以下 2 种类型：

（1）单纯性浆液性囊腺瘤为单房性，囊壁光滑。

（2）浆液性乳头状囊腺瘤：常为多房性；内有乳头，呈多灶性；囊壁为纤维结缔组织，内衬单层立方或柱状上皮，间质内可见砂粒体（钙盐沉积）。

有时乳头穿过囊壁向囊外生长甚至破裂，或种植于盆腔，虽形态上为良性，但其生物学行为已超过良性范围，应视为交界性浆液性囊腺瘤。

2.浆液性囊腺癌

浆液性囊腺癌为最常见的卵巢恶性肿瘤，占 40％～50％，多为双侧性，体积大，半实质性，多见于 40～60 岁妇女。瘤组织多呈结节状或分叶状，切面为多房，腔内充满乳头，质脆，常伴出血坏死，囊液混浊，瘤细胞为立方或柱形，细胞异型性明显，并向间质浸润。5 年存活率为 20％～30％，常伴有腹腔内种植。

3.黏液性囊腺瘤

黏液性囊腺瘤多见于生育期妇女，多数为单侧性，5％为双侧性，呈圆形或卵圆形，表面光滑，切面为多房，房大小不一，细小者如蜂窝状，单房囊肿很少见。囊腔内充满胶冻样黏液，含有粘蛋白和糖蛋白，囊内很少有乳头生长，囊壁为纤维结缔组织，内衬高柱状上皮，产生黏液。有时囊内压增高，以致薄壁子房的间隔破裂，黏液性上皮种植在腹膜上，连续生长并分泌黏液，在腹膜表面形成许多胶冻样黏液团块，称腹膜黏液瘤。

临界恶性黏液性囊腺瘤：体积较大，表面光滑，常为多房，少数为双侧。特点是囊壁较厚，有实质区和乳头形成。

4.黏液性囊腺癌

肿瘤呈实性或囊实性，单侧，体积中等，有乳头生长，囊液多为血性，包膜有浸润或与周围粘连。

二、MR 表现与鉴别诊断

（一）卵巢功能性囊肿

卵巢功能性囊肿包括卵泡（滤泡）囊肿、黄体囊肿和黄素、白体囊肿。一般而言，囊壁薄而均匀、边缘光整、无分房、可自行吸收、不必治疗是其特点。卵泡囊肿和黄体囊肿的体积较小，一般 ≤2 cm，边界清楚锐利，囊内呈水样信号，T_1WI 为低信号，而 T_2WI 为高信号；滤泡血肿和囊状黄体在 T_1WI 为高信号，T_2WI 为低信号或高信号，增强后无强化；黄体囊肿呈中等 T_1 及长 T_2 改变，也可在 T_1WI 及 T_2WI 均呈高信号，体积多＞2.0 cm，但＜4.0 cm，由于黄体囊肿的囊壁富于血管,注射 Gd-DTPA 后囊壁有强化;黄素囊肿一般为双侧性受累、多发、大小不一的囊性病变,常见于葡萄胎或绒毛膜癌患者。其中黄素囊肿中,30%~50%合并葡萄胎,表现为妊娠后胎盘绒毛滋养细胞异常增生,终末绒毛转变为水泡,水泡间相连成串,MR 表现为子宫增大,腔内充满大小不一的囊状结构。绒癌多发生在子宫,形成单个或多个宫壁肿瘤,直径2~10 cm,卵巢可合并黄素囊肿。凡流产、分娩、异位妊娠后出现阴道流血、腹痛等症状,或肺、脑、肝、阴道转移灶,并有绒毛膜促性腺激素(HCG)升高,可考虑为绒癌;葡萄胎流产后 1 年以上发病者,也可考虑为绒癌。

(二)卵巢上皮包涵囊肿

多见于绝经期及老年人,囊肿一般体积较小,<3 cm,呈长 T_1 长 T_2 改变,壁薄光滑,总体上缺乏特征性。

(三)卵巢巧克力囊肿

表现为附件区大小不一的囊肿,为圆形、类圆形或不规则形。由于反复出血,囊腔内压力过大,大囊肿穿破后新的出血被重新包裹,从而在大囊外形成小囊肿,即大囊周边伴小囊(blue berry spots)为其特点,囊壁多与邻近结构粘连或分界不清;囊内纤维组织增生及分隔形成(图 13-8)。

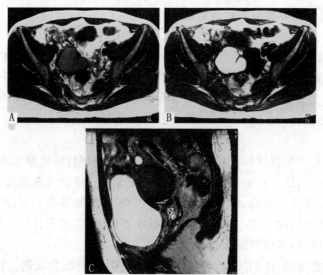

图 13-8　右侧附件区分叶状囊性肿块影

手术证实为巧克力囊肿,在 T_1WI 像上呈高信号(图 B),T_2WI 像上呈略高信号(图 A、C),肿块边缘可见短 T_1 长 T_2 包膜

囊内信号有下列几种情况。

(1)T_1WI 及 T_2WI 均为高信号,不被抑脂序列所抑制。

(2)T_1WI 为高信号,T_2WI 为低信号。

(3)T_1WI 及 T_2WI 均为混杂信号。

(4)陈旧性出血:上部高信号,下部低信号,周边为低信号含铁血黄素环。

子宫内膜异位引起的卵巢囊肿上缘一般不超过子宫上界,相反,功能性卵巢囊肿可超过子宫上缘;囊肿长轴与同侧骨盆平行也是巧克力囊肿的特点之一。此外,巧克力囊肿的壁多较厚。卵巢巧克力囊肿信号与卵泡血肿相似,但卵泡血肿直径<2.5 cm,可自行吸收消失,无周围粘连。

（四）多囊卵巢

多囊卵巢表现为双侧卵巢增大，为正常卵巢的 2～3 倍，多呈椭圆形，卵巢包膜增厚，每侧卵巢包膜下的小囊一般在 10 个以上，呈车轮状排列，小囊直径<1.0 cm。虽然卵巢多发囊性改变是多囊卵巢综合征的表现之一，但要确立此诊断需要充分结合临床表现及内分泌测定方更为可靠（雄激素过多和 LH/FSH 失常是主要变化）。

多囊卵巢需与下列疾病鉴别。

1.多卵泡卵巢

双侧卵巢大小正常或仅轻微增大，卵巢内可见 4～10 个卵泡，4～10 mm 不等，不再继续生长，也不会排卵，但排列整齐，无子宫内膜增厚、增宽及内分泌指标异常。

2.小卵泡黄素化

双侧卵巢无增大及无卵巢包膜增厚，卵巢内有排列不整齐的小卵泡，直径4～6 mm，这是由于 LH 早期偏高影响卵泡发育所致。

（五）卵巢皮样囊肿

见图 13-9、13-10。

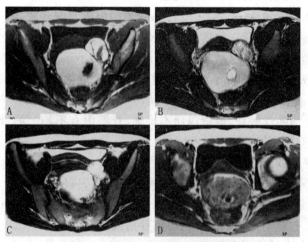

图 13-9 盆腔内见两个类圆形肿块

手术证实为卵巢畸胎瘤，在 T_1WI 像上呈高信号，大肿块内可见结节状低信号影，在 T_2WI 像上为高信号，增强扫描后肿块略有强化

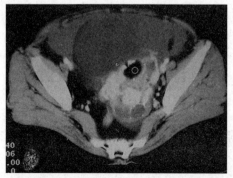

图 13-10 盆腔内软组织肿块斑片状强化

CT 示其内可见局灶性低密度的脂肪，手术病理证实为卵巢畸胎瘤

卵巢皮样囊肿又称卵巢囊性畸胎瘤,是最常见的卵巢肿瘤之一。多发生于年轻妇女,直径 5～10 cm,呈圆形或卵圆形,为单房或分房性结构,囊肿多表现为含脂肪或脂液平面的囊性肿块,瘤体为囊性或囊实性。(囊内)实质部分呈圆形、不规则形,称 Rokitansky 结节,由骨、软骨、毛发等组成,呈不均匀信号;脂液平面由下沉的细胞碎屑和漂浮的脂类物质组成,T_1WI 上方为高信号,下方为低信号;T_2WI 上则相反,上方信号低于下方,患者改变体位后,脂液平面会移动。

(六)卵巢囊性肿瘤

卵巢滤泡囊肿和黄体囊肿是最常见的囊性病变,直径<5 cm,壁薄,一般不需急于手术处理,定期观察或口服避孕药后,2 个月内多自行消失;若持续存在或增大,应注意卵巢肿瘤的可能。

卵巢浆液性囊腺瘤占卵巢良性病变的 25%,以单侧多见,15%为双侧性。浆液性囊腺瘤可分为单纯性和乳头状两种:前者为单房性,直径 5～10 cm,壁薄而光滑,少数可为多房性,囊内可见多个带状分隔,囊液 T_1WI 为低信号,T_2WI 为高信号;后者囊壁较厚,有少数乳头状突起,乳头状突起间可见砂粒体,黏液性囊腺瘤无此现象。

浆液性囊腺癌的体积常更大,可达 10～15 cm,为一侧或双侧受累,囊壁不均匀增厚及有明显乳头状突起,囊壁可钙化及强化。肿瘤可沿腹膜种植,形成肠管粘连及大量腹水形成。

黏液性囊腺瘤常为单侧性多房结构是其特点,各房大小不一,肿瘤较浆液性囊腺瘤更大(>10 cm),较少有乳头状突起。由于黏液性囊腺瘤的囊液内含蛋白量较高,因而 T_1WI 及 T_2WI 信号均较浆液性囊腺瘤高。

黏液性囊腺癌则呈囊实性肿块,囊壁厚而不规则,囊腔内有不均匀的带状分隔,囊壁多有周围浸润、伴腹膜侵犯或有腹水形成。

良恶性囊腺瘤的鉴别如下。

(1)肿瘤囊壁或分隔厚度>3 mm,厚薄不均或有结节状突起。

(2)肿块内实性部分占的比例越多,恶性可能性越大,恶性囊腺瘤更易出血及坏死。

(3)肿瘤边界不清,包膜不完整,有腹水、腹膜种植或浸润生长。

(4)增强时实性成分有不规则强化。

浆液性与黏液性囊腺瘤的区分要点是:浆液性囊腺瘤多为单囊,1/3 可见砂粒体钙化;而黏液性囊腺瘤多为多房囊性肿块,少见钙化。

(刘晓勇)

第三节　卵巢实质性肿瘤

卵巢实质性肿瘤较囊性肿瘤少见,但种类较多,分为良性和恶性两种,实质性肿瘤多数为恶性,仅少数为良性。

一、卵巢良性实质性肿瘤

卵巢良性实质性肿瘤有纤维瘤、平滑肌瘤、纤维上皮瘤、卵泡膜细胞瘤等,最常见为纤维瘤。

纤维瘤多为单侧,多见于绝经期和中年妇女,球形或分叶状,直径 5～10 cm,主要成分为梭形成纤维细胞和纤维细胞,组织排列呈漩涡状。约 15％的纤维瘤可伴胸腔积液、腹水,称 Meigs 综合征,肿瘤切除后胸腔积液、腹水消失。MR 表现为卵巢区实质性肿块,T_1WI 为中等信号,T_2WI 为中等信号。包膜完整,无明显强化(图 13-11)。

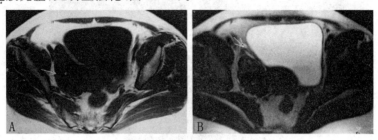

图 13-11　卵巢纤维瘤

右侧附件区卵圆形实质性肿块,T_1WI 为中等信号,T_2WI 为不均匀低信号,有

低信号包膜,手术证实为卵巢纤维瘤

　　纤维瘤应注意与浆膜下子宫肌瘤鉴别:纤维瘤多偏于一侧,一般无月经改变,多角度观察能与子宫分开,而浆膜下子宫肌瘤有蒂与子宫相连,注射 Gd-DTPA 后子宫肌瘤的强化较纤维瘤明显。

二、卵巢恶性实质性肿瘤

　　常见有卵巢囊腺癌、颗粒细胞癌、无性细胞瘤、内胚窦瘤、肉瘤、绒毛膜上皮癌等。共同特点是肿瘤生长迅速,短期内出现腹胀、腹部包块和腹水,肿块多不规则,易有囊变、出血和坏死(图 13-12～13-14)。

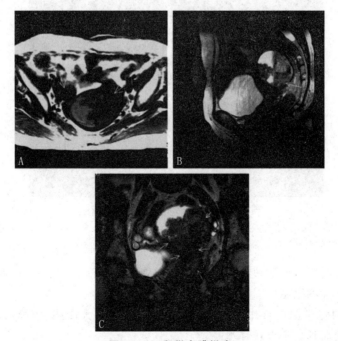

图 13-12　卵巢内膜样癌

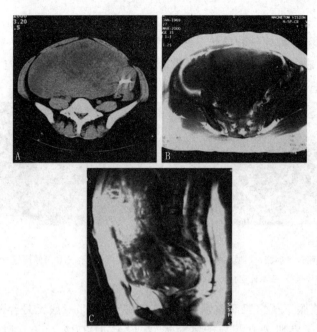

图 13-13 卵巢内膜样癌

CT 见盆腔内巨大水样密度肿块(图 A),且向下腹部浸润,T_1WI 像上呈低信号,在
T_2WI 像上为不均匀高信号,子宫受压左移且边界不清,增强扫描时有明显强化

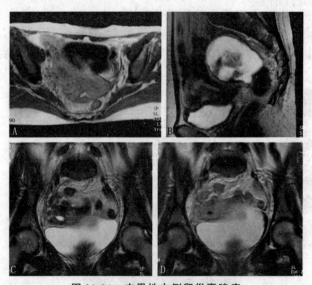

图 13-14 交界性右侧卵巢囊腺瘤

右侧附件区可见界限不清的类圆形肿块影,在 T_1WI 像上为不均匀低信号,在
T_2WI 像上为不均匀高信号,增强扫描肿块实性部分有明显强化

盆腔后部见不规则囊实性肿块,边界不清,向周围组织浸润,呈长 T_1 和不均匀长 T_2 信号,盆腔内可见结节状肿大淋巴结。

卵巢恶性肿瘤的转移特点有外观局限的肿瘤,却在腹膜、大网膜、腹膜后淋巴结、横膈有转移。腹腔种植及直接蔓延是主要转移途径。

淋巴道也是重要的转移途径有 3 种方式:①沿卵巢血管走行,从卵巢淋巴管向上达腹主动脉旁淋巴结。②从卵巢门淋巴管达髂内、外淋巴结,经髂总至腹主动脉旁淋巴结。③沿圆韧带入髂外及腹股沟淋巴结。血行转移少见。

(一)MR 表现

卵巢肿块呈实质性不均匀肿块,内有囊变和坏死,T_1WI 为略低信号,T_2WI 为不均匀高信号,有不均匀强化;肿瘤往往呈双侧性,常伴腹水。

下列特点有助于提示为卵巢实质性恶性肿瘤。

(1)囊实性、不规则状或分叶状肿块,有较明显强化。

(2)易沿腹膜扩散,引起腹水、腹膜增厚及小斑点或结节形成,大网膜肿胀,肠管模糊及肠系膜混浊,盆壁及后腹膜有肿大淋巴结。

大网膜肿胀呈"网膜饼"状,腹水是卵巢恶性肿瘤腹膜转移的标志,多数为大量腹水,有的卵巢癌以腹水为主要表现,原发灶很小。

(二)诊断和鉴别诊断

1.诊断

恶性卵巢肿瘤早期无症状,起病隐匿,约 3/4 发现时属晚期。颗粒细胞癌约3/4有雌激素活性,引起内分泌紊乱,好发年龄为 40～50 岁;未成熟畸胎瘤体积大,临床多有 AFP 升高;无性细胞瘤好发于 10～20 岁,对射线敏感;内胚窦癌 40 岁以上少见,生长迅速,有 AFP 升高。

2.鉴别诊断

卵巢肿瘤需与下列疾病鉴别。

(1)卵巢转移性肿瘤:体内任何部位的原发性肿瘤均可转移到卵巢,常见原发性癌有乳腺、肠、胃、生殖道、泌尿道等,占卵巢肿瘤的 5%～10%。Krukenberg 瘤是一种特殊的转移性腺癌,原发部位为胃肠道,双侧性,中等大,多保持卵巢原形或呈肾形,一般无粘连,切面为实性,内有小囊腔,囊内充满黏液,多伴腹水。MR 显示双侧卵巢有略长 T_1 长 T_2 信号改变。

(2)输卵管病变:卵巢和输卵管统称为附件,但两者疾病有很大区别,卵巢以肿瘤常见,而输卵管病变以炎性病变常见,异位妊娠次之,肿瘤最少见。因二者位置很近,所以当子宫外有肿块时,称为附件包块,但这不够严格,认真区分这二部位有助于疾病的定性诊断。输卵管炎的主要病理改变为双侧输卵管增粗,管腔扩张或呈腊肠形。与卵巢肿瘤的鉴别要点是:卵巢肿瘤多呈球形、单侧更多见;而输卵管炎或积液多为双侧性,表现为子宫角与卵巢之间长 T_1 长 T_2 液性囊肿样物。

(3)异位妊娠:受精卵于子宫体腔以外着床,称为异位妊娠,习惯上称宫外孕。异位妊娠包括输卵管妊娠、卵巢妊娠、腹腔妊娠和阔韧带妊娠等。异位妊娠的发生率近年呈上升趋势,其中输卵管妊娠最常见,占异位妊娠的 95%。①输卵管妊娠发展到一定程度后,有以下结局:输卵管妊娠流产。输卵管妊娠破裂。继发性腹腔妊娠。②主要临床表现有以下几项。停经:多有 6～8 周停经,但有 20%～30%无明显停经史。腹痛:发生在输卵管流产或破裂时,突然一侧下腹部疼痛。阴道流血、晕厥和休克。测血中 β-HCG 升高,阴道后穹隆穿刺抽出不凝固红色血液。MR 显示盆腔内混杂信号肿块,其中可见 T_1WI 高信号及液性区,T_2WI 为不均匀高、低混杂信号。

(4)盆腔炎性包块:女性内生殖器及其周围结缔组织的炎症和盆、腹腔炎症,称盆腔炎。急性盆腔炎包括急性子宫内膜炎、子宫肌炎、急性输卵管炎、卵巢炎、急性盆腔结缔组织炎和盆腔腹膜炎。共同临床特点是高热、寒战、下腹痛、白带多,双侧附件肿胀。慢性盆腔炎表现为下腹痛、肛门坠胀、白带多、低热、全身不适。一般都有急性盆腔炎病史和不育史。MR 显示盆腔内脂肪界面模糊、炎性粘连性团块、子宫直肠陷凹或盆腔内多房包裹性积液。

(5)结核性腹膜炎:由盆、腹腔内粘连性肿块所构成,常伴腹水,多发生于年轻不孕妇女。多有肺结核史,全身症状有消瘦、乏力、低热、盗汗、月经稀少,妇科检查肿块的位置较高,形状不规则,界限不清。生殖器结核的潜伏期很长,可达 1～10 年,多数患者在日后发现生殖器结核时,其原发灶已愈合。生殖器结核中,90%～100%为输卵管结核,双侧性居多,有并发腹水型结核性腹膜炎,或盆腔腹膜、肠管表面和卵巢表面布满结节,输卵管增粗、僵直,内有干酪性物质,子宫内膜结核及卵巢结核多由输卵管结核蔓延而来。输卵管结核的表现多不典型,易与卵巢癌及子宫内膜异位症混淆。对于未婚女性,有低热、盗汗、盆腔炎及腹水时,应考虑到本病的可能。结核菌素试验阳性、白细胞计数不高有助于本病的诊断,必要时行腹腔镜检查。

(刘晓勇)

第四节 睾丸和附睾疾病

一、睾丸肿瘤

原发性睾丸肿瘤绝大多数为恶性,约占男性恶性肿瘤的 1%,任何年龄均可发生,但以 20～40 岁多见,以右侧多见,双侧同时累及者罕见。可能与睾丸下降异常、其输精管发育异常、遗传因素、内分泌失调、外伤和感染等有关。

(一)生殖细胞肿瘤

最常见,其中又以精原细胞瘤最常见,98%为单侧,仅 2%为双侧,最常见于30～50 岁。青春期前及 50 岁以后很少发生。生殖细胞瘤尚可发生于生殖腺外,如纵隔、腹膜后、垂体、松果体区。大体上睾丸常肿大,部分患者睾丸大小可正常。切面呈灰白色,实性鱼肉状,可见灶状坏死及出血,经放疗后则可见明显广泛坏死和纤维化。

精原细胞瘤在 T_1WI 为均匀中等信号,T_2WI 上肿瘤组织信号较正常睾丸信号低。出血坏死灶少见,有轻度强化。侵及邻近组织后可引起睾丸鞘膜积液;瘤周可见假包膜,肿瘤转移至后腹膜形成广泛淋巴结肿大,其中左侧睾丸肿瘤首先播散到左肾水平的主动脉旁淋巴结,而右侧睾丸肿瘤首先转移到低位主动脉旁及腔静脉前淋巴结。

精原细胞性精原细胞瘤占精原细胞瘤的 3.5%～9%,大多发生在50 岁以上的男性,大体解剖与精原细胞瘤相同,但可见水肿及粘胶样,T_2WI 信号略高。

卵黄囊瘤又称内胚窦瘤、睾丸母细胞瘤等,为婴儿及儿童最常见的睾丸恶性肿瘤,好发于 3.5 岁以下儿童,睾丸明显增大,肿瘤可部分或全部取代睾丸组织。MR 表现与精原细胞瘤相似。

(二)非精原细胞瘤

非精原细胞瘤少见,仅占睾丸肿瘤的 3.5%,主要是纤维瘤、纤维肉瘤、平滑肌瘤、平滑肌肉瘤、血管瘤和淋巴肉瘤。转移性淋巴肉瘤和白血病累及睾丸时,常使双侧睾丸同时受累。此类肿瘤与精原细胞瘤的最大区别是由于组织出血、坏死明显,T_1WI 及 T_2WI 均信号不均匀是其主要区别点。

二、睾丸附睾炎

睾丸炎少见,多为流行性腮腺炎的并发症,少数为睾丸梅毒所致。流行性腮腺炎并发的睾丸炎起病急,睾丸迅速肿大、疼痛;而梅毒所致者睾丸缓慢肿大,呈球形。睾丸炎单独存在者少见,常合并附睾炎。急性附睾炎表现为附睾肿大,T_2WI信号增高,精索增粗;慢性附睾炎由于纤维增生,使附睾硬化;附睾结核主要为干酪样变和纤维化,T_1WI为低信号,T_2WI为混杂信号。

三、睾丸血肿

由外伤所致,睾丸损伤均在白膜内出血而形成血肿,有剧烈疼痛,常伴鞘膜积血,T_1WI为略高或高信号,T_2WI为不均匀低或高信号。血肿可位于内膜下、阴囊纵隔、鞘膜内或鞘膜旁,血肿可表现为阴囊内渗血为主或囊内较大血肿。

四、睾丸扭转

睾丸扭转或精索扭转多发生在青少年,也可见于新生儿,本病有2种类型:一种是鞘膜内型,占绝大多数;另一种是鞘膜外型,少见。常在新生儿或1岁以内婴儿发病,临床表现为急剧疼痛和绞痛,如果扭转不能在12小时内解除,将发生睾丸梗死或坏死。

MR可显示扭转点的形成呈低信号结节状,由此扭转点可见漩涡状结构,由血管、淋巴管、输精管和脂肪组织扭转而成,呈混杂信号,位于阴囊后上方区多见。扭转点和漩涡征为睾丸精索扭转的特征性改变。伴有附睾肿胀,精索虽增粗,但无血管增多,与附睾炎不同。

五、精索静脉曲张

精索静脉曲张是因精索静脉血流淤积,而导致精索蔓状静脉丛迂曲扩张。左侧精索静脉呈直角进入左肾静脉,血流阻力大,故较右侧更易发生曲张。

MR表现为腹股沟管内环至睾丸的精索结构,精索增粗,可见众多迂曲扩张的管状结构,因血流缓慢在T_2WI上可见曲张血管呈高信号。

六、隐睾

隐睾为先天性疾病,睾丸下降途中停留于腹膜后、腹股沟管或阴囊入口而未降至阴囊内者称隐睾。未下降的睾丸70%位于腹股沟部,25%位于腹膜后,5%位于阴囊上部及其他部位。有50%合并腹股沟疝。隐睾常发育不全,体积小,易恶变,睾丸肿瘤中15%可发生于隐睾。术前睾丸定位将对指导手术有重要帮助。

考虑到隐睾的发生部位,在检查时可先重点检查腹股沟环区,然后对腹膜后(高于肾门水平)及阴囊内进行观察。有时隐睾可异位分布于前腹壁、股三角、会阴等区。

(一)MR表现

(1)阴囊内一侧或双侧睾丸缺如。

(2)腹股沟部隐睾,可在腹股沟管内或内环附近显示长轴与腹股沟管一致的椭圆形影;附睾无萎缩时,信号与正常睾丸相同,发生萎缩后有纤维化改变,T_2WI为低信号,一般隐睾的体积小于正常睾丸,形态呈椭圆状,境界清楚,边缘光滑。腹膜后隐睾常因位置深在及部分肠管干扰,不易显示。

（二）鉴别诊断

1.腹股沟淋巴结

腹股沟淋巴结呈圆形，与隐睾的椭圆形不同，T_2WI 为略高信号或低于脂肪，而隐睾信号高于脂肪。

2.腹股沟疝

斜疝的疝囊从腹壁下动脉之外的腹股沟管内环突出，向内、向下、向前斜行出腹股沟管外环进入阴囊或女性大阴唇。斜疝内容物常有大网膜、小肠、盲肠、乙状结肠等。直疝位于腹部下动脉内侧，常见于年老体弱者，疝囊颈较宽大，疝块可于平卧时消失，不伸入阴囊内，疝内容物为小肠或大网膜。MR 特点为腹股沟或阴囊内肿物，上方与腹腔内容物连通，疝出物可见肠内气体或呈高信号的脂肪。

3.精索肿瘤与精索囊肿

精索肿瘤较少见，多为脂肪瘤，多发生在精索近附睾处，结节状，质地较韧；精索囊肿多为梭形，壁薄，有长 T_1 长 T_2 特性。

七、睾丸鞘膜积液

睾丸周围的鞘膜囊内存在过多的液体时，称为鞘膜积液。鞘膜积液的类型与鞘状突是否闭锁密切相关。小儿睾丸鞘膜的淋巴系统发育较晚，若睾丸与腹腔之间的鞘状突过早闭合，则鞘膜囊内的分泌液不完全吸收，可形成先天性积液；继发性鞘膜积液的原发病有急性睾丸炎、附睾炎，精索炎等。原发积液为清亮黄色，出血为棕色，感染则为脓性，鞘膜壁常有纤维化或钙化。

MR 可表现如下。

（一）睾丸鞘膜积液

睾丸鞘膜积液发生于睾丸部鞘膜囊中，形成球形囊状肿物。

（二）精索鞘膜积液

精索鞘膜积液又称精索囊肿，表现为精索区椭圆柱状囊状物。

（三）睾丸精索鞘膜积液

睾丸精索鞘膜积液为婴儿型鞘膜积液，显示阴囊内及精索区积液。

（四）交通型鞘膜积液

交通型鞘膜积液显示阴囊内积液，大小与体位有关。

上述积液在 T_1WI 为低信号，T_2WI 为高信号，睾丸白膜增厚，可有强化。

八、附睾疾病

（一）附睾炎

多见于青壮年，多继发于后尿道炎、前列腺炎及精囊炎，致病菌经输精管逆行而进入附睾。

急性附睾炎表现为附睾弥漫或局限性增大，MR 信号正常或 T_2WI 略高信号；慢性附睾炎则 MR 信号减弱，病变多为单侧。

（二）附睾结核

附睾结核多来自前列腺、精囊腺和输精管的感染，病程较缓慢，一般从附睾尾部开始，呈干酪样变、脓肿或纤维化，然后逐渐发展到整个附睾，输精管增粗呈串珠状。

　　MR 表现为附睾尾部及头部结节，T_1WI 低信号，T_2WI 以低或等信号为主，内部信号不均，呈斑点状高信号。一般伴有鞘膜积液。

(三)附睾精液囊肿

　　一般无症状。可分为先天性和后天性两种。前者主要由附睾上旁导管和下旁导管发展而成；后者是由输精管或附睾导管炎性阻塞所致。MR 表现为附睾头部 1～2 cm 含液囊，T_1WI 多为低信号，也可为高信号，T_2WI 为高强信号，囊壁光滑。

（刘晓勇）

第十四章 软组织与骨关节疾病MR诊断

第一节 软组织肿瘤

软组织定义为除淋巴造血组织、神经胶质、实质器官支持组织外的非上皮性骨外组织,它包括纤维、脂肪、肌肉、脉管、滑膜和间皮等组织。它们均由中胚层衍生而来,故凡是源于上述组织的肿瘤均属于软组织肿瘤。软组织肿瘤的真正发病率不详,但良性软组织肿瘤至少是恶性软组织肿瘤的 10 倍。致病因素有基因、放疗、环境、感染、创伤等。

软组织肿瘤种类繁多,有些肿瘤虽不能确诊病变的病理学类型,但在鉴别良恶性方面有一定作用。主要的鉴别点包括肿瘤是否突破原有间隙的筋膜、肿瘤边界、肿瘤生长速度、肿瘤大小、肿瘤所在部位、肿瘤内部密度或信号的均匀程度(如有无液化坏死、出血、钙化、流空血管)等方面。部分软组织肿瘤有特征性 MRI 表现,诊断不难。在此主要列举一些 MRI 表现具有特征的软组织肿瘤。

一、脂肪瘤

脂肪瘤是源于原始间叶组织的肿瘤,是最常见的良性软组织肿瘤。

(一)临床表现与病理特征

脂肪瘤好发于 30~50 岁,女性多于男性,皮下表浅部位多见。临床常触及质软包块,一般无临床不适。病理方面,良性脂肪瘤几乎为成熟的脂肪组织,其内可有纤维性间隔,使肿瘤呈小叶状改变。瘤体内偶有灶状脂肪坏死、梗死、钙化。

(二)MRI 表现

瘤体边缘清晰,内部一般呈均匀的短 T_1、长 T_2 信号,在压脂图像呈低信号,与皮下脂肪信号改变相似。瘤内偶有薄的纤维间隔,呈线状低信号,其特点为间隔较薄,且厚薄均匀,没有壁结节(图 14-1)。增强扫描时病变无强化,间隔结构偶有轻度强化。

(三)鉴别诊断

脂肪瘤内存在纤维间隔时,需与高分化脂肪肉瘤鉴别。前者间隔较薄,厚薄均匀,无壁结节,增强扫描时无或仅有轻度强化;后者间隔较厚,厚薄不均,有壁结节,明显强化。

二、脂肪肉瘤

脂肪肉瘤是起源于脂肪组织的恶性肿瘤,是成人第二位常见的软组织恶性肿瘤。

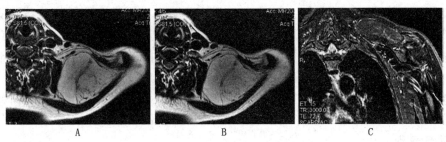

图 14-1 肩部脂肪瘤

A.左肩部横断面 T_1WI,可见边界清晰的高信号病灶,内部有薄的分隔;B.左肩部横断面 T_2WI,病
变呈均匀高信号;C.左肩部冠状面压脂 T_2WI,病灶呈低信号,与周围脂肪信号改变类似

(一)临床表现与病理特征

脂肪肉瘤多见于 50~60 岁的中老年人,男女比例约为 4∶1,好发于大腿及腹膜后部位。临床上常触及肿块,边界不清,有压痛,活动度差,可有疼痛和功能障碍。显微镜下观察,脂肪肉瘤的共同形态学特征是存在脂肪母细胞,因胞质内含有一个或多个脂肪空泡,故瘤细胞呈印戒状或海绵状。大体病理观察,脂肪肉瘤边界清晰,但无包膜。

(二)MRI 表现

组织分化好的脂肪肉瘤以脂肪成分为主,在 T_1WI 及 T_2WI 均呈高信号,在压脂图像呈低信号。瘤体内部分隔较多、较厚,且厚薄不均,可有实性结节,增强扫描时可有强化。组织分化不良的脂肪肉瘤,其内含有不同程度的脂肪成分,对诊断脂肪肉瘤具有意义。如果病变不含脂肪成分,诊断脂肪肉瘤将很困难,因为肿瘤与其他软组织恶性肿瘤表现相似,呈长 T_1、长 T_2 信号,信号不均,内部可有更长 T_1、长 T_2 信号,代表病变内坏死区,瘤体边界不清晰,侵蚀邻近骨,增强扫描时病变明显强化,强化一般不均匀。

(三)鉴别诊断

1.良性脂肪瘤

分化良好的脂肪肉瘤需与脂肪瘤鉴别,鉴别要点见前文描述。

2.恶性纤维组织细胞瘤

分化不良的脂肪肉瘤,需要与恶性纤维组织细胞瘤鉴别。如 MRI 显示脂肪成分,可提示脂肪肉瘤诊断,如果未发现脂肪成分,则很难与恶性纤维组织细胞瘤鉴别,一般需要病理确诊。

三、神经源性肿瘤

神经源性肿瘤是外周神经常见的肿瘤之一,可单发或多发。多发者称为神经纤维瘤病,是一种复杂的疾病,同时累及神经外胚层及中胚层。

(一)临床表现与病理特征

神经鞘瘤可发生于任何年龄,以 20~50 岁常见,男女发病率差别不大,好发于四肢肌间。而神经纤维瘤以 20~30 岁多见,好发于皮下。外周神经源性肿瘤好发于四肢的屈侧和掌侧,下肢多与上肢。临床上常触及无痛性肿块,沿神经长轴分布。伴发神经纤维瘤病时,皮肤可有咖啡斑。

恶性神经源性肿瘤肿块往往较大,有疼痛及神经系统症状,如肌力减弱,感觉丧失等。肿瘤细胞排列成束,内部出血、坏死常见,异型性区域占10%~15%,局部可出现成熟的软骨、骨、横纹肌、肉芽组织或上皮成分。大部分恶性神经源性肿瘤为高分化肉瘤。

神经鞘瘤呈梭形,位于神经的一侧,把神经挤压到另一侧,被神经鞘膜包绕。镜下分为Antoni A、B两区,A区瘤细胞丰富,梭形,呈栅栏状排列,或呈器官样结构,B区以丰富的血管、高度水肿和囊变为特征,两者混杂于肿瘤中,两者的比例在不同患者中也有不同。肿瘤较大时常出现液化、坏死、钙化、纤维化等退行性改变。

神经纤维瘤呈梭形,位于神经鞘膜内,与正常神经混合成一块,无法分离。神经纤维瘤由交织成网状的、比较长的细胞组成,含有大量的胶原纤维,囊变区没有神经鞘瘤明显。

(二)MRI表现

神经源性肿瘤主要沿神经走行,一般呈梭形。在T_1WI,瘤体多为信号均匀或轻度不均匀,信号强度等于或稍低于肌肉。在T_2WI,瘤体可为中度或明显高信号,轻度不均匀。良性神经源性肿瘤的信号不均匀(图14-2),反映了肿瘤内细胞密集区与细胞稀疏区共存及肿瘤内部囊变及出血改变。

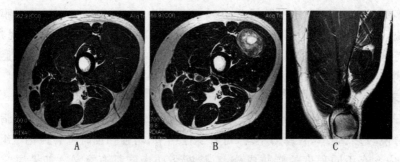

图14-2　下肢神经源性肿瘤

A.横断面T_1WI,瘤体信号强度接近肌肉信号,轻度不均匀;B.横断面T_2WI,病变呈
不均匀高信号,可见"靶征";C.冠状面T_1WI,瘤体中心可见更低信号区

神经源性肿瘤有时可见相对特征性的MRI表现,即于T_2WI出现"靶征"。组织学上,靶缘区为结构较疏松的黏液样基质,在T_2WI呈高信号;靶心为肿瘤实质区,含有大量紧密排列的肿瘤细胞及少许纤维和脂肪,在T_2WI呈等信号;Gd-DTPA增强扫描时,靶中心显著强化,信号强度高于靶缘区。有时,中心出现不规则强化,而周边出现不规则环状未强化区,这种表现类似"靶征"。不同的是,中心肿瘤实质区不规则,不呈圆形。

肿瘤多发者可在神经周围簇状分布,或沿神经形成串珠样改变。另外,由于神经源性肿瘤起源于神经,在其两端可见增粗的神经与其相连。后者在压脂T_2WI呈高信号,增强扫描时出现中度强化,这种位于肿瘤两端且增粗的神经称为"鼠尾征"。

(三)鉴别诊断

(1)神经鞘瘤与神经纤维瘤:单凭MRI表现很难鉴别。如果发生于大的神经,可根据病变与神经的关系进行鉴别。神经鞘瘤在神经的一侧偏心生长,而神经纤维瘤与正常神经混杂在一块生长,无法分割。

(2)良性神经源性肿瘤与恶性神经源性肿瘤的鉴别:恶性神经鞘瘤体积更大(大于5 cm),血供更丰富,强化更明显,中心坏死更明显,边界不清,可侵犯邻近骨质,生长迅速。

（3）恶性神经源性肿瘤与其他恶性肿瘤的鉴别主要根据肿瘤与神经的位置关系鉴别。

四、血管瘤和血管畸形

血管瘤和血管畸形是软组织常见的良性血管疾病，占软组织良性占位病变的 7% 左右。两者发病机制不清。

（一）临床表现与病理特征

实际上在儿童时期病变已存在。临床表现可为局限性疼痛或压痛，体检见暗青色软组织肿块，触之柔软如绵状，压之可褪色和缩小。大体病理组织见色灰红、质韧，有小叶状突起，表面光滑，境界清楚，无包膜，切面呈实质状，压迫后不退缩。光镜下可见增殖期血管内皮细胞肥大，不同程度的增生，在增生活跃处血管腔不明显，在增生不活跃处可以看到小的血管腔。它们被纤细的纤维组织分隔，形成小叶状结构。

（二）MRI 表现

局部血管畸形或血管瘤一般位于比较表浅的部位。但也可累及深部结构，如骨骼肌肉系统，深部血管瘤通常位于肌肉内。病灶可单发或多发，呈结节状或弥漫性生长，绝大多数无包膜。在 T_2WI，血管瘤呈葡萄状高信号，这是由于海绵状或囊状血管间隙含静止的血液；间隙内也可出现液-液平面；内部可见斑点状或网状低信号，代表纤维组织、快流速的血流或局灶性钙化；血栓区可呈环状低信号，类似静脉石。在 T_1WI，血管瘤呈中等信号，有些血管瘤周边可见高信号，代表病变内脂肪（图 14-3）。

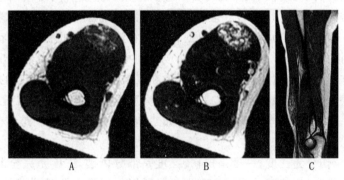

图 14-3 上肢血管瘤

A.右肘关节横断面 T_1WI，皮下软组织内可见中等信号病灶，其内混杂脂肪高信号；B.右肘关节横断面 T_2WI，病灶呈不均匀高信号；C.右肘关节冠状面增强扫描 T_1WI，病灶呈不均匀中等程度强化

在增强扫描时，血管畸形表现为强弱不等的不均匀强化；血管瘤则强化明显，呈被线状低信号分隔的分块状、片状强化。

（三）鉴别诊断

1.脂肪瘤

血管瘤或血管畸形中可存在脂肪组织，因此需与脂肪瘤鉴别。脂肪瘤形态多规则，圆形或卵圆形，有包膜，在 T_1WI、T_2WI 均呈边界清晰的高信号，其内可有分隔，增强扫描无强化；压脂像呈低信号，与皮下脂肪同步变化。血管瘤形态多不规则或弥漫生长，无明确分界，脂肪组织弥散分布于病变内。

2.血管脂肪瘤

好发于青少年,位于皮下,大部分多发,体积比较小,有包膜,边界清晰,内含脂肪组织及小的毛细血管。因此,MRI 信号不均匀,呈短 T_1、长 T_2 信号,内含中等 T_1、长 T_2 信号结构,代表血管成分,这些区域在压脂 MRI 图像呈高信号。

(刘淑玲)

第二节 软组织与骨关节外伤

一、软组织外伤

投身运动职业的人会出现各种各样的肌肉损伤,但是大部分病例具有自限性,加之磁共振检查的费用不菲,接受 MRI 检查的患者并不多。因此,磁共振检查主要用于一些没有明确外伤史而触及肿块的患者及外伤后长期疼痛而不能缓解的患者。

(一)临床表现与发病机制

肌肉损伤好发于下肢。股直肌、股二头肌最常见,这主要是因为这些肌肉位置表浅、含二型纤维多、离心性活动、跨过两个关节。半腱肌、内收肌群及比目鱼肌次之。

肌肉损伤可由直接钝性损伤引起,也可由于应力过大所造成的间接损伤造成。根据损伤部位和损伤机制的不同,肌肉损伤可分为三类:肌肉挫伤、肌肉肌腱拉伤、肌腱附着部位撕脱。肌肉挫伤是直接损伤,一般由钝性物体损伤所致,通常出现在深部肌群的肌腹,症状比拉伤轻。肌肉肌腱拉伤是一种间接损伤,通常由应力过大所造成的间接损伤造成。损伤多出现在肌肉肌腱连接的邻近部位,而非正好在肌肉肌腱连接处。因为在肌肉肌腱连接处细胞膜的皱褶很多,增加了肌肉肌腱的接触面积,使其接触面的应力减小,而肌肉肌腱连接处附近和肌腱附着处最薄弱,成为拉伤最好发部位。肌肉拉伤与下列因素有关,如二型纤维所占的比例、跨多个关节、离心活动、形状等。

临床上将肌肉拉伤分为三度,一度是挫伤,二度是部分撕裂,三度是完全断裂。一度没有功能异常,二度轻度功能丧失,三度功能完全丧失。撕脱损伤通常由肌腱附着部位强有力的、失平衡的离心性收缩造成,临床症状主要是功能丧失和严重压痛。

(二)MRI 表现

在 MRI,肌肉损伤主要有两个方面的改变,即信号强度和肌肉形态。损伤的程度不同,MRI 信号与形态改变也不一样。

1.一度损伤

只有少量的纤维断裂。在肌束间和周围筋膜内可出现水肿和少量出血。在 T_1WI,MRI 信号改变不明显,或只显示小片状高信号,代表亚急性出血;在 T_2WI 或压脂 T_2WI,可见水肿的稍高信号,外观呈沿肌肉纹理走行的羽毛状,但形态改变不明显,可能由于水肿肌肉较对侧饱满,只有通过双侧对比才能发现。

2.二度损伤

肌纤维部分断裂。其信号改变可类似一度损伤,但在肌纤维断裂处常出现血肿,局部呈长 T_1、长 T_2 信号,其内可见小片状短 T_1 信号。由于水肿、出血,肌肉形态可以膨大,有时在纤维断裂处形成血肿。

3.三度损伤

肌纤维完全断裂。断裂处组织被出血和液体代替,T_2WI呈高信号。断端回缩,肌肉空虚。断端两侧肌肉体积膨大,类似肿块。

在亚急性和陈旧性肌肉损伤,瘢痕形成时,于T_1WI和T_2WI均可见低信号。同时,肌纤维萎缩,肌肉体积减小,脂肪填充。

肌肉内出血或血肿信号可随出血时间不同而改变。在急性期,T_1WI呈等信号,T_2WI呈低信号;在亚急性期,T_1WI呈高信号,T_2WI呈高信号,信号不均匀;在慢性期,血肿周边出现含铁血黄素,T_2WI呈低信号。

(三)鉴别诊断

1.软组织肿瘤

对无明确外伤史而触及肿物的患者,MRI显示血肿影像时,首先应排除肿瘤。鉴别要点如下:①信号特点,均匀一致的短T_1、长T_2信号常提示血肿,而肿瘤一般为长T_1、长T_2信号,肿瘤内部出血时,信号多不均匀;②病变周围是否出现羽毛状水肿信号,血肿周围往往出现,且范围大,肿瘤很少出现,除非很大的恶性肿瘤;③增强扫描时,一般血肿由于周边机化,形成假包膜,可在周边出现薄的环状强化,而肿瘤呈均匀或不均匀强化,即使出现边缘强化,厚薄常不均匀;④MRI随访,血肿变小,肿瘤增大或不变。

2.软组织炎症

肌肉损伤的患者,在MRI有时仅见肌肉内羽毛状水肿表现,需与软组织的炎症鉴别。鉴别主要根据临床症状,炎症患者往往有红肿热痛及白细胞增高,而且病变肌肉内可能存在小脓肿。

二、半月板撕裂

MRI是无创伤性检查,目前已广泛用于诊断膝关节半月板撕裂和退变,成为半月板损伤的首选检查方法。

(一)临床表现与病理特征

半月板损伤的常见临床症状为膝关节疼痛。有时表现为绞锁,这一临床症状常为桶柄状撕裂所致。半月板损伤后,边缘出现纤维蛋白凝块,形成半月板边缘毛细血管丛再生的支架。瘢痕组织转变为类似半月板组织的纤维软骨需要数月或数年。新形成的纤维软骨和成熟的纤维软骨的区别在于是否有细胞增加和血管增加。半月板内的软骨细胞也有愈合反应的能力,甚至在没有血管的区域。

(二)MRI表现

1.信号异常

正常半月板在所有MRI序列都呈低信号。在比较年轻的患者中,有时显示半月板内中等信号影,这可能与此年龄段半月板内血管较多有关。随着年龄的增长,在短TE序列上半月板内可出现中等信号影,这与半月板内的黏液变性有关,但这种中等信号局限于半月板内。如果中等信号或高信号延伸到关节面就不再是单纯的退变,而是合并半月板撕裂。T_2WI显示游离的液体延伸到半月板撕裂处,是半月板新鲜撕裂的可靠证据。

2.形态异常

半月板撕裂常见其形态异常,如半月板边缘不规则,在关节面处出现小缺损,或发现半月板碎片。如显示的半月板比正常半月板小,应全面寻找移位的半月板碎片。

3.半月板损伤分级

Stoller 根据不同程度半月板损伤的 MRI 表现(信号、形态及边缘改变),将半月板损伤分为Ⅰ～Ⅳ级。

(1)Ⅰ级:半月板信号弥漫增高,信号模糊且界限不清;或半月板内出现较小的孤立高信号灶,未延伸至半月板各缘。半月板形态无变化,边缘光整,与关节软骨界限锐利。组织学上,此型表现与早期黏液样变性有关。这些病变虽无症状,但已代表半月板对机械应力和负重的反应,导致黏多糖产物增多。

(2)Ⅱ级:半月板内异常高信号影(通常为水平线样),未到达关节面。组织学改变为广泛的条带状黏液样变。大多数学者认为Ⅱ级是Ⅰ级病变的进展。

(3)Ⅲ级:半月板内异常高信号灶(通常为斜形,不规则线样)延伸至半月板关节面缘或游离缘。此级损伤可得到关节镜检查证实。

(4)Ⅳ级:在Ⅲ级的基础上,半月板变形更为明显。

4.半月板损伤分型

一般分为三型,即垂直、斜行和水平撕裂。

(1)垂直撕裂:高信号的方向与胫骨平台垂直,通常由创伤引起。垂直撕裂又可分为放射状撕裂(与半月板长轴垂直)和纵行撕裂(与半月板长轴平行)。

(2)斜行撕裂:高信号的方向与胫骨平台成一定的角度,是最常见的撕裂方式。

(3)水平撕裂:高信号的方向与胫骨平台平行,内缘达关节囊,通常继发于退变。

5.几种特殊半月板损伤的 MRI 表现

(1)放射状撕裂:放射状撕裂沿与半月板长轴垂直的方向延伸,病变范围可是沿半月板游离缘的小损伤,也可是累及整个半月板的大撕裂。在矢状或冠状面 MRI,仅累及半月板游离缘的小放射状撕裂表现为领结状半月板最内面小的局限性缺损。在显示大的放射状撕裂时,应根据损伤部位不同,选择不同的 MRI 成像平面。放射状撕裂好发于半月板的内 1/3,且以外侧半月板更多见。外侧半月板后角的撕裂可伴有前交叉韧带的损伤。

(2)纵向撕裂:纵向撕裂沿与半月板长轴的方向延伸,在半月板内可出现沿半月板长轴分布的线状异常信号。单纯的纵向撕裂,撕裂处到关节囊的距离在每个层面上相等。如果撕裂的范围非常大,内面的部分可能移位到髁间窝,形成所谓的桶柄状撕裂。这种类型的撕裂主要累及内侧半月板,如未能发现移位于髁间窝的半月板部分,可能出现漏诊。在矢状面 MRI 可见领结状结构减少和双后交叉韧带征,在冠状面 MRI 可见半月板体部截断,并直接看到移位于髁间窝的半月板部分。

(3)斜行撕裂:是一种既有放射状,又有纵向撕裂的撕裂形式,斜行经过半月板。典型者形成一个不稳定的皮瓣。

(4)水平撕裂:水平撕裂沿与胫骨平台平行的方向延伸,在半月板的上面或下面将半月板分离,又称水平劈开撕裂。这是合并半月板囊肿时最常见的一种撕裂方式。由于撕裂处的活瓣效应,撕裂处出现液体潴留,所形成的半月板囊肿,包括半月板内囊肿和半月板关节囊交界处囊肿。如发现半月板关节囊交界处的囊肿,应仔细观察半月板是否有潜在的撕裂。如果不修复潜在的撕裂,单纯切除囊肿后容易复发。

(5)复杂撕裂:同时存在以上两种或两种以上形态的撕裂。征象包括以下几种。①移位撕裂:如上述桶柄状撕裂;②翻转移位:如在其他部位发现多余的半月板组织,很可能是移位的半月板碎片;半月板的一部分损伤后,就会形成一个皮瓣,通过一个窄蒂与完整的半月板前角或后角相连,从而导致"翻转移位",又称双前角或后角征;这种类型的撕裂常累及外侧半月板;③水平撕裂后,一部分半月板可能沿关节边缘突入滑膜囊内,最重要的是在 MRI 找到移位的碎片,因为关节镜检查很容易漏掉此型撕裂;④游离碎片:当一部分半月板没有显示时,除了寻找前述的移位性撕裂外,还应逐一观察膝关节的任何一个凹陷,包括髌上囊,寻找那些远处移位的游离碎片;⑤边缘撕裂:指撕裂发生在半月板的外 1/3,此部位半月板富血供,此类型撕裂经保守或手术治疗后可以治愈;如撕裂发生在内侧白区,需要清除或切除。

(三)鉴别诊断

误判原因多与解剖变异及由血流、运动和软件问题产生的伪影有关。这些因素包括板股韧带、板板韧带、膝横韧带、肌腱、魔角效应、动脉搏动效应、患者移位、钙磷沉积病、关节腔内含铁血黄素沉着、关节真空等。

三、盘状半月板

盘状半月板(discoid meniscus,DM)是一种发育异常。由于在膝关节运动时,盘状半月板容易损伤,故在本节对其论述。

(一)临床表现

盘状半月板体积增大,似半月形。常双侧同时出现,但在外侧半月板最常见。外侧盘状半月板的发生率为 1.4%～15.5%,内侧盘状半月板的发生率约 0.3%。临床上,盘状半月板常无症状,或偶有关节疼痛,这与半月板变性及撕裂有关。

(二)MRI 表现

1.盘状半月板的诊断标准

正常半月板的横径为 10～11 mm。在矢状面 MRI,层厚 4～5 mm 时,只有两个层面可显示连续的半月板。盘状半月板的横径增加。如果超过两层仍可看到连续的半月板,而没有出现前角、后角的领结样形态,即可诊断盘状半月板。冠状面 MRI 显示半月板延伸至关节内的真正范围,更有诊断意义。

2.盘状半月板的分型

盘状半月板分为六型:①Ⅰ型,盘状半月板,半月板上下缘平行,呈厚板状;②Ⅱ型,呈中心部分较厚的厚板状;③Ⅲ型,盘状半月板比正常半月板大;④Ⅳ型,半月板不对称,其前角比后角更深入关节;⑤Ⅴ型,半月板界于正常和盘状之间;⑥Ⅵ型,上述任一型合并半月板撕裂。

典型的盘状半月板呈较宽的盘状,延伸至关节深部,因此容易撕裂。半月板撕裂的表现见前文描述。

(三)鉴别诊断

1.膝关节真空现象

不应将真空现象导致的低信号影误认为盘状半月板。最好的鉴别方法是观察 X 线平片,明确是否有气体密度影。

2.半月板桶柄状撕裂

桶柄状撕裂后,半月板内移。在冠状面 MRI,髁间窝处可见移位的半月板,勿误认为盘状半月板。鉴别要点是,冠状面 MRI 显示半月板断裂,断裂处被水的信号替代。矢状面 MRI 也有助于鉴别诊断。

四、前交叉韧带损伤

前交叉韧带损伤在膝关节的韧带损伤中最常见。

(一)临床表现和损伤机制

ACL 损伤的临床诊断通常根据患者的病史、体检或 MRI 所见。关节镜检查是诊断 ACL 损伤的金标准。体检时,前抽屉试验及侧移试验可出现阳性,但 ACL 部分撕裂者体检很难发现。损伤机制:可由多种损伤引起,常常发生于膝关节强力外翻和外旋时。膝关节过伸后外旋、伸展内旋和胫骨前移也可造成 ACL 损伤。

(二)MRI 表现

1.原发征象

急性完全撕裂表现为韧带连续性中断,T_2WI 显示信号增高,韧带呈水平状或扁平状走行,或韧带完全消失伴关节腔积液,或韧带呈波浪状。急性不全撕裂时,韧带增宽,在 T_2WI 信号增高。慢性撕裂在 MRI 表现为信号正常或呈中等信号,典型病变常伴有韧带松弛和韧带增厚,也可表现为韧带萎缩和瘢痕形成。

2.继发征象

不完全撕裂的诊断较困难,继发征象可能有助于诊断。

(1)后交叉韧带成角:PCL 夹角小于 105°时提示 ACL 损伤。表现为后交叉韧带走行异常,上部呈锐角,形似问号。

(2)胫骨前移:胫骨前移大于 7 mm 时提示 ACL 损伤。测量一般在股骨外侧髁的正中矢状面上进行。

(3)半月板裸露:又称半月板未覆盖征,即通过胫骨皮质后缘的垂直线与外侧半月板相交。

(4)骨挫伤:尤其是发生于股骨外侧髁和胫骨平台的损伤,可合并 ACL 损伤。

(5)深巢征:即股骨外侧髁髌骨沟的深度增加,超过 1.5 mm。

其他继发征象包括关节积液、Segond 骨折、MCL 撕裂、半月板撕裂等。

(三)鉴别诊断

1.ACL 黏液样变性

MRI 显示 ACL 弥漫性增粗,但无液体样高信号,仍能看到 ACL 完整的线状纤维束样结构,表现为条纹状芹菜杆样外观。本病易与 ACL 的间质性撕裂混淆,鉴别主要靠病史、体检时 Lachman 阴性及没有 ACL 撕裂的继发征象。

2.ACL 腱鞘囊肿

表现为边界清晰的梭形囊样结构,位于 ACL 内或外。当囊肿较小时,容易误诊为 ACL 部分撕裂。

五、后交叉韧带撕裂

后交叉韧带撕裂占膝关节损伤的 3%～20%。因未能对很多急性损伤做出诊断,实际发生率可能更高。半数以上的 PCL 损伤出现在交通事故中,其他则为运动相关的损伤。单纯性 PCL 损伤少见,多合并其他损伤。合并 ACL 损伤最常见,其次是 MCL、内侧半月板、关节囊后部和 LCL。

(一)临床表现和损伤机制

疼痛是最常见的临床症状,可以是弥漫的,或出现在胫骨或股骨的撕脱骨折部位。可有肿胀和关节积液。患者无法站立提示严重的外伤。有些患者发生单独 PCL 撕裂时,仍可继续活动。体检时,后抽屉试验可呈阳性。

膝关节过屈并受到高速度力的作用,是引起 PCL 撕裂最常见的原因。这种情况常见于摩托车交通事故和足球运动员,导致胫骨相对股骨向后移位。膝关节过伸时,关节囊后部撕裂,可以引起 PCL 撕裂,常伴 ACL 撕裂。外翻或外旋应力也是 PCL 撕裂的常见原因,常伴 MCL 和 ACL 撕裂。膝关节过屈内旋、足过屈或跖屈时,也可引起 PCL 撕裂。有时,ACL 前外侧束受到应力作用撕裂,而后内侧束仍然完整。

PCL 损伤的分类和分级:PCL 损伤分为单纯性损伤和复合伤。单纯性损伤又分为部分撕裂和完全撕裂。根据胫骨后移位的程度,可将 PCL 损伤分为三级:①Ⅰ级,胫骨后移 1~5 mm;②Ⅱ级,胫骨后移5~10 mm;③Ⅲ级,胫骨后移大于 10 mm。

(二)MRI 表现

1.PCL 韧带内撕裂

韧带内撕裂是间质撕裂,局限于韧带内。由于出血、水肿,在 T_2WI 可见信号增高,但异常信号局限于韧带内,导致韧带信号不均匀。这种损伤可累及韧带全长,导致韧带弥漫性增粗,其外形仍存在。

2.部分撕裂

韧带内偏心性信号增高。在高信号至韧带某一边的断裂之间,仍存在一些正常的韧带纤维。在残存的正常韧带纤维周围,可出现环状出血和水肿,称为晕征。

3.完全撕裂

韧带连续性中断,断端回缩迂曲。断端出现水肿和出血,边缘模糊。

4.PCL 撕脱损伤

撕脱骨折常常累及胫骨附着处。多伴随骨折碎片,PCL 从附着处回缩。骨折部位常出现骨髓水肿。韧带结构实际上正常。相关的表现包括过度伸直时损伤出现胫骨平台和邻近的股骨髁挫伤;过度屈曲时损伤出现胫骨近端的挫伤。

5.慢性撕裂

撕裂的 PCL 在 T_2WI 呈中等信号,韧带走行迂曲,外形不规则,屈曲时韧带不能拉近。韧带连续性未见中断,但是被纤维瘢痕所代替。纤维瘢痕与韧带在 MRI 均呈低信号。PCL 虽然在解剖上完整,但功能受损。

(三)鉴别诊断

1.嗜酸样变性(eosinophilicdegeneration,EG)

EG 类似于韧带内撕裂,在 T_1WI 可见韧带内局限性信号增加,在 T_2WI 信号减低,韧带的外形和轮廓正常。常见于老年人,无明确外伤史。

2.魔角效应

在短 TE 的 MRI 图像,PCL 上部信号增加,类似于撕裂。形成机制主要是韧带的解剖结构与主磁场方向的角度呈 55°,可以通过延长 TE 而消除。

3.腱鞘囊肿

附着于 PCL 的腱鞘囊肿需与 PCL 损伤鉴别。囊肿为边界清晰的水样信号,PCL 完整。

(四)半月板桶柄状撕裂

桶柄状撕裂形成的"双后交叉韧带征"需与 PCL 损伤鉴别。PCL 走行正常,可见半月板撕裂的征象。

六、侧副韧带损伤

内、外侧副韧带(MCL、LCL)是韧带、深筋膜和肌腱附着处组成的复杂结构。因此,损伤可以是单纯内、外侧副韧带损伤,也可以合并其他多个结构损伤。另外,损伤可以是挫伤、部分撕裂或完全撕裂。MCL 损伤很少单独出现,往往合并其他软组织损伤,如 ACL 和内侧半月板。完全 MCL 撕裂一般见于严重的膝关节外伤,通常伴有 ACL 撕裂,也可伴有半月板关节囊分离和骨挫伤。

(一)临床表现和损伤机制

MCL 撕裂常为膝关节外侧受到直接暴力后发生,如果是间接损伤机制的话,临床医师应该怀疑伴有交叉韧带损伤。MCL 撕裂可根据体检而分类:①1 级,膝关节没有松弛,仅有 MCL 部位的压痛;②2 级,外翻应力时有些松弛,但有明确的终点;③3 级,松弛明显增加,没有明确的终点。

单纯性 LCL 损伤一般不会听到爆裂声,过伸外翻应力是 LCL 损伤最常见的机制,过伸内旋也是其常见的损伤机制。患者出现膝关节不稳,处于过伸状态,后外侧疼痛。LCL 是关节囊外的结构,因此单纯 LCL 损伤只有轻度肿胀,没有关节积液。与 MCL 比较,外侧副韧带损伤的机会较少。

(二)MRI 表现

(1)MCL 急性撕裂的 MRI 表现:根据损伤程度不同可有如下改变。①1 级:韧带厚度正常,连续性未见中断,周围可见不同程度的中等 T_1、长 T_2 信号,提示水肿,韧带与附着处骨皮质仍紧密结合;②2 级:韧带增厚,纤维部分断裂,周围可见中等 T_1、长 T_2 信号,提示水肿或出血;③3 级:韧带完全断裂,相应部位周围可见出血和水肿信号。

(2)慢性 MCL 撕裂时 MRI 显示韧带增厚,在 T_1WI 和 T_2WI 均呈低信号。有时,MCL 骨化,在其近端可见骨髓信号。

(3)LCL 撕裂与 MCL 不同,其 MRI 表现很少根据撕裂的程度描述。LCL 为关节囊外结构,不会出现关节积液,不会如 MCL 撕裂一样在其周围出现长 T_2 信号。与 MCL 撕裂相比,急性 LCL 撕裂一般表现为韧带连续性中断或腓骨头撕脱骨折,韧带松弛、迂曲,而无明显的韧带增厚。如前文所述,LCL 撕裂很少单独出现,多伴有交叉韧带损伤。

(4)内、外侧副韧带损伤的继发征象包括关节间隙增宽、积液、半月板损伤、交叉韧带撕裂和骨挫伤。

(三)鉴别诊断

1.2 级和 3 级 MCL 撕裂

鉴别非常困难。临床上根据外翻松弛有无终点鉴别 2 级和 3 级撕裂非常有帮助,伴有 ACL 撕裂也提示 MCL 完全撕裂。

2.鹅足滑膜炎/撕脱骨折

横断面 MRI 图像可以清晰显示鹅足和 MCL 解剖。

七、肩袖损伤

肩关节疼痛是患者常见的主诉,其原因众多。40 岁以上的患者中,主要原因为肩关节撞击综合征和肩袖撕裂。MRI 作为一种无创伤性检查方法,在诊断肩袖病变方面的重要性日益增加,有助于指导手术。

(一)临床表现与损伤机制

肩袖疼痛的两个主要原因是机械性原因和生物原因。前者如肩峰下肌腱的撞击作用,后者如滑膜炎。尽管肩袖有神经支配,肩峰下滑囊的末梢神经是肩袖的 20 倍。肩峰下撞击综合征的患者,肩峰下滑囊积液是引起患者疼痛的主要原因。肩关节撞击综合征是一个临床诊断,体格检查很难判断与之相关的肩袖损伤的情况。因此,MRI 检查非常重要。

绝大多数肩袖撕裂表现为慢性病程,少数伴有急性外伤。典型的临床表现为慢性肩关节疼痛,疼痛在肩关节前上外侧,上臂前屈或外展时疼痛加重。因夜间疼痛而影响睡眠是困扰肩袖病变患者的常见问题。体格检查可发现肌力减弱和摩擦音。Neer 和 Hawkins/Jobe 试验可以确定肩袖撞击综合征,肩峰下滑囊注射利多卡因试验可用于诊断肩袖撞击综合征。

肩袖损伤有三个主要机制:肩袖的外压作用、肌腱内部退变、肌肉失平衡。Neer 首次提出肩袖损伤的理论,即尖峰前部、喙肩韧带和肩锁关节外压所致,三者组成喙肩弓。通常将肩袖病变分为三期:①Ⅰ期,肩袖特别是冈上肌腱水肿和出血,或表现为肌腱炎或炎性病变,好发于小于 25 岁的青年人;②Ⅱ期,炎症进展,形成更多纤维组织,好发于 25～45 岁;③Ⅲ期,肩袖撕裂,多发于 45 岁以上。Ⅰ期异常改变是可逆的,故在此阶段发现病变有重要临床意义。肩袖撕裂常发生于冈上肌腱距大结节 1 cm 处,这个危险区域无血管分布,是肌腱撕裂的最常见部位。

(二)MRI 表现

肩袖损伤程度不同,MRI 表现不同,分述如下:①0 级,MRI 表现正常,呈均匀一致的低信号;②1 级,肩袖形态正常,其内可见弥漫性或线状高信号;③2 级,肩袖变薄或不规则,局部信号增高,部分撕裂时在肌腱中可见水样信号,但仅累及部分肌腱;④3 级,异常信号增高累及肌腱全层,肌腱全层撕裂时液体进入肌腱裂隙中,伴有不同程度的肌腱回缩。

肌腱全层撕裂的慢性患者可合并肌肉脂性萎缩。可将部分撕裂分为关节面侧、滑囊面侧和肌腱内部分撕裂。肌腱内部分撕裂可以造成肩关节疼痛,但关节镜检查阴性。关节面侧部分撕裂比滑囊面侧部分撕裂更常见。MRI 诊断部分撕裂比全层撕裂的准确性低。部分撕裂在 MRI 可仅表现为中等信号。

(三)鉴别诊断

1.钙化性肌腱炎

肌腱增厚,常伴有局部信号减低,X 线平片检查有助于鉴别诊断。

2.肌腱退变

常见于老年人,在 T_2WI 信号增高,边界不清。所有的肩袖结构均出现与年龄相关的退变。随年龄增大,肩袖内可能出现小的裂隙,MRI 显示水样信号。这些裂隙如果延伸到肩袖的表面,可能被误诊为撕裂。

3.肌腱病

肌腱病是组织学检查可以发现的更小的肩袖退变。肌腱病这一术语有时也被用于年龄相关的肩袖退变,但建议将这一术语用于诊断更为年轻的有症状患者。

八、踝关节损伤

踝关节韧带损伤是临床工作中的常见问题之一。其中,外侧副韧带损伤最常见,它包含距腓前韧带、跟腓韧带及距腓后韧带三个组成部分。

(一)临床表现与病理特征

踝关节扭伤多为内翻内旋性损伤,通常导致距腓前韧带和/或跟腓韧带断裂。其中,单纯距腓前韧带断裂最多,距腓前韧带和跟腓韧带同时断裂次之,距腓后韧带受损则很少。踝部共有13条肌腱通过,除跟腱外,其他所有肌腱均有腱鞘包绕。

(二)MRI 表现

足和踝关节的韧带撕裂与其他部位的韧带损伤表现类似。根据损伤程度,MRI 表现可分为:①1 级,撕裂表现为韧带轻度增粗,其内可见小片状高信号,并常出现皮下水肿;②2 级,韧带部分撕裂,韧带增粗更为明显,信号强度的变化更为显著;③3 级,撕裂为韧带完全断裂,断端分离,断端间出现高信号。这些改变在常规 MRI T_2WI 均可显示。

MRI 诊断距腓前韧带损伤比较容易,而显示跟腓韧带损伤则相对困难。原因可能是,在现有扫描方式下,距腓前韧带通常可以完整地显示在单层横断面图像上,从而容易判断其有无连续性中断。跟腓韧带则不同,不管是横断面还是冠状面图像,通常都不能在单层图像完整显示,仅可断续显示在连续的数个层面。这样,MRI 就不易判断跟腓韧带的连续性是否完好,诊断能力下降。为此,MRI 检查时应尽可能在单一层面显示所要观察的组织结构,合理摆放患者体位和选择成像平面,或选用 3D 成像技术显示踝部韧带的复杂解剖。例如,足跖屈 $40°\sim50°$ 的横断面,或俯卧位横断面可使跟腓韧带更容易在单层图像完整显示;MRI 薄层三维体积成像,尤其是各向同性高分辨率三维扫描,可以获得沿跟腓韧带走行的高质量图像,提高跟腓韧带损伤的诊断可靠性。

(三)鉴别诊断

1.部分容积效应

在判断复杂韧带解剖、韧带呈扇形附着或多头韧带所致的信号变化时,部分容积效应可造成假象。采用多层面、多方位或薄层 3D 成像有助于解决这一问题。

2.魔角效应

小腿部肌腱经内、外踝转至足底时,经常出现"魔角现象"。即在短 TE 图像肌腱信号增高,但在长 TE 图像肌腱信号正常。

(刘淑玲)

第三节　退行性骨关节病

退行性骨关节病又称骨性关节炎,是关节软骨退变引起的慢性骨关节病,分原发和继发两种。前者是原因不明的关节软骨退变,多见于 40 岁以上的成年人,好发于承重关节,如脊柱、膝关节和髋关节等,常为多关节受累。后者多继发于外伤或感染,常累及单一部位,可发生于任何年龄,任何关节。

一、临床表现与病理特征

常见的症状是局部运动受限,疼痛,关节变形。病理改变早期表现为关节软骨退变,软骨表面不规则,变薄,出现裂隙,最后软骨完全消失,骨性关节面裸露。软骨下骨常发生相应变化,骨性关节面模糊、硬化、囊变,边缘骨赘形成。

二、MRI 表现

退行性骨关节病的首选检查方法为 X 线平片。MRI 可以早期发现关节软骨退变。在此重点讲述关节软骨退变的 MRI 表现。

在 T_2WI,关节软骨内出现灶状高信号是软骨变性的最早征象。软骨信号改变主要由于胶原纤维变性,含水量增多所致。软骨形态和厚度改变也见于退变的早期,主要是软骨体积减小。退变进一步发展,MRI 表现更为典型,软骨不同程度变薄,表面毛糙,灶性缺损,碎裂,甚至软骨下骨质裸露。相应部位的软骨下骨在 T_2WI 显示信号增高或减低,信号增高提示水肿或囊变,信号减低提示反应性纤维化或硬化。相关的其他 MRI 表现包括中心或边缘骨赘形成,关节积液及滑膜炎。

按照 Shahriaree 提出的关节软骨病变病理分级标准,可把软骨病变的 MRI 表现分级描述如下:①0 级,正常;②Ⅰ级,关节软骨内可见局灶性高信号,软骨表面光滑;③Ⅱ级,软骨内高信号引起软骨表面不光滑,或软骨变薄、溃疡形成;④Ⅲ级,软骨缺损,软骨下骨质裸露。

三、鉴别诊断

(一)软骨损伤

有明确的外伤史,可见局部软骨变薄或完全缺失。一般缺失的边界清晰锐利,有时发生软骨下骨折。在关节腔内可以找到损伤移位的软骨碎片或骨软骨碎片。

(二)感染性关节炎

在退行性变晚期,可出现骨髓水肿、关节积液及滑膜增厚等征象,需要与感染性关节炎鉴别。鉴别要点是明确有无感染的临床症状及化验结果;影像学上,感染性滑膜炎时滑膜增厚更明显,关节周围水肿及关节积液更明显,而退行性变时滑膜增厚、水肿及关节积液均相对较轻,但关节相对缘增生明显。

(刘淑玲)

第四节　骨关节感染性疾病

一、骨髓炎

骨髓炎是指细菌性骨感染引起的非特异性炎症,它涉及骨膜、骨密质、骨松质及骨髓组织,"骨髓炎"只是一个沿用的名称。本病较多见于 2～10 岁儿童,多侵犯长骨,病菌多为金黄色葡萄球菌。近年来抗生素广泛应用,骨髓炎的发病率显著降低,急性骨髓炎也可完全治愈,转为慢性者少见。

(一)临床表现与病理特征

急性期常突然发病,高热、寒战,儿童可有烦躁不安、呕吐与惊厥。重者出现昏迷和感染性休克。早期患肢剧痛,肢体半屈畸形。局部皮温升高,有压痛,肿胀并不明显。数天后出现水肿,压痛更为明显。脓肿穿破骨膜后成为软组织深部脓肿,此时疼痛可减轻,但局部红肿压痛更为明显,触之有波动感。白细胞数增高。成人急性炎症表现可不明显,症状较轻,体温升高不明显,白细胞可仅轻度升高。慢性骨髓炎时,如骨内病灶相对稳定,则全身症状轻微。身体抵抗力低下时可再次急性发作。病变可迁延数年,甚至数十年。

大量的菌栓停留在长骨的干骺端,阻塞小血管,迅速发生骨坏死,并有充血、渗出与白细胞浸润。白细胞释放蛋白溶解酶破坏细菌、坏死骨组织与邻近骨髓组织。渗出物与破坏的碎屑形成小型脓肿并逐渐扩大,使容量不能扩大的骨髓腔内压力增高。其他血管亦受压迫而形成更多的坏死骨组织。脓肿不断扩大,并与邻近的脓肿融合成更大的脓肿。

腔内高压的脓液可以沿哈佛管蔓延至骨膜下间隙,将骨膜掀起,形成骨膜下脓肿。骨皮质外层 1/3 的血供来自骨膜,骨膜的掀起剥夺了外层骨皮质的血供而形成死骨。骨膜掀起后脓液沿筋膜间隙流注,形成深部脓肿。脓液穿破皮肤,排出体外形成窦道。脓肿也可穿破干骺端的骨皮质,形成骨膜下骨脓肿,再经过骨小管进入骨髓腔。脓液还可沿着骨髓腔蔓延,破坏骨髓组织、松质骨、内层 2/3 密质骨的血液供应。病变严重时,骨密质的内外面都浸泡在脓液中而失去血液供应,形成大片的死骨。因骨骺板具有屏障作用,脓液进入邻近关节少见。成人骺板已经融合,脓肿可以直接进入关节腔,形成化脓性关节炎。小儿股骨头骨骺位于关节囊内,该处骨髓炎可以直接穿破干骺端骨密质,进入关节。

失去血供的骨组织,将因缺血而坏死。而后,在其周围形成肉芽组织,死骨的边缘逐渐被吸收,使死骨与主骨完全脱离。在死骨形成过程中,病灶周围的骨膜因炎性充血和脓液的刺激,产生新骨,包围在骨干外层,形成骨性包壳。包壳上有数个小孔与皮肤的窦道相通。包壳内有死骨、脓液和炎性肉芽组织,往往引流不畅,成为骨性无效腔。死骨内可存留细菌,抗生素不能进入其内,妨碍病变痊愈。小片死骨可以被肉芽组织吸收,或为吞噬细胞清除,或经皮肤窦道排出。大块死骨难以吸收和排出,可长期存留体内,使窦道经久不愈合,病变进入慢性阶段。

(二)MRI 表现

MRI 显示骨髓炎和软组织感染的作用优于 X 线和 CT 检查,易于区分髓腔内的炎性浸润与正常黄骨髓,可以确定骨破坏前的早期感染。

1.急性骨髓炎

骨髓腔内多发类圆形或迂曲不规则的更长 T_1、长 T_2 信号,边缘尚清晰,代表病变内脓肿形成;脓肿周围骨髓腔内可见边界不清的大片状长 T_1、长 T_2 信号,压脂 T_2WI 呈高信号,代表脓肿周围骨髓腔的水肿;病变区可出现死骨,在所有 MRI 序列均表现为低信号,其周围可见环状长 T_1、长 T_2 信号包绕,代表死骨周围的反应性肉芽组织,死骨的显示 CT 优于 MRI;骨膜反应呈与骨皮质平行的细线状高信号,外缘为骨膜化骨的低信号线;周围软组织内可见广泛的长 T_1、长 T_2 信号,为软组织的水肿(图 14-4);有时骨膜下及软组织出现不规则长 T_1、长 T_2 信号,边界清晰,代表骨膜下或软组织脓肿形成;在增强检查时,炎性肉芽肿及脓肿壁可有强化,液化坏死区不强化,因此出现环状强化,壁厚薄均匀。

2.慢性化脓性骨髓炎

典型的影像学特点为骨质增生、骨质破坏及死骨形成,MRI 显示这些病变不如 CT。只有在

X线和CT检查无法与恶性肿瘤鉴别诊断时,MRI可以提供一定的信息。例如,当MRI检查没有发现软组织肿块,而显示病变周围不规则片状长 T_1、长 T_2 水肿信号,病变内部可见多发类圆形长 T_1、长 T_2 信号,边缘强化,提示脓肿可能,对慢性骨髓炎的诊断有一定的帮助。

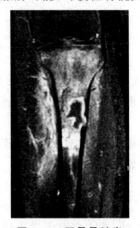

图 14-4　胫骨骨髓炎
脂肪抑制冠状面 T_2WI,胫骨中上段局限性骨质破坏,周围可
见环状高信号,髓内大片水肿,周围肌肉组织明显肿胀

(三)鉴别诊断

1.骨肉瘤

骨肉瘤的骨质破坏与骨硬化可孤立或混杂出现,而骨髓炎的增生硬化在破坏区的周围。骨肉瘤在破坏区和软组织肿块内有瘤骨出现,周围骨膜反应不成熟,软组织肿块边界较清,局限于骨质破坏周围,而骨髓炎软组织肿胀范围比较广。

2.尤因肉瘤

尤因肉瘤亦可见局限的软组织肿块,无明确的急性病史,无死骨及骨质增生。MRI有助于区分软组织肿胀与软组织肿块。

二、化脓性关节炎

化脓性关节炎是化脓性细菌侵犯关节面引起的急性炎症。大多由金黄色葡萄球菌引起,其次为白色葡萄球菌、肺炎球菌和肠道杆菌。多见于儿童,好发于髋、膝关节。常见的感染途径有血行感染、邻近化脓性病灶直接蔓延、开放性关节损伤感染。

(一)临床表现与病理特征

急性期多突然发病,高热、寒战,儿童可有烦躁不安、呕吐与惊厥。病变关节迅速出现疼痛与功能障碍。局部红、肿、热、疼明显。关节常处于屈曲位。

早期为滑膜充血水肿,有白细胞浸润和浆液性渗出物;关节软骨没有破坏,如治疗及时,可不遗留任何功能障碍。病变继续发展,关节液内可见多量的纤维蛋白渗出,其附着于关节软骨上,阻碍软骨的代谢。白细胞释出大量的酶,可以协同对软骨基质进行破坏,使软骨发生断裂、崩溃与塌陷。病变进一步发展,侵犯关节软骨下骨质,关节周围亦有蜂窝织炎。病变修复后关节重度粘连,甚至发生骨性或纤维性强直,遗留严重关节功能障碍。

(二)MRI 表现

在出现病变后1~2周,X线没有显示骨质改变之前,MRI就可显示骨髓的水肿,关节间隙均匀一致性变窄。关节腔内长 T_1、长 T_2 信号,代表关节积液。在 T_1WI,积液信号比其他原因造成的关节积液的信号稍高,原因是关节积脓内含大分子蛋白物质。关节周围骨髓腔内及软组织内可见范围很广的长 T_1、长 T_2 信号,代表骨髓及软组织水肿。关节囊滑膜增厚,MRI 增强扫描时明显强化。

(三)鉴别诊断

1.关节结核

关节结核进展慢,病程长,破坏从关节边缘开始。如果不合并感染,一般无增生硬化。关节间隙一般为非均匀性狭窄,晚期可出现纤维强直,很少出现骨性强直。

2.类风湿关节炎

多发生于手足小关节,多关节对称受累,关节周围软组织梭形肿胀。关节面下及关节边缘处出现穿凿样骨质破坏,边缘硬化不明显。

三、骨与关节结核

骨与关节结核是一种慢性炎性疾病,绝大多数继发于体内其他部位的结核,尤其是肺结核。结核分枝杆菌多经血行到骨或关节,停留在血管丰富的骨松质和负重大、活动多的关节滑膜内。脊柱结核发病率最高,占一半以上,其次是四肢关节结核,其他部位结核很少见。本病好发于儿童和青少年。

(一)临床表现与病理特征

病变进程缓慢,临床症状较轻。全身症状有低热、盗汗、乏力、消瘦、食欲缺乏,血沉增加。早期的局部症状有疼痛、肿胀、功能障碍,无明显的发红、发热。后期可有冷脓肿形成,穿破后形成窦道,并继发化脓性感染。长期发病可导致发育障碍、骨与关节的畸形和严重的功能障碍。

骨与关节结核的最初病理变化是单纯性滑膜结核或骨结核,以后者多见。在发病最初阶段,关节软骨面完好。如果在早期阶段,结核病变被有效控制,则关节功能不受影响。如病变进一步发展,结核病灶便会破向关节腔,不同程度地损坏关节软骨,称为全关节结核。全关节结核必将后遗各种关节功能障碍。如全关节结核不能被控制,便会出现继发感染,甚至破溃产生瘘管或窦道,此时关节完全毁损。

(二)MRI 表现

1.长骨干骺端及骨干结核

MRI 主要显示结核性脓肿征象。脓肿周边可见薄层环状低信号,代表薄层硬化边或包膜;内层为等 T_1、稍长 T_2 的环状信号,增强扫描时有强化,代表脓肿肉芽组织壁;中心区信号根据病变的病理性质不同而不同,大部分呈长 T_1、长 T_2 信号,由于内部为干酪样坏死组织,其在 T_1WI 信号强度高于液体信号,在 T_2WI 信号往往不均匀,甚至出现低信号;周围骨髓腔内及软组织内可见长 T_1、长 T_2 信号,代表水肿;有时邻近关节的病变可导致关节积液。

2.脊柱结核

MRI 目前已被公认是诊断脊椎结核最有效的检查方法。病变椎体在 T_1WI 呈低信号,在 T_2WI 呈高信号。MRI 显示椎旁脓肿比较清楚,在 T_1WI 呈低信号,T_2WI 呈高信号。脓肿壁呈等 T_1、等 T_2 信号,增强扫描时内部脓液不强化,壁可强化(图 14-5)。

(三)鉴别诊断

1.骨囊肿

好发于骨干干骺之中心,多为卵圆形透亮影,与骨干长轴一致,边缘清晰锐利,内无死骨。易并发病理骨折。无骨折时常无骨膜反应。CT 和 MRI 表现为典型的含液病变。

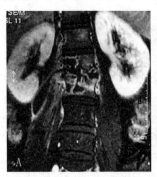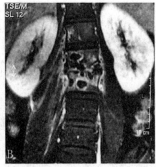

图 14-5　腰椎结核

脂肪抑制冠状面 T_1WI 增强扫描,椎体内多个低信号病灶,椎间隙破

坏、狭窄,右侧腰大肌内可见较大结核性脓肿

2.骨脓肿

硬化比较多,骨膜反应明显,发生于干骺端时极少累及骨骺,可形成窦道。

3.软骨母细胞瘤

骨骺为发病部位,可累及干骺端,但病变的主体在骨骺。可有软骨钙化,易与骨结核混淆,也可根据钙化的形态鉴别。病变呈等 T_1、混杂长 T_2 信号,增强扫描时病变呈实性强化。

4.脊柱感染

起病急,临床症状比较重,多为单个椎体受累,破坏进展快,骨修复明显。

5.脊柱转移瘤

转移瘤好发于椎弓根及椎体后部,椎间隙一般不变窄。可有软组织肿块,一般仅限于破坏椎体的水平,易向后突出压迫脊髓。MRI 增强扫描有助于鉴别软组织肿块与椎旁脓肿。

（刘淑玲）

第五节　骨　肿　瘤

骨肿瘤的首选检查方法为 X 线平片。通过 X 线表现,结合典型的年龄和发病部位,大部分骨肿瘤可以正确诊断。有些病变在 X 线平片呈良性改变,且长期随访无进展,虽不能做出明确诊断,也仅仅需要X 线平片随访观察。MRI 检查一般只用于侵袭性病变,且不能明确良恶性的患者,或用于已确诊的恶性病变,但需要明确病变的范围及其与周围血管神经的关系。骨肿瘤种类繁多,在此选择临床常见,且有 MRI 特征的几种骨肿瘤,描述如下。

一、软骨母细胞瘤

软骨母细胞瘤是一种软骨来源的良性肿瘤,发病率为 1%～3%,占良性肿瘤的 9%。软骨母细胞瘤好发于青少年或青壮年,发生于 5～25 岁者占 90%,其中约 70% 发生于 20 岁左右。

(一)临床表现与病理特征

与大多数肿瘤一样,本病临床表现无特征。患者可无明显诱因出现疼痛、肿胀、活动受限或外伤后疼痛。

显微镜下病理观察,软骨母细胞瘤形态变化较大。瘤体由单核细胞及多核巨细胞混合组成,典型的单核瘤细胞界限清晰,胞质粉红色或透亮,核圆形、卵圆形,有纵向核沟。肿瘤内有嗜酸性软骨样基质,内有软骨母细胞,还可见不等量钙化,形成特征性的"窗格样钙化"。

(二)MRI表现

软骨母细胞瘤多发生于长骨的骨骺内,可通过生长板累及干骺端,表现为分叶状的轻、中度膨胀性改变,边界清楚,有或无较轻的硬化边。在MRI,肿瘤呈分叶状或无定形结构,内部信号多不均匀。这可能与软骨母细胞瘤含有较多的细胞软骨类基质和钙化及病灶内的液体和/或出血有关。病变在T_1WI多为中等和较低信号,在T_2WI呈低、中、高信号不均匀混杂,高信号主要由软骨母细胞瘤中含透明软骨基质造成(图14-6)。周围骨髓及软组织内可见水肿是软骨母细胞瘤的一个特点。

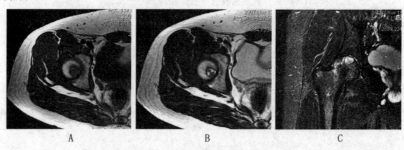

图14-6 右股骨头软骨母细胞瘤
A.右髋关节轴面T_1WI,右侧股骨头可见中等信号病灶,边界清晰,内部信号均匀;B.右髋关节轴面T_2WI,病灶内中、高信号混杂,高信号为透明软骨基质;C.右髋关节冠状面压脂T_2WI可见周围髓腔少量水肿

(三)鉴别诊断

1.骨骺干骺端感染

结核好发于干骺端,由于骺端跨骺板累及骨骺,但病变的主体部分在干骺端,周围的硬化边在T_1WI和T_2WI呈低信号。骨脓肿好发于干骺端,一般不累及骨骺,在T_1WI囊肿壁呈中等信号,囊液呈低信号,可有窦道,MRI表现也可类似骨结核。

2.骨巨细胞瘤

好发于20~40岁患者的骨端,根据年龄和部位两者不难鉴别。但是对发生于骨骺已闭合者的软骨母细胞瘤来说,有时易与骨巨细胞瘤混淆。鉴别要点是观察病变内是否有钙化。

3.动脉瘤样骨囊肿

软骨母细胞瘤继发动脉瘤样骨囊肿时,需与原发动脉瘤样骨囊肿鉴别。前者往往有钙化。

4.恶性骨肿瘤

发生于不规则骨的软骨母细胞瘤,生长活跃,有软组织肿块及骨膜反应时,需与恶性肿瘤鉴别。

二、动脉瘤样骨囊肿

动脉瘤样骨囊肿(ABC)约占所有骨肿瘤的14%,好发于30岁以下的青年人,于长骨干骺端和脊柱多见,男女发病为 1.5∶1。本病分为原发和继发两类。

(一)临床表现与病理特征

本病临床症状轻微,主要为局部肿胀疼痛,呈隐袭性发病。侵犯脊柱者,可引起局部疼痛,压迫神经时出现神经压迫症状。

组织学方面,ABC 似充满血液的海绵,由多个相互融合的海绵状囊腔组成,内部的囊性间隔由成纤维细胞、肌纤维母细胞、破骨细胞样巨细胞、类骨质和编织骨构成。

(二)MRI 表现

长骨干骺端多见,沿骨干长轴生长,病变膨胀明显,一般为偏心生长,边缘清晰,内部几乎为大小不等的囊腔样结构。尽管病变内各个囊腔的影像表现存在很大差异,但其内间隔和液-液平面仍能清晰显示(图 14-7)。ABC 内间隔和壁较薄,呈边缘清晰的低信号,这与其为纤维组织有关。囊腔内可见大小不等的液-液平面,在 T_1WI,液平上方的信号低于下方的信号;在 T_2WI,液平上方的信号高于下方的信号。

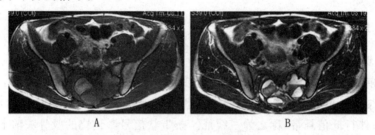

图 14-7　动脉瘤样骨囊肿

A.骶骨 MRI 轴面 T_1WI,骶骨可见多个囊腔,以及数个大小不等的液-液平面,
液平上方信号低于下方;B.横断面 T_2WI,液平面上方的信号高于下方信号

(三)鉴别诊断

1.骨囊肿

发病年龄和发病部位与 ABC 相似。但骨囊肿的膨胀没有 ABC 明显;内部常为均一的长 T_1、长 T_2 信号;除非合并病理骨折,否则内部不会有出血信号。ABC 内部为多发囊腔,常见多发液-液平面。

2.毛细血管扩张型骨肉瘤

肿瘤内部也可见大量的液-液平面,而且液-液平面占肿瘤体积的 90% 以上,因此需与 ABC 鉴别。鉴别要点是,X 线平片显示前者破坏更严重,进展快,MRI 清晰显示软组织肿块,如 X 线平片或 CT 显示瘤骨形成,提示毛细血管扩张型骨肉瘤可能性更大。

(刘淑玲)

第六节　骨　坏　死

骨坏死是指骨的活性成分(骨细胞、骨髓造血细胞及脂肪细胞)的病理死亡。在 19 世纪,骨坏死曾被误认为由感染引起。后来认识到骨坏死并非由细菌感染引起,故称无菌坏死;此后,人们认识到骨坏死与骨组织缺血有关,故改称无血管坏死,习惯称缺血坏死。根据其发生部位,通常把发生于骨端的坏死称为骨坏死,而发生于干骺端或骨干的坏死称为骨梗死。

一、临床表现与病理特征

病变发展比较缓慢,临床症状出现较晚。主要是关节疼痛肿胀、活动障碍、肌肉痉挛。最常见的发病部位是股骨头,好发于 30～60 岁的男性,可两侧同时或先后发病。患肢呈屈曲内收畸形,"4"字试验阳性。骨坏死最好发于股骨头,其次是股骨内外髁、胫骨平台、肱骨头、距骨、跟骨、舟骨。

骨自失去血供到坏死的时间不等,数天内可无变化,2～4 周内骨细胞不会完全死亡。骨坏死的病理改变为骨陷窝空虚,骨细胞消失。骨细胞坏死后,新生和增生的血管结缔组织或纤维细胞、巨噬细胞向坏死组织伸展,逐渐将其清除。结缔组织中新生的成骨细胞附着在骨小梁表面。软骨发生皱缩和裂缝,偶尔出现斑块状坏死。滑膜增厚,关节腔积液。病变晚期,坏死区骨结构重建,发生关节退变。

二、MRI 表现

(一)股骨头坏死

早期股骨头前上方出现异常信号,在 T_1WI 多为一条带状低信号(图 14-8), T_2WI 多呈内、外伴行的高信号带和低信号带,称之为双线征。偶尔出现三条高、低信号并行的带状异常信号,高信号居中,两边伴行低信号带,称之为三线征。条带状信号影包绕的股骨头前上部可见 5 种信号变化:正常骨髓信号,出现率最高,多见于早期病变;短 T_1、长 T_2 信号,罕见,出现于修复早期;长 T_1、长 T_2 信号,见于修复中期;长 T_1、短 T_2 信号,见于修复早期或晚期;混杂信号,以上信号混合出现,多见于病变中晚期。

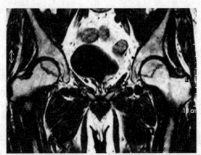

图 14-8　股骨头坏死
双髋关节 MRI,冠状面 T_1WI 显示双侧股骨头内线状低信号

(二)膝关节坏死

除病变部位和形状大小外,膝关节坏死 MRI 表现的信号特点与股骨头坏死相似。病变通常表现为膝关节面下大小不一的坏死区,线条样异常信号是反应带,常为三角形或楔形,在 T_1WI 呈低信号,而在反应带和关节面之间的坏死区仍表现为脂肪信号,即在 T_1WI 为高信号,在 T_2WI 呈现"双边征",内侧为线状高信号,代表新生肉芽组织,外侧为低信号带,代表反应性新生骨。

(三)肱骨头坏死

MRI 表现与股骨头坏死类似。

（四）跟骨坏死

信号改变与其他部位的缺血坏死无区别。常发生于跟骨后部,对称性发病比较常见。

（五）距骨坏死

分期和影像学表现与股骨头坏死相似。好发于距骨外上方之关节面下。

三、鉴别诊断

（一）一过性骨质疏松

MRI 虽可出现长 T_1、长 T_2 信号,但随诊观察时可恢复正常,不出现典型的双线征。

（二）滑膜疝

多发生于股骨颈前部,内为液体信号。

（三）骨岛

多为孤立的圆形硬化区,CT 密度较高,边缘较光滑。

（刘淑玲）

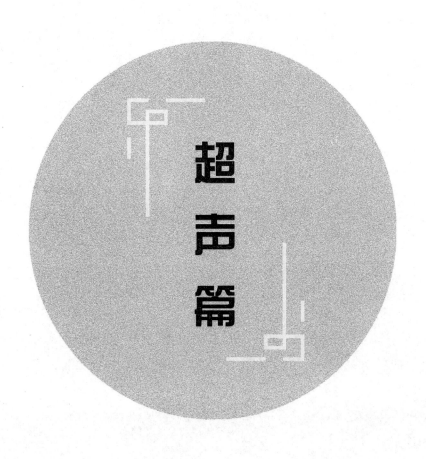

超声篇

第十五章 心血管疾病超声诊断

第一节 先天性心脏病

先天性心脏病可分为发绀型和非发绀型两类,超声检测是诊断的必要手段,主要观测心脏方位、各房室有无增大、心内结构有无中断、房室连接及大动脉与心室连接是否异常,腔室有无异常结构、心脏内部血流是否异常。以下介绍最常见的几种先天性心脏病。

一、房间隔缺损

房间隔缺损是最常见的先天性心脏病之一,其发病率占先天性心脏病的 16%～22%。根据缺损部位不同,房间隔缺损可分为五型。①继发孔型房间隔缺损:最为常见,约占房间隔缺损的70%,缺损位于房间隔中部卵圆窝部位,男女比例约为 1:2。卵圆窝部位结构菲薄,在发育过程中,其上可出现多个小孔,形成所谓的筛孔样房间隔缺损。②原发孔型房间隔缺损:占房间隔缺损的 15%～25%,男女发病率相近,缺损位于卵圆窝的下前方与室间隔相连的部位,可伴有房室瓣叶裂。③静脉窦型房间隔缺损:又分为上腔静脉型和下腔静脉型两种,占 4%～10%,缺损位于上腔静脉或下腔静脉开口处,常伴有肺静脉异位引流。④冠状窦型房间隔缺损:缺损位于冠状静脉窦顶部及左心房后壁,发病率<1%。⑤混合型房间隔缺损:具有上述两种以上的巨大缺损。

房间隔缺损患者,左心房压力高于右心房压力,故产生心房水平的由左向右分流,右心容量负荷增加,使右心房、右心室扩大。后期,肺动脉压力升高,右心压力大于左心压力时,则可出现心房水平的右向左分流。单纯房间隔缺损时,于胸骨左缘第 2、3 肋间可闻及收缩期喷射性杂音,肺动脉瓣区第二心音固定性分裂。

(一)超声表现

胸骨旁心底短轴观、胸骨旁四腔心观、剑突下四腔心观及剑突下腔静脉长轴观是诊断房间隔缺损的常用切面。

1.二维及 M 型超声心动图

(1)房间隔回声中断是诊断房间隔缺损的直接征象,表现为正常房间隔线状回声带不连续。继发孔型房间隔缺损回声失落位于房间隔中部,其四周见房间隔回声;原发孔型房间隔缺损回声中断位于房间隔下部靠近十字交叉,静脉窦型房间隔缺损在剑突下腔静脉长轴观显示最清晰,于上腔静脉或下腔静脉开口处房间隔回声中断。大多数缺损处断端回声增强(图 15-1)。在所有的观察切面中剑突下四腔心观对观察和判断房间隔回声中断最具可靠性。

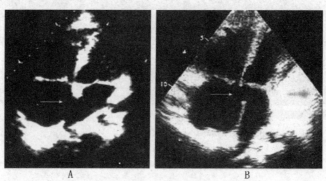

图 15-1　房间隔缺损

A.继发孔缺损;B.原发孔缺损,→示缺损处 B

(2)右心房、右心室扩大,右心室流出道增宽,肺动脉内径增宽,室间隔与左心室后壁呈同向运动,这是诊断房间隔缺损的间接征象。

2.多普勒超声心动图

彩色多普勒显示房间隔中断处以红色为主的中央为亮黄色的穿隔血流。频谱多普勒于房间隔中断处右心房侧,显示来源于左心房的湍流频谱,其分流速度较低,占据收缩期和舒张期。当合并肺动脉高压时,若左、右心房压力相等则在房间隔中断处无分流。当右心房压力大于左心房压力时,缺损处显示从右向左的以蓝色为主的穿隔血流。此外声学造影和经食管超声检测对房间隔缺损诊断有重要意义。

(二)探测要点

房间隔缺损超声图像上常常出现假阳性。心尖四腔心观房间隔因与声束平行而产生回声中断,可应用胸骨旁四腔心观或剑突下四腔心观扫查避免误诊。另外彩色多普勒血流显像心房水平见红色的穿隔血流,可能是切面中显示冠状静脉窦造成的假象,可多切面扫查是否在其他切面也出现,并观察右心是否扩大,上述两条都出现时才能确定房间隔缺损。

二、室间隔缺损

室间隔缺损是常见的先天性心脏病,其发病率约占先天性心脏病的 20%。室间隔缺损可单独存在,亦常为复杂的心血管畸形的组成部分。室间隔由膜部和肌部组成,膜部室间隔靠近主动脉瓣、二尖瓣前叶、三尖瓣隔叶与前叶的部分,肌部室间隔是由肌组织构成的部分。

通常左心室收缩压明显高于右心室收缩压,两者间存在压差。因此,室间隔缺损时,左心室的部分血流可在收缩期由缺损处进入右心室,产生左向右分流。分流量的大小取决于缺损的大小和两心室间的压力差。由于左向右分流,右心容量负荷增加,肺血流量增多,肺血管长期痉挛,使肺小血管内膜和中膜增厚,右心室阻力负荷便增加。当右心室压力负荷接近甚至超过左心室压力时,可发生心室水平的无分流或右向左分流,右向左分流时称为艾森曼格综合征。单纯室间隔缺损,于胸骨左缘第 3、4 肋间可闻及收缩期杂音并伴有震颤,肺动脉瓣区第二心音亢进。

室间隔缺损分型方法很多,一般多采用改良 Soto's 分类法,根据室间隔的解剖特点及缺损部位,将室间隔缺损分为四大类型:①膜周部室间隔缺损:此型最常见,占全部室间隔缺损的

70％～80％;②流入道型室间隔缺损:又称隔瓣下室间隔缺损,较少见,占室间隔缺损的 5％～8％,位于三尖瓣隔叶根部下方;③双动脉下型室间隔缺损:又称干下型室间隔缺损,较少见,占室间隔缺损的 5％～10％,位于主动脉及肺动脉根部下方;④肌部室间隔缺损:少见,缺损部位在室间隔肌部。

(一)超声表现

室间隔缺损的常用切面有左心室长轴观、胸骨旁心底短轴观、心尖四腔心观、右心室流出道长轴观、左心室短轴观及心尖五腔心观等。

1.二维超声心动图及 M 型超声心动图

(1)典型的室间隔回声中断是诊断室间隔缺损的直接征象。膜周部缺损多在心尖五腔心观和胸骨旁心底短轴观显示。在胸骨旁心底短轴观,膜周部缺损室间隔缺损位于 10～12 点处,干下型缺损多位于肺动脉瓣下,相当于 1 点处;肌部室间隔缺损可应用心尖四腔心观及不同水平左心室短轴观显示,缺损位于室间隔中下段肌部;隔瓣下型室间隔缺损多于心尖四腔心观及右心室流出道长轴观显示,缺损多位于三尖瓣隔瓣下方(图 15-2)。

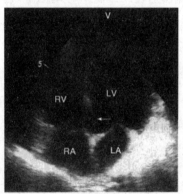

图 15-2 膜周部室间隔缺损
←示缺损处

(2)左心室左心房扩大:缺损较小时左心室不扩大,中等以上的缺损左向右分流量多,出现左心室、左心房扩大,左心室壁搏动增强,二尖瓣活动幅度增大。

(3)右心室流出道增宽及肺动脉扩张,搏动增强。

(4)肺动脉高压:二维超声心动图显示肺动脉增宽,肺动脉瓣开放时间短及收缩期振动。M 型显示肺动脉瓣曲线常表现为 a 波消失,EF 段平坦,CD 段见扑动波,呈 W 形。

2.多普勒超声心动图

(1)彩色多普勒:于室间隔缺损处显示一束红色为主的五彩镶嵌血流从左心室进入右心室(图 15-3)。

(2)频谱多普勒:将取样门置于室间隔缺损处的右心室侧,显示收缩期左向右分流频谱,呈单峰波型,速度较高;但缺损较小的肌部缺损、室间隔缺损合并肺动脉高压及室间隔缺损合并右心室流出道狭窄者,分流速度可较低。巨大室间隔缺损患者,两侧心室压力基本一致,分流速度很低,甚至无明显分流。分流量较大的室间隔缺损肺动脉压力明显增高,可显示收缩期心室水平右向左分流。

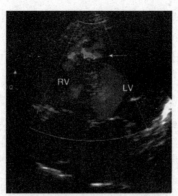

图 15-3　肌部室间隔缺损的彩色多普勒
←示室间隔缺损

(二)鉴别诊断

(1)主动脉窦瘤破入右心室流出道在二维超声心动图上,若主动脉瓣显示不太理想时,有可能将窦瘤破裂误以为是室间隔缺损。此外,主动脉窦瘤破裂也常合并室间隔缺损。主要鉴别在于主动脉窦瘤破裂为持续整个心动周期的左向右分流,因此,用彩色多普勒和频谱多普勒很容易鉴别。

(2)右心室流出道狭窄:右心室流出道狭窄患者在彩色多普勒探查时显示右心室流出道内的收缩期高速五彩镶嵌的血流。应观察其起始部位,避免误诊。另外,室间隔缺损也可合并右心室流出道狭窄,由于室间隔的过隔血流掩盖了右心室流出道狭窄的血流,更易使右心室流出道狭窄漏诊。

(三)探测要点

较大的室间隔缺损通过二维超声及彩色多普勒血流显像较易于诊断,但较小的室间隔缺损二维超声不易发现,需配合彩色多普勒血流显像及多普勒频谱才能诊断,此时在室间隔处五彩血流上取频谱,可有收缩期高速的湍流频谱。

三、动脉导管未闭

动脉导管未闭是常见的先天性心脏病,其发病率占先天性心脏病的21%。动脉导管是胎儿期连接主动脉与肺动脉的正常血管,一端起于肺动脉主干分叉处或左肺动脉近端,另一端与降主动脉近端相连。正常胎儿出生后动脉导管闭合形成动脉韧带。如果出生一年后动脉导管仍未闭合,则为病理状态。根据动脉导管的形态不同,可分为管型、漏斗型、窗型及主动脉瘤型四种。由于主动脉压力较肺动脉压力高,血流连续从主动脉经未闭的动脉导管进入肺动脉,造成肺动脉增宽,左心房左心室扩大。血流长期分流使肺动脉压力升高。当压力接近或超过主动脉压力时,产生双向或右向左分流(艾森曼格综合征)。患者胸骨左缘第2肋间外侧可闻及收缩期和舒张期连续性响亮、粗糙的杂音,伴有震颤,部分有水冲脉。

(一)超声表现

左心室长轴观、胸骨旁心底短轴观、胸骨上窝主动脉长轴观及心尖四腔心观为动脉导管未闭探测常用的切面。

1.二维超声心动图

(1)多切面显示降主动脉(左锁骨下动脉开口水平)与主肺动脉之间异常通道,呈管状、瘤状、漏斗状或降主动脉与肺动脉紧贴并中间回声中断。

（2）左心房、左心室扩大。

（3）肺动脉增宽。

2.M 型超声心动图

肺动脉高压肺动脉瓣曲线 a 波变浅甚至消失,收缩期提前关闭,CD 段有切迹,呈 V 形或 W 形。

3.多普勒超声心动图

（1）彩色多普勒:动脉导管较小时,从降主动脉向肺动脉的分流,呈红色为主的五彩血流,沿主肺动脉外侧壁走行,持续整个心动周期。舒张期因肺动脉瓣关闭,其高速分流可折返回主肺动脉的内侧缘,为蓝色,产生所谓舒张期前向血流。动脉导管较大时,分流束明显变宽,甚至充满整个主肺动脉。

（2）频谱多普勒:将取样门置于未闭的动脉导管口肺动脉侧,显示持续整个心动周期的连续性湍流频谱(图 15-4)。

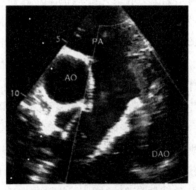

图 15-4 动脉导管未闭

大动脉短轴切面示动脉导管未闭(AO:主动脉,PA:肺动脉,DAO:降主动脉)

（二）鉴别诊断

1.主动脉-肺动脉间隔缺损

主动脉-肺动脉间隔缺损又称主动脉-肺动脉窗,为先天性升主动脉和主肺动脉之间管壁发育障碍,形成大血管之间的交通并产生左向右分流,在主-肺动脉内见一连续性分流,鉴别要点,见表 15-1。主动脉-肺动脉间隔缺损较罕见,患儿年龄小,因此青少年患者一般不考虑此病。

表 15-1 动脉导管未闭与主动脉-肺动脉间隔缺损的超声表现鉴别要点

	动脉导管未闭	主动脉-肺动脉间隔缺损
病变部位	降主动脉与主肺动脉分叉处或左肺动脉之间	升主动脉和主动脉间隔缺损
显示	易显示	不易显示
异常血流	朝向肺动脉瓣	几乎与主肺动脉垂直
频谱形态	为正向,分流速度较高,一般 >4 m/s,高峰在收缩期,呈双梯形	分流速度在收缩期早期达到高峰,然后在整个心动周期逐渐下降

2.主动脉窦瘤破裂

主动脉右冠窦破入右心室流出道,临床表现有时很难与动脉导管未闭区别,超声鉴别在于清晰显示异常血流先进入右心室流出道,再进入主肺动脉。

3.冠状动脉-肺动脉瘘

冠状动脉(以左冠状动脉多见)开口于肺动脉时,可在肺动脉内探及连续性左向右分流,此时要注意与动脉导管未闭鉴别。冠状动脉多开口于肺动脉的侧壁。另外,冠状动脉本身可有异常。

(三)探测要点

于胸骨旁心底短轴观要注意显示主肺动脉长轴及其左右分支,此时降主动脉为横断面图,而未闭的动脉导管为降主动脉与肺动脉分叉处或左肺动脉之间短粗的管道回声。适当旋转探测角度以清楚显示动脉导管的全程。胸骨上窝观首先显示主动脉弓和降主动脉的长轴观,稍向逆时针方向旋转探头,即可显示肺动脉与降主动脉之间的导管回声。彩色血流显像显示从降主动脉流向肺动脉的五彩血流信号是确诊的重要步骤。同时显示双期分流频谱是必要的依据。

四、法洛四联症

法洛四联症是复合性心脏畸形,占发绀型先心病的 $60\%\sim70\%$。法洛四联症包括以下四种心脏畸形。①肺动脉狭窄:胎心发育过程中,动脉干内主-肺动脉隔异常右移,导致肺动脉口狭窄和主动脉根部明显增宽。肺动脉狭窄好发部位依次为右心室流出道(漏斗部)、肺动脉瓣(膜部)、肺动脉干等。②室间隔缺损:由于主-肺动脉隔右移与室间隔不能连接,在主动脉口之下形成较大的室间隔缺损。如同时再伴有卵圆孔未闭或房间隔缺损者,则称法洛五联症。③主动脉骑跨:主动脉根部增宽,其右缘超越室间隔骑跨于左心室右心室之间,骑跨率为 $30\%\sim50\%$ 不等。④右心室肥厚:因肺动脉狭窄,右心室排血受阻,压力增高,故继发右心室肥厚。

法洛四联症的血流动力学改变是主动脉增宽,肺动脉和/或右心室流出道狭窄;右心室增大,取决于肺动脉狭窄的程度,肺动脉狭窄越严重,肺循环阻力越大,肺循环气体交换的血流量越少,发绀越重。另外由于室间隔缺损及肺循环阻力增大,引起右向左分流,更加重了发绀。患者胸骨左缘可闻及响亮的收缩期杂音,第二心音亢进。多伴有发绀及杵状指。

(一)超声表现

左心室长轴观、胸骨旁心底短轴观、右心室流出道长轴观及心尖四腔心观为法洛四联症常用切面。

1.二维超声心动图

(1)肺动脉狭窄:胸骨旁心底短轴观可见漏斗部、肺动脉瓣环(膜部)和/或肺动脉主干有程度不等的狭窄或狭窄后扩张表现,肺动脉瓣叶位置正常。

(2)室间隔缺损:表现为主动脉根部前壁与室间隔连续中断。

(3)主动脉骑跨:主动脉增宽,主动脉前壁前移,后壁与二尖瓣前叶仍相连,形成特有的"骑跨"征象(见图 15-5)。

(4)右心室前壁增厚,右心房右心室增大,左心房、左心室正常或略小。

2.多普勒超声心动图

(1)彩色多普勒:左心室长轴观,收缩期见一束红色血流信号从左心室流出道进入主动脉,同时右心室侧见一束蓝色分流经室间隔缺损处进入左心室及主动脉;舒张期见一束红色分流经室间隔缺损处从左心室进入右心室。心底短轴观,于收缩期在右心室流出道或肺动脉狭窄处见五彩镶嵌的湍流信号。

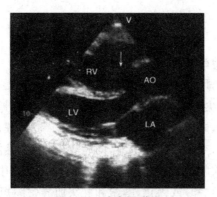

图 15-5 法洛四联症

↓示主动脉骑跨及室间隔缺损

（2）频谱多普勒：左心室长轴观，取样门置于室间隔缺损处，见收缩期向下，舒张期向上的双向频谱；胸骨旁心底短轴观，取样门置于右心室流出道和/或肺动脉干内狭窄处可见全收缩期双向实填频谱。

（二）鉴别诊断

1.法洛三联症

其特点为肺动脉狭窄，右心室肥厚，房间隔缺损（多为卵圆孔未闭），但无室间隔缺损和主动脉骑跨。

2.法洛五联症

在法洛四联症的基础上合并房间隔缺损或卵圆孔未闭。

（三）探测要点

法洛四联症中右心室壁增厚通常测量左心室长轴观的右心室前壁厚度相对容易。主动脉骑跨是指主动脉前壁右移，右心室内血液可流入主动脉，也是通过左心室长轴观显示的。室间隔缺损多为膜周型室间隔缺损，二维超声可清晰显示。右心室流出道或肺动脉狭窄多通过右心室流出道长轴观或胸骨旁心底短轴观显示。

（马玉爽）

第二节 二尖瓣疾病

超声心动图检查已经成为诊断心脏瓣膜病最常用、最重要的无创性检查方法。其中二尖瓣是心脏四个瓣膜中最先得到超声心动图观测评估的瓣膜。这是因为在超声心动图技术出现早期风湿性心脏病发病率较高，二尖瓣瓣叶的运动幅度相对较大并且有特征性运动轨迹，最容易被早期使用的 M 型超声技术检测到。现在广泛使用的二维和多普勒超声心动图技术以及正在发展完善之中的三维超声心动图极大提高了对瓣膜病变的诊断能力，可以对不同类型的二尖瓣病变作出诊断和定量评估。

一、二尖瓣狭窄

(一)病理解剖与血流动力学改变

在我国二尖瓣狭窄患者中,风湿热作为病因者高达90%。风湿热所导致的二尖瓣狭窄病理改变可分为三型:①隔膜型:二尖瓣前叶和后叶的边缘呈纤维性增厚、交界区粘连,偶有钙化点,使瓣孔狭窄。瓣膜的病变较轻,瓣体的活动一般不受限制。②隔膜漏斗型:除瓣孔狭窄外,前叶本身尤其后叶都有较严重病变,交界区粘连明显,同时腱索也发生粘连、缩短,使瓣膜边缘和部分组织受到牵拉,形成漏斗状。前叶的大部分仍可活动,但受到一定限制。③漏斗型:前叶和后叶的病变都发展为极严重的纤维化和/或钙化,腱索和乳头肌异常缩短使整片瓣膜僵硬而呈漏斗状狭窄。由于前叶失去弹性活动,无论在收缩期或舒张期,二尖瓣均为一漏斗状的通道,故此型除狭窄外均伴有明显关闭不全。

二尖瓣狭窄形成之后,舒张期左心房血流排出受阻,左心房血液凝滞,可形成血栓。左心房压力增高,左心房扩大。左心房压力增高后,导致肺循环阻力增加,右心室负荷加重,后期有右心室扩大。如不合并二尖瓣关闭不全,左心室一般不扩大。

(二)超声心动图表现

1.二尖瓣狭窄的定性诊断

(1)M型超声:二尖瓣运动曲线呈"城墙"样改变。其中包括二尖瓣前叶EF斜率减低、运动幅度(D-E或E-E′间距)减小,曲线增粗回声增强。后叶与前叶同向运动,同时伴左心房继发性增大(图15-6)。

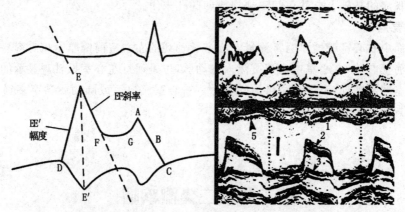

图15-6 风湿性心脏病二尖瓣狭窄M型超声表现

A.二尖瓣M型运动曲线模式图;B.正常二尖瓣的运动曲线;C.风湿性心脏病二尖瓣狭窄的运动曲线

(2)二维超声:左心室长轴可见二尖瓣瓣叶增厚,回声增强,瓣口开放活动减低,在风湿性心脏病患者呈"圆顶"征;左心室短轴可见前后叶交界区粘连,瓣口开放面积减小呈"鱼口"征(图15-7),瓣叶散在或弥漫性强点片或团块样强回声。同时伴有左心房增大,肺动脉增宽,右心腔增大等继发性改变。单纯性二尖瓣狭窄时,左心室较正常相对偏小。

(3)多普勒超声:频谱多普勒显示过二尖瓣流速增快,E峰减速时间延长,湍流导致的"空窗"充填。彩色多普勒显示瓣口左心房侧有血流汇聚,左心室侧有五色镶嵌的表现(图15-8)。

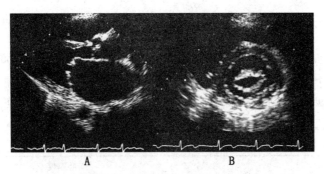

图 15-7 风湿性心脏病二尖瓣狭窄二维超声表现

A.胸骨旁长轴二尖瓣开放呈"圆顶"征;B.胸骨旁短轴二尖瓣开放呈"鱼口"征

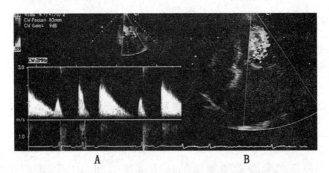

图 15-8 风湿性心脏病二尖瓣狭窄多普勒超声表现

A.频谱多普勒显示二尖瓣口流速加快,"空窗"充填;B.彩色多普勒显示二尖瓣口左心房侧血流汇聚及左心室侧湍流

2.二尖瓣狭窄的半定量和定量诊断

(1)M型超声:①根据二尖瓣 EF 斜率半定量狭窄程度,EF 斜率越慢,狭窄程度越重,正常人70~160 mm/s。轻度狭窄 35~55 mm/s;中度狭窄 10~35 mm/s;重度狭窄<10 mm/s。②根据 D-E 间距半定量狭窄程度,正常人 D-E 间距约 28 mm。轻度狭窄 13~20 mm;中度狭窄 9~12 mm;重度狭窄<8 mm。

(2)二维超声。根据瓣口面积定量狭窄程度、二尖瓣前的瓣尖开放间距,半定量狭窄程度进行诊断。

根据瓣口面积定量狭窄程度:在左心室短轴二尖瓣口平面用仪器轨迹球沿瓣口回声内缘勾画瓣口面积,正常人为 3.5~6.0 cm^2,轻度狭窄>1.5 cm^2;中度狭窄 1.0~1.5 cm^2;重度<1.0 cm^2。此方法简便易行,在正确掌握操作要领的前提下准确性较高。本方法在操作时须注意几点:①声束方向须垂直通过前后叶瓣尖,即扫查到瓣口最狭小的平面。如果声束偏高通过的不是瓣尖而是瓣体部位,势必造成瓣口面积检测结果偏大。②采用电影回放功能,在舒张早期瓣口开放最大时进行检测,必要时以同步心电信号作为时间坐标。③当钙化明显,声影较重时,应适当减低仪器灵敏度和增益,避免回声增粗导致的测量误差。④以左心室长轴瓣尖开放间距作为短轴瓣口开放间距的参考对照,沿瓣口内缘勾画面积。取多次检测平均值,特别是当心房纤颤或操作欠熟练时多次检测取平均值更为重要。

根据二尖瓣前后叶瓣尖开放间距半定量狭窄程度:正常人开放间距 25~30 mm。极轻度狭窄17~20 mm;轻度狭窄 12~16 mm;中度狭窄 8~11 mm;重度狭窄<8 mm。须注意二尖瓣

开放间距的检测与瓣口面积检测相同,应该在舒张早期瓣口开放最大时进行,否则结果出入较大。

根据二尖瓣的运动性、瓣叶厚度、瓣下组织增厚程度以及瓣叶钙化程度四个方面对二尖瓣狭窄进行综合评分。每个方面分为 1~4 级(表 15-2)。1 级记 1 分,随级别增加记分分数递增,4 级记 4 分。每个患者从四个方面打分,最低 4 分,最高 8 分。当得分≤8 分时可考虑采用介入性球囊扩张术治疗二尖瓣狭窄。

表 15-2 二尖瓣狭窄综合评分

记分	瓣膜活动度	瓣下装置	瓣叶厚度	瓣叶钙化
1	仅瓣尖活动受限,其余部分活动尚好	仅二尖瓣叶下的腱索局限性轻度增粗	瓣叶厚度接近正常(4~5 mm)	回声光点增强局限于瓣尖的一个区域内
2	瓣叶下部活动受限,中部和基底部尚正常	腱索上 1/3 区域受累增粗	瓣叶中部正常,瓣尖明显增厚(5~8 mm)	回声光点增强弥散到整个瓣尖区域
3	瓣叶中下部活动受限,基底部尚好	腱索增粗扩展到远端 1/3 处	整个瓣叶均有增厚(5~8 mm)	回声增强扩展到瓣中部
4	舒张期瓣叶无或仅有微小前向运动	所有腱索广泛增粗缩短并累及到乳头肌	整个瓣叶明显增厚(>8 mm)	大部分瓣叶组织都有回声增强

(3)多普勒超声:①根据二尖瓣血流频谱的压力减半时间(PHT)半定量狭窄程度。正常人 PHT<60 ms,轻度 90~150 ms,中度 150~220 ms,重度>220 ms。须注意本方法属于经验公式,适用于瓣口面积<1.8 cm^2 的单纯性二尖瓣狭窄,当存在二尖瓣反流或主动脉瓣病变时可能导致对瓣口面积的过低或过高评估,准确性欠佳。②二尖瓣口瞬时最大压力阶差(PPG)和平均压力阶差(MPG)定量狭窄程度:正常人 PPG<0.5 kPa(4 mmHg);MPG≤0.1 kPa(1 mmHg)。轻度狭窄 PPG 1.1~1.6 kPa(8~12 mmHg),MPG 0.4~0.8 kPa(3~6 mmHg);中度狭窄 PPG 1.6~3.3 kPa(12~25 mmHg),MPG 0.8~1.6 kPa(6~12 mmHg);重度 PPG>3.3 kPa(25 mmHg),MPG>1.6 kPa(12 mmHg)。须注意当合并二尖瓣反流时可能高估瓣口面积,当合并左心室功能减低时可能低估瓣口面积。

(4)连续方程法测定二尖瓣口面积:根据流体力学的连续方程原理,在一个连续的管道内,不同截面处的流量相等,即 $A_1 \times V_1 = A_2 \times V_2 = A_3 \times V_3$。公式中 A=截面的面积,V=截面处的血流速度。因为心血管系统内的血流为搏动性,所以公式中的流速(V)实际上要采用各截面的平均流速乘以射血时间,即血流速度时间积分。假设公式中的 A_2 为二尖瓣平面,只要知道了其上游或下游任一平面的流量,同时得到过二尖瓣的血流流速时间积分,就能求出二尖瓣口面积。即 $A_2 = (A_1 \times V_1)/V_2$ 或 $(A_3 \times V_3)/V_2$。换言之,只要把二维和多普勒超声在主动脉瓣平面或肺动脉瓣平面检测到的相关参数代入上述公式即可求出二尖瓣口面积。主动脉瓣或肺动脉瓣的面积可将相应瓣环的直径代入圆的面积公式($\pi D^2/4$)而求出。此方法涉及的测量参数较多,必须保证每一个参数检测的准确性,否则造成误差的机会和程度增大。另外,连续方程法不适用存在二尖瓣反流或其他瓣膜有功能异常的患者。

(5)血流会聚法测定二尖瓣口面积:应用血流会聚法评价二尖瓣狭窄严重程度,不受二维超声直接瓣口面积测量法和多普勒压力减半时间法许多影响因素的限制(如瓣口形状、增厚度、钙化度、合并反流、操作手法、仪器条件等),经胸超声检查时可在心尖左心长轴切面、两腔切面或四腔切面上进行,经食管超声心动图检查时,由于左心房内血流会聚区显示范围大而清晰,尤其适宜应用该法进行定量研究(图 15-9)。

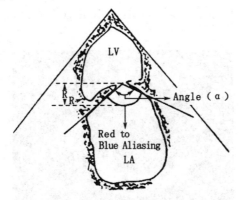

图 15-9　血流汇聚法检测二尖瓣口面积示意图

R 为会聚区的半径,Angle(α)为血流会聚区二尖瓣前后叶间夹角,Red to Blue Aliasing 为血流红色转为蓝色的 Nyquist 速度倒错线

计算方法为:

$$MVA=Q/V$$
$$Q=2\times\pi\times R^2\times AV\times\alpha/180$$

式中 MVA 为二尖瓣口面积(cm²),Q 为经过二尖瓣口的最大瞬时流量(mL/s),V 为经过二尖瓣口的最大流速(cm/s),R 为心动周期中最大血流会聚区红蓝交错界面至二尖瓣口(两瓣尖连线)的距离,AV 为 Nyquist 速度(cm/s),α 为二尖瓣前后叶瓣尖的夹角。

(6)三维超声观测二尖瓣口面积:二尖瓣口的三维成像更直观形象,可以实现外科医师的手术切面观(图 15-10)。

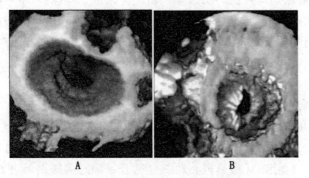

图 15-10　二尖瓣狭窄三维超声图像

A.从左心房往左心室方向观察;B.从左心室往左心房方向观察,均可见瓣口缩小

理论上在三维立体图像上配合相应软件检测瓣口面积更精确,特别是对于瓣口形态不规则,二维超声难以寻找与瓣尖平面真正平行的切面时用三维超声检测瓣口面积更具优势。但目前三维超声成像技术和相应的定量检测软件尚在研究发展成熟中,临床尚未普及应用。

3.二尖瓣狭窄并发症的超声所见

(1)心房纤颤:M 型二尖瓣运动曲线 E-E 间距或室壁运动曲线的收缩顶点间距绝对不等。二尖瓣血流频谱 A 峰消失,呈高低、宽窄、间距不等的单峰波。

(2)左心房血栓：二维超声表现为轮廓清晰的回声团，形状不规则，边界不规整，基底部较宽与左心房侧后壁或左心耳壁紧密相连，一般无活动性。少数随心房运动存在一定活动性，血栓内回声强度可不均匀甚至存在钙化（图 15-11）。左心耳的血栓经胸超声有时难以显示，需经食管超声检查明确诊断。

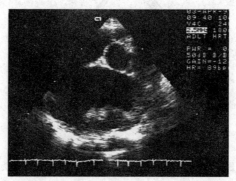

图 15-11 二尖瓣狭窄心底短轴切面

左心耳血栓延伸到左心房侧后壁（箭头指向左心耳内血栓）

(3)肺动脉高压：二维超声可见主肺动脉增宽，右心腔扩大。多普勒超声可见不同程度的肺动脉瓣和/或三尖瓣反流。肺动脉瓣反流速度增加≥2 m/s。三尖瓣反流速度增加≥3 m/s。肺动脉高压明显时还可伴有下腔静脉扩张，塌陷指数减低。肝脏扩大、瘀血等表现。

（三）鉴别诊断

1.左心房黏液瘤

左心房黏液瘤为最常见的心脏原发性肿瘤。临床症状和体征与二尖瓣狭窄相似，但存在间歇性，随体位而变更，心房颤动少见而易有反复的周围动脉栓塞现象等特征。超声心动图表现为二尖瓣后面收缩期和舒张期均可见一团云雾状团块样回声，多数有一窄蒂附着于房间隔上，活动度大，往往随心脏舒张运动甩到二尖瓣瓣口甚至进入左心室流入道，导致舒张期过二尖瓣血流受阻，流速加快。同时超声动态观察二尖瓣瓣叶本身的活动度、厚度以及回声无明显异常。能造成类似血流动力学改变的左心房内占位还有左心房内活动性血栓。

2.主动脉瓣关闭不全

当存在中度以上特别是向二尖瓣前叶一侧偏心性的主动脉瓣反流时，二尖瓣在心室舒张期受主动脉反流血液的冲击，同时还有主动脉瓣反流致左心室血容量增多，左心室舒张压增高等因素，二尖瓣前叶开放受限表现为相对性二尖瓣狭窄，听诊在心尖区可闻及舒张期隆隆样杂音（Austin-Flint 杂音）。二维和 M 型超声心动图可见舒张期二尖瓣前叶开放受限，同时存在震颤现象，而二尖瓣后叶的结构形态及开放活动正常。同时明显主动脉瓣反流时往往存在左心室扩大，升主动脉增宽等超声表现。彩色多普勒在左心室长轴（包含主动脉瓣的五腔切面）可见舒张期来自主动脉瓣的反流束冲击二尖瓣前叶，但同时通过二尖瓣的血流也加速明亮，此时要特别注意如果仅在左心室长轴四腔切面观察彩色多普勒可能把主动脉瓣的偏心性反流误认为过二尖瓣的高速血流。只要多角度进行全面的超声观察，抓住上述与典型二尖瓣狭窄的不同之处，两者的鉴别并不困难。

3.扩张型心肌病

当左心收缩功能明显减低，左心室舒张压力明显增高时，二尖瓣开放活动幅度减小，特别是个别患者由于存在较长时间的二尖瓣关闭不全,瓣叶长时间受高速反流的冲击还存在轻度增厚回声增强。某些缺乏经验的超声工作者可能将其误诊为二尖瓣狭窄。鉴别的关键点在于扩张型心肌病舒张期过二尖瓣的血流速度在正常范围内。同时注意 M 型超声虽存在 D-E 或 E-E′间距减低,EF 斜率减低等表现,但前后叶运动始终呈镜像。而且超声存在着与"二尖瓣狭窄"明显不相称的左心室扩大,收缩功能明显减低。

二、二尖瓣关闭不全

(一)二尖瓣关闭不全的病理分类

为了阐明二尖瓣关闭不全的机制,以便指导二尖瓣关闭不全的外科治疗,二尖瓣修复术的开创者,Dr. Alain Carpentier 根据二尖瓣瓣叶开放和关闭运动特征,将二尖瓣关闭不全分为三类,又称 Carpentier 分类。以后经过补充修改分为四类及相应亚型,后者又称为改良的 Carpentier 分类。

1. Ⅰ类

二尖瓣叶运动正常并二尖瓣关闭不全,进一步分为Ⅰa 和Ⅰb 两个亚型,Ⅰa 是由于瓣环扩大导致二尖瓣关闭不全,Ⅰb 是由于瓣叶穿孔导致二尖瓣关闭不全。

2. Ⅱ类

二尖瓣叶运动过度并二尖瓣关闭不全,即二尖瓣脱垂或连枷运动导致收缩期二尖瓣叶越过二尖瓣环平面,到了左心房一侧。进一步分为Ⅱa、Ⅱb、Ⅱc 和Ⅱd 四个亚型,Ⅱa 是由于瓣叶和/或腱索冗长所致;Ⅱb 是由于腱索断裂所致;Ⅱc 是由于乳头肌梗死或瘢痕所致;Ⅱd 是由于乳头肌断裂所致。

3. Ⅲ类

二尖瓣叶运动受限并二尖瓣关闭不全,进一步分为Ⅲa 和Ⅲb 两个亚型,Ⅲa 是由于风湿性瓣膜病变导致瓣叶(腱索)收缩期运动受限引起的关闭不全;Ⅲb 是由于心脏扩大、乳头肌移位导致瓣叶运动受限不能有效关闭。

4. Ⅳ类

二尖瓣叶运动状态不定并二尖瓣关闭不全,即由于动态乳头肌功能异常导致二尖瓣关闭活动呈动态变化并关闭不全。

(二)二尖瓣关闭不全的血流动力学变化

二尖瓣关闭不全的病理生理和临床表现取决于反流血量、左心室功能状态和左心房顺应性。多数慢性轻中度二尖瓣关闭不全患者可保持长期无症状。因为根据 LaPlace 定律,室壁张力与心室内压力和左心室半径的乘积相关。而二尖瓣关闭不全患者在收缩早期就有血液反流入左心房,从而左心室壁张力显著降低,心肌纤维缩短较多,表现为总的心搏量增加,EF 通常增高,但需注意有效心搏量并未增大,因此,二尖瓣关闭不全患者 EF 在正常低值范围,意味着心肌收缩功能已有减退。而患者的 EF 轻度降低(40%～50%),意味着患者已有明显心肌损害和心功能减低。一般单纯慢性二尖瓣反流患者的左心室压力低,左心室腔无明显变化,左心室和左心房往往有一个较长时间功能代偿期,在相当长时间内无明显左心房增大和肺瘀血。然而,慢性中度以上反流,较多的血液在收缩期返回左心房,舒张期又进入左心室。这部分无效循环的反流血液导致左心房和左心室的容量负荷增加,长期的容量负荷加大可导致左心房压力逐渐升高,并进一步出现肺淤血和肺动脉高压,甚至右心负担加重,右心室肥大。同时导致左心室逐渐扩大和左心室功能失代偿,一旦出现左心室功能失代偿,不仅心搏出量降低,而且加重反流,病情往往短期内急转直下表现为全心力衰竭。急性严重二尖瓣反流,早期阶段左心房、左心室扩大不明显,由于起病急骤,左心房未能适应突然增多的反流充盈量,左心房来不及增大,顺应性差,左心房压力迅速升高,于是肺血管床压力升高,出现肺水肿、肺高压,有时肺动脉压力可接近体循环压力,但及时矫治二尖瓣关闭不全后仍可恢复正常。如未及时治疗,不长时间后左心室扩张,相对慢性二尖瓣关闭不全,左心室来不及产生代偿性肥厚,左心室心肌质量与舒张末期容积比值减小,左心室心肌质量与左心室舒张末压不相称,同时加上左心房顺应性差,左心室迅速衰竭。

(三)超声心动图表现

1.M 型超声心动图

由于超声心动图的飞速发展,彩色多普勒与二维超声已成为二尖瓣反流检测及反流病因诊断的主要手段,但 M 型超声在某些情况下,特别是对个别具有特征改变的疾病协助诊断方面仍有一定作用。

(1)二尖瓣波群:收缩期二尖瓣 CD 段明显下凹呈"吊床样"改变,提示二尖瓣脱垂,可能伴有反流(图 15-12)。腱索断裂时收缩期左心房内可见高速扑动的二尖瓣叶。

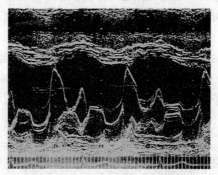

图 15-12　二尖瓣脱垂 M 型图像
箭头标识处显示收缩中晚期二尖瓣后叶呈"吊床"样改变

(2)心室波群:表现为左心室内径和室壁运动幅度增大。

2.二维超声心动图

二维超声可以观察心脏形态,腔室大小,在提供反流原因与机制方面有其独特的价值,对评判瓣膜形态学与功能学方面有其重要的临床意义。不同病变的二尖瓣形态结构往往有某些特征性改变,这些改变常常是病因诊断的重要依据。

(1)二尖瓣反流的病因诊断,包括风湿性二尖瓣关闭不全、二尖瓣脱垂、二尖瓣腱索或乳头肌断裂等。

风湿性二尖瓣关闭不全:可单独存在或与狭窄合并存在。超声往往有前后叶瓣尖增厚,回声增强。重度关闭不全者,大部分或整个瓣叶、腱索及乳头肌明显增厚、增粗,边缘不规则,回声反射增强,腱索间互相粘连缩短,腱索与瓣叶间结合点常已无法分辨,局部呈杂乱征象。部分重度关闭不全者可见前后叶对合不良或其间有裂隙。

二尖瓣脱垂:胸骨旁左心长轴切面为诊断二尖瓣脱垂的标准切面。二尖瓣瓣环前缘与瓣环后缘两点相连为瓣环线。正常二尖瓣收缩期前后叶关闭时,瓣叶不超过瓣环的连线,前后叶与左心房后壁的夹角均>90°。二尖瓣前叶或后叶脱垂收缩期瓣叶呈弧形弯曲进入左心房,弯曲的最大处至少超过瓣环线上2 mm。二尖瓣前叶脱垂时,瓣叶活动幅度大,收缩期前叶与后叶的结合点后移,偏向左心房侧,两叶对合点错位。前叶体部与主动脉后壁之间夹角变小成锐角。二尖瓣后叶脱垂时,瓣体部活动幅度大,瓣环向左心房侧弯曲,前后瓣的结合点移向左心房侧,可有错位,二尖瓣后叶与左心房后壁间夹角亦变小(图 15-13)。此外收缩期左心房内出现脱垂瓣膜,舒张期消失。

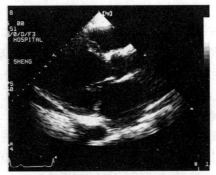

图 15-13 二尖瓣脱垂收缩期胸骨旁左心长轴切面
图中箭头所指处为脱垂的二尖瓣后叶

二尖瓣腱索或乳头肌断裂:其典型超声特征是受损瓣叶以瓣环附着处为支点呈 180°或更大幅度的挥鞭样运动,又称连枷样运动,此时的病变瓣膜称为连枷瓣。舒张期瓣尖进入左心室腔,体部凹面朝向左心室,收缩期则全部瓣叶脱入瓣环水平以上,瓣尖进入左心房,体部凹面亦向着左心房(这种特征与瓣膜脱垂刚好相反;后者体部凹面始终朝向左心室),前后叶收缩期对合点消失(图 15-14)。由于连枷瓣常由腱索、乳头肌断裂引起,故瓣叶尖端或边缘常有断裂的腱索或乳头肌回声附着。

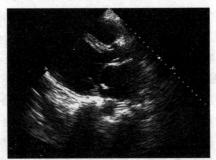

图 15-14 二尖瓣乳头肌断裂胸骨旁左心室长轴
收缩期二尖瓣前叶呈连枷样运动甩入左心房,顶端附着断裂的乳头
肌残端,前后叶不能对合,前叶凹面朝向左心房

二尖瓣环钙化:是一种老年性退行性病变,随年龄增大发病率增高,糖尿病患者更易罹患,女性发病较男性多见,尤其在超过 90 岁的女性患者可高达 40%。二尖瓣环钙化可与钙化性主动脉瓣狭窄、肥厚型心肌病、高血压、二尖瓣脱垂等同时存在,但病理机制尚不明确。钙化通常局限于二尖瓣环,以后叶基底部钙化多见,病变可延伸到前叶,沿着纤维层或瓣叶的下面进行,但较少累及瓣叶体部。由于瓣叶基底部钙化使瓣叶正常活动受限,易出现二尖瓣反流。此外,钙化的瓣环在收缩期不能缩小,可能是引起瓣膜关闭不全的另一机制。直接征象为二尖瓣环后叶或前叶基底部(即二尖瓣后叶与左心室后壁、前叶与室间隔之间)出现浓密的反射增强的新月形回声。

乳头肌功能不全:乳头肌功能不全指房室瓣腱索所附着的乳头肌由于缺血、坏死、纤维化或其他原因,发生收缩功能障碍或位置异常,导致对二尖瓣牵拉的力量改变而产生的二尖瓣反流。急性心肌梗死后的二尖瓣关闭不全发生率平均约为39%,其中下后壁心肌梗死发生二尖瓣反流的比例高于前壁心肌梗死。对此类患者,在超声检查时除了注意二尖瓣对合运动和反流之外,还需注意观察室壁运动异常等相关改变。

先天性二尖瓣异常:可引发二尖瓣关闭不全的瓣膜畸形包括瓣叶裂、双孔型二尖瓣、二尖瓣下移畸形与瓣膜缺损;乳头肌发育不良包括拱形二尖瓣、乳头肌缺失、吊床形二尖瓣;腱索发育障碍包括腱索缩短、腱索缺失等。其中最常见引起二尖瓣关闭不全的先天性畸形是二尖瓣叶裂,多为心内膜垫发育异常的一部分,是二尖瓣某一部分发育不全形成完全或不完全的裂隙,多发生在二尖瓣前叶,常伴原发孔房间隔缺损或完全性房室通道。

感染性心内膜炎:以二尖瓣赘生物为主要表现,同时可能存在二尖瓣穿孔、膨出瘤、腱索断裂等瓣膜装置被破坏的表现,前叶受累多于后叶。往往同时存在主动脉瓣的赘生物。不少二尖瓣感染性心内膜炎原发部位为主动脉瓣,当发生主动脉瓣反流后,由于反流冲击二尖瓣前叶使之产生继发感染。超声可见病变二尖瓣瓣叶局部有絮状或团块状回声随瓣膜运动在二尖瓣口来回甩动,穿孔部位可见开放和关闭时形态异常甚至裂隙,形成膨出瘤时可见局部菲薄呈"球形"膨出,腱索断裂时可见瓣膜脱垂或连枷样运动。

(2)二尖瓣反流的继发改变,包括左心房、左心室、肺动静脉和右心腔等。①左心房:较短时间的轻度二尖瓣反流,一般无继发改变。中度以上反流,或时间较长的轻度反流,往往有相应的左心房容积及前后径扩大表现。②左心室:中度以上反流,左心室腔多扩大,左心室短轴切面可见圆形扩大的左心室腔,室间隔略凸向右心室侧。室壁运动幅度相对增强,呈左心室容量负荷过重现象。③肺动、静脉和右心腔:肺静脉因为淤血和压力增加常常增宽。晚期患者肺动脉增宽,肺动脉压力增高,右心房右心室也可扩大,右心室流出道亦较正常增宽。④心功能:在心功能代偿期,各种心功能参数的检测可正常,重症晚期心功能失代偿时,左心室运动幅度减低,但射血分数减低程度与其他病变导致的收缩功能减低有所不同,由于大量反流的原因,射血分数减低幅度相对较小,有时与临床心力衰竭表现程度不成比例。

(3)二尖瓣瓣叶病变的定位诊断:二尖瓣关闭不全的治疗最主要和有效的手段是二尖瓣修复或二尖瓣置换。对于二尖瓣修复手术,术前明确二尖瓣叶的病理损害性质和位置十分重要。因为术中心脏停搏状态下的注水试验结果与正常心跳状态下的实际情况不完全相同,甚至有较大出入。而超声心动图是目前无创观测正常心跳状态下瓣膜状况首选方法。经过大量实践和总结,现已归纳出二尖瓣前后瓣分区与二维超声检查不同切面之间的关系。如果将二尖瓣前后瓣的解剖结构按照Carpenter命名方法分区,即从左到右将前叶和后叶分别分为A1、A2、A3,以及P1、P2、P3共六个区域(图15-15);则标准的左心室长轴切面主要显示A2和P2区;标准的左心室两腔心切面主要显示A3和P3区,A3位于前壁一侧,P3位于后壁一侧;标准的左心室四腔心切面主要显示A1和P1,A1位于室间隔一侧,P1位于左心室游离壁一侧。在左心室两腔与四腔心切面之间,还可观测到前后叶交界区,此切面主要显示P1、A2和P3区,P1和P3位于两侧,A2位于中间。需注意,每个患者病变累及的部位可能不止一个区域,检查时不但应对所有切面认真观察,还需要与短轴切面,以及多角度的非标准切面结合才能更全面和准确地定位。

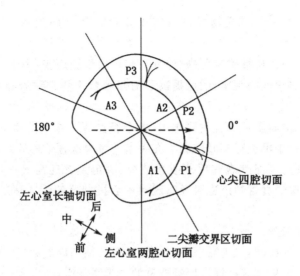

图 15-15 常规检查切面与二尖瓣瓣叶分区关系

3.三维超声心动图

三维超声心动图可以从心房向心室角度,或从心室向心房的角度直观地显示整个二尖瓣口及瓣叶的形态、大小、整个对合缘的对合和开放状态,而这些是二维超声所无法显示的。在上述三维直观显示的基础上可以直接定量检测二尖瓣口甚至反流口的开放直径和面积。当存在瓣膜结构和功能异常时,可以从多角度取图观察测量瓣叶的对合状态、当病变明显时可直接观测到增厚的瓣膜、瓣膜交界处的粘连、增粗的腱索、对合缘存在的细小裂隙、前后叶错位、某个瓣叶或瓣叶的一部分呈"瓢匙状"脱垂(图 15-16)、附着在瓣膜上的团块样赘生物、随连枷瓣运动而甩动的断裂的腱索或乳头肌。

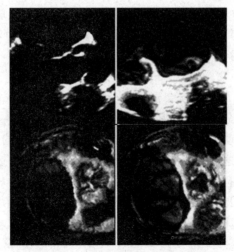

图 15-16 二尖瓣脱垂三维超声图像

图中箭头所指处示脱垂呈"瓢匙状"

4.经食管超声心动图

经食管超声心动图相对于经胸超声心动图在二尖瓣关闭不全中的作用有如下特点。

(1)扫查二尖瓣反流束更敏感:有研究比较 118 例患者使经食管超声与经胸壁超声两种方

法扫查的结果,发现有 25% 的二尖瓣反流仅能由经食管多普勒探及,其中 14% 反流程度达到 2~3 级。

(2)判断病变的形态与性质准确率更高:经食管超声对细微病变(小于 5 mm 赘生物)的高分辨力以及更近距离和更多角度的观察,明显提高了对瓣膜赘生物、穿孔、腱索断裂、脓肿、瘘管等病变的诊断能力。

(3)经食管超声在二尖瓣手术中有重要作用:由于经食管扫查不妨碍手术视野,故在二尖瓣关闭不全成形的外科治疗中可进行实时监测。在手术前可再次评估瓣膜结构与反流量的改变是否属整形术适应证、整形后可即刻观察反流改善情况、决定是否还需进一步整形或改做换瓣手术。在二尖瓣置换手术中经食管超声也可及时观察术后机械瓣的活动情况、判断有无瓣周漏等并发症。

5.彩色多普勒超声心动图

(1)二尖瓣反流的定性诊断:二尖瓣口左心房侧出现收缩期反流束是二尖瓣关闭不全的特征性表现,是诊断二尖瓣反流最直接根据。比较严重的二尖瓣反流,在二尖瓣反流口的左心室侧可见近端血流会聚。由左心扩大、二尖瓣环扩张导致的继发性二尖瓣关闭不全多为中心型反流。由瓣叶、腱索、乳头肌等器质性损害造成的反流多为偏心型。如果反流的原因为瓣膜运动过度所致,如瓣膜脱垂、腱索或乳头肌断裂、瓣叶裂缺等病变,偏心反流走行偏向正常或病变相对病变较轻的瓣膜一侧,例如,后瓣脱垂时,偏心反流朝向前瓣一侧走行,在心尖四腔切面表现为向房间隔一侧走行。

(2)二尖瓣反流的半定量诊断:现临床应用最广泛、最简便易行的方法是通过彩色多普勒观测左心房内反流束长度、宽度、面积以及反流束宽度等参数作出半定量评估。必须注意,反流束大小除与反流量有关外,还受血流动力学状态(如动脉血压)和仪器参数设置(如 Nyquist 速度、彩色增益、壁滤波)、评估切面与时相的选择等有关。

(3)彩色多普勒血流会聚法测定反流量:二尖瓣关闭不全时,大量左心室血通过狭小的反流口反流入左心房中,在反流口的左心室侧形成血流会聚区,根据此血流会聚区的大小可定量计算二尖瓣反流量,其计算公式为:

$$Q = 2 \times \pi \times R^2 \times AV \times VTI/V$$

式中 Q 为反流量(mL),R 为血流会聚区半径(cm),AV 为 Nyquist 速度(cm/s),VTI 为二尖瓣反流频谱的速度时间积分(cm),V 为二尖瓣反流峰值流速(cm/s)。

最新的实时三维超声心动图除能对二尖瓣关闭不全的相关结构进行立体观测外,还可对二尖瓣反流束进行三维成像。这有利于客观评价反流束的起源、走行途径、方向及其截面,尤其对附壁的偏心性反流的评价更有价值。理论上讲,在三维成像基础上对反流束进行容量计算可使定量评估二尖瓣反流程度更具有可信度及客观性。但目前这一技术还未完全成熟普及,相信随着电子技术的进步,这一技术将在不远的将来真正应用于临床。

6.频谱多普勒超声心动图

(1)二尖瓣舒张期血流频谱变化:由于舒张期左心房除排出由肺静脉回流血液外,尚需将收缩期二尖瓣反流的血液一并排出,故舒张期二尖瓣口血流速度较正常人增快。E 波峰值升高 >1.3 m/s 时,提示反流严重。

(2)肺静脉血流频谱变化:肺静脉血流频谱在二尖瓣反流尤其是中重度反流时出现明显改变,收缩期正向 S 波低钝或消失并出现负向波形。

(3)主动脉瓣血流频谱变化:二尖瓣反流较重时,收缩期主动脉血流量减少,主动脉瓣血流频谱峰值降低、前移,减速支下降速度增快,射流持续时间缩短。在重度二尖瓣反流时,有可能仅记录到收缩早中期的主动脉瓣血流信号。当收缩期主动脉流速低于舒张期二尖瓣流速时,提示为重度反流。

(4)流量差值法测定反流量与反流分数:利用脉冲多普勒检测二尖瓣和主动脉瓣前向血流速度积分($VTImv$ 和 $VTIav$)并结合二维检测二尖瓣和主动脉瓣口面积(MVA 和 AVA),可以计算二尖瓣反流分数作为二尖瓣关闭不全的一种定量诊断参数。根据连续方程的原理,在无二尖瓣反流的患者中,通过主动脉血流量($AVF = AVA \times VTIav$)等于通过二尖瓣血流量($MVF = MVA \times VTImv$),而在单纯二尖瓣反流的患者中,主动脉血流量加上二尖瓣反流量才是全部左心室心搏量,亦即收缩期二尖瓣反流量应为舒张期二尖瓣前向血流量(代表总的每搏排血量)与收缩期主动脉瓣前向射血量(代表有效的每搏排血量)的差值,各瓣口血流量计算方法是各瓣口的多普勒速度时间积分乘以该瓣口的面积。由于反流量随心搏量变化而变化,瞬间测值代表性差,计算反流分数可克服此缺点。用公式表示为:

$$RF = \frac{(MVF - AVF)}{MVF} = 1 - \frac{AVF}{MVF}$$

RF 为反流分数。反流分数可具体计算出反流血流占每搏排血量的百分比,有较大的定量意义。这一评估反流程度的方法已得到临床与实验室的广泛验证,有较高的准确性。一般认为轻度反流者反流分数为 $20\% \sim 30\%$,中度反流者反流分数为 $30\% \sim 50\%$,重度反流者反流分数为 $>50\%$,其结果与左心室造影存在良好相关性,相关系数为 0.82。但此方法也有其局限性:①必须排除主动脉瓣反流。②当二尖瓣口变形严重时需进行瓣口面积的校正,或应改用二尖瓣环水平计算流量。③计算步骤烦琐,需要参数值较多,测算差错的概率增加。④对于轻度二尖瓣反流不敏感。

(5)流量差值法测算有效反流口面积:有效反流口面积(effective regurgitant orifice area;EROA)不受腔内压力变化的影响,故而逐渐受到临床重视。由上述流量差值法可进一步计算有效反流口面积,具体计算公式为:

$$EROA = \frac{(MVF - AVF)}{VTI}$$

公式中 EROA 为二尖瓣反流口有效面积,VTI 为二尖瓣反流流速积分。有效反流口面积大小与反流程度的关系见彩色多普勒一节中血流会聚法测定 EROA 的相关论述。

(6)连续多普勒频谱特征:连续多普勒取样线通过二尖瓣口可记录到收缩期负向、单峰、充填、灰度较深、轮廓清晰完整的反流频谱,在左心室和左心房压力正常者,在整个收缩期均存在着较高的压力阶差,因此频谱的加速支和减速支均较陡直,顶峰圆钝,频谱轮廓近于对称。左心室收缩功能减退者,左心室压力上升迟缓,故频谱的加速支上升缓慢,流速相对于心功能正常者减低。左心室收缩功能正常情况下,二尖瓣关闭不全的反流频谱峰值速度一般均超过 4 m/s。反流量大、左心房收缩期压力迅速升高者,左心室-左心房间压差于收缩中期迅速减低,故频谱曲线减速提前,顶峰变尖、前移,加速时间短于减速时间,曲线变为不对称的三角形。

(四)诊断要点及鉴别诊断

二尖瓣反流的定性诊断并不困难。诊断要点是彩色多普勒超声和频谱多普勒超声在收缩期发现起自二尖瓣口左心室侧进入左心房的异常血流。罕见碰到需要与之鉴别的病变。极少数情况下,需要与位于二尖瓣口附近的主动脉窦瘤破入左心房以及冠状动脉左心房瘘相鉴别。前者的鉴别点在于异常血流呈双期连续性,后者的鉴别点在于异常血流以舒张期为主。加上相应的主动脉窦和冠状动脉结构形态异常不难作出鉴别。

(马玉爽)

第三节　三尖瓣疾病

大量临床实践表明,三尖瓣狭窄与关闭不全时缺乏特异性症状与体征,多普勒超声心动图是诊断三尖瓣疾病的首选方法,具有极高的敏感性与特异性,可正确判断病因和病变程度,为治疗提供重要诊断依据。

一、三尖瓣狭窄

三尖瓣狭窄较少见,主要由慢性风湿性心脏病所致,常合并有二尖瓣和/或主动脉瓣病变。其他少见病因包括先天性三尖瓣畸形、后天性系统性红斑狼疮、类癌综合征、右心房黏液瘤、心内膜弹力纤维增生症和心内膜纤维化等。病理解剖发现器质性三尖瓣病变占慢性风湿性心脏病的10%～15%,但临床仅靠症状和体征的诊断率为1.7%～5%。随着多普勒超声心动图的广泛应用和手术方式的进步,临床诊断率已大幅提高。

(一)病理解剖与血流动力学改变

风湿性三尖瓣狭窄时病理改变为三尖瓣叶增厚、纤维化及交界处粘连,使瓣口面积减小,舒张期由右心房流入右心室的血流受阻,造成右心室充盈减少,右心排血量减低。同时瓣口狭窄致右心房血流瘀滞,右心房压力逐渐升高,超过0.7 kPa(5 mmHg)时可引起体循环回流受阻,出现颈静脉怒张、肝大、腹水和水肿。由于正常三尖瓣口面积达6～8 cm²,轻度缩小不致引起血流梗阻,通常认为当减小至2 cm²时方引起明显的血流动力学改变。

(二)超声心动图表现

1.M型超声心动图

三尖瓣狭窄造成右心室充盈障碍,舒张期压力上升缓慢,推动三尖瓣前叶向后漂移的力量减弱,致使三尖瓣EF段下降减慢,常<40 mm/s(正常为60～125 mm/s),典型者曲线回声增强、增粗,呈"城墙样"改变。但轻度狭窄者常难见到典型曲线改变。

2.二维超声心动图

三尖瓣回声增强、增厚,尤以瓣尖明显。前叶活动受限,瓣体于舒张期呈圆顶状膨出,后叶和隔叶活动度减小。瓣膜开口减小,前叶与隔叶间的开放距离减小。腱索和乳头肌回声可增粗缩短。右心房呈球形扩大,房间隔向左侧弯曲。下腔静脉可见增宽。

3.三维超声心动图改变

二维超声心动图不能同时显示三尖瓣的三个瓣膜,因此无法同时显示三个瓣膜的几何形态及其病变特征。实时三维超声心动图可以从右心室面清晰地观察三尖瓣的表面及交界。

4.彩色超声多普勒

(1)M型彩色多普勒:可显示舒张期右心室腔内红色为主、间杂有蓝白色斑点的血流信号,起始于三尖瓣 E 峰处,终止于 A 峰,持续整个舒张期。

(2)二维彩色多普勒血流成像:在狭窄的三尖瓣口处,舒张期见一窄细血流束射入右心室,射流距较短,一般显示为红色,中央部间有蓝、白色斑点。吸气时射流束彩色亮度明显增加,呼气时彩色亮度减弱。

5.频谱多普勒

(1)脉冲型频谱多普勒:可记录到狭窄所致的舒张期正向射流频谱。频谱形态与二尖瓣狭窄相似,但流速较低,一般≤1.5 m/s(正常三尖瓣流速为 0.30~0.70 m/s),吸气时出现 E 波升高,呼气时流速下降。

(2)连续型频谱多普勒:频谱形态与脉冲多普勒相似。许多学者应用与研究二尖瓣狭窄相似的方法估测三尖瓣狭窄的程度。

(三)鉴别诊断

(1)右心功能不良时,三尖瓣活动幅度可减小,EF 斜率延缓,但无瓣叶的增厚粘连,三尖瓣口不会探及高速射流信号。

(2)房间隔缺损与三尖瓣反流时,因三尖瓣口流量增大,舒张期血流速度可增快,但通过瓣口的彩色血流束是增宽而非狭窄的射流束,脉冲多普勒显示流速的增加并不局限于三尖瓣口,而是贯穿整个右心室流出道。E 波的下降斜率正常或仅轻度延长。

二、三尖瓣关闭不全

三尖瓣关闭不全亦称为三尖瓣反流,三尖瓣的器质性病变或功能性改变均可导致三尖瓣关闭不全。由右心室扩大、三尖瓣环扩张引起的功能性关闭不全最为常见。凡有右心室收缩压增高的心脏病皆可继发功能性三尖瓣关闭不全,如重度二尖瓣狭窄、先天性肺动脉瓣狭窄、右心室心肌梗死、艾森曼格综合征、肺源性心脏病等。器质性三尖瓣关闭不全的病因可为先天畸形或后天性疾病。在后天性器质性关闭不全中,风湿性心脏病是主要病因,其次为感染性心内膜炎、外伤、瓣膜脱垂综合征等所引起。近年来,由于静脉吸毒、埋藏起搏器、机械肺通气、室间隔缺损封堵术引起的三尖瓣关闭不全有上升趋势。

大量临床研究发现,应用多普勒超声在许多正常人中(35%以上)发现轻度三尖瓣反流,谓之生理性反流。据报道儿童和老年人的检出率高于青壮年人。经食管超声心动图的检出率高于经胸检查。

(一)病理解剖与血流动力学改变

风湿性心脏病、感染性心内膜炎等疾病累及三尖瓣时所产生的病理解剖学改变与二尖瓣相似。而在功能性三尖瓣关闭不全时,瓣叶并无明显病变,瓣环因右心室收缩压升高、右心室扩大而产生继发性扩张,乳头肌向心尖和外侧移位,致使瓣叶不能很好闭合。在收缩期,右心室血液沿着关闭不全的瓣口反流入右心房,使右心房压力增高并扩大,周围静脉回流受阻可引起腔静脉和肝静脉扩张,肝淤血肿大、腹水和水肿。在舒张期,右心室同时接受腔静脉回流的血液和反流入右心房的血液,容量负荷过重而扩张,严重者将导致右心衰竭。反流造成收缩期进入肺动脉的血流减少,可使肺动脉高压在一定程度上得到缓解。

(二)超声心动图表现

1.M 型超声心动图

除出现原发病变的 M 型曲线改变外,常见三尖瓣 E 峰幅度增大,开放与关闭速度增快。由腱索或乳头肌断裂造成者,可见瓣叶收缩期高速颤动现象。右心房室内径均增大,严重的右心室容量负荷过重可造成室间隔与左心室后壁呈同向运动。由肺动脉高压引起者可见肺动脉瓣 a 波消失,收缩期呈"W"形曲线。下腔静脉可因血液反流而增宽,可达 24 mm±4 mm,严重时可见收缩期扩张现象。

2.二维超声心动图

三尖瓣活动幅度增大,收缩期瓣叶不能完全合拢,有时可见对合错位或裂隙(需注意除外声束入射方向造成的伪像)。由风湿性心脏病所致者瓣叶可见轻度增厚,回声增强。有赘生物附着时呈现蓬草样杂乱疏松的强回声。瓣膜脱垂时可见关闭点超越三尖瓣环的连线水平,或呈挥鞭样活动。右心房、右心室及三尖瓣环均见扩张。下腔静脉及肝静脉可见增宽。

3.三维超声心动图

应用实时三维超声心动图可对三尖瓣环、瓣叶及瓣下结构的立体形态进行观察。有学者应用实时三维超声心动图研究正常人三尖瓣环的形态,沿瓣环选择 8 个点,分别测量这些点随心动周期的运动,发现三尖瓣环为一个复杂的非平面结构,不同于二尖瓣环的"马鞍形"结构,从心房角度看最高点位于瓣环前间隔位置,最低点位于瓣环后间隔位置。另有学者发现在右心衰竭或慢性右心室扩张时三尖瓣环呈倾斜角度向侧方扩张,几何形态与正常三尖瓣有显著性差异。分析三尖瓣环运动和右心室收缩功能之间的关系,发现二者有很好的相关性。这些研究在一定程度上加深了对三尖瓣反流机制的认识。对反流束的三维容积测定有望成为定量诊断的新途径。

4.经食管超声心动图

经胸超声心动图基本可满足三尖瓣关闭不全的诊断需求,经食管超声心动图仅用于经胸超声图像质量不佳,或需要观察心房内有无血栓以及三尖瓣位人工瓣的评价。经食管超声心动图可从不同的视角观察三尖瓣的形态与活动,所显示三尖瓣关闭不全的征象与经胸超声检查相似,但更为清晰。

5.彩色多普勒

(1)M 型彩色多普勒:在三尖瓣波群上,可见 CD 段下出现蓝色反流信号。多数病例反流起始于三尖瓣关闭点(C 点),终止于三尖瓣开放点(D 点)。三尖瓣脱垂时,反流可起于收缩中、晚期。在房室传导阻滞患者中,偶见三尖瓣反流出现于舒张中、晚期。这是由于房室传导延缓,导致舒张期延长,心室过度充盈,舒张压力升高;而心房收缩过后,心房压迅速降低,故心室压力相对升高,造成房室压差逆转,推动右心室血流沿着半关闭的三尖瓣返回右心房。

在下腔静脉波群上,正常人与轻度三尖瓣关闭不全者,肝静脉内均显示为蓝色血流信号,代表正常肝静脉的向心回流。在较严重的三尖瓣关闭不全时,收缩中、晚期(心电图 ST 中后段及 T 波处)因右心室血液反流,右心房与下腔静脉压力上升,故肝静脉内出现红色血流信号,但舒张期仍为蓝色血流信号。

(2)二维彩色多普勒:三尖瓣关闭不全时,收缩期可见反流束自三尖瓣关闭点处起始,射向右心房中部或沿房间隔走行。在肺动脉压正常或右心衰竭患者,反流束主要显示为蓝色,中央部色彩鲜亮,周缘渐暗淡。继发于肺动脉高压且右心室收缩功能良好者,反流速度较快,方向不一,呈现五彩镶嵌的收缩期湍流。在较严重的三尖瓣反流病例,肝静脉内可见收缩期反流,呈对向探头的红色血流信号;舒张期肝静脉血仍向心回流,呈背离探头的蓝色血流信号,因随心脏舒缩,肝静脉内红蓝两色血流信号交替出现。在胸骨上窝扫查上腔静脉时,亦可见类似现象。

6.频谱多普勒

(1)脉冲型频谱多普勒:在三尖瓣反流时,脉冲多普勒频谱主要出现以下三种异常。①右心房内出现收缩期反流信号。在三尖瓣关闭不全时,右心房内可记录到收缩期负向、频率失真的湍流频谱,为离散度较大的单峰实填波形,可持续整个收缩期,或仅见于收缩中、晚期。②腔静脉、肝静脉内出现收缩期反流信号。正常的肝静脉血流频谱呈三峰窄带波形,第一峰(S峰)发生于收缩期,第二峰(D峰)发生于舒张期,均呈负向,S峰高于D峰。在D峰与下一S峰间,可见一正向小峰(A峰),由心房收缩所致。在轻度三尖瓣反流时,频谱与正常人相似,但在中重度反流时,由于右心房内反流血液的影响,收缩期负向S峰变为正向,D峰仍为负向,但峰值增大。上腔静脉血流频谱与肝静脉血流变化相似;下腔静脉血流方向与上述相反,反流较重时出现负向S峰,D峰为正向,但由于下腔静脉血流与声束间角度过大,常难以获得满意的频谱图。③三尖瓣舒张期血流速度增快。在三尖瓣关闭不全较重时,通过瓣口的血流量增加,流速亦增快,故频谱中E峰值增高。

(2)连续型频谱多普勒:三尖瓣关闭不全时,连续多普勒在三尖瓣口可记录到清晰的反流频谱。①反流时相:绝大多数三尖瓣反流频谱起自收缩早期,少数病例起于收缩中、晚期,反流多持续全收缩期乃至等容舒张期,直至三尖瓣开放时方才停止。②反流方向:自右心室向右心房,故频谱为负向。③反流速度:最大反流速度通常为 $2 \sim 4$ m/s。④频谱形态:反流频谱为负向单峰曲线,峰顶圆钝,频谱上升与下降支轮廓近于对称。在右心室功能减低者,由于收缩期右心室压力上升缓慢,频谱上升支加速度减低,呈现不对称轮廓。⑤离散幅度:反流频谱离散度较大,呈实填的抛物线形曲线,轮廓甚光滑。

7.心脏声学造影

经周围静脉注射声学造影剂后,四腔心切面显示云雾影首先出现于右心房,而后心室舒张,三尖瓣开放,造影剂随血流到达右心室。当三尖瓣关闭不全时,收缩期右心室内部分造影剂随血流经过瓣叶间的缝隙退回右心房而形成反流。这种舒张期流向右心室,收缩期又退回右心房的特殊往返运动,称为造影剂穿梭现象,此为三尖瓣关闭不全声学造影的一个重要特征。M型曲线显示造影剂强回声从右心室侧穿过三尖瓣CD段向右心房侧快速运行,当加快M型扫描速度时,其活动轨迹更易于观察(图15-17)。为观察下腔静脉有无反流血液,应由上肢静脉注射造影剂。显示下腔静脉长轴切面时,可见收缩期造影剂强回声从右心房流入下腔静脉。

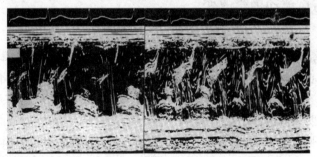

图15-17 三尖瓣关闭不全声学造影三尖瓣曲线

注射过氧化氢溶液后,右心房、室内可见造影剂反射,收缩期见造影剂由右
心室穿过三尖瓣反流至右心房,形成与CD段交叉的流线

(三)鉴别诊断

1.生理性与病理性三尖瓣反流的鉴别

最重要的鉴别点是二维超声心动图显示生理性反流无心脏形态及瓣膜活动的异常。其次,生理性三尖瓣反流多发生于收缩早期,持续时间较短,反流束范围局限,最大长度<1 cm,最大流速<2 m/s。

2.器质性与功能性三尖瓣反流的鉴别

鉴别的关键点是二维超声心动图显示三尖瓣本身有无形态学的改变,如增厚、脱垂、附着点下移等。功能性三尖瓣反流时瓣叶形态可保持正常,但瓣环扩张。连续多普勒测定反流的最大流速亦可作为鉴别参考:器质性三尖瓣反流的流速极少>2.7 m/s,而功能性反流速度常>3.5 m/s。

(马玉爽)

第四节　感染性心内膜炎

感染性心内膜炎(infective endocarditis,IE)是指病原微生物侵犯心瓣膜、心内膜或大动脉内膜所引起的感染性炎症,其特征性的损害为赘生物形成。

感染性心内膜炎可分为急性和亚急性两类。急性感染性心内膜炎主要由金黄色葡萄球菌引起,表现为严重的全身中毒症状,在数天至数周内发展为瓣膜及其周围组织破坏和迁移性感染,可发生于没有心血管基础病变的基础上;亚急性感染性心内膜炎多由草绿色链球菌等病菌引起,病程发展为数周至数月,中毒症状轻,很少引起迁移性感染,多数发生于原有心血管基础病变的患者。随着心血管系统创伤性检查、介入治疗和心脏手术的广泛开展,如人工瓣膜置换术、心血管畸形矫治术和心脏起搏器安置等,本病的发病率也有所上升。

超声心动图通过检测赘生物、瓣膜形态和功能改变、并发症以及血流动力学改变,有助于 IE 的早期诊断和治疗。

一、病理解剖与血流动力学改变

(一)病因学

感染性心内膜炎是由于细菌、真菌和其他病原微生物(如病毒、立克次体、衣原体、螺旋体等)入血繁殖,在心瓣膜、心内膜或大动脉内膜侵蚀生长,与血小板、白细胞、红细胞和纤维蛋白及坏死组织等形成大小不等的赘生物。链球菌、葡萄球菌、肠球菌以及厌氧的革兰氏阴性杆菌是引起感染性心内膜炎的主要致病菌。

儿童感染性心内膜炎患者中,大多数存在心脏结构异常,如室间隔缺损、动脉导管未闭和法洛四联症等。成人患者主要的基础心脏病为风湿性二尖瓣和/或主动脉瓣关闭不全,主动脉瓣二瓣化畸形、二尖瓣脱垂、老年性瓣膜退行性病变均为易患因素。人工瓣膜也是感染的好发部位,随着人工心脏瓣膜的广泛使用,占所有感染性心内膜炎的比例也在增加,瓣膜置换术后最初 6 个月危险性最大。静脉内药物滥用者发生心内膜炎的危险度是风湿性心脏病或人工瓣膜患者的数倍,并具有右心瓣膜感染的特有倾向,瓣膜受累最常见于三尖瓣。医疗相关性心内膜炎,如长期留置中心静脉导管、埋藏导管和血透导管等。

(二)发病机制

1.内膜损伤

感染的常见部位多在二尖瓣左心房侧、二尖瓣腱索、主动脉瓣左心室面、右心室心内膜和肺动脉内膜。三种血流动力学条件可损伤内膜：①反流或分流高速喷射冲击内膜；②血液从高压腔室流向低压腔室；③血流高速流经狭窄瓣口。心内膜损伤后，内膜下的胶原暴露，使血小板及纤维素更易于黏附和沉积。

2.非细菌性血栓性心内膜炎

内膜损伤和高凝状态导致血小板-纤维素在损伤部位的沉积，这种沉积物称为非细菌性血栓性心内膜炎(NBTE)。非细菌性血栓性心内膜炎的沉积物附在二尖瓣和三尖瓣心房面的关闭线，以及主动脉瓣和肺动脉瓣心室面的关闭线。

3.感染性心内膜炎

菌血症是最终促发非细菌血栓性心内膜炎转化为感染性心内膜炎的因素。菌血症的发生率以口腔黏膜，特别是牙龈最高。细菌黏附于非细菌性血栓性心内膜炎，持续存在并繁殖，通过血小板-纤维素聚集而增大形成赘生物，造成局部或超出瓣膜范围的破坏，持续菌血症和赘生物碎片可导致栓塞和任何器官或组织的迁移性感染。

(三)病理解剖与血流动力学改变

赘生物黏附在瓣叶、腱索、心内膜或大动脉内膜表面，其形态多变，可呈孤立无蒂的团块黏附在瓣膜上，或呈钟摆样易碎团块，甚至条带状。IE引起的瓣膜变形或穿孔，腱索断裂和大血管与心腔室之间或腔室间的穿孔或瘘管均可导致进行性充血性心力衰竭。发生于二尖瓣的IE，可引起瓣叶穿孔、撕裂，腱索断裂，瓣环破坏，导致瓣膜反流，左心房、左心室增大。累及主动脉瓣的心内并发症比累及二尖瓣者进展更快。主动脉瓣或人工瓣膜的感染，通常扩展至瓣环及环旁组织，以及二尖瓣-主动脉瓣的瓣间纤维组织，引起瓣周漏、瓣环脓肿、间隔脓肿、瘘管和心律失常，甚或化脓性心包炎。大的赘生物尤其附着于二尖瓣上者，可引起功能性瓣膜狭窄。赘生物容易脱落并造成栓塞，栓塞部位以脾、肾和脑血管最为常见，患有三尖瓣感染性心内膜炎的静脉内药物滥用者，肺栓塞通常为化脓性栓子。赘生物直径≥10 mm者，栓塞发生率可达33%，且死亡率较高。

IE典型的临床表现有发热、杂音、贫血、栓塞、皮肤病损、脾大和血培养阳性等。

二、超声心动图表现

(一)赘生物的一般超声表现

赘生物在二维超声图像上有相应的特殊表现：①大小不等。小至2 mm，大至20 mm以上；②形态不一。可呈绒毛絮状、团块状、息肉状、条带状或不规则形；③回声强度不等。新鲜的赘生物松散，回声较弱，陈旧的或有钙化的赘生物回声增强；④活动度不一，有蒂与瓣膜相连者，可随瓣膜呈连枷样运动；已发生纤维化或钙化的赘生物活动明显减低，甚至消失；⑤变化较快。经有效抗感染治疗，赘生物逐渐缩小，病变局部回声增强；赘生物的突然消失，多提示赘生物脱落；赘生物增加、增大和/或心血管结构进一步受到破坏，多提示病变进展。

(二)不同瓣膜的赘生物特征

1.主动脉瓣

主动脉瓣赘生物的促发因素主要有风湿性主动脉瓣关闭不全、先天性二叶式主动脉瓣畸形以及老年性主动脉瓣退行性变等。

(1)二维和实时三维超声心动图:重点采用胸骨旁左心室长轴、胸骨旁大动脉短轴、心尖五腔心以及心尖左心室长轴切面显示主动脉瓣上团块状或条带状赘生物。赘生物大小不一,回声强弱不等,多附着于主动脉瓣的心室面,随心脏舒缩呈连枷样运动。左心室长轴切面还可观察到脱垂的主动脉瓣携带赘生物甩向左心室流出道(图 15-18)。合并主动脉瓣破损或穿孔者,瓣膜回声粗糙,应用局部放大(ZOOM 键),常可于主动脉瓣根部见到裂隙。间接征象为左心室增大。

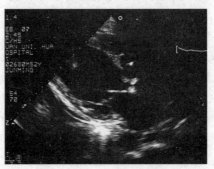

图 15-18　主动脉瓣赘生物

左心室长轴切面二维超声见主动脉无冠瓣心室侧条状赘生物附着(Veg)

(2)经食管超声心动图:采用多平面经食管超声技术,可清楚显示主动脉瓣口短轴切面、主动脉瓣口和左心室流出道的长轴切面。主动脉瓣赘生物的超声图像改变类似于经胸检查,但图像更为清晰,对病变的判断更为准确(图 15-19)。

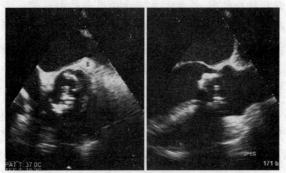

图 15-19　室间隔缺损合并主动脉瓣赘生物

经食管超声心动图显示膜周部室间隔缺损 6 mm,主动脉瓣增厚,无冠瓣团状赘生物附着

(3)M 型超声心动图:M 型主动脉波群可见舒张期主动脉瓣关闭时出现不规则条带状赘生物回声,将取样线移至二尖瓣水平,在左心室流出道内亦可见不规则条带状赘生物回声。合并主动脉瓣穿孔者,收缩期主动脉瓣开放时出现不规则的粗震颤。合并主动脉瓣关闭不全者,二尖瓣前叶可出现舒张期细震颤。

(4)多普勒超声心动图:彩色多普勒显示源于主动脉瓣口的五彩镶嵌反流束,基底宽,色彩紊乱,流程较短,多为偏心性。合并主动脉瓣破损或穿孔者,反流束常呈多束。

2.二尖瓣

二尖瓣赘生物多发生在风湿性心脏病、二尖瓣脱垂等基础上,也可发生在无器质性心脏病的患者。

(1)二维和实时三维超声心动图:重点采用胸骨旁左心室长轴、二尖瓣水平左心室短轴及心尖四腔心切面显示二尖瓣上附着团状或条带状赘生物。赘生物形态不规则,回声强弱不等,随瓣膜开放、关闭活动,多见于二尖瓣心房面。合并瓣叶破损或穿孔者,瓣膜回声粗糙,回声中断,有时呈串珠样(图 15-20);合并腱索断裂者,瓣膜活动度异常增大呈"连枷样"运动。继发改变为左心腔增大,室壁运动增强。

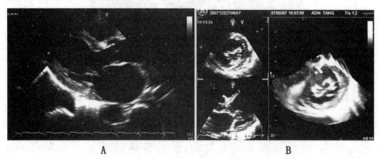

图 15-20 二尖瓣赘生物伴穿孔

A.左心室长轴切面二维超声见二尖瓣前瓣尖心房侧条状赘生物附着(Veg),瓣体裂孔5 mm;B.同一患者,实时三维超声显示二尖瓣前叶赘生物伴穿孔

(2)M 型超声心动图:二尖瓣叶活动曲线增粗,出现不规则多重回声,但仍为双峰曲线。较大的赘生物可以影响瓣叶关闭,导致 CD 段曲线分离。

(3)多普勒超声心动图:彩色多普勒显示收缩期左心房内源于二尖瓣口的蓝色反流束,流程短,色彩紊乱,多有偏心。合并瓣叶穿孔时,反流束起源于瓣叶穿孔部位,其形态、方向与经瓣叶对合缘的反流束不同,常呈多束反流;频谱多普勒于二尖瓣左心房侧记录到收缩期负向高速湍流频谱。

3.三尖瓣

三尖瓣 IE 较左心系统少见,右心系统的心内膜炎主要发生于新生儿或静脉注射毒品成瘾的成年人,其中大多数为三尖瓣受累。

(1)二维和实时三维超声心动图:右心室流入道切面和心尖四腔心切面是观察三尖瓣赘生物的最佳切面,赘生物附着于三尖瓣前叶者居多,呈团块状或条带状,随瓣叶开闭摆动于右心房与右心室之间。病程较长者,赘生物多发生钙化。通常三尖瓣瓣膜增厚,回声粗糙,闭合不严,有时可见三尖瓣脱垂。间接征象为右心腔扩大,右心室前壁运动幅度增强。

(2)M 型超声心动图:三尖瓣运动曲线增粗,可见赘生物呈不规则的绒毛样回声。

(3)多普勒超声心动图:彩色多普勒可见收缩期右心房内源于三尖瓣口的蓝色为主的多色镶嵌血流束;频谱多普勒于三尖瓣右心房侧记录到收缩期负向高速湍流频谱。

4.肺动脉瓣

单纯累及肺动脉瓣的 IE 极为少见,多发生于原有器质性病变基础上,常为先天性心脏病患者,如肺动脉瓣狭窄、动脉导管未闭、法洛四联症和室间隔缺损;少数见于瓣膜原本正常而有明显诱因或发病条件者,如长期静脉营养输液、置放心导管或由药物依赖静脉注射而致病者。

(1)二维超声心动图:胸骨旁心底短轴、肺动脉长轴切面可见肺动脉瓣增厚,回声增强,有团块状或条带状赘生物附着,随瓣膜活动而在右心室流出道和肺动脉之间摆动。间接征象可见右心室增大。少数患者赘生物可附着于肺动脉主干、分叉处或一侧肺动脉壁内,随血流甩动,极易脱落造成栓塞(图 15-21)。

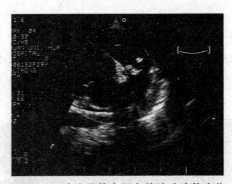

图 15-21　动脉导管未闭合并肺动脉赘生物

右心室流出道长轴切面见肺动脉左前及右后壁团状赘生物附着（Veg）

（2）M 型超声心动图：在右心室流出道内，舒张期出现绒毛状赘生物回声，收缩期消失。

（3）多普勒超声心动图：肺动脉瓣关闭不全者，彩色多普勒显示舒张期右心室流出道内源于肺动脉瓣口的红色反流束；赘生物引起肺动脉瓣狭窄者，收缩期肺动脉内血流加快，频谱为负向高速湍流。动脉导管未闭合并肺动脉赘生物者，彩色多普勒显示主肺动脉内连续性左向右分流束。

5.人工瓣膜

赘生物多附着在生物瓣瓣膜及瓣环处，机械瓣则多附着在瓣片的基底部或瓣环处。多切面显示异常团状或条带状赘生物附着于人工瓣瓣环或瓣片上，可呈低回声或高回声，形态不规则，可随血流摆动。如果赘生物位于瓣叶交界处，相互融合，常导致人工瓣开放受限，闭合不严。如果 IE 侵及瓣周，常导致严重的瓣周漏。但由于人工瓣特殊的结构特点，如机械瓣金属瓣架及瓣片的强回声和后方明显声影的影响，经胸超声心动图很难早期发现人工瓣的赘生物，如高度怀疑应进行经食管超声心动图检查（图 15-22）。

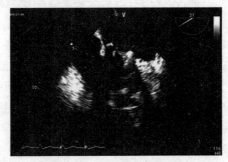

图 15-22　人工瓣赘生物

二尖瓣位人工机械瓣置换术后 2 年，经食管超声心动图显示

瓣架左心房侧团状赘生物附着（Veg）

（三）并发症的超声表现

感染性心内膜炎最常见的并发症是瓣膜穿孔、腱索断裂，超声图像上表现为相应瓣膜的反流及连枷样运动。此外，发生于瓣膜外的并发症最多见于主动脉瓣，感染从主动脉瓣叶扩展到瓣叶周围组织，其发展和严重程度取决于瓣膜和瓣膜外扩张的方向和程度。

1.瓣周脓肿

急性感染性心内膜炎较常见，尤以金黄色葡萄球菌和肠球菌为其致病菌。多位于前间隔、环绕主动脉根部,包括瓣膜脓肿、瓣环脓肿、心肌内脓肿。主动脉瓣周脓肿表现为在主动脉根部与右心室流出道,左心房前壁、肺动脉之间大小不等、形态各异的无回声区或回声异常的间隙,含有化脓物质,形成脓肿。脓肿可为单个或多个,位于瓣叶体部、瓣环或心肌内,其周围可见主动脉瓣膜赘生物(图15-23)。感染因不同主动脉窦受累可向三个方向蔓延:①右冠窦,典型的感染途径经主动脉瓣根部蔓延到膜部或肌部室间隔,进而至右心室或右心室流出道;偶尔室间隔破裂形成室间隔缺损。②左冠窦及其相邻的部分无冠窦,感染经主动脉与二尖瓣间的纤维组织向二尖瓣前叶基底部蔓延;感染也可直接波及主动脉瓣与左心房间相对无血管组织区;偶尔进入房间隔。③无冠窦,感染可伸展到室间隔后部、右心房、偶尔可达右心室基底部。主动脉瓣环的感染延伸至室间隔可形成室间隔脓肿,表现为受累区室间隔增厚,回声增强,增厚的心肌内可见到无回声腔。

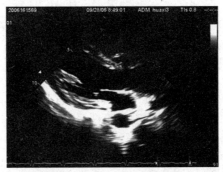

图15-23　主动脉根部脓肿

左心室长轴切面二维超声见主动脉前壁与相邻室间隔内呈现

无回声区(箭头所指处)

2.主动脉根部感染性膨出瘤

在主动脉根部,感染侵入内膜并在主动脉瓣环、主动脉窦或壁内形成一与主动脉管腔相通的盲囊。致病菌由赘生物的栓塞或从感染的主动脉瓣直接蔓延而抵达主动脉壁内,在该处生长并引起中层灶性坏死,乃至形成膨出瘤。该膨出瘤向内破裂形成心内瘘,使血流动力学恶化,常需外科干预。彩色多普勒超声有助于发现该瘤破裂,可见多色镶嵌血流束并可记录到连续性湍流频谱。

3.二尖瓣膨出瘤

二尖瓣膨出瘤因主动脉瓣感染性心内膜炎而引起。表现为二尖瓣前叶的左心房侧可见一风袋样结构,由于左心室压力较高,该膨出瘤总是突向左心房,在收缩期更明显,瘤体可完整,也可有不同程度的收缩期漏,甚至完全破裂,导致严重的二尖瓣反流。其产生机制为主动脉瓣破裂后,反流血液喷射冲击二尖瓣前叶造成损伤并继发感染,破坏二尖瓣的内皮及纤维体,使二尖瓣薄弱部位在左心室高压下逐渐向低压的左心房突出,从而导致二尖瓣膨出瘤的形成。

4.心内瘘

主动脉根部脓肿和感染性主动脉窦瘤均可破入邻近腔室,形成心内瘘管。心内瘘可单发或多发,通常从主动脉伸展到右心室、右心房或左心房,并引起相应的血流动力学改变和超声征象(图15-24)。

5.冠状动脉阻塞

当左、右冠状动脉开口与受感染的主动脉瓣十分接近时,赘生物的碎片栓塞至冠状动脉内,则可造成心肌梗死。二维超声可发现新出现的心肌节段性运动异常,也可观察到大的赘生物于堵塞冠状动脉开口。

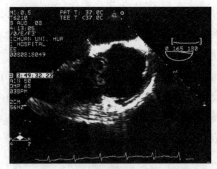

图 15-24　人工瓣合并心内瘘

主动脉瓣位人工机械瓣置换术后半月,经食管超声心动图显
示无冠窦感染性窦瘤破入右心房,窦壁赘生物附着(Veg)

6.化脓性心包炎

在急性感染性心内膜炎,可由血源性播种、心肌脓肿破裂、或细菌性膨出瘤穿孔等诸多途径引起化脓性心包炎。在亚急性感染,偶可产生反应性浆液性积液。二维超声可确定积液的存在与分布。

三、诊断要点与鉴别诊断

(一)诊断要点

赘生物形成是 IE 最重要的诊断依据。超声心动图动态观察赘生物的变化,对临床正确诊断和处理具有重要意义。超声心动图诊断 IE 重要的阳性特征有:①摆动的心内团块状、条带状或不规则形状赘生物,附着于瓣膜或支持结构上,或在反流以及分流喷射的路线上,或在植入的材料上,而缺乏其他的解剖学解释;②瓣周脓肿;③人工瓣瓣周漏;④新出现的瓣膜反流。如果患者上述特点不典型时还应结合患者有无易患因素、发热、栓塞等综合考虑。

(二)鉴别诊断

由于本病的临床表现多样,常易与其他疾病混淆。瓣膜赘生物主要需与下列疾病鉴别。

1.瓣膜黏液样变性

瓣膜黏液样变性可引起瓣叶不均匀性增厚、回声增强,当二尖瓣黏液样变性伴脱垂或腱索断裂时与赘生物相似。二者主要的鉴别点在于累及的范围:前者病变呈弥漫性,瓣叶冗长;后者多局限,常常发生在瓣尖。

2.风湿性心瓣膜病

患者也可出现发热、瓣膜增厚、脱垂、腱索断裂以及风湿性赘生物等类似 IE 的临床和超声表现,但风湿性赘生物多呈小结节状,位于瓣膜关闭线,与瓣膜附着部位较宽,无独立活动,而 IE 赘生物活动度大,基底部窄。

3.心脏肿瘤

大的赘生物与小的瓣膜黏液瘤、纤维弹性组织瘤等有时很难鉴别。左心房黏液瘤临床最常见,偶也可发生于二尖瓣左心房面,导致二尖瓣关闭不全或狭窄,其活动度与二尖瓣赘生物相似,需结合病史、临床表现以及随访观察病情演变加以鉴别。

4.老年性瓣膜退行性病变

附着于瓣膜的钙化团块多同时伴有瓣环钙化,随瓣膜开闭而活动,活动度小,与陈旧性赘生物有时较难区别,可结合年龄、病史、临床表现进行鉴别。

（马玉爽）

第五节　主动脉瓣疾病

主动脉瓣疾病主要包括主动脉瓣狭窄和关闭不全及主动脉瓣脱垂,可以是先天性,也可是后天性的。超声检查时均有特征表现,对临床诊断上具有重要价值,兹分别论述如下。

一、主动脉瓣狭窄

主动脉瓣狭窄有先天性和后天性两大类。后天性主动脉瓣狭窄可由多种病因所致,虽然风湿性心脏病在我国仍是后天性主动脉瓣狭窄的常见病因,但近年来,主动脉瓣退行性改变所致的狭窄有明显上升趋势。在欧美国家,二叶式主动脉瓣并钙化是主动脉瓣狭窄的最常见原因,此类患者约占主动脉瓣狭窄置换术病例的50％。

（一）病理解剖与血流动力学改变

后天性者多为风湿性心脏病所致。由炎性细胞浸润,纤维增生,钙质沉积,主动脉瓣的正常解剖结构被破坏,瓣叶增厚,钙化和畸形,钙化在瓣叶边缘最为明显,瓣叶结合部融合,形成主动脉瓣狭窄。瓣叶的钙化与畸形使收缩期瓣叶对合部存在明显缝隙,形成程度不等的关闭不全。多在青年和成年即出现症状与体征。后天性的另一原因为主动脉瓣纤维化、钙化等退行性病变,形成的主动脉瓣轻至中度狭窄。钙化主要发生在瓣叶根部及瓣环处,钙化的程度是患者预后的一个预测指标。

先天性者主要为二瓣式主动脉瓣,约80％的病例是右、左冠瓣融合,主动脉瓣呈现为一个大的前瓣与一个较小的后瓣,且左、右冠状动脉均起自前窦。约20％为右冠瓣与无冠瓣融合,形成一个较大的右冠瓣与一个较小的左冠瓣,左、右冠状动脉起自左、右冠窦。左冠瓣与无冠瓣融合罕见。出生时二瓣式主动脉瓣常无明显狭窄;儿童至青年时期二叶式瓣叶形成瓣口狭窄,但瓣叶一般无明显钙化;中老年期狭窄的二叶主动脉瓣则有明显钙化。由于瓣叶畸形,出生后开闭活动可致瓣叶受损,纤维化及钙化,最终形成狭窄。二叶瓣钙化是成人与老年人单发主动脉瓣狭窄的常见病因。青少年时期钙化发展较慢,中老年期进展迅速,并多伴有主动脉瓣关闭不全。

正常主动脉瓣口面积约 3 cm²,因病理过程致瓣口面积轻度减小时,过瓣血流量仍可维持正常,瓣口两端压差升高不明显。此时只有解剖结构上的狭窄,而无血流动力学上的梗阻。当瓣口面积减少 1/2 时,瓣口两端压差明显上升,左心室收缩压代偿性升高。当减少至正常面积的 1/4 时,瓣口两端压差与左心室收缩压进一步上升,心肌代偿性肥厚。主动脉瓣狭窄初期,虽已有左心室压力负荷增加,但患者仍可无临床症状;一旦症状出现,往往提示主动脉瓣口面积已缩小到正常的四分之一以下。主要症状有呼吸困难、心绞痛和晕厥,甚至休克。

（二）超声心动图表现

1.M 型超声心动图

风湿性主动脉瓣狭窄患者,心底波群显示主动脉瓣活动曲线失去正常的"六边形盒状"结构,主动脉瓣反射增强,开放幅度明显减小,常＜1.5 mm。狭窄程度重时,主动脉瓣几乎没有运动,瓣膜图像呈分布不均的片状反射。对二瓣化主动脉瓣狭窄患者,由于瓣膜开口呈偏心改变,心底波群上呈主动脉瓣关闭线偏于主动脉腔一侧。此外 M 型超声心动图上主动脉壁活动曲线柔顺性减低,曲线僵硬。V 峰低平,V′峰不清,有时几乎平直。同时,左心室因压力负荷加重,室间隔和左心室后壁增厚,多在 13 mm 以上。

2.二维超声心动图

（1）左心长轴切面:如为先天性单叶主动脉瓣,由于单叶瓣开口常偏向一侧,长轴切面显示为一连续的膜状回声,变换声束方向,见其开口贴近主动脉前壁或后壁;如为二叶瓣,可见一大一小的两条线状回声的瓣叶,开口偏心,收缩期瓣叶回声呈帐篷状（图 15-25）。老年性钙化者,见瓣环及瓣叶根部回声增强,活动僵硬,严重者可累及瓣体与瓣尖部。风湿性病变者,见瓣叶有不同程度的增厚,回声增强,主动脉瓣变形、僵硬,开口幅度明显减小（图 15-26）。在左心长轴切面上,除显示瓣叶本身的病变外,还可见主动脉内径呈狭窄后扩张。早期左心室不大,室间隔与左心室后壁呈向心性增厚,其厚度＞13 mm,在病变晚期,左心室亦可增大。

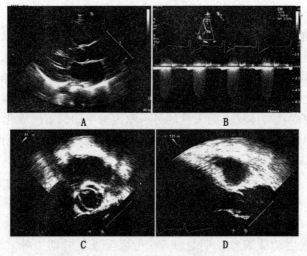

图 15-25　主动脉瓣二瓣化畸形并狭窄

A.左心长轴切面显示收缩期主动脉瓣叶开放时不能贴壁,开口间距减小（箭头）;B.主动脉瓣口的高速血流频谱信号;C.经食管超声心动图于主动脉根部短轴显示主动脉瓣为二瓣化畸形（箭头）;D.长轴方向显示主动脉瓣开口

（2）心底短轴切面:单叶瓣呈片状的膜状回声,无多叶瓣的结合部回声,偏向主动脉壁侧有一狭窄开口,开口边缘回声增强。二叶瓣时,多数情况下表现为一叶瓣发育不良,而另外两叶瓣在结合部融合,形成一个大瓣。该切面上见收缩期开放时瓣口呈椭圆形,与瓣环间只有两个瓣叶结合部。较大瓣叶常保留瓣叶融合形成的界嵴,易被认为瓣叶间的结合部而漏诊二瓣化主动脉瓣。老年性钙化者,则见瓣叶根部或整个瓣叶回声增强,活动僵硬,但一般狭窄程度较轻。风湿性病变者,可见三个不同程度增厚的主动脉瓣叶,舒张期关闭时失去正常的"Y"字形态,开口面积变小,变形,呈不对称性的梅花状,主动脉的横断面积可变形,边缘可不规则。

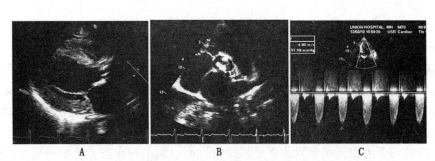

图 15-26　风湿性主动脉瓣狭窄

A.左心长轴切面见主动脉瓣增厚,回声增强,收缩期开口间距减小;B.心底短
轴切面见主动脉瓣收缩期开口面积(箭头)减小;C.心尖五腔心切面显示收缩
期主动脉瓣口的高速血流频谱多普勒信号

(3)四心腔切面:除见室间隔、左心室壁增厚之外,右心房、右心室无增大。

3.三维超声心动图

三维超声成像在获取二维数据的过程中,应将扫查切面的中心轴对准主动脉瓣结构,获取锥体数据库。在主动脉瓣上或瓣下位置,取与主动脉瓣平行的方位进行成像,可充分显示主动脉瓣三瓣叶的整体形态。主动脉瓣狭窄患者,可见主动脉瓣增厚,瓣叶边缘粗糙,狭窄主动脉瓣口的全貌显示十分清楚。三维超声心动图不但可直观简便地对主动脉瓣狭窄作出定性诊断,而且还可对狭窄的瓣口进行更为准确的定量评估。

4.经食管超声心动图

将多平面经食管超声探头前端置于食管中段,运用相控阵声束控制装置,调整声束至 $30°\sim$ $60°$,可清楚显示主动脉瓣口短轴切面,进一步旋转至 $110°\sim130°$,则可显示主动脉瓣口和左心室流出道的长轴切面。上述方位的长轴与短轴切面,是食道超声心动图评价主动脉瓣病变最重要的切面。操作中,先运用二维成像观察瓣叶的数量、大小、厚度、活动度以及升主动脉和左心室流出道的解剖结构,再用彩色多普勒显示主动脉瓣口的收缩期射流束。不同病变的主动脉瓣狭窄,其瓣叶超声图像特征类似于经胸检查,但经食管扫查图像更为清晰,对病变的判断更为准确。

5.彩色多普勒

(1)M 型彩色多普勒:M 型彩色多普勒成像时,可见变窄的盒形结构内充满五彩镶嵌的血流信号。由于 M 型超声心动图成像扫描线频率极高,对射流束的色彩变化显示更为敏感,对射流束的时相分析极有价值。

(2)二维彩色多普勒血流成像:主动脉瓣狭窄时,左心室流出道血流在主动脉瓣口近端加速形成五彩镶嵌的射流束。射流束的宽度与狭窄程度成反比,即狭窄程度越重,射流束越细。射流束进入升主动脉后逐渐增宽,呈喷泉状。

6.频谱多普勒

(1)脉冲型频谱多普勒:主动脉瓣狭窄时,血流在狭窄的主动脉瓣口加速,其速度超过脉冲多普勒的测量范围,将取样容积置于主动脉瓣口或主动脉根部,可记录到双向充填的方形血流频谱。

(2)连续型频谱多普勒:连续多普勒于狭窄的主动脉瓣口可记录到收缩期高速射流频谱,依此可对主动脉瓣狭窄进行定量评估。

7.主动脉瓣狭窄定量评估

(1)跨瓣血流速度:运用 CW 测量跨狭窄瓣口的前向血流速度,必须在多个声窗扫查,以求测得最大流速。最大血流速度常可于心尖、高位肋间、右侧胸骨旁等声窗扫查到,偶尔也在剑突下与胸骨上窝等部位扫查。由于跨瓣高速血流束的三维空间走向复杂、多变,为了保证扫查声束与血流方向的平行,仔细、认真检查与熟练的操作手法对获取最大流速十分重要。主动脉瓣的跨瓣血流速度定义为在多个声窗扫查中所获取的最大速度。其他所有的低值不能用于报告分析中,超声报告应注明最大血流所测取的声窗部位与切面。如果声束与血流的夹角<5%,则测值低估真实高速血流的程度可控制在 5%以内。要小心使用角度校正键,如使用不当,则导致更大误差。跨瓣血流速度越高,在一定程度上反映狭窄程度越重。

(2)跨瓣压差:跨瓣压差是指收缩期左心室腔与主动脉腔的压力差。测量指标包括最大瞬时压差与平均压差。尽管平均压差与最大瞬时压差的总体相关性好,但二者间的相互关系主要依赖于频谱的形态,而频谱形态则随狭窄程度与流率不同而改变。平均压差较最大瞬时压差能更好地评估主动脉瓣的狭窄程度。

最大瞬时压差:最大瞬时压差是指收缩期主动脉瓣口两侧压力阶差的最大值。最大瞬时压差点相当于主动脉瓣口射流的峰值速度点,将速度峰值代入简化 Bernoulli 方程,即可求出最大瞬时压差。此法测量简便、实用,局限性是只能反映收缩期峰值点的压差,不能反映整个心动周期内主动脉瓣口两端压差的动态变化。最大瞬时压差受多种因素影响,与狭窄的瓣口面积之间并无直线相关关系,故不能准确反映狭窄程度。

平均压差:是指主动脉瓣口两侧所有瞬时压差的平均值,为准确反映瓣口两端压力变化的敏感指标。现代超声仪器上设置有平均压差计算软件,测量时只需用电子游标勾画出主动脉瓣口血流频谱的轮廓,仪器显示屏上即自动报出最大瞬时速度、平均速度、最大瞬时压差、平均压差等指标。值得指出的是,平均速度是通过对各瞬时速度进行积分计算得出,而不是通过平均速度计算而得。

主动脉瓣口面积:瓣口面积是判断主动脉瓣病变程度的重要依据。多普勒所测瓣口速度与压差取决于瓣口血流。对一定的瓣口面积,瓣口的血流速度与压差随血流流率增加而增加。基于连续方程原理,在无分流及反流的情况下,流经左心室流出道与狭窄主动脉瓣口的每搏量(SV)相等。设 AVA 为主动脉瓣口面积,CSALVOT 为主动脉瓣下左心室流出道横截面积,VTIAV 为收缩期通过主动脉瓣口血流速度积分,VTILVOT 为通过主动脉瓣下左心室流出道的血流速度积分,依据连续方程的原理可推导出如下计算公式:

$$AVA \times VTI_{AV} = CSA_{LVOT} \times VTI_{LVOT}$$

由此可以推导:

$$AVA = CSA_{LVOT} \times VTI_{LVOT} / VTI_{AV}$$

运用连续方程计算狭窄主动脉瓣口面积,需进行三种测量:①CW 测量狭窄瓣口的血流速度;②2D 超声测量主动脉瓣下左心室流出道直径(D),计算其横截面积[$CSALVOT = \pi(D/2)^2$];③PW 测量左心室流出道血流速度积分。

在自然主动脉瓣狭窄的情况下,左心室流出道与主动脉血流速度曲线形态相似,上述连续方程可简化为 $AVA = CSA_{LVOT} \times V_{LVOT}/V_{AV}$,$V_{LVOT}$与 V_{AV}分别为左心室流出道与主动脉瓣口的血流速度。

速度比率:为了减少上述连续方程中左心室流出道内径测量的误差,可将上述简化连续方程

中 CSA_{LVOT} 移除,仅计算左心室流出道与主动脉瓣口的血流速度比值,其反映的是狭窄主动脉瓣口面积占左心室流出道横截面积的比率。

瓣口面积切面测量:在多普勒信号获取不理想的情况下,可通过经胸或经食管的二维或三维图像,直接测量瓣口的解剖面积。但当瓣口存在钙化时,直接切面测量的结果往往误差较大。

根据左心室-主动脉间收缩期跨瓣压差、收缩期主动脉瓣口血流速度及主动脉瓣面积等,可将主动脉瓣狭窄分为轻、中、重三度。

(三)鉴别诊断

主动脉瓣狭窄主要应和瓣上、瓣下的先天性狭窄相鉴别。二维超声可显示瓣上或瓣下的异常结构如纤维隔膜、纤维肌性增生性狭窄等。频谱多普勒和彩色多普勒检测狭窄性射流的最大流速的位置,也有助于鉴别诊断。

二、主动脉瓣关闭不全

(一)病理解剖与血流动力学改变

主动脉瓣关闭不全的病因可大致分为两类:一类为瓣膜本身的病变;另一类为主动脉根部病变。瓣膜病变中,风湿性心脏瓣膜病是最常见病因。其次为感染性心内膜炎、先天性主动脉瓣畸形、主动脉瓣黏液性变、主动脉瓣退行性变以及结缔组织疾病。在主动脉根部病变中,主动脉窦瘤破裂、主动脉夹层和马方综合征是较常见的病因,其次为类风湿关节炎、长期高血压病和主动脉创伤等。临床表现上有急性、亚急性、慢性主动脉瓣关闭不全。

主动脉瓣关闭不全的主要血流动力学改变是左心室容量负荷增多。舒张期左心室将同时接受来自二尖瓣口的正常充盈血液和来自主动脉瓣口的异常反流血液,形成血流动力学意义上的左心室双入口。随着病情发展,左心室舒张期容量过重,左心室舒张末压明显升高,出现心排血量减少等心功能不全改变。左心房及肺静脉压力明显升高,可发生肺水肿。晚期少数患者可出现左心房压的逆向传导产生右心衰竭。

(二)超声心动图表现

1.M 型超声心动图

(1)主动脉瓣改变:单纯主动脉瓣关闭不全患者,主动脉瓣开放速度增快,开放幅度可能增大。如合并有狭窄,开放幅度减小。另外,有时可见主动脉瓣关闭线呈双线和扑动现象。

(2)二尖瓣前叶改变:主动脉瓣病变特别是以主动脉瓣右冠瓣病变为主时,常产生方向对向二尖瓣前叶的偏心性反流。反流血液的冲击使二尖瓣前叶产生快速扑动波(30~40 次/秒)。扑动的发生率约为 84%。

在严重主动脉瓣反流时,左心室舒张压迅速升高,使左心室压力提前高于左心房压,故在二尖瓣曲线出现二尖瓣提前关闭。

2.二维超声心动图

主动脉瓣关闭不全时,二维超声心动图对观察瓣叶的解剖结构病变、主动脉扩张与程度以及左心室结构改变能提供重要的信息。一般来说,主动脉瓣轻度反流时,主动脉瓣病变与主动脉腔扩张较轻,左心室腔没有明显的重构。慢性严重的主动脉瓣反流时,其主动脉瓣结构严重损害,主动脉根部明显扩张,左心室前负荷增加,腔室明显增大。明显主动脉反流时,左心室腔的大小与功能可提示发生病变的时间长短,并为制定治疗方案、选择手术时机提供重要信息。

(1)左心长轴切面:单纯性主动脉瓣关闭不全患者,心搏出量增多,主动脉增宽,搏动明显。

舒张期主动脉瓣关闭时瓣膜闭合处可见裂隙。风湿性主动脉瓣关闭不全合并狭窄者，瓣膜增厚，回声增强，瓣口开放幅度减小，右冠瓣与无冠瓣对合不良（图 15-27）。二叶式畸形者，瓣叶开口偏心，瓣膜对合错位。感染性心内膜炎瓣叶穿孔者，部分可见瓣膜回声中断及赘生物回声（图 15-28）。主动脉根部夹层者，主动脉腔内见剥离内膜的飘带样回声。左心室腔明显增大，室壁活动增强，晚期失代偿时室壁活动减弱。

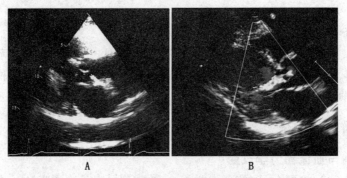

图 15-27　主动脉瓣中度关闭不全

A.主动脉瓣叶舒张期对合不良；B.彩色多普勒显示中度主动脉瓣反流信号，反流束对向二尖瓣前叶。由于主动脉瓣反流血流冲击，二尖瓣短轴切面上见二尖瓣前叶舒张期不能充分开放

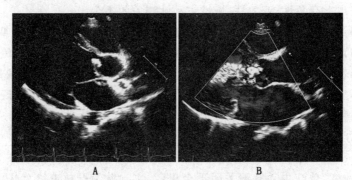

图 15-28　主动脉瓣赘生物形成并重度关闭不全

A.箭头示主动脉瓣赘生物；B.主动脉瓣重度反流信号

（2）心底短轴切面：可显示三瓣叶活动。风湿性主动脉瓣关闭不全者，瓣叶边缘增厚变形，闭合线失去正常的"Y"字形态。严重关闭不全时可见闭合处存在明显的缝隙（图 15-29）。病变往往累及三个瓣叶，亦可以一个和/或两个瓣叶的病变为主。二叶式主动脉瓣则呈两瓣叶活动。

（3）二尖瓣水平短轴切面：主动脉瓣反流束朝向二尖瓣前叶时，舒张期因反流血液冲击二尖瓣前叶，限制了二尖瓣前叶的开放。二尖瓣短轴切面上，二尖瓣前叶内陷，内陷多位于二尖瓣前叶的中间部分，使二尖瓣短轴观舒张期呈"半月形"改变。

（4）四心腔切面：左心室扩大，室间隔活动增强并向右心室偏移。早期右心房、右心室无明显改变。

3.三维超声心动图

主动脉瓣关闭不全时，三维超声心动图不但可显示瓣叶边缘增厚变形的立体形态外，还可显示病变累及瓣体的范围与程度。可从多个角度纵向或者横向剖切主动脉瓣的三维图像数据,显示病变主动脉瓣叶及其与主动脉窦、主动脉壁及左心室流出道的立体位置关系。

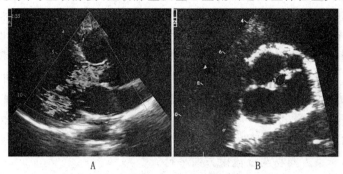

图 15-29 主动脉扩张并主动脉瓣重度关闭不全
A.主动脉明显扩张,左心室流出道见主动脉瓣重度反流信号;B.主动脉根部
短轴切面显示主动脉瓣三瓣叶舒张期对合处见明显缝隙

4.经食管超声心动图

由于主动脉瓣位置靠近胸壁,经胸超声心动图即可清楚显示主动脉瓣的病变,很少另需经食管超声心动图检查。

对肥胖、肋间隙狭窄及肺气过多等患者,经胸超声检查常不能清晰显示主动脉瓣结构及判断有无反流,经食管可获取高质量的图像,清楚地显示瓣叶的结构病变。检查方法和观察切面与主动脉瓣狭窄时经食管超声检查类似,首先运用二维图像显示左心室流出道、主动脉瓣环和瓣叶、主动脉窦和升主动脉的解剖结构,再采用彩色多普勒成像显示主动脉瓣反流束的起源、大小、方向和分布。角度恰当时,可清楚显示反流束的血流会聚区。经食管超声心动图检查中声束很难与反流束方向相平行,多普勒超声难以准确测量真正的反流速度。

5.彩色多普勒

彩色多普勒可直接显示出舒张期过主动脉瓣的彩色反流束。彩色反流束由三部分组成:主动脉腔内的血流会聚区;彩色血流束经瓣口处的最窄内径;左心室腔内反流束的方向与大小。常规选用左心长轴切面、心尖左心长轴切面及五腔心切面进行观察,可见左心室流出道内出现舒张期反流信号。反流束起自主动脉瓣环,向左心室流出道内延伸。视反流程度不同,反流束的大小与形态有明显不同。多数病变情况下,主动脉瓣的三瓣叶同时受损,反流束朝向左心室流出道的中央;如病变主要累及右冠瓣,则反流束朝向二尖瓣前叶;如以左冠瓣或无冠瓣受损为主,反流束则朝向室间隔。在心底短轴切面上,二维彩色多普勒可更清楚显示反流束于瓣叶闭合线上的起源位置,有的反流束起自三瓣对合处的中心,有的则起自相邻两瓣叶的对合处。如为瓣叶穿孔,则反流束起自瓣膜回声中断处。

通过测量反流束的长度、起始部宽度、反流束面积及反流束大小与左心室流出道大小的比例,可半定量估计主动脉瓣反流程度。但必须注意,反流束大小受血流动力学因素(如压力阶差、运动等)和仪器设置(如增益,脉冲重复频率高低)等因素的影响。反流束长度并不是评价反流程度的理想指标。临床上较常用的是反流束近端直径与瓣下 1.0 cm 内左心室流出道直径之比,>65% 则为重度反流,以及左心室流出道横截面上反流束横截面积与流出道横切面积之比,>60% 为重度。值得注意的是,单一切面上的彩色多普勒反流束面积大小,并不能准确显示反流束的真正大小,特别是对偏心性的主动脉反流更是如此,需在多个切面上进行显示。测量彩色反流束过瓣部位最窄处径线,是临床上评价反流程度的一个常用、可靠指标。

6.频谱多普勒

(1)脉冲型频谱多普勒:在胸骨上窝,将脉冲多普勒取样容积置于升主动脉内,正常人可记录到舒张期负向波。主动脉瓣关闭不全时,随着程度加重,负向波的速度与持续时间将增加。如负向波为全舒张期,则提示主动脉瓣关闭不全程度至少是中度以上。将取样容积置于主动脉瓣下左心室流出道内,可记录到舒张期双向充填的方块形频谱。高重复频率的脉冲多普勒检查时,频谱常呈单向。频谱方向视取样容积与探头的位置关系而定。在左心长轴切面上常为负向频谱,而在心尖五腔图上则为正向。

(2)连续型频谱多普勒:常在心尖五腔切面上用连续多普勒检测主动脉瓣关闭不全的反流速度。因在此切面上,声束方向易与反流束方向平行。

反流速度下降斜率的测量:类似于二尖瓣狭窄患者,主动脉瓣反流时,压差减半时间与瓣口面积成反比,压差减半时间的长短可反映反流的严重程度。主动脉瓣反流患者舒张期升主动脉与左心室间压差变化的过程类似于二尖瓣狭窄时舒张期左心房与左心室之间压差变化的过程。轻度主动脉瓣反流患者,由于反流口面积较小,升主动脉和左心室在整个舒张期保持较高的压差,因此在反流频谱中反流速度的下降斜率较小,频谱形态呈梯形;反之,在重度主动脉瓣反流的患者,由于反流口面积较大,舒张期升主动脉的压力迅速下降而左心室压力迅速上升,两者的压差迅速减小,反流频谱中下降斜率较大,频谱形态呈三角形。但应用该方法时,必须考虑周围血管阻力和左心室舒张压的影响。

反流分数测量:其原理是收缩期通过主动脉瓣口的血流量代表了左心室的全部心搏量,而收缩期通过肺动脉瓣口或舒张期通过二尖瓣口的血流量代表了左心室的有效心搏量,全部心搏量与有效心搏量之差即为反流量,反流量与全部心搏量之比即为反流分数。反流分数为一定量指标,其测量在临床上对病情随访和疗效评价具有重要价值。

一般认为,当主动脉瓣反流分数小于20%时为轻度反流,20%~40%时为中度反流,40%~60%时为中重度反流,大于60%时为重度反流。

左心室舒张末压测量:在主动脉瓣反流的患者,应用连续波多普勒技术可估测左心室舒张末压。假设升主动脉舒张压为 AADP,左心室舒张末压为 LVDP,则升主动脉与左心室之间的舒张末期压差 ΔP 为:

$$\Delta P = AADP - LVDP$$

由上式可得:

$$LVDP = AADP - \Delta P$$

由上式可见,若已知升主动脉舒张末压和舒张末期升主动脉和左心室之间的压差,即可以计算出左心室舒张末压。由于肱动脉舒张压与升主动脉舒张压较为接近,可近似地将肱动脉舒张压(BADP)看作是升主动脉舒张压,代入上式得:

$$LVDP = BADP - \Delta P$$

肱动脉舒张压可由袖带法测出,一般取 Korotkov 第五音即肱动脉听诊音完全消失时的血压值作为肱动脉舒张压。在重度主动脉瓣反流的患者,出现第五音时的血压值可较低,此时可取第四音即肱动脉听诊音突然减弱时的血压值作为肱动脉舒张压。舒张末期升主动脉与左心室间的压差可由连续波多普勒测得。在反流频谱中测量相当于心电图 QRS 波起始点的舒张末期最大流速,并按照简化的 Bernoulli 方程将此点的最大流速转化为瞬时压差,这一压差即为舒张末期升主动脉与左心室之间的压差。

(三)鉴别诊断

1.生理性主动脉瓣反流

在部分正常人,脉冲波和彩色多普勒检查均可发现主动脉瓣反流束的存在。但目前大多数学者认为,一部分正常人的确存在着所谓生理性主动脉瓣反流,其特点为:①范围局限:反流束通常局限于主动脉瓣瓣下;②流速较低:反流束通常显示为单纯的色彩而非五彩镶嵌;③占时短暂:反流束通常只占据舒张早期;④切面超声图像上主动脉瓣的形态结构正常。据上述特点,可与病理性主动脉瓣反流相区别。

2.二尖瓣狭窄

二尖瓣狭窄时,在左心室内可探及舒张期高速湍流信号,湍流方向与主动脉瓣反流的方向相似,尤其当主动脉瓣反流束朝向二尖瓣同时二尖瓣狭窄的湍流束朝向室间隔时,两者易于混淆。其鉴别要点是:①多个切面扫查反流束的起源,可见主动脉瓣反流束起源于主动脉瓣口,而二尖瓣狭窄的湍流束起源于二尖瓣口;②二尖瓣狭窄的血流束起始于二尖瓣开放,而主动脉瓣反流束起始于主动脉瓣关闭,两者相隔一等容舒张期;二尖瓣狭窄的湍流终止于二尖瓣关闭,主动脉瓣反流终止于主动脉瓣开放,两者相隔一等容收缩期;③二尖瓣狭窄的最大流速一般不超过3 m/s,而主动脉瓣反流的最大流速一般>4 m/s;④二尖瓣狭窄时,二尖瓣增厚,回声增强,开口面积减小;主动脉瓣关闭不全时,瓣叶边缘增厚,瓣叶对合处存在缝隙。

三、主动脉瓣脱垂

主动脉瓣脱垂是主动脉瓣关闭不全的一种特殊类型,系不同原因导致主动脉瓣改变,使主动脉瓣于舒张期脱入左心室流出道,超过了主动脉瓣附着点的连线,从而造成主动脉瓣关闭不全。

(一)病理解剖与血流动力学改变

与房室瓣不同,主动脉瓣无腱索支撑,其正常对合有赖于瓣叶本身结构的正常及其支撑结构的完整,瓣叶与支撑结构的病变均可导致主动脉瓣脱垂。Cater 等按病理变化将其分成四类:①Ⅰ类为主动脉瓣形态结构完整,但由于瓣叶内膜脆弱、损伤或先天性二叶主动脉瓣等病变,易于在舒张期脱垂;②Ⅱ类为瓣膜破裂,可由自发性瓣膜破裂或感染性心内膜炎引起,撕裂的瓣叶于舒张期脱垂向左心室流出道;③Ⅲ类为主动脉瓣根部与主动脉壁结合处支持组织丧失,如Marfan综合征,夹层动脉瘤和高位室间隔缺损等;④Ⅳ类表现为主动脉瓣粗大、冗长、松软及有皱褶。组织学检查可见左心室及主动脉瓣边缘有许多弹力纤维浸润,瓣膜结构疏松和纤维化,黏多糖增多和黏液样变性。

20%主动脉瓣脱垂患者仅有瓣叶脱垂,瓣叶对合线移向左心室流出道,但瓣叶对合严密,无主动脉血液反流,患者无明显的临床症状与体征。而80%的主动脉瓣脱垂患者伴有主动脉瓣反流,程度可为轻度、中度、重度。伴有主动脉瓣反流时,主动脉瓣脱垂患者的血流动力学改变与临床表现类同于主动脉瓣关闭不全。

(二)超声心动图表现

1.M 型超声心动图

心底波群上主动脉明显增宽,主波增高,主动脉瓣活动幅度增大。感染性心内膜炎者,主动脉瓣上多有赘生物出现或主动脉瓣有破坏征象。主动脉瓣关闭线呈偏心位置,如脱垂的主动脉瓣呈连枷样运动,则在左心室流出道内 E 峰之前,可见脱垂的主动脉瓣反射。

二尖瓣波群上左心室扩大,室间隔活动增强。伴有主动脉瓣关闭不全时,反流血液冲击二尖瓣叶,二尖瓣前叶可出现舒张期扑动波。

2.二维超声心动图

(1)左心长轴切面:舒张期主动脉瓣呈吊床样凸入左心室流出道,超过了主动脉瓣根部附着点的连线以下,同时关闭线往往偏心,位于一侧。右冠瓣脱垂时,主动脉瓣闭线下移,接近主动脉后壁;而无冠瓣脱垂时,关闭线往往上移,接近主动脉前壁(图15-30)。主动脉瓣受损严重时,脱垂瓣叶可呈连枷样运动,活动幅度大,舒张期脱入左心室流出道,收缩时又返入主动脉腔,左心长轴切面上主动脉瓣两个瓣不能对合。

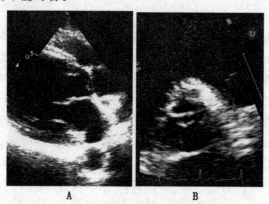

图 15-30   主动脉瓣脱垂

A.左心长轴切面箭头示主动脉瓣叶脱入左心室流出道;B.主动脉根部短轴切面示主动脉瓣叶对合处有缝隙

主动脉瓣脱垂如伴关闭不全,主动脉可以增宽,活动幅度增大。Marfan综合征患者主动脉增宽程度更明显。由于主动脉血流在舒张期反流,使左心室容量负荷过重,左心室扩大,左心室流出道增宽,室间隔活动增强。

(2)心底短轴切面:在此切面上见主动脉根部断面增宽,主动脉瓣活动幅度增大,关闭线变形。正常人呈"Y"形,主动脉瓣脱垂时,其关闭线失去正常的"Y"形,瓣膜不能完整闭合。

3.经食管超声心动图

大多数主动脉瓣脱垂患者,经胸壁超声心动图可清楚显示脱垂的主动脉瓣叶及其程度。但对肥胖、肋间隙过窄、肺气过多及胸廓畸形的患者,经胸检查不能清晰显示主动脉瓣的形态及其活动,需行经食管超声检查。检查时,将多平面经食管探头插入食管中段,启动声束方向调节按钮,于45°左右方位获取主动脉瓣口短轴切面,于120°方位获取主动脉根部的长轴切面。在上述切面中,先采用二维切面观察主动脉瓣叶的形态结构及与主动脉瓣环的相对位置关系,再采用彩色多普勒成像观察有无主动脉瓣反流及反流束的起源、大小、方向与分布。于胃底左心室长轴切面采用连续多普勒测量主动脉瓣反流束频谱。

经食管超声二维切面显示时,舒张期可见一个或多个瓣的瓣体超过主动脉瓣的水平,脱向左心室流出道。病变为瓣膜的黏液样变性,则主动脉瓣显示为松软过长或出现皱褶,易被误认为赘生物,此时变换扫描角度则可清晰显示。Marfan综合征患者,主动脉呈梭形增宽形成升主动脉瘤,如有主动脉根部夹层形成,剥离的内膜连同主动脉瓣可一同脱向左心室流出道。感染性心内膜炎主动脉瓣损害严重者,脱垂的主动脉瓣叶可呈连枷样运动。高位较大室间隔缺损,多伴有右冠瓣脱垂,脱垂的瓣叶可部分阻塞缺损口。如有主动脉瓣反流,经食管超声彩色多普勒与频谱多普勒的检查方法与图像特征类同于主动脉瓣关闭不全。

4.超声多普勒

如主动脉瓣脱垂伴有主动脉瓣反流,彩色多普勒显示与频谱多普勒扫查类同于主动脉瓣关闭不全(见主动脉瓣关闭不全)。

(三)诊断与鉴别诊断

诊断主动脉瓣脱垂应注意以下两点:①切面超声心动图上主动脉瓣舒张期向左心室流出道脱垂,超过了主动脉瓣附着点连线以下,且收缩期又返回主动脉腔内;②M型超声心动图上,用扫描法检查,在心脏舒张期,左心室流出道内二尖瓣前叶之前出现异常反射,此异常反射和主动脉瓣相连。此外,有主动脉增宽并二尖瓣舒张期扑动或左心室增大;室间隔活动增强,有左心室容量负荷过重的有一定诊断参考价值。

(马玉爽)

第六节 肺动脉疾病

肺动脉疾病以肺动脉狭窄(pulmonary stenosis,PS)最为常见,多为先天性,可独立存在,也可伴有其他心脏畸形。肺动脉狭窄是指右心室至肺动脉血管之间的血流出现动态的或者固有的解剖梗阻,包括右心室漏斗部、肺动脉瓣膜、瓣环、肺动脉主干及其分支狭窄,其中以瓣膜本身狭窄最常见,占90%以上,占所有先天性心脏病的10%。后天获得性肺动脉瓣狭窄非常少见,即使风湿病变累及肺动脉瓣,但导致风湿性肺动脉瓣狭窄非常罕见,肿瘤是导致肺动脉瓣病变的最常见的后天性原因,往往同时引起肺动脉瓣狭窄与关闭不全,但以关闭不全为主。肺动脉瓣狭窄多伴有狭窄部位远端的肺动脉扩张。右心室与肺动脉之间的压差超过 6.7 kPa(50 mmHg)代表有意义的肺动脉狭窄。严重时,右心室的压力可高于体循环收缩压。肺动脉瓣狭窄可以是复杂先天性心脏病的一部分,包括法洛四联症、房室间隔缺损,右心室双出口及单心室等。肺动脉狭窄常合并有遗传和获得性疾病,包括风疹和 Alagille、cutaneous laxa、Noonan、Ehlers-Danlo 及 Williams 综合征等。

一、病理解剖和血流动力学改变

肺动脉狭窄的原因包括部分瓣叶融合、瓣叶增厚、瓣上或者瓣下区域狭窄等。根据病变部位肺动脉狭窄通常主要分为以下几型。

(一)肺动脉瓣狭窄

正常肺动脉瓣为三叶结构,先天性肺动脉瓣狭窄瓣膜可为三叶、二叶、单叶或瓣膜发育不良。典型的表现包括瓣膜部分融合构成圆锥形或圆顶形状的结构,突向主肺动脉,中央有直径 2~3 mm圆形或者不规则的小孔。由于肺动脉主干组织结构薄弱,可出现不同程度的狭窄后肺动脉扩张,可能会出现由于"射流效应"引起的血流动力学改变。

10%~15%的肺动脉瓣狭窄患者存在肺动脉瓣发育不良。发育不良的肺动脉瓣的形状不规则,增厚、变形、缩小、僵硬、活动不良或几乎没有瓣膜(瓣膜缺失),瓣叶的交界处仅轻度融合或无融合。

90%的法洛四联症患者伴有肺动脉瓣二瓣化畸形,而单纯瓣膜性肺动脉狭窄时二瓣化畸形则罕见。

重症肺动脉瓣狭窄时,瓣下右心室肥厚可引起漏斗部缩小并导致右心室流出道梗阻。肺动脉瓣狭窄解除后继发的右心室流出道梗阻往往逐渐减轻或消失。

(二)肺动脉瓣下(漏斗部)狭窄

肺动脉瓣区下方肌束肥厚或者隔膜致使右心室流出道狭窄,肺动脉瓣往往无明显异常。多见于法洛四联症或室间隔缺损患者。

1.隔膜型

室上嵴和肺动脉瓣之间出现一隔膜,隔膜中心有一小孔。孔径＞1.5 cm 者多无临床症状;孔径＜0.5 cm 时症状明显。

2.肌束肥厚型

右心室室上嵴、隔束、壁束异常肥厚,流出道变窄伴右心室壁肥厚。肺动脉主干多无狭窄后扩张。狭窄区可能为狭窄管道状,亦可局限于漏斗部。

双腔右心室是一种伴随右心室流出道纤维肌性狭窄的罕见特例,存在瓣下水平的右心室流出道梗阻。

3.外周肺动脉狭窄(肺动脉主干及分支狭窄)

狭窄发生在主肺动脉水平、肺动脉分叉或者更远端的分支。左、右肺动脉狭窄可同时存在。可能合并其他先天性心脏畸形,如瓣膜性肺动脉狭窄,房间隔缺损,室间隔缺损或动脉导管未闭,20%的法洛四联症患者伴有外周肺动脉狭窄。

功能性或生理性的外周肺动脉狭窄是婴儿收缩期杂音的常见原因。它发生在早产儿和足月儿,随着时间的推移,肺动脉的发育完善,杂音通常在几个月内消失。

肺动脉狭窄时血流动力学改变与狭窄的部位、程度、范围及类型密切相关。轻度单纯性肺动脉狭窄时,多无明显血流动力学变化。而重度狭窄或者多发性狭窄时右心压力负荷过重,此时肺动脉狭窄致使右心排血受阻,右心室长期负荷过重而导致右心室壁向心性肥厚,顺应性减低,右心房压随之升高,同时由于肺动脉狭窄,经肺静脉回流入左心房的血液减少而使左心房压力减低。右心房压力增高而左心房压力减低,卵圆孔开放,形成心房水平右向左分流,产生中心性发绀。

2006 年,ACC/AHA 心脏瓣膜疾病管理指南及 2009 年 EAE/ASE 超声心动图评估瓣膜狭窄临床应用指南规定,依据峰值流速和肺动脉压力阶差,肺动脉狭窄分轻、中、重三级(表 15-3)。

表 15-3　肺动脉狭窄程度分级

狭窄程度	轻度	中度	重度
峰值速度(m/s)	＜3	3～4	＞4
峰值压差(mmHg)	＜36	36～64	＞64

二、超声心动图表现

(一)二维及 M 型超声心动图

1.肺动脉瓣狭窄

心底短轴切面收缩期肺动脉瓣呈穹隆状(圆顶状或圆锥形)突向肺动脉主干,瓣口较小,瓣叶活动幅度较大。部分患者瓣叶增厚、回声增强,开口较小,瓣叶活动幅度也较小。瓣环狭窄时可见瓣环内径变小。M型超声肺动脉瓣活动曲线 a 波加深,肺动脉瓣开放时间延长。正常肺动脉瓣活动曲线 a 波深度为2~4 mm,肺动脉瓣狭窄 a 波深度>4 mm(图 15-31)。

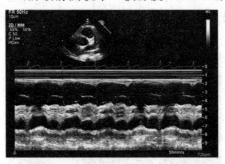

图 15-31 肺动脉狭窄 M 型曲线
显示肺动脉瓣增厚,回声增强,a 波加深

2.右心室流出道狭窄

隔膜型狭窄者在心底短轴及右心室流出道切面上于右心室流出道内可见异常细线状回声,一端连于前壁,另一端连于室上嵴侧,中央见一小孔。此孔的大小决定狭窄的程度。肌束肥厚型在室上嵴部位心肌环形肥厚,壁束、室束均明显肥厚,致使流出道明显狭窄(图 15-32),M 型曲线显示肺动脉瓣收缩期高速震颤。

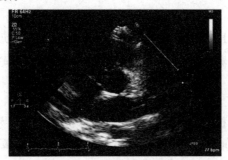

图 15-32 心底短轴切面
显示右心室流出道肌性狭窄

3.肺动脉主干及分支狭窄

主肺动脉长轴切面可显示主肺动脉局部狭窄管壁增厚或向腔内突入,管腔变狭小;或者整个主肺动脉明显变细使管腔变狭小。左、右肺动脉分支近端狭窄时可显示相应管腔局限性狭窄,超声心动图不能显示远端肺动脉及其分支狭窄。

4.其他表现

肺动脉狭窄时右心室壁多有不同程度的肥厚,右心室前壁舒张末期厚度>5 mm(图 15-33)。右心室腔多扩大,但是肌束肥厚型右心室腔可变小。另外,可见卵圆孔未闭或房间隔缺损。

(二)彩色多普勒

肺动脉瓣狭窄时,二维彩色多普勒显示血流在收缩期通过狭窄的肺动脉瓣口时突然变细,形成蓝色射流束,在肺动脉内延续一段距离后散开形成五彩镶嵌的涡流。射流束的宽度取决于狭窄的程度,瓣口面积越小,射流束越细。射流束在肺动脉干中形成明显的湍流。狭窄较轻时,湍流较局限;狭窄较重时湍流可充满整个肺动脉干。用 M 型彩色多普勒观察时,使 M 型取样线通过肺动脉瓣置于肺动脉内,收缩期于肺动脉口处的肺动脉瓣曲线 CD 段见蓝色血流信号从右心室流出道穿过 CD 段进入肺动脉,在 CD 段的下方(即肺动脉内)可见五彩镶嵌的湍流信号。肺动脉瓣环狭窄、肺动脉主干及分支狭窄、右心室流出道狭窄时,彩色多普勒表现类似,但收缩期五彩镶嵌的异常血流信号起源于各自不同的狭窄部位。因此,彩色多普勒可以帮助确定高速射流束及其起源的部位。

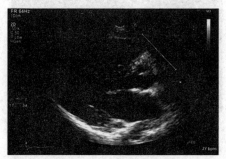

图 15-33 左心长轴切面

显示右心室壁肥厚

伴有卵圆孔未闭或房间隔缺损时,心房水平出现蓝色的血流信号由右心房流向左心房。由于右心扩大,常导致三尖瓣反流,于三尖瓣的右心房侧出现收缩期高速紊乱的血流信号。

(三)频谱多普勒

1.脉冲多普勒

将取样容积由右心室流出道向肺动脉瓣环、肺动脉瓣口和肺动脉移动时,血流速度明显变化,于狭窄处可见明显加快的射流频谱,而于狭窄后肺动脉内则呈湍流频谱。

2.连续多普勒

利用连续多普勒技术可记录肺动脉狭窄处收缩期高速射流频谱,测得峰值流速,依次可进行一系列的计算,以判断肺动脉狭窄的程度。通过肺动脉狭窄的血流频谱可测量其峰值血流速度和平均血流速度,按简化 Bernoulli 方程可计算出肺动脉狭窄处的最大瞬时压差和平均压差,狭窄程度越重,上述压差就越大。

(四)经食管超声心动图

经食管超声心动图检查肺动脉狭窄的临床意义。

1.确定肺动脉狭窄的部位及程度

在右心室流出道切面上可以清晰地显示整个右心室流出道、肺动脉瓣、肺动脉主干、肺动脉分叉处及左、右肺动脉近端的情况(图 15-34),可以进一步确定肺动脉狭窄的部位及程度。

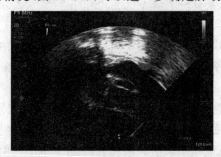

图 15-34 经食管超声心动图心底短轴切面 8 显示右心室流出道肌性狭窄

2.确定有无伴发卵圆孔未闭或房间隔缺损

经食管超声心动图检查可以清晰显示房间隔结构,因此非常有助于两者的鉴别诊断。

3.监测肺动脉瓣球囊扩张成形术及评价疗效

在肺动脉瓣狭窄的介入治疗术中进一步观察肺动脉形态,评估部位及狭窄程度,实时进行监测,即刻判断疗效。

(五)三维超声心动图

三维超声心动图特别是实时三维经食管超声心动图能够较为清晰地显示肺动脉和房间隔的三维立体结构。

对于肺动脉瓣狭窄,三维超声心动图可直观地显示瓣膜的形态、厚度和活动情况,并可能显示瓣膜开口的大小,更加直观准确地判断其狭窄程度。右心室流出道狭窄的患者,三维超声心动图在确定其狭窄部位及程度方面具有更为重要的价值。

三、鉴别诊断

重度肺动脉狭窄合并卵圆孔未闭者从病理解剖及血流动力学上分析应归入法洛三联症。肺动脉狭窄的患者常常合并房间隔缺损。二者均有肺动脉狭窄和心房水平的分流,应注意鉴别。Fallot 三联症为心房水平右向左分流,患者有发绀;轻度肺动脉瓣狭窄合并房间隔缺损为心房水平左向右分流,患者无发绀。肺动脉狭窄最常见的原因为先天性、风湿性和肿瘤所致的肺动脉狭窄均有相应特征改变,前者几乎同时伴有其他瓣膜的形态和血流动力学改变,后者为肿瘤转移累及心脏的表现,因此鉴别诊断并不困难。

(马玉爽)

第七节 冠状动脉粥样硬化性心脏病

随着我国人们生活水平的日益提高,冠状动脉粥样硬化性心脏病(简称冠心病)的发病率逐年提高。近年来,超声仪器的不断改进及相应软件的研发为超声医学的发展提供了必要的技术支持,不断涌现的超声新技术为冠心病及各种心脏病变的评价提供了有效的工具,同时超声诊断因其简便性、无创性、可重复性及可床旁操作等优势在冠心病诊断中发挥着不可替代的作用。

一、冠状动脉的解剖及血流动力学

(一)冠状动脉解剖

正常冠状动脉分别起源于左、右冠状动脉窦,左冠状动脉起源于左冠窦,左冠状动脉主干在肺动脉左侧和左心耳之间向左走行大约 1 cm 后分为左前降支和回旋支,部分患者在左前降支和回旋支之间还发出斜角支。左前降支沿前室间沟走向心尖,多数达后间隔再向上、向后止于心脏的膈面;前降支在前纵沟沿途发出许多分支供应心室前壁中下部及室间隔前 2/3。回旋支沿房室沟走向左后部,绕过左心室钝缘到达膈面,它在行进中发出许多分支分布于左心室前壁上部、侧壁、后壁及其乳头肌。右冠状动脉起源于右冠窦,然后沿后室间沟走向心尖;右冠状动脉除分布于右心室壁外,尚分布于左心室后壁及室间隔后 1/3。上述血管及其分支如发生动脉粥样硬化或痉挛，可造成管腔狭窄而产生心肌缺血。

(二)冠状动脉血流动力学

心脏每分钟排血约 5 L。心脏连续不停地做功，耗氧量巨大。静息状态下氧的清除率为70%～80%，心肌组织内氧储备极少，因此心肌对供血不足最敏感。当心脏耗氧量增加时，冠状动脉的血流量将通过多种机制进行调节以满足心肌的需要，包括血流动力学因素（舒张期血压、舒张期长短、冠状动脉内径）；冠状动脉平滑肌的紧张度；神经调节因素（冠状动脉外膜上的肾上腺素能神经纤维调节及通过调节心脏收缩活动、收缩频率、电生理及心肌代谢等方面调节）；代谢因素（多种代谢产物可引起血管扩张）等。

冠心病的病变基础是动脉粥样硬化的不断进展，造成冠状动脉管腔的狭窄，特别是易损斑块的破裂导致的血小板聚积和血栓形成，是冠心病急性事件的主要原因。

二、冠状动脉的超声心动图检查

超声心动图尤其是经食管超声心动图可以观察冠状动脉的起源、走行、形态及其内血流。近年来发展的彩色多普勒冠状动脉血流成像技术更可以较为直观地显示冠状动脉主干及其分支的血流，同时可探测心肌内冠状动脉血流，并对冠状动脉远端血流进行检测。以经胸超声观察冠状动脉为例介绍。

(一)二维超声心动图

二维超声心动图可清晰显示左、右冠状动脉的起始部，在心底短轴切面于主动脉根部 4～5 点钟处可见左冠状动脉的开口，在 10 点钟处可见右冠状动脉的起源（图 15-35）。

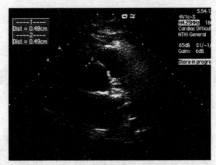

图 15-35 左、右冠状动脉经胸二维超声心动图成像
在心底短轴切面于主动脉根部可见左、右冠状动脉的起源

在胸骨旁主动脉根部短轴切面调整探头方位，可显示左冠状动脉的主干向左走行，随即顺时针旋转探头 30°时，可见其长轴图像，发现分叉处时指向肺动脉瓣者为左前降支，其下方者为左回旋支。左主干向肺动脉倾斜 15°～30°，而后平直走行，左前降支顺室间隔下行，而左旋支向左后走行。将探头稍向上翘，于主动脉根部的右上缘 10 至 11 点的部位可见右冠状动脉长轴图像。在左心室长轴切面清楚显示主动脉前壁时，向内旋转探头，再略向上扬，也可见右冠状动脉。右冠状动脉自右冠窦起源后迅速右行或进一步从出口处下行。右冠状动脉近端长轴在心尖四腔切面和剑突下五腔切面可显示，右冠状动脉中段短轴在剑突下心尖四腔切面可显示。冠状动脉及其分支不在同一水平，难以显示冠状动脉的全貌，通常在一个切面上只能显示一段冠状动脉，因此在超声扫查时须不时变换探头的方向方能观察到冠状动脉的连续情况。

在二维超声心动图上冠状动脉呈梭状、圆形或管状。左主干开口呈漏斗状，正常左主干长度

＜2 cm(约 95％),直径为 4～10 mm(平均 7 mm),右冠状动脉直径为 3～6 mm,左前降支近端为 3～5 mm。

(二)彩色多普勒冠状动脉血流成像技术

近年来发展的彩色多普勒冠状动脉血流成像技术弥补了二维超声心动图观察冠状动脉的不足,在显示冠状动脉主干及其分支的同时,可探测心肌内冠状动脉血流,其有效性经冠状动脉造影对照证实对左前降支远端的总检出率达 90％。与冠状动脉造影相比,此项技术具有无创、可重复观察的优越性,是冠状动脉造影的重要补充(图 15-36)。扫查方法如下。

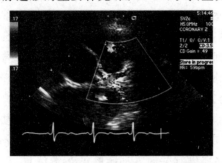

图 15-36　左冠状动脉彩色多普勒血流成像

清晰显示左冠状动脉主干,左前降支近端(LAD)和回旋支(CX)近端的血流

1.左前降支

患者取平卧或左侧卧位,在左心二腔切面基础上探头略向右侧倾斜,使室间隔前方出现部分右心室结构再将探头逐渐向左倾斜,待右心室结构正好消失,此时室间隔前方显示沿前室间沟下行的前降支的中下段。二维超声可显示其远端的短轴切面,稍微旋转探头可显示左前降支的长轴管型结构,用彩色多普勒显示其血流,脉冲多普勒可显示其血流频谱。在心尖三腔切面可显示左前降支末段彩色多普勒血流图。

2.右冠状动脉后降支

患者取左侧卧位,于胸骨左缘第四或五肋间显示左心室短轴切面,彩色多普勒可显示其血流。在左心二腔切面基础上探头略向下移动,显示左心室心尖部,待右心室结构正好消失,此时左心室下壁与膈肌之间可出现沿后室间沟下行的后降支的中下段。

3.左旋支

在心尖四腔切面略改变探头倾斜角度,于左心室的左外侧可显示左旋支的分支——钝缘支的血流。

在左心室短轴切面上,于室间隔的前、后方可分别显示前降支和后降支的横断面,左心室左侧可见钝缘支的横断面,室间隔前段及左心室前壁心肌内可见心肌内的冠状动脉血流。彩色多普勒显示冠状动脉为舒张期持续的线状红色血流信号,脉冲多普勒显示的以舒张期为主的双期血流频谱。在彩色多普勒冠状动脉血流成像引导下采用频谱多普勒可定量分析冠状动脉血流灌注情况,认识冠状动脉血流的生理,了解各种生理和病理因素对冠状动脉血流灌注的影响,评估药物治疗的效果,为诊断和治疗提供可靠的依据。

常用参数有:收缩期最大和平均血流速度(PSV,MSV);舒张期最大和平均血流速度(PDV,MDV);收缩期和舒张期血流速度时间积分(VTIS,VTID);总血流速度时间积分(VTIS＋D);总平均速度(MV);舒张期和收缩期血流速度时间积分比值(VTID/VTIS);收缩期和舒张期血流速度时间积分与总血流速度时间积分比值（VTIS/VTIS＋D，VTID/VTIS＋D）等。

彩色多普勒冠状动脉血流成像对于室间隔前段、左心室前壁及侧壁前段心肌内血流可较为清晰的显示，而室间隔后段及左心室后壁心肌内的冠状动脉血流显示欠佳。右心室游离壁心肌内冠状动脉血流成像亦不理想。

(三)经胸超声观察内乳动脉桥

冠状动脉搭桥术是冠状动脉血流重建的一种有效方法，尤其对治疗多支病变或主干近端高危病变患者，与介入治疗和常规药物治疗相比有明显的优势。内乳动脉作为移植血管，其远期通畅率高于自体大隐静脉，冠状动脉前降支病变多采用该血管与前降支吻合的方法进行治疗。

内乳动脉又称胸廓内动脉，其解剖结构左右两侧基本相似，是锁骨下动脉的第一支分支，发自锁骨下动脉第一段的下壁，与椎动脉的起始部相对，沿胸骨侧缘外侧 1～2 cm 处下行，至第 6 肋间隙处分为腹壁上动脉和肌膈动脉两终支。内乳动脉血管长度约 20 cm，平均直径 3 mm。

左内乳动脉（LIMA）检查方法：将探头置于左锁骨上窝做横切，探及锁骨下动脉长轴，将探头旋转 90°，以彩色多普勒显示血流信号，于锁骨下动脉下壁即椎动脉起始部的对侧可见内乳动脉起始部。尽可能调整声束与血流的角度，在距起始部 1.0～1.5 cm 范围内取样，获得脉冲多普勒频谱。彩色多普勒超声能够提供有关内乳动脉的形态学信息，且通过多普勒检测了解其血管功能，为术前准备及术后随访评估提供相关信息，锁骨上窝较胸骨旁 LIMA 显示率高。检测指标：血管内径（D）、收缩期峰值流速（V_S）、舒张期峰值流速（V_D）、收缩期速度时间积分（VTI_S）、舒张期速度时间积分（VTI_D）、收缩期与舒张期峰值流速的比值（V_S/V_D）、收缩期与舒张期流速度时间积分的比值（VTI_S/VTI_D）。

冠状动脉搭桥术后，LIMA 脉冲多普勒频谱曲线特征由术前的收缩期优势型转变为术后的舒张期优势型，与冠状动脉的频谱曲线相似。在左心室长轴切面基础上，探头向患者心尖方向滑动，并使探头旋转到右心室结构正好消失时，应用冠状动脉血流成像技术，可显示沿前室间沟下行的 LAD 的中远段。在该切面，部分患者可显示桥血管与自体 LAD 吻合的特征性倒"Y"形冠状动脉血流成像图，即由桥血管远段、远段自体 LAD 及近段自体 LAD 组成，交汇点即吻合口的位置。在心尖二腔切面也可显示桥血管与自体 LAD 的吻合口。

冠状动脉血流成像技术检查 LIMA 桥以其无创性、可重复性、便于随访的优势，成为评价冠状动脉搭桥术前后内乳动脉功能及血管通畅性首选而可靠的检测技术。

三、心肌缺血的超声心动图检查

心肌一旦发生缺血，立即出现室壁运动异常，故缺血节段的室壁运动异常是诊断缺血心肌的主要方法之一。

(一)左心室室壁节段的划分

1.20 节段划分法

美国超声心动图学会推荐的 20 节段法，将胸骨旁左心室长轴四面分为三段，即基底段、中间段、心尖段；沿左心室短轴环，在基底段和中间段的室壁，再每隔 45°划分一段，各分为 8 个节段在心尖水平分为 4 个段，共计 20 段。这种方法可以构成一球面的左心室节段系统，这个系统像一个靶图，将异常节段标在靶图中，又称牛眼图，可以很容易显示异常节段室壁占整个心室壁的比例，估测病变程度。在心室再同步化治疗中亦可发挥定位作用。

2.16 节段划分法

根据冠状动脉与各室壁节段间的对应关系,使用 16 节段划分法。该法在长轴切面把左心室壁分为基部、中部和心尖部,在短轴切面把左心室壁分为前壁、前间隔、后间隔、下壁、后壁和侧壁,而心尖部短轴切面仅分为四段即前壁、后间隔、下壁和侧壁,共计十六段。这种划分法与冠状动脉血供分布密切结合,又使各段容易在超声心动图两个以上的常规切面中显示出来。从图 15-37 中可看出,心尖侧壁和心尖下壁为冠状动脉供血重叠区,心尖侧壁可由左前降支或左回旋支供血,心尖下壁可由左前降支或右冠状动脉供血。在判断心尖侧壁的供血冠状动脉时,如果心尖侧壁室壁运动异常的同时伴有室间隔或左心室前壁的室壁运动异常,则心尖侧壁划为左前降支供血节段;如果伴有左心室后壁或后侧壁的室壁运动异常,则心尖侧壁划为左回旋支供血节段。同样,在分析判断心尖下壁的供血冠状动脉时,如果心尖下壁室壁运动异常的同时伴有下壁运动异常,则心尖下壁划为右冠状动脉供血节段;如果伴有室间隔或左心室前壁的室壁运动异常,则心尖下壁划为左前降支的供血节段。

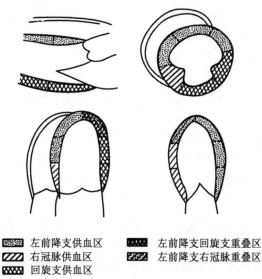

图 15-37　冠状动脉供血区域分布图

3.17 节段划分法

20 节段和 16 节段划分法均不包括心尖顶部,即没有心腔的真正心肌心尖段。近年来,超声方法评价心肌灌注的各项技术逐步应用发展,心尖顶部心肌段日益受到关注。因此,美国心脏病学会建议几种心脏影像学检查方法统一采用 17 段心肌分段方法,其命名及定位参考左心室长轴和短轴 360°圆周,以基底段、中部-心腔段及心尖段作为分段命名,沿左心室长轴从心尖到基底定位。17 节段划分法实际上是在 16 节段划分法的基础上把心尖单独作为一个节段。

(二)节段性室壁运动异常的分析

缺血性节段性室壁运动异常是冠心病在二维超声心动图上的特征性表现,节段性室壁运动异常的表现:①室壁运动幅度减低、消失、反常(矛盾)运动;②室壁运动时间延迟;③心肌收缩时的变形及变形率减低;④心肌收缩运动梯度低下;⑤室壁收缩期增厚率减低、消失和负值。心内膜运动<2 mm 者为运动消失,2～4 mm 者为运动减弱,≥5 mm 者为运动正常。

1.节段性室壁运动异常的目测分析

应用目测法对室壁运动进行定性分析。①运动正常:收缩期心内膜向内运动幅度和室壁增厚率正常者;②运动减弱:较正常运动幅度减弱,室壁增厚率<50%者;③不运动:室壁运动消失;④矛盾运动:收缩期室壁朝外运动;⑤运动增强:室壁运动幅度较正常大。同时,采用室壁运动记分(wall motion score,WMS)法进行半定量分析:运动增强=0分;运动正常=1分;运动减弱=2分;不运动=3分;矛盾运动=4分;室壁瘤=5分。将所有节段的记分相加的总和除以所观察的室壁总数即得"室壁运动指数"(wall motion index,WMI)。凡室壁运动指数为1者属正常,室壁运动指数大于1者为异常,室壁运动指数≥2者为显著异常。研究表明室壁运动指数与左心室射血分数显著相关,室壁运动指数越高,射血分数越低。

2.组织多普勒成像(tissue Doppler imaging,TDI)

TDI通过直接提取心肌运动多普勒信号,获得心肌长轴运动的方向运动速度、位移、时相等多项信息,对节段室壁运动进行定性、定量研究。

3.彩色室壁动态技术(color kinesis,CK)

CK由声学定量技术(AQ)发展而来。AQ技术是根据心肌和血液的背向散射信号不同,计算机自动将二者鉴别开来,在心肌和血液的分界(即心内膜)处给予曲线勾画出来,CK技术正是在此基础上建立起来的。它通过心动周期中不同的时间段心内膜所在位置的不同给予不同的颜色,室壁运动即可通过观察某段室壁的收缩期心内膜运动幅度大小、心内膜颜色变化的方向来判断有无节段性室壁运动异常。

CK以不同色彩显示在同一幅图像上直观显示整个心动周期心内膜向内或向外运动幅度和时相,从收缩期开始由内向外依次将心内膜图像编码为红→橘红→黄→绿→蓝,从舒张期开始由内向外依次为红→蓝→绿→黄,将无运动或矛盾运动者始终显示为红色,可用于分析室壁运动。

4.实时三维成像技术(real-time three-dimensional echocardiography,RT-3DE)

RT-3DE克服了二维超声心动图切面有限的不足,可显示整个左心室室壁运动。RT-3DE对正常左心室局部收缩功能的研究表明左心室各节段的收缩功能并非均一,前壁、前间壁和侧壁收缩功能明显强于下壁和后壁,局部心搏量从心底部到心尖部有逐步下降的趋势,这说明单纯应用局部射血分数来评价左心室局部功能具有一定的局限性。RT-3DE测量包括左心室节段的局部心搏量、局部射血分数和局部-整体射血分数等系列局部心功能,可进一步提高冠心病患者左心室局部收缩功能定量评价的准确性。

四、超声心动图负荷试验

负荷超声心动图是一种无创性检测冠心病的诊断方法,通过最大限度激发心肌需氧增加而诱发心肌缺血,并通过实时记录室壁运动情况,评估心肌缺血所致节段性室壁运动异常。由于心肌缺血时室壁运动异常往往遭遇心电图改变和心绞痛发生,从而提高了超声诊断冠心病的敏感性,也增加了其安全性。负荷超声心动图常用负荷的方法包括:①运动负荷试验,运动平板试验、卧位或立位踏车试验等;②药物负荷试验,包括正性肌力药(多巴酚丁胺)和血管扩张剂(双嘧达莫、腺苷);③静态负荷试验,包括冷加压试验、握力试验和心房调搏等。

(一)运动负荷试验

常用的运动负荷试验为运动平板试验和踏车试验。运动试验的禁忌证与心电图运动试验相同,运动采用的方案及运动终点也与心电图运动试验一样。负荷超声心动图以出现室壁运动异常或原有异常室壁运动加重为确诊冠心病的标准。超声心动图运动试验在运动前记录各常规切面图像,运动中由于直立的体位,晃动的躯体及呼吸频率加快均影响了运动中超声心动图检查,运动后需立即让患者平卧检查。由于运动停止后心肌缺血尚能维持一段时间,其心肌缺血持续的时间与运动负荷量和心肌损害程度有关,故应尽快检查才能发现室壁运动异常。采用卧位踏车试验可避免患者起立运动,躺下检查的不便和停止运动时间过长记录不到异常的室壁运动的缺点。

虽然运动负荷超声心动图是最为生理的负荷试验,没有药物所致的血流动力学方面的不良反应。但由于受患者年龄、体能、下肢血管疾病或下肢肌肉骨骼疾病的限制,以及运动所致的呼吸增快、胸壁过度运动等因素影响超声图像质量,因而其临床应用受到一定限制。

(二)药物负荷试验

由于药物负荷试验不受体力及下肢疾病的限制,目前临床应用较为普遍。常用药物有多巴酚丁胺、腺苷和双嘧达莫。

1.多巴酚丁胺负荷超声心动图

多巴酚丁胺是异丙肾上腺素衍生物,是人工合成的儿茶酚胺类药物,具有较强的 β_1 受体兴奋作用,即正性肌力作用。经研究证实,静脉滴入 1～2 分钟后开始生效,8～10 分钟达高峰,血浆半衰期约 2 分钟,停药后 5～10 分钟作用消失。静脉注射 2.5～10 $\mu g/(kg \cdot min)$ 时,可使心肌收缩力增强,心排血量增加,左心室充盈压、肺毛细血管楔压和中心静脉压下降,以此可检出存活心肌。当应用 20 $\mu g/(kg \cdot min)$ 以上时,可使心率增快,血压增高,心肌需氧量增加,流向狭窄冠状动脉的血流量减少,使该血管供血的心肌缺血,从而检测出缺血心肌。

多巴酚丁胺剂量及用法:起始浓度为 5 $\mu g/(kg \cdot min)$,每 3 分钟递增至 10 $\mu g/(kg \cdot min)$、20 $\mu g/(kg \cdot min)$、30 $\mu g/(kg \cdot min)$,最大剂量为 30～50 $\mu g/(kg \cdot min)$。经超声心动图各切面观察每一剂量及终止后 5 分钟的室壁运动,并记录血压、心率及 12 导联心电图。终止试验标准:多巴酚丁胺达峰值剂量;达到目标心率;出现新的室壁运动异常或室壁运动异常加重;出现心绞痛;心电图 ST 段下降≥2 mV;频繁室性期前收缩或室速;收缩压≥29.3 kPa(220 mmHg),或舒张压≥17.3 kPa(130 mmHg),或收缩压比用药前降低≥2.7 kPa(20 mmHg);出现不能耐受的心悸、头疼、恶心和呕吐等不良反应。若出现室壁运动异常可诊断为冠心病。

以往对多巴酚丁胺负荷试验结果的判定多采用对节段心肌功能视觉评价上,以计算室壁运动记分指数(wall motion score index,WMSI)为评判标准,带有明显的主观性和经验依赖性,当图像质量较差时,不同观察者之间得出的结论差异明显,诊断精确性低。随着超声新技术的开展,在多巴酚丁胺负荷超声心动图基础上结合多种新方法以提高诊断率,主要有:①与声学造影结合:通过注入声学造影剂使左心室造影,增强对心内膜边界的辨认,提高视觉评价的准确率,并且通过心肌灌注成像判断心肌活性,二者的结合能同时实现收缩储备和心肌灌注的评价,使对心肌活性的判断更客观准确。②与应变率成像结合:可测量所有心肌节段的心肌运动的量化指标在静息状态与负荷状态下的变化情况,特别是采集二维原始图像的 VVI 技术及二维应变技术的应用,避免了多普勒技术角度、帧频及噪声的影响,提高了试验的准确性。③与彩色室壁运动(CK)结合:在 CK 技术基础上评价室壁运动,提高了对室壁运动判断的准确性,减少了人为主观因素的影响,试验的敏感度、特异度和诊断准确率增加。

2.双嘧达莫药物负荷试验

双嘧达莫为冠状动脉扩张剂,其发挥作用的机制主要是通过抑制心肌细胞、内皮细胞和血管平滑肌细胞对腺苷的摄取及增加冠状动脉对腺苷的敏感性。双嘧达莫使正常的冠状动脉扩张，使其血流量增加达正常的 5 倍,而心肌耗氧量不增或略低。但对已有粥样硬化和狭窄的冠状动脉,其扩张作用显著减弱,甚至完全不能扩张。在冠心病患者,正常的冠状动脉充分的扩张的同时,病变血管的血液灌注明显减少,出现"盗血现象"诱发心肌缺血。双嘧达莫药物负荷试验是评价冠状动脉固定狭窄病变和冠状动脉小血管病变的有效手段,在存活心肌的评价中应用较少。

双嘧达莫剂量及用法:0.56 $\mu g/kg$ 以生理盐水稀释后 4 分钟内缓慢静脉注射,观察 4 分钟,若无反应再于 2 分钟内给 0.28 $\mu g/kg$ 静脉注射,总剂量 0.84 $\mu g/kg$,10 分钟内注射完。

3.腺苷负荷超声心动图

腺苷是目前认为作用最确切和最强的冠状动脉扩张物质。部分正常细胞在代谢过程中可产生少量腺苷,但在心肌缺血时则可产生大量腺苷。腺苷可直接作用于内皮细胞和血管平滑肌细胞的腺苷 A_2 受体而使动脉扩张,低剂量应用腺苷可通过增加冠状动脉血流速度检测冠状动脉血流储备,高剂量应用可通过对冠状动脉的"盗血作用"诱发心肌缺血。1990 年,腺苷首次推出后即成为新一代的负荷试验药物。腺苷以其半衰期短、作用直接、不良反应轻的优势,在缺血性心脏病的诊断及对治疗效果的评估上具有广泛的应用价值。

腺苷注射液经静脉持续静脉泵注入,剂量为 140 $\mu g/(kg \cdot min)$,用药时间 6 分钟。在给予腺苷注射液前、用药 3 分钟、终止给药时和停药后 5 分钟分别记录二维超声心动图与 12 导联心电图,观察 ST 段变化,同时监测血压和心率,出现明显阳性结果或不良反应及时停药。腺苷不良反应的发生率达 80%,主要有头痛、面红、心悸、胸部不适、呼吸加深或困难、低血压、房室传导阻滞等。但腺苷的半衰期极短,停药后不良反应很快消失。

五、存活心肌的超声心动图检测

随着冠心病内科介入治疗及外科冠状动脉搭桥术的广泛开展,如何评价受损心肌的血流灌注,功能改善状况也越来越受到关注。因为再血管化治疗仅能提高具有存活心肌患者的生存率,无活性的心肌经再血管化治疗后功能不能恢复。为此,提出了存活心肌的概念,即指冠状动脉缺血或再灌注后具有收缩力储备的心肌,包括:①顿抑心肌,指在严重短暂的心肌缺血缓解后(一般少于 20 分钟)受损心肌功能延迟恢复的状态,即血流已经恢复正常或接近正常时心肌收缩功能仍低下,延迟恢复;②冬眠心肌,指长期低血流灌注使受损心肌收缩功能适应性下降,心肌降低做功、减少氧耗,以维持细胞活性。二者的共同的特点是心肌代谢存在、心肌细胞膜完整、具有收缩储备,对正性肌力药物有收缩增强的反应。

研究表明,冠状动脉微血管的完整性是确保心肌收缩力储备和局部功能恢复的先决条件,是心肌存活的必备条件。但微血管的完整性(心肌组织灌注)与收缩储备并不匹配,心肌收缩储备与微血管完整性是存活性的两个不同方面,它们不能互相替代。因此,如何运用超声方法评价存活心肌成为超声技术发展的新热点。

(一)药物负荷超声心动图

1.小剂量多巴酚丁胺负荷超声心动图

目前,临床检测存活心肌多应用小剂量多巴酚丁胺,起始浓度为 2.5 $\mu g/(kg \cdot min)$,每次递增2.5 $\mu g/(kg \cdot min)$ 至 $10\mu g/(kg \cdot min)$ 或 15 $\mu g/(kg \cdot min)$,每个剂量维持 5 分钟。也有应用多巴酚丁胺 3 $\mu g/(kg \cdot min)$、5 $\mu g/(kg \cdot min)$ 和 10 $\mu g/(kg \cdot min)$,每个剂量维持 5 分钟的方法。

小剂量多巴酚丁胺负荷试验的注意事项：①心肌梗死患者对小剂量多巴酚丁胺耐受性好，多数患者不出现不良反应；②必须注意观察室壁运动的改变，尤其是心肌梗死节段，但对正常节段也应注意观察，因部分患者有多支血管病变，在负荷后也可能出现新的室壁运动异常；③在试验过程中，应注意有无室性心律失常和心肌缺血表现。禁忌证为心肌梗死后，病情不稳定，仍有心肌缺血表现者；有频发严重心律失常者；左心室腔内血栓者；高血压控制不佳者；不能耐受多巴胺类药物者。

心肌缺血反应的标志是在静脉滴注多巴酚丁胺时，收缩减弱节段收缩运动进一步恶化，无收缩活动节段在小剂量时出现一过性改善，但在较大剂量时，收缩运动再度恶化（双相反应）。缺血心肌收缩期后异常收缩常提示该处心肌存活，出现以下改变有利于诊断存活心肌：①收缩活动减弱的节段负荷后较前增强；②无收缩活动的节段负荷后出现收缩变厚，位移增加；③收缩减弱的节段在小剂量时较前改善，但随着剂量增加，出现收缩活动再次减弱。以第 3 条为特异性最高。有文献报道：如果心肌部分受损，有 50% 心肌存活时心肌的收缩后收缩最显著，超声心动图可应用收缩后收缩指数、收缩后增厚及心肌背向散射积分周期变异（CVIB）等参数进行评价。

多巴酚丁胺负荷超声心动图预测存活心肌的准确率和正电子断层成像（PET）和单光子断层成像（^{201}TI-SPECT）相似，总阳性预测率为 83%，总阴性预测率为 81%。对缺血心肌尤其是对运动消失节段的检测，多巴酚丁胺负荷超声心动图有更高的阳性预测率。

2.腺苷负荷超声心动图

腺苷剂量及用法同前。

目前认为，心肌缺血后微循环的损伤是一个动态变化过程，再灌注早期心肌灌注异常可同时见于坏死心肌和存活心肌区域，因此早期的心肌灌注缺损并不代表心肌坏死。另外，再灌注后早期由于"微循环顿抑"而导致的微循环灌注的异常是随时间可逆的，心肌灌注逐渐恢复的心肌节段其功能也逐渐恢复。由此提示，对存活心肌的检测也要动态观察。

缺血后微循环损伤伴有显著的冠状动脉血流储备的异常，而在局部微循环灌注仍异常的早期阶段存活心肌的冠状动脉血流储备已恢复，因此再灌注后冠状动脉血流储备的测定能更早地检测心肌的存活性。腺苷负荷超声心动图结合心肌声学造影，能够对局部心肌微循环扩张储备功能进行定量评价，从而在再灌注早期检测存活心肌。

（二）心肌声学造影

从心肌微循环灌注的角度检测存活心肌的超声技术是近年发展起来的心肌声学造影（myocardial contrast echocardiography，MCE）技术。声学造影剂由周围静脉注入后可产生大量微泡，新一代声学造影剂的微泡直径 4～6 μm、流变学特性与红细胞相似，结合 MCE 成像技术，可清晰地显示心肌的灌注状态，评价心肌血流灌注强度、范围，检测缺血心肌，评估冠状动脉狭窄程度及冠状动脉血流储备，心肌梗死溶栓或冠状动脉介入治疗后心肌再灌注效果，在冠状动脉搭桥术中为血运重建术适应证提供决策、评价搭桥效果等。

心肌微循环的完整性是 MCE 检测存活心肌的基础。微循环的完整性包括解剖结构的完整以及功能状态的完整，后者即微循环扩张储备功能的完整性。在冠状动脉缺血及再灌注过程中，心肌微循环的有效灌注是确保心肌存活的先决条件。MCE 即通过评估心肌的灌注和微血管的完整性来识别存活心肌。

1.MCE 的评价方法

（1）MCE 心肌灌注的评价方法。MCE 对心肌灌注的评价方法主要有两种：①进行定性分析预测局部心肌的存活性,通过观察无运动心肌节段注射声学造影剂后有无灌注。与坏死心肌不同,存活心肌虽有局部运动异常,但由于微血管结构相对完整,保证了有效的心肌灌注,MCE常表现为正常均匀显影或部分显影。而坏死心肌由于局部微血管的破坏,再灌注后出现无复流现象,MCE表现为灌注缺损。②对局部心肌灌注进行定量分析。有学者选择31例陈旧前壁心肌梗死伴梗死相关冠状动脉通畅的患者,应用MCE对比相关心肌区域的运动状态。观察经左冠状动脉注入声学造影剂后,左心室前壁心肌与后壁心肌灰阶峰值强度(PI)比值与左心室前壁运动的关系,证明梗死区PI比值与局部收缩功能相关($r=0.88$)。因此,PI是估计梗死区心肌存活性简单而可靠的指标。

在慢性冠状动脉缺血的条件下,心肌对慢性低灌注的反应是收缩功能下降但保持其存活性(即冬眠心肌)。有学者研究显示MCE的再充盈曲线参数可以反映冬眠心肌的微血管特性,从而能够很好地预测局部心肌的存活性。

(2)MCE对微血管的完整性的评价。MCE结合冠状动脉扩张剂的使用,通过对局部心肌微循环扩张储备功能的定量分析来评价冠状动脉微血管的完整性。缺血后微循环损伤伴有显著的冠状动脉血流储备的异常,在再灌注后局部微循环灌注仍异常的早期,具备收缩力储备的存活心肌的冠状动脉血流储备已恢复。研究提示再灌注后24小时冠状动脉血流储备>1.6,局部心肌收缩功能恢复的可能性大。因此,再灌注后冠状动脉血流储备的测定能更早的检测存活心肌。

(3)MCE结合多巴酚丁胺负荷试验。MCE的特征是能显示心肌毛细血管是否健全,虽然心肌无收缩活动,但如果超声微泡能进入心肌梗死区则可证明有毛细血管,认为有存活心肌。在小剂量多巴酚丁胺作用下,可能出现心肌内微血管血流再分布,二者的结合进一步提高了诊断的准确性。

2.MCE的分析方法

(1)目测法:属定性和半定量分析方法。通过声学造影获得心肌灌注图像,使心肌组织回声增强,根据显影增强的效果分为0~3级。局部组织血供丰富区域显影明显增强,而病变部位组织血流灌注较差,局部造影显影增强较弱或无增强,显示为灌注缺损。

(2)定量分析:心肌显影的二维灰阶及能量谐波成像的彩色视频密度由暗至亮分为0~255级。微泡造影剂进入冠状动脉循环后迅速产生心肌成像并达到峰值强度(peak intensity,PI),随后逐渐消退。对MCE观察区域进行定量分析并绘制时间-强度曲线,并得到定量指标:峰值强度(PI);注射造影剂到出现心肌造影增强的时间;造影开始增强到峰值的时间(AT);造影峰值强度减半时间(PHT);造影持续的时间和曲线上升下降速率及曲线下面积等。曲线下面积及PI反映进入冠状动脉血管床的微泡数总量,可用于评估心肌血流量。时间-强度曲线可计算出区域性心肌血流分布和心肌灌注情况。

当声学造影强度处于一个稳态后,微泡进入或离开某一部分心肌循环的量是相同的,脉冲间隔时间与视频强度之间呈指数关系,符合公式:$y=A(1-e^{-\beta t})$。y是脉冲间期t时间的视频强度(VI);A是局部组织能蓄积的最大微泡数量,反映的是局部微血管密度,代表了毛细血管容积;β是曲线上升平均斜率,即造影剂微泡的充填速度,反映的是局部血流速度;两者的乘积($A\times\beta$)即反映了局部心肌血流量(MBF)。坏死心肌的($A\times\beta$)值明显低于存活心肌,当标化后的($A\times\beta$)值<0.23时,提示局部心肌坏死。MCE显示顿抑心肌的峰值强度(PI)较正常心肌无明显差别,再灌注早期由于反应性充血,PI值轻度增加,而此时心肌收缩功能减低,由此提示存活心肌。

由于实时MCE能对心肌内感兴趣区的再灌注强度曲线进行分析,并对峰值强度、曲线斜率等参数进行测量,因此能定量局部心肌的血流量,提高 MCE 对存活心肌判断的准确性。许多研究将 MCE 与 PET、SPECT 等临床采用的其他检测存活心肌的方法进行比较,证实 MCE 在判断存活心肌方面有着极高的准确性。

六、急性心肌梗死及并发症的超声心动图检测

急性心肌梗死(acute myocardial infarction,AMI)是冠状动脉内斑块破裂的动态变化过程发展到血栓使冠状动脉完全闭塞,致使冠状动脉供血的相关心室壁因持久缺血而完全或几乎完全坏死。心室壁收缩功能因而丧失,收缩运动异常。

(一)心肌梗死的超声诊断

超声心动图在 AMI 诊断中可评价心脏室壁节段的运动、室壁厚度、心腔形态、左心室收缩及舒张功能,评价存活心肌等。同时可进行排除性诊断,如二维超声可明确急性心包炎心包积液的诊断,二维结合经食管超声可明确主动脉夹层的诊断等。当心肌坏死后,室壁运动改变常表现为无运动或矛盾运动,室壁收缩期无增厚。室壁增厚率改变比室壁运动更能反映心肌梗死的存在、程度和范围。心肌梗死后瘢痕形成时,局部节段室壁变薄,超声回声增强。根据节段性室壁运动的部位,结合心电图心肌梗死部位能准确判断梗死相关血管。心肌声学造影可通过造影剂灌注缺失确定心肌梗死范围。

超声心动图对心肌梗死的诊断也存在局限性,在透壁性心肌梗死时几乎都能检出室壁运动异常。但在非透壁性心肌梗死时,由于存在足够数量的有功能的心肌,故不一定出现室壁运动的异常。另外,超声心动图在判断梗死面积大小时也存在局限性,因为梗死周围非坏死及非缺血心肌受附近坏死心肌的影响可出现室壁运动异常;心肌梗死后由于再灌注有些心肌处于顿抑状态或处于冬眠状态,这些心肌的运动异常导致超声对梗死范围的高估。

美国心脏病学会(AHA)推荐心肌梗死超声检查的指征:①伴有休克或重症泵功能衰竭,心肌功能衰竭;或有可能进行外科手术治疗的并发症如室间隔穿孔,心脏游离壁破裂,重度二尖瓣反流,左心室真性或假性室壁瘤;②大面积心肌梗死(心电图上多部位,或 CKMB>150 IU/L,总 CK>1 000 IU/L)。对此类患者需要了解有关其预后及是否需要抗凝治疗以防止左心室血栓等信息;③心肌梗死并发心动过速,血流动力学不稳定,肺淤血,难治性心绞痛,或心脏压塞;④AMI 合并有心脏瓣膜病变或先天性心脏病;⑤AMI 并发心包积液;⑥AMI 患者应用钙拮抗剂或 β 受体阻滞剂等可引起左心功能抑制,或引起左心室功能进一步损害时以及时发现并立即处理。

(二)右心梗死

右心梗死在临床诊断中常漏诊。右心室功能损害多发生于下壁心肌梗死,为右冠状动脉近端闭塞,阻断右心室支或后降支的血流,导致右心室梗死。超声心动图上的主要表现为右心室游离壁异常运动和右心室扩张。短轴图可见下壁和正后壁运动异常,在心尖四腔面见右心室扩大,也可出现右心室室壁瘤及右心室血栓形成。常并发三尖瓣反流,是由于室间隔运动异常所致。

(三)急性心肌梗死并发症的超声检测

急性心肌梗死患者由于有典型的症状、心电图及心肌酶学标记物检测,临床医师通常可以迅速做出诊断,因此超声心动图用于 AMI 发病时的检查并非常规,但在 AMI 并发症的诊断中,超声心动图因其可床旁操作的优势,其作用不容忽视。

1.心肌梗死的扩展和延展

急性心肌梗死后,特别是大面积透壁性梗死,导致左心室腔变形,出现几何形态学改变,即左

心室重构。左心室重构表现为早期左心室扩大,起于急性期,持续到恢复期,超声心动图证实梗死区扩展和心室扩张。扩展是指梗死部位变薄向外扩张,收缩功能进一步减低,室壁运动积分指数变差,但功能正常心肌的百分比没有改变。AMI时扩展常发生在心肌破裂之前,并提示较差的预后。而心肌梗死的延展是指梗死周围的缺血心肌发生梗死,功能正常心肌的百分比下降,室壁运动积分上升(心室功能变差),又出现新的梗死区进一步扩展。可通过以下方面检测。

(1)二维图像。在心肌梗死早期观察梗死扩展的范围、部位和程度;在心肌梗死发展过程中梗死扩展可发展为室壁瘤,也是左心室"心室重构"的一部分,心室局部和整体的扩张是左心室重构的主要因素,损害左心室功能并影响预后。超声心动图可床旁动态观察心室进行性扩大的范围、程度及对心功能的影响,是否出现严重瓣膜反流,是否发生室壁瘤及附壁血栓,是否发生机械并发症(室壁破裂及室间隔穿孔)等。

(2)测量参数。①左心室容量:以观察是否发生梗死扩展;②测量左心室前壁和后壁的长度:发生梗死扩展,梗死节段长度延长③测定梗死区的半径:以判定有无扩展,当梗死部位扩张,膨出,其半径缩短,如前壁半径短轴与左心室短轴比,可反映前壁或下壁局部膨出及其程度;④扩展指数:梗死区室壁运动失调节段心内膜长度与非梗死区心内膜长度的比值;⑤室壁心肌厚度减薄率(ventricular wall thinning ratio,VWTR):梗死区运动失调节段室壁厚度与正常室壁厚度的比值,正常>0.8。

2.室壁瘤

室壁瘤是AMI的最常见并发症,是由于梗死区心肌扩张变薄,心肌坏死、纤维化,少数钙化,心腔内压力使其逐渐向外膨出所致,常累及心肌各层,绝大多数累及心尖。室壁瘤通常发生在AMI后1年内,其发生率占心肌梗死患者的3.5%～38%。发生部位以左心室前壁、心尖部及室间隔为多,也可发生在下壁基底部。AMI后形态学改变在2周内已形成,室壁瘤形成的患者占心肌梗死患者的百分比在急性期与陈旧期大致相同。超声心动图对室壁瘤诊断的敏感性达93%～100%。

左心室室壁瘤可分为真性室壁瘤、假性室壁瘤及功能性室壁瘤。超声心动图是检测心肌梗死后室壁瘤形成的常规方法之一,可准确测量室壁瘤的大小、位置,判断瘤腔内有无血栓及室壁运动功能测定,鉴别真、假性室壁瘤,敏感性达93%～98%。室壁瘤的超声心动图检出率与血管造影相关较好。在某些情况下,超声对室壁瘤的观察优于血管造影和核素心脏检查。

(1)真性室壁瘤的超声特征:心肌组织消失,瘢痕形成,病变局部扩张,在心室舒张期和收缩期均向外膨出变形,在收缩期扭曲形态的室壁瘤瘤壁无向心性收缩或呈相反方向的离心运动(亦称矛盾运动),与正常心肌交界部位可见宽大的"瘤口",呈瓶颈形态。室壁瘤实质上是梗死扩展的结果。室壁瘤的另一个特征是血流异常,在大片无收缩区(AK)和反向搏动区(DK)多普勒超声常显示有涡流血流频谱,亦可见到因血流缓慢形成的超声自显影现象。心尖部大块无收缩区常可见到这种自显影现象。异常血流和自显影常是血栓形成的预兆。

多数前壁心尖部室壁瘤在心尖四腔面或二腔面见到,心尖部收缩功能受损,心底部收缩功能尚保持正常。大的室壁瘤也能使整个心室功能受损,可见心室壁变薄,心腔扩大。超声心动图除能确定有无室壁瘤及其大小外,还能对非梗死心肌的功能进行评估。M型超声心动图测定室壁瘤患者心底部活动预测这类患者室壁瘤切除术后的生存率。二维超声心动图作同样的研究证明:在心尖部室壁瘤的患者,心底部径对手术预后预测比血管造影及左心室射血分数更有价值。

(2)假性室壁瘤:假性室壁瘤是因为左心室游离壁破裂,局部心包和血栓等物质包裹血液形成的一个与左心室腔相通的囊腔,这种并发症通常是致命性的。二维超声与彩色多普勒合用是诊断假性室壁瘤的有效方法。二维超声心动图可以显示在心包腔内血肿,其外壁为心包和血凝块而不是心肌,其所在部位心室壁回声断裂,形成一瘤口与瘤体相通,瘤口直径小于瘤体最大直径,瘤壁由纤维样心包组织和/或血凝块构成,没有心肌成分,瘤腔内壁可有强弱不均的块状或片状回声,彩色血流频谱可显示血流信号从左心室腔通过心肌破裂口流入假瘤腔内。应用超声声学造影,可见到造影剂进入瘤体内。经胸实时三维超声可更好地显示,发现经胸二维超声漏诊的假性室壁瘤。

假性与真性室壁瘤的本质区别是心脏已破裂,假性室壁瘤处的心肌、心内膜中断,不连续。超声心动图鉴别假性与真性室壁瘤的要点是室壁瘤的颈部宽度,假性室壁瘤的颈部比较窄,一般情况下,其颈部比瘤体窄,而真性室壁瘤的颈较宽。假性室壁瘤在心室收缩心室变小时瘤体反而变大。彩色血流频谱亦有助于血流观测。超声诊断假性室壁瘤极为重要,这类室壁瘤可能突然破裂,导致患者立即死亡。因此,一旦诊断,应尽快手术。

(3)功能性室壁瘤:在形态上与真性室壁瘤不同,其是由纤维组织或瘢痕构成,局部可有心肌纤维,同样影响心肌的整体收缩运动,引起射血分数降低。功能性室壁瘤仅见于心室收缩期,膨出的室壁区域与邻近正常心肌区域不形成"瘤口"样形态,是心肌梗死扩展的结果。

3.室间隔穿孔

室间隔穿孔是 AMI 时发生于室间隔的心肌破裂,形成室间隔缺损,是 AMI 的严重机械并发症之一,出现严重的血流动力学障碍,可迅速发展至心力衰竭,乃至心源性休克,预后极差,病死率很高。室间隔穿孔多发生在 AMI 后 1 周内。

超声心动图是检测室间隔穿孔的理想方法。二维超声可以直接观察到破裂的室间隔。彩色多普勒可显示室间隔缺损所致的异常左向右分流,由于左心室收缩期压力明显高于右心室,左心室内血液急速向右心室分流,彩色多普勒血流成像可见以蓝色为主的五彩镶嵌血流,如破损口较大,彩色血流束较宽,心尖四腔切面可见红色血流束。当左心室下壁心肌梗死后室间隔穿孔时,在左心室短轴位于下壁与后间隔之间可见彩色血流穿过缺损口沿右心室膈面进入右心室。

室间隔破裂可发生于任何部位,前壁、下壁心肌梗死均可发生,常发生于室间隔近心尖部,多数为开放性穿孔,较少为不规则性穿孔。室间隔穿孔的大小不等,直径一般<4 mm,穿孔直径越大者,左向右分流量越大,对血流动力学的影响和心室功能损害的程度越大,直接关系到患者的生存率。穿孔也可能是多发的。经食管超声有助于诊断。

AMI 合并室间隔穿孔多见于老年人,有时合并多种疾病,图像显示不清晰,且穿孔部位多在前室间隔与心尖部,彩色多普勒在此处衰减明显,脉冲、连续多普勒取样困难。因此,如 AMI 后突发胸骨左缘 3~4 肋间粗糙的收缩期杂音,临床怀疑并发室间隔穿孔时,需仔细扫查能够显示室间隔的各个切面,注意心肌变薄、有节段运动障碍的部位是否有断续的回声失落及心肌结构紊乱,在此基础上用彩色多普勒显示有无收缩期五彩血流束经此处自左心室流向右心室。同时用连续多普勒取样显示有高流速湍流频谱即可明确诊断。

4.左心室附壁血栓

左心室附壁血栓是 AMI 常见的并发症之一。通常多附着于有反向搏动的室壁瘤样扩张部位。二维超声是检出左心室附壁血栓的常规方法,其对诊断左心室附壁血栓价值甚至高于 X 射线下左心室造影及核素左心室造影。在许多前瞻性研究中,超声心动图已成为检测附壁血栓的"金标准"。

大多数附壁血栓发生前壁心肌梗死,多发生于心尖部。在心室各个部位均可以见到血栓,可形成球形突向腔内,并随血流活动。右心室心尖部也可能有血栓。

附壁血栓的二维超声心动图检查可见:左心室腔内不规则团块状回声附着于左心室心内膜表面,可凸向左心室腔,也可呈薄片状在心尖部附着,位置固定,回声强度及密度不均匀,表示血栓有不同程度的机化、纤维化,回声较弱的血栓提示该血栓较为新鲜。附壁血栓通常位于心尖部,其密度不随心肌收缩活动改变,以此与心内膜结构相鉴别。团块状回声附着区的心肌室壁运动失调,减弱或消失。附壁血栓凸向心腔内,有时可见其随血流活动,这种血栓易脱落造成体循环栓塞,危险性较大,二维超声可动态追踪观察其大小及活动度,以此评价临床抗凝治疗效果。

诊断左心室心尖部血栓应注意以下几点。①与心尖部肌柱回声鉴别:心尖部肌柱随收缩活动发生形态改变,血栓则无变化;②与超声近场伪差鉴别:人工伪差不随心脏搏动活动,而随探头移动而移动;③绝大多数左心室血栓都发生于室壁运动异常的部位;④血栓必须在至少 2 个观察面上见到。

如患者超声图像质量差,或者血栓较为新鲜回声较弱,常规经胸超声不易判断,以及左心室肌小梁及假腱索或者近场伪像均影响对附壁血栓的判断。可采用左心室声学造影,造影后可显示造影剂充盈缺损,此时左心室附壁血栓边界一目了然,从而使左心室附壁血栓易于识别。

5.心肌梗死后二尖瓣反流

心肌梗死后二尖瓣反流(MR)病因及病理生理:①心肌梗死后左心室扩大,二尖瓣环扩张,造成二尖瓣相对关闭不全;②左心室扩大,乳头肌位置下移,使腱索相对变短,导致二尖瓣关闭不全;③乳头肌及相关心脏游离壁的急性缺血导致的乳头肌断裂或功能不全,造成 MR。乳头肌断裂的发生率为 1%,低于室间隔穿孔,后乳头肌累及的机会比前侧乳头肌多 6~12 倍,断裂常发生在乳头肌的远端,可能累及一个或数个小的乳头肌头部,发生在乳头肌近端的完全断裂非常罕见。

AMI 患者出现 MR 时只有 46.9% 可闻及心尖部收缩期杂音,反流严重者较反流轻者的收缩期杂音闻及率反而降低,提示并发 MR 的 AMI 患者仅靠心脏听诊极易漏诊。超声心动图因其诊断 MR 的敏感性、无创、可床旁操作等特点而广泛应用。彩色多普勒可显示左心房内蓝色的反流束,二维超声可显示因乳头肌断裂所致的二尖瓣连枷状运动,乳头肌功能不全时显示二尖瓣瓣叶在收缩期最大关闭时未达到瓣环水平,形成瓣叶错位的外观。

超声心动图显示的 MR 对 AMI 的预后具有预测价值,AMI 后早期(一周内)MR 多为轻度,中、重度 MR 较少见。有 MR 患者 30 天及 1 年的死亡率显著高于无 MR 者,提示有 MR 患者的预后较差。AMI 早期出现不同程度的 MR 与梗死的部位明显相关,下壁、后壁心肌梗死 MR 的发生率高。AMI 后 MR 与左心室形态和下壁异常运动相关,在前壁梗死患者也是如此,而下壁梗死患者 MR 只与下壁异常运动相关。

七、血管内超声成像

冠心病急性心脏事件(急性冠状动脉综合征)发生的病理基础是动脉粥样硬化斑块破裂或内皮溃疡基础上诱发血栓形成。随着对斑块稳定性的认识,识别不稳定斑块越来越受到关注。冠状动脉造影(coronary angiography,CAG)曾被认为是诊断冠心病的"金标准",然而它是根据造影剂充盈缺损影像来诊断,只能反映造影剂充填的管腔轮廓,提供有关血管管壁和病变形态结构的信息有限。现在临床上不仅关心冠状动脉的狭窄程度,而且越来越重视冠状动脉内斑块的形态和组成,血管内超声(intravascular ultrasound,IVUS)因此应运而生。血管内超声首次为临床提供了直接观察血管壁的动脉粥样硬化斑块和其他病理情况的工具。与冠状动脉造影相比,IVUS 提供了更多潜在的信息,IVUS 可以在冠状动脉内直接观察血管内膜下结构,即动脉全层(包括斑块厚度),提供管腔、管壁横截面图像,分辨出斑块的大小、组成成分、分布以及观察斑块处血管的重构情况,在斑块稳定性的诊断上具有 CAG 无法比拟的优势。

目前使用的 IVUS 系统主要包括相控阵技术和机械扫描技术。相控阵系统通过同步产生一束360°的超声束而生成图像,操作过程中需要将整个导管在血管内推送或回撤以获得图像,相对于机械扫描探头,具有更小的外径,其主要缺点是位于转换器周围的伪像。机械扫描是将装载有单晶体的转换器设计在外鞘内,利用一个灵活的传动轴带动转换器发生机械旋转,获取图像,操作时需要用生理盐水冲洗以保证转换器与外鞘间没有空气,转速可达每分钟 1 800 转,获取的图像清晰度高。机械旋转型导管的近场分辨力较好,可提供清晰的支架小梁影像,且不需滤掉伪影。但机械导管因不能使影像束动态聚焦,其远场分辨力较差。另外,不均匀旋转伪像也是影响机械旋转型导管影像质量的因素。

IVUS 在每个图像切面上有三个空间方向上的分辨力,通常轴向分辨力为 $80 \sim 120 \ \mu m$,侧向分辨力为 $200 \sim 250 \ \mu m$,环形切面上的分辨力主要与图像伪像有关,目前还不能量化。研究表明 IVUS 所显示的斑块组成和组织学检查有良好的相关性,通过与组织学对比研究,IVUS 在判断粥样斑块成分方面的可信性已经得到证实,有"活体组织学"之称。

虚拟组织学成像(VH)是利用频率-范围分析的一种新兴技术,IVUS-VH 是在传统灰阶IVUS 采集不同组织回声信号振幅的基础上,同时收集回声信号的频率,通过射频信号的频率范围分析,可以识别5 种颜色编码的 4 种组织学斑块类型:即钙化、坏死、纤维以及纤维脂质性斑块,可以区分动脉粥样斑块的组成,判断易损斑块,这些不同的斑块成分被赋予彩色编码。钙化、纤维化、纤维脂质混合和坏死脂质核心分别被标以白色、绿色、黄色和红色。IVUS 弹力成像技术已经被用于研究血管壁的机械性质,以间接反映斑块的组织病理学成分,它是将心动周期中的心腔内压力与 IVUS、图像相结合,提供血管壁的张力并反映组织学构成。

(马玉爽)

第十六章 肝脏疾病超声诊断

第一节 肝 血 管 瘤

一、病理与临床表现

肝血管瘤是肝脏最常见的良性肿瘤,占肝良性肿瘤的 41.6%~70%。肝血管瘤分海绵状血管瘤和毛细血管性血管瘤;前者多见,后者少见甚至罕见,可发生于肝脏任何部位,常位于肝脏被膜下或边缘区域。大小可在几毫米至几十厘米。肝血管瘤在组织学上是门静脉血管分支的畸形,表面可呈黄色或紫色,质地柔软,切面呈海绵状,组织相对较少,内含大量暗红色静脉血。肝血管瘤有时可出现退行性变,内部可出现新鲜或陈旧的血栓或瘢痕组织及钙化灶,并可完全钙化。镜下见肝血管瘤由衬以扁平内皮细胞的大小不等的血管腔构成,由数量不等的纤维组织分隔开来,血管腔中可有新鲜或机化血栓,少数血栓中可有成纤维细胞长入,这可能是导致形成"硬化性血管瘤"瘢痕的原因。临床表现:发病年龄一般为 30~70 岁,平均 45 岁,女性略多于男性,可单发或多发,儿童肝血管瘤与成人不同,常合并皮肤或其他内脏血管瘤,肝血管瘤自发性破裂的机会多于成人,约 50% 合并皮肤血管瘤。肝血管瘤较小时,一般无临床症状,中期出现症状常提示肿瘤增大,可有肝区不适感;当肝血管瘤较大时,可引起上腹胀痛,扪及腹部包块等。

二、超声影像学表现

(一)常规超声

1.形态

形态以圆形者为多。在实时状态下缺乏球体感,有时呈"塌陷"状,肿瘤较大时,呈椭圆形或不规则形,并可向肝表面突起,巨大者可突向腹腔甚至盆腔。

2.直径

超声可发现小至数毫米的肝血管瘤,大者可达 35 cm 以上。

3.边界

边界多清晰,典型者可在肿瘤周边见 2~4 mm 的高回声带,呈"花瓣"状围绕,光带与周围肝组织和肿瘤之间均无间断现象,有称它为"浮雕状改变",这一征象在肝血管瘤中具有较高特异性,其重要性不亚于肝癌中"晕圈"征的改变,但出现率仅 50%~60%。此外,有时可见肝血管瘤边缘有小管道进入,呈现"边缘裂开"征等改变。

4.内部回声

根据近年来的报道,肝血管瘤的回声类型主要有以下四种。

(1)高回声型:最多见,占肝血管瘤的50%~60%,多出现于较小的肝血管瘤中(<5 cm),内部回声均匀,致密,呈筛孔状(图16-1),如肝血管瘤位于膈肌处,可产生镜面反射,即在膈肌对侧的对称部位出现与肝血管瘤一致但回声略低的图像。

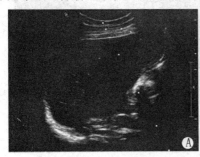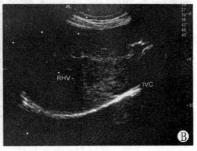

图 16-1　高回声型肝血管瘤

A.周边有高回声带,呈"浮雕"状;B.边界清晰,内呈"筛孔"状

(2)低回声型:较少见,占10%~20%,近年有增多趋势,多见于中等大小(3~7 cm)的肝血管瘤中,其内部以低回声为主,主要由于肝血管瘤中血管腔较大,管壁较薄所致。个别在实时超声下可见较大管腔内有缓慢的血液流动,瘤体内以细网络状表现为主,其中的纤维隔回声亦较高回声型肝血管瘤为低。

(3)混合回声型:约占20%,为前二者之混合。主要见于较大的肝血管瘤中,平均7~15 cm,内呈现"粗网络"状或"蜂窝"状结构,分布不均,强弱不等,有时与肝癌较难鉴别。

(4)无回声型:极少见,占1%~2%,瘤体内无网状结构等表现,但透声较肝囊肿略差,边界亦较囊肿欠清。除上述四种表现外,由于肝血管瘤在演变中可发生栓塞、血栓、纤维化等改变,故在瘤体内可出现不均质团块、高回声结节及无回声区等,可使诊断发生困难。

5.后方回声

肝血管瘤的后方回声多稍增高,呈扩散型,但比肝囊肿后方回声增高要低得多。

6.加压形变

在一些位于肋下或剑突下的较大肝血管瘤中,轻按压后可见瘤体外形发生改变,出现压瘪或凹陷等现象,放松后即恢复原状。

7.肝组织

肝血管瘤患者中,周围肝组织多正常,无或少有肝硬化和纤维化征象。

8.动态改变

正常情况下,肝血管瘤变化较慢,短期内不会很快增大。据报道部分肝血管瘤,可随时间而逐渐缩小甚至消失。另有报道,用超声连续观察半小时,血管瘤内部回声可短暂变化,或做蹲起运动可见肝血管瘤回声、大小等发生改变,有别于其他肿瘤。

(二)彩色多普勒

尽管肝血管瘤内中血流丰富,但由于瘤体内血流速度较低,彩色多普勒常不易测及其血流信号,血流检出率仅占10%~30%。彩色多普勒血流成像多呈Ⅱb型或Ⅰc型图像(图16-2),偶可有Ⅲa型或Ⅲb型表现,脉冲多普勒可测及动脉血流,阻力指数多<0.55,搏动指数>0.85。彩色多普勒能量图可显示"绒球"状、"环绕"状改变,据报道彩色多普勒能量图中,肝血管瘤血流检出率高达87.9%,而对照组彩色多普勒显示率仅51.7%,但彩色多普勒能量图的特异表现还需进行深入研究。

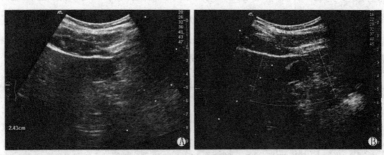

图 16-2　肝血管瘤
A.左肝下缘低回声结节,肝表面平滑;B.CDFI 显示周边血流信号,呈Ⅱb型

三、鉴别诊断

(一)肝癌

高回声型血管瘤的诊断较容易,但有时与高回声型均质型肝癌较难鉴别。此型肝癌相对少见,内部回声比肝血管瘤更高更密,周边有浅淡暗环,可资鉴别。而低回声型肝血管瘤误为肝癌的比例较高,有报道误诊率可达 30%。肝癌内部多为不均质回声,呈结节镶嵌状,如有"晕圈"容易鉴别。另外,彩色多普勒亦有助诊断。肝血管瘤可与肝癌同时并存,除了掌握肝血管瘤与肝癌的特征外,在肝内出现不同回声类型的占位时,要考虑到两种疾病并存的可能。同时,肝硬化声像图背景对间接支持肝癌的诊断有一定帮助。

(二)肝囊肿

无回声型肝血管瘤,多误为肝囊肿,但肝囊肿壁回声更纤细、更高,内部回声更为清晰;无回声型肝血管瘤的囊壁回声较低且较厚而模糊,内部回声信号亦多于肝囊肿。

(三)肝肉瘤

肝肉瘤较少见,原发性者更少见,如平滑肌肉瘤、脂肪肉瘤、纤维肉瘤和淋巴肉瘤等。形态呈椭圆形,边界尚清,内部回声致密、增高,亦可高低不等或出现液化。彩色多普勒不易测及血流信号,有时与肝血管瘤甚难鉴别,超声引导下穿刺活检对诊断有帮助。

以往认为,小型高回声型肝血管瘤多为毛细血管型血管瘤,而较大的蜂窝状的肝血管瘤为海绵状血管瘤。目前认为,根据回声的改变来区别毛细血管型或海绵状型是没有根据的。有一组113 个超声表现各异的肝血管瘤,手术病理证实均为肝海绵状血管瘤。因此,肝毛细血管型血管瘤少见甚至罕见。同时,原先认为肝血管瘤不能进行穿刺活检的概念已逐渐更新,对影像技术检查疑为肝血管瘤且位于肝深部的病灶仍可进行超声引导下的穿刺活检,甚少出现出血等并发症的报道。

(陈晓然)

第二节　肝脏弥漫性病变

　　肝脏弥漫性病变为一笼统的概念,是指多种病因所致的肝脏实质弥漫性损害。常见病因有病毒性肝炎、药物性肝炎、化学物质中毒、血吸虫病、肝脏淤血、淤胆、代谢性疾病、遗传性疾病和自身免疫性肝炎等。上述病因均可引起肝细胞变性、坏死,肝脏充血、水肿和炎症细胞浸润,单核吞噬细胞系统及纤维结缔组织增生等病理变化,导致肝功能损害和组织形态学变化。肝脏弥漫性病变的声像图表现,可在一定程度上反映其病理形态学变化,但是对于诊断而言,大多数肝脏弥漫性病变声像图表现缺乏特异性,鉴别诊断较为困难,需结合临床资料及相关检查结果进行综合分析。

一、病毒性肝炎

(一)病理与临床概要

　　病毒性肝炎是由不同类型肝炎病毒引起,以肝细胞的变性、坏死为主要病变的传染性疾病。按病原学分类,目前已确定的病毒性肝炎有甲型、乙型、丙型、丁型和戊型肝炎5种,通过实验诊断排除上述类型肝炎者称非甲至戊型肝炎。各型病毒性肝炎临床表现相似,主要表现为乏力、食欲减退、恶心、厌油、肝区不适、肝脾大和肝功能异常等,部分患者可有黄疸和发热。甲型和戊型多表现为急性感染,患者大多在6个月内恢复;乙型、丙型和丁型肝炎大多呈慢性感染,少数病例可发展为肝硬化或肝细胞癌,极少数呈重症经过。因临床表现相似,需依靠病原学诊断才能确定病因。

　　病毒性肝炎的临床分型:①急性肝炎;②慢性肝炎;③重型肝炎;④淤胆型肝炎;⑤肝炎后肝硬化。

　　病毒性肝炎的基本病理改变包括肝细胞变性、坏死,炎症细胞浸润,肝细胞再生,纤维组织增生等。其中,急性肝炎主要表现为弥漫性肝细胞变性、坏死,汇管区可见炎症细胞浸润,纤维组织增生不明显;慢性肝炎除炎症坏死外,还有不同程度的纤维化;重型肝炎可出现大块或亚大块坏死;肝硬化则出现典型的假小叶改变。

(二)超声表现

1.急性病毒性肝炎

　　(1)二维超声。①肝脏:肝脏不同程度增大,肝缘角变钝。肝实质回声均匀,呈密集细点状回声(图16-3A),肝门静脉管壁、胆管壁回声增强;②脾:脾大小正常或轻度增大;③胆囊:胆囊壁增厚、毛糙,或水肿呈"双边征",胆汁透声性差,胆囊腔内可见细弱回声,部分病例胆囊腔缩小,或胆囊暗区消失呈类实性改变(图16-3A);④其他:肝门部或胆囊颈周围可见轻度肿大淋巴结(图16-3B)。

　　(2)彩色多普勒超声:有研究报道,肝动脉收缩期、舒张期血流速度可较正常高。

2.慢性病毒性肝炎

　　(1)二维超声。①肝脏:随肝脏炎症及纤维化程度不同,可有不同表现。轻者声像图表现类似正常肝脏;重者声像图表现与肝硬化接近。肝脏大小多无明显变化。肝脏炎症及纤维化较明显时,肝实质回声增粗、增强,呈短条状或小结节状,分布不均匀,肝表面不光滑(图 16-4A)。肝静脉及肝门静脉肝内分支变细及管壁不平整。②脾脏:脾可正常或增大(图 16-4B),增大程度常不及肝硬化,脾静脉直径可随脾增大而增宽。③胆囊:胆囊壁可增厚、毛糙,回声增强。容易合并胆囊结石、息肉样病变等。

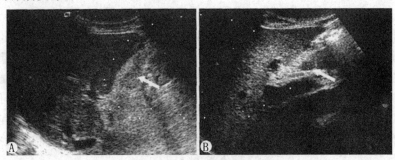

图 16-3　急性病毒性肝炎

二维超声显示肝实质回声均匀,呈密集细点状回声,胆囊缩小,胆囊壁增厚,胆囊腔暗区消失呈类实性改变(A,↑);肝门部淋巴结轻度肿大(B,↓)

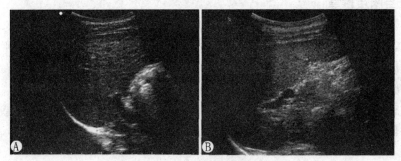

图 16-4　慢性病毒性肝炎

二维超声显示肝表面不光滑,肝实质回声增粗呈短条状,分布不均匀,肝内血管显示欠佳(A);脾增大,下缘角变钝,脾实质回声均匀(B)。肝穿刺活检病理:慢性乙型肝炎 G3/S3(炎症 3 级/纤维化 3 期)

(2)彩色多普勒超声:随着肝脏损害程度加重,特别是肝纤维化程度加重,肝门静脉主干直径逐渐增宽,血流速度随之减慢;肝静脉变细,频谱波形趋于平坦;脾动脉、静脉血流量明显增加。

3.重型病毒性肝炎

(1)二维超声。①肝脏:急性重型病毒性肝炎,肝细胞坏死明显时,肝脏体积可缩小,形态失常,表面欠光滑或不光滑(图 16-5A),实质回声紊乱,分布不均匀,肝静脉逐渐变细甚至消失;亚急性重型病毒性肝炎,如肝细胞增生多于坏死,则肝脏缩小不明显;慢性重型病毒性肝炎的声像表现类似慢性肝炎,如在肝硬化基础上发生重症肝炎,则声像图具有肝硬化的特点。②胆囊:胆囊可增大,胆囊壁水肿增厚,胆汁透声性差,可见类实性回声(图 16-5A)。③脾脏:可增大或不大。④腹水(图 16-5A)。

(2)彩色多普勒超声:重型病毒性肝炎患者较易出现肝门静脉高压表现,如附脐静脉重开(图 16-5B),肝门静脉血流速度明显减低或反向等。

4.其他

淤胆型肝炎声像图表现无特异性。肝炎后肝硬化超声表现见肝硬化。

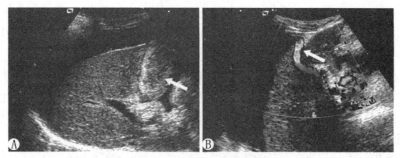

图 16-5　重型病毒性肝炎

二维超声显示肝脏形态失常,右肝缩小,肝表面欠光滑,肝实质回声增粗,分
布均匀,胆囊壁增厚,不光滑,胆囊腔内充满类实性回声(A↑),后方无声影,
肝前间隙见液性暗区(A);CDFI 显示附脐静脉重开,可见出肝血流显示(B↑)

(三)诊断与鉴别诊断

病毒性肝炎主要需与下列疾病鉴别。

1.淤血肝

继发于右心功能不全,声像图显示肝大,肝静脉及下腔静脉扩张,搏动消失,血流速度变慢或有收缩期反流,肝门静脉一般不扩张。急、慢性肝炎肝脏可增大,肝静脉及下腔静脉无扩张表现,且慢性肝炎及肝炎后肝硬化者多数肝静脉变细。

2.脂肪肝

肝大,肝缘角变钝,肝实质回声弥漫性增强,但光点细密,并伴有不同程度的回声衰减,肝内管道结构显示模糊,肝门静脉不扩张。

3.血吸虫性肝病

患者有流行区疫水接触史,声像图显示肝实质回声增强、增粗,分布不均匀,以汇管区回声增强较明显,呈较具特征性的网格状或地图样改变。

4.药物中毒性肝炎

由于毒物影响肝细胞代谢和肝血流量,导致肝细胞变性、坏死。声像图显示肝脏增大,肝实质回声增粗、增强,分布欠均匀,与慢性病毒性肝炎类似,鉴别诊断需结合临床病史及相关实验室检查结果综合分析。

5.酒精性肝炎

声像图表现可与病毒性肝炎类似,诊断需结合临床病史特别是饮酒史。

二、肝硬化

(一)病理与临床概要

肝硬化是一种常见的由不同原因引起的肝脏慢性、进行性和弥漫性病变。肝细胞变性、坏死,炎症细胞浸润,继而出现肝细胞结节状再生及纤维组织增生,致肝小叶结构和血液循环途径被破坏、改建,形成假小叶,使整个肝脏变形、变硬而形成肝硬化。

根据病因及临床表现的不同有多种临床分型。我国最常见为门脉性肝硬化,其次为坏死后性肝硬化以及胆汁性、淤血性肝硬化等。肝硬化按病理形态又可分为小结节型、大结节型和大小结节混合型。门脉性肝硬化主要病因有慢性肝炎、酒精中毒、营养缺乏和毒物中毒等,主要属小结节型肝硬化,结节最大直径一般不超过 1 cm。坏死后性肝硬化多由亚急性重型肝炎、坏死严重的慢性活动性肝炎和严重的药物中毒发展而来,属于大结节及大小结节混合型肝硬化,结节大小悬殊,直径为 0.5～1 cm,最大结节直径可达6 cm。坏死后性肝硬化病程短,发展快,肝功能障碍明显,癌变率高。

肝硬化的主要临床表现:代偿期多数患者无明显不适或有食欲减退、乏力、右上腹隐痛、腹泻等非特异性症状,肝脏不同程度增大,硬度增加,脾轻度增大或正常。失代偿期上述症状更明显,并出现腹水、脾增大、食管-胃底静脉曲张等较为特征性表现,晚期有进行性黄疸、食管静脉曲张破裂出血、肝性脑病等。

(二)超声表现

1.肝脏大小、形态

肝硬化早期肝脏可正常或轻度增大。晚期肝形态失常,肝脏各叶比例失调,肝脏缩小,以右叶为著;左肝和尾状叶相对增大,严重者肝门右移。右叶下缘角或左叶外侧缘角变钝。肝脏活动时的顺应性及柔软性降低。

2.肝表面

肝表面不光滑,凹凸不平,呈细波浪、锯齿状(图 16-6)、大波浪状或凸峰状。用 5 MHz 或 7.5 MHz高频探头检查,显示肝表面更清晰,甚至可见细小的结节。有腹水衬托时,肝表面改变亦更清晰。

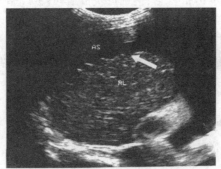

图 16-6　肝硬化

二维超声显示右肝(RL)缩小,形态失常,肝表面呈锯齿状(↑),肝实质回声增
粗,分布不均匀,肝内血管显示不清,肝静脉变细。肝前间隙见液性暗区(AS)

3.肝实质回声

肝实质回声弥漫性增粗、增强,分布不均匀,部分患者可见低回声或等回声结节(图 16-7)。

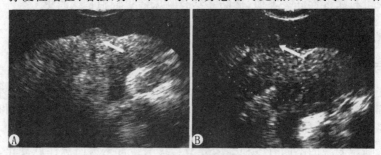

图 16-7　肝硬化结节

二维超声显示肝缩小,肝表面凹凸不平,右肝前叶肝包膜下一稍低回声结节,向肝外突出,
结节边界不清,内部回声均匀(A↑);CDFI 显示等回声结节内部无明显血流显示(B↑)

4.肝静脉

早期肝硬化肝内管道结构无明显变化。后期由于肝内纤维结缔组织增生、肝细胞结节状再生和肝小叶重建挤压管壁较薄的肝静脉,致肝静脉形态失常,管径变细或粗细不均,走行迂曲,管壁不光滑,末梢显示不清。CDFI 显示心房收缩间歇期肝静脉回心血流消失,多普勒频谱可呈二相波或单相波,频谱低平,可能与肝静脉周围肝实质纤维化和脂肪变性使静脉的顺应性减低有关。

5.肝门静脉改变及门静脉高压征象

(1)肝门静脉系统内径增宽主干内径>1.3 cm,随呼吸内径变化幅度小或无变化,CDFI 显示肝门静脉呈双向血流或反向血流,肝门静脉主干血流反向是肝门静脉高压的特征性表现之一。肝门静脉血流速度减慢,血流频谱平坦,其频谱形态及血流速度随心动周期、呼吸、运动和体位的变化减弱或消失。

(2)侧支循环形成:也是肝门静脉高压的特征性表现之一。

附脐静脉开放:肝圆韧带内或其旁出现无回声的管状结构,自肝门静脉左支矢状部向前、向下延至脐,部分附脐静脉走行可迂曲(图 16-8A),CDFI 显示为出肝血流(图 16-8B),多普勒频谱表现为肝门静脉样连续带状血流。

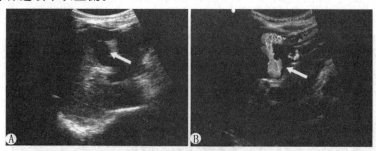

图 16-8　附脐静脉重开

二维超声显示附脐静脉迂曲扩张,自肝门静脉左支矢状部行
至肝外腹壁下(A↑);CDFI 显示为出肝血流(B↑)

胃冠状静脉(胃左静脉)扩张、迂曲,内径>0.5 cm。肝左叶和腹主动脉之间纵向或横向扫查显示为迂曲的管状暗区或不规则囊状结构,CDFI 显示其内有不同方向的血流信号充填(图 16-9),为肝门静脉样血流频谱。胃冠状静脉是肝门静脉主干的第 1 个分支,肝门静脉压力的变化最先引起胃冠状静脉压力变化,故胃冠状静脉扩张与肝门静脉高压严重程度密切相关。

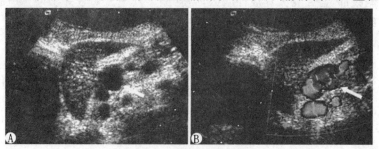

图 16-9　胃冠状静脉扩张

二维超声显示胃冠状静脉呈囊状扩张,边界清晰(A↑);CDFI
显示暗区内红蓝相间不同方向的彩色血流信号(B↑)

脾肾侧支循环形成:脾脏与肾脏之间出现曲管状或蜂窝状液性暗区,可出现在脾静脉与肾静脉之间、脾静脉与肾包膜之间或脾包膜与肾包膜之间,呈肝门静脉样血流频谱。

脾胃侧支循环形成:脾静脉与胃短静脉之间的交通支,表现为脾上极内侧迂曲管状暗区或蜂窝状暗区(图 16-10A、B),内可探及门静脉样血流频谱。

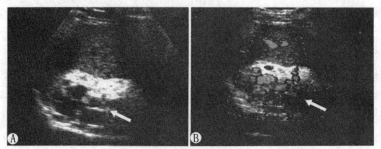

图 16-10　胃底静脉扩张
二维超声显示脾上极内侧相当于胃底部蜂窝状暗区(A↑);
CDFI 显示暗区内充满血流信号(B↑)

(3)脾脏增大,长度>11 cm,厚度>4 cm(男性)、>3.5 cm(女性),脾实质回声正常或增高。如有副脾者亦随之增大。脾静脉迂曲、扩张,内径>0.8 cm(图 16-11)。

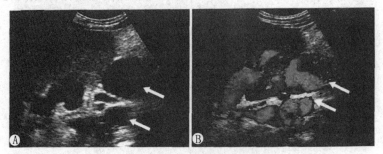

图 16-11　脾静脉瘤样扩张
二维超声显示脾门区血管迂曲扩张,部分呈囊状改变(A↑);
CDFI 显示扩张管腔内充满彩色血流信号(B↑)

(4)肠系膜上静脉扩张,内径>0.7 cm,部分可呈囊状扩张。

(5)腹水:多表现为透声性好的无回声区。少量腹水多见于肝周或盆腔;大量腹水则可在肝周、肝肾隐窝、两侧腹部、盆腔见大片液性暗区,肠管漂浮其中。如合并感染,液性暗区内可见细弱回声漂浮或纤细光带回声。

(6)肝门静脉血栓及肝门静脉海绵样变。

6.胆囊

胆囊壁增厚、毛糙,回声增强。肝门静脉高压时,胆囊静脉或淋巴回流受阻,胆囊壁可明显增厚呈"双边"征。

(三)不同类型肝硬化特点及超声表现

1.胆汁性肝硬化

胆汁性肝硬化的发生与肝内胆汁淤积和肝外胆管长期梗阻有关。前者多由肝内细小胆管疾病引起胆汁淤积所致,其中与自身免疫有关者,称原发性胆汁性肝硬化,较少见。后者多继发于炎症、结石、肿瘤等病变引起肝外胆管阻塞,称为继发性胆汁性肝硬化,较多见。主要病理表现为肝大,呈深绿色,边缘钝,硬度增加,表面光滑或略有不平。主要临床表现为慢性梗阻性黄疸和肝脾大,皮肤瘙痒,血清总胆固醇及 ALP、GGT 显著增高。晚期可出现肝门静脉高压和肝衰竭。

二维超声:肝脏大小正常或轻度增大,原发性胆汁性肝硬化则进行性增大。肝表面可平滑或不平整,呈细颗粒状或水纹状。肝实质回声增多、增粗,分布不均匀。肝内胆管壁增厚、回声增强,或轻度扩张。如为肝外胆管阻塞可观察到胆管系统扩张及原发病变声像。

2.淤血性肝硬化

慢性充血性心力衰竭,尤其是右心衰竭使肝脏淤血增大。长期淤血、缺氧,使肝小叶中央区肝细胞萎缩变性甚至消失,继之纤维化并逐渐扩大,与汇管区结缔组织相连,引起肝小叶结构改建,形成肝硬化。淤血性肝硬化肝脏可缩小,肝表面光滑或呈细小颗粒状,断面呈红黄相间斑点,状如槟榔,红色为肝小叶中央淤血所致,黄色为肝小叶周边部的脂肪浸润。临床以右心衰竭及肝硬化的表现为主。

二维超声:早期肝脏增大,晚期缩小,肝表面光滑或稍不平整,肝实质回声增粗、增强,分布尚均匀。下腔静脉、肝静脉扩张,下腔静脉内径达 3 cm,肝静脉内径可达 1 cm 以上,下腔静脉管径随呼吸及心动周期变化减弱或消失(图 16-12A)。彩色多普勒超声显示收缩期流速减低,或成反向血流,舒张期血流速度增加(图 16-12B)。肝门静脉扩张,脾增大,腹水。

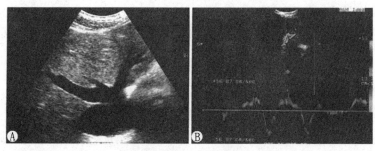

图 16-12　淤血肝

二维超声显示肝静脉、下腔静脉管径增宽(A);频谱多普勒显示肝静脉(B)及
下腔静脉频谱呈三尖瓣反流波形,V 波、D 波波幅较高,S 波降低

(四)诊断与鉴别诊断

典型肝硬化,特别是失代偿期肝硬化,其声像图表现具有一定的特点,诊断并不困难,但不能从声像图上区分门脉性、坏死后性、原发性胆汁性肝硬化等肝硬化类型。早期肝硬化超声表现可与慢性肝炎类似,超声诊断较困难,需肝穿刺活检病理确定。继发性胆汁性肝硬化、淤血性肝硬化则需结合病史及原发病变表现以及肝脏声像改变、脾脏大小、有无肝门静脉高压等表现,综合判断分析。肝硬化需与下列疾病鉴别。

1.弥漫型肝癌

弥漫型肝癌多在肝硬化基础上发生,肿瘤弥漫分布,与肝硬化鉴别有一定难度,鉴别诊断要点,见表 16-1。

2.肝硬化结节与小肝癌的鉴别

部分肝硬化再生结节呈圆形、椭圆形,球体感强,需要与小肝癌鉴别。肝硬化再生结节声像表现与周围肝实质相似,周边无"声晕";而小肝癌内部回声相对均匀,部分周边可见"声晕"。CDFI:前者内部血流信号不丰富或以静脉血流信号为主,若探及动脉血流信号则中等阻力;后者内部以动脉血流信号为主,若探及高速高阻或高速低阻动脉血流信号更具诊断价值。超声造影时,肝硬化结节与肝实质呈等增强或稍低增强;而典型小肝癌动脉期表现为高增强,门脉期及延迟期表现为低增强。动态观察肝硬化结节生长缓慢,小肝癌生长速度相对较快。

表 16-1　弥漫型肝癌与肝硬化鉴别

项目	弥漫性肝癌	肝硬化
肝脏大小、形态	肝脏增大,形态失常,肝表面凹凸不平	肝脏缩小(以右叶明显),形态失常
肝内管道系统	显示不清	可显示,特别是较大分支显示清楚,但形态及走行失常,末梢显示不清
肝门静脉栓子	肝门静脉管径增宽、管壁模糊或局部中断,管腔内充满实性回声,其内可探及动脉血流信号,超声造影栓子在动脉期有增强(癌栓)	无或有,后者表现肝门静脉较大分支内实性回声,其内部无血流信号,超声造影无增强(血栓)。肝门静脉管壁连续,与肝门静脉内栓子分界较清
CDFI	肝内血流信号增多、紊乱,可探及高速高阻或高速低阻动脉血流信号	肝内无增多、紊乱的异常血流信号
临床表现	常有消瘦、乏力、黄疸等恶病质表现。AFP可持续升高	无或较左侧所述表现轻

3.慢性肝炎及其他弥漫性肝实质病变

早期肝硬化与慢性肝炎及其他弥漫性肝实质病变声像图表现可相似,鉴别诊断主要通过肝穿刺活检。

三、酒精性肝病

(一)病理与临床概要

酒精性肝病是由于长期大量饮酒导致的中毒性肝损害,主要包括酒精性脂肪肝、酒精性肝炎、酒精性肝硬化。ALD是西方国家肝硬化的主要病因(占 80%～90%)。在我国 ALD 有增多趋势,成为肝硬化的第二大病因,仅次于病毒性肝炎。

酒精性脂肪肝、酒精性肝炎及酒精性肝硬化是酒精性肝病发展不同阶段的主要病理变化,病理特点如下。

1.酒精性脂肪肝

肝小叶内＞30%的肝细胞发生脂肪变,以大泡性脂肪变性为主,可伴或不伴有小坏死灶及肝窦周纤维化。戒酒 2～4 周后轻度脂肪变可消失。

2.酒精性肝炎

肝细胞气球样变、透明样变,炎症坏死灶内有中性粒细胞浸润。可伴有不同程度的脂肪变性及纤维化。

3.酒精性肝硬化

典型者为小结节性肝硬化,结节直径为 1～3 mm;晚期再生结节增大,结节直径可达 3～5 mm,甚至更大。结节内有时可见肝细胞脂肪变或铁颗粒沉积,可伴有或不伴有活动性炎症。

(二)超声表现

1.酒精性脂肪肝

酒精性脂肪肝声像图表现类似脂肪肝,肝脏增大,肝实质回声较粗、较高、较密集,深部回声逐渐衰减,膈肌回声显示欠清,肝内管道结构模糊。由于声波衰减,CDFI 显示肝门静脉、肝静脉血流充盈不饱满。脾无明显增大。

2.酒精性肝炎

肝脏增大,肝实质回声增粗、增强,分布均匀或欠均匀,回声衰减不明显,肝内管道结构及膈肌显示清楚。肝门静脉、肝静脉血流充盈饱满。

3.酒精性肝硬化

酒精性脂肪肝声像图表现与门脉性肝硬化相似。早期肝脏增大,晚期缩小。肝表面不光滑,肝实质回声增粗,分布不均匀,肝门静脉增宽,脾大。晚期可出现腹水、肝门静脉高压表现。

(三)诊断与鉴别诊断

酒精性肝病超声表现无特异性,诊断需结合病史,特别是酗酒史。而准确诊断不同类型酒精性肝病,则需通过肝穿刺活检病理诊断。需要与下列疾病鉴别。

1.脂肪肝

声像图表现与酒精性脂肪肝相似,病因诊断需结合病史。

2.病毒性肝炎

不同病程阶段病毒性肝炎声像图表现不一,部分表现与酒精性肝炎相似,病因诊断需结合病史及相关实验室检查。

3.淤血肝

声像图显示肝大,肝静脉及下腔静脉扩张,搏动消失,收缩期血流速度变慢或有收缩期反流,肝门静脉不扩张;而酒精性肝炎则无肝静脉及下腔静脉扩张和相应血流改变。

四、脂肪肝

(一)病理与临床概要

随着生活水平的不断提高,脂肪肝的发病率也正在逐渐上升。脂肪肝是一种获得性、可逆性代谢疾病,当肝内脂肪含量超过肝重量的 5% 时可称为脂肪肝。早期或轻度脂肪肝经治疗后可以逆转为正常。引起脂肪肝的主要原因有肥胖、过度的酒精摄入、高脂血症、糖尿病、长期营养不良、内源性或外源性的皮质类固醇增多症、怀孕、长期服用药物(胼类、磺胺类药物、部分化疗药物等)、化学品中毒(四氯化碳、磷、砷等)等。此外,重症肝炎、糖原沉积病、囊性纤维病、胃肠外营养等也可引起脂肪肝。肝内脂肪含量增高时,肝细胞会出现脂肪变性,以大泡性肝细胞脂肪变性为主,偶可见点、灶状坏死,并可伴轻度纤维组织增生。脂肪肝进一步发展会转变为肝纤维化,甚至肝硬化,导致肝功能明显下降。脂肪肝一般以弥漫浸润多见,也可表现为局部浸润,导致局限性脂肪肝。脂肪肝一般无特征性临床症状,可有疲乏、食欲缺乏、嗳气、右上腹胀痛等症状,可伴有肝脏增大体征,血脂增高或正常,肝功能可轻度异常。

(二)超声表现

脂肪肝的声像图表现与肝脏脂肪沉积的量及形式有关,可分为弥漫浸润型脂肪肝及非均匀性脂肪肝两大类。

1.弥漫浸润型脂肪肝

弥漫浸润型脂肪肝是脂肪肝常见的类型,其声像图特点如下。

(1)肝实质前段回声增强,光点密集、明亮,呈云雾状,故有"亮肝"之称;肝实质后段回声随着深度增加而逐渐减弱,即回声衰减,且与前段增强回声无明显分界。膈肌因回声衰减可显示不清。

(2)肝脏内部管道结构显示欠清,较难显示肝门静脉及肝静脉的较小分支。管道壁回声亦相对减弱。因回声衰减,CDFI 显示肝内肝门静脉及肝静脉血流充盈不饱满或欠佳(图 16-13A),适当降低频率有助于更清楚地显示肝门静脉血流(图 16-13B)。

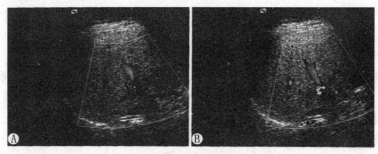

图 16-13　脂肪肝

因脂肪肝后方回声衰减,CDFI 显示肝内门静脉及肝静脉血流充盈不饱满,适当降低频率有助于更清楚显示肝门静脉血流(A 为 3 MHz,B 为 1.75 MHz)

(3)肝肾对比征阳性(图 16-14)。正常情况下肝脏回声略高于肾实质。脂肪肝时,肝脏回声与肾实质回声对比,增强更加明显。轻度脂肪肝肝脏内部回声改变不明显时,可通过此征象进行判断。

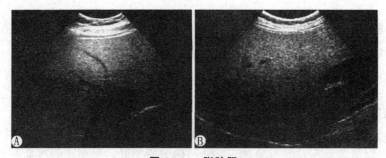

图 16-14　脂肪肝

二维超声显示肝实质前段回声增强,光点密集、明亮,呈"亮肝"改变,后段回声衰减(A);肝脏回声与肾实质回声对比明显增强,即肝肾对比征阳性(B)

(4)脂肪肝明显时,可伴有肝脏弥漫性增大,肝形态饱满,边缘变钝。文献报道可根据肝实质回声、肝内管道及膈肌显示情况,将弥漫性脂肪肝分为轻度、中度和重度 3 型(表 16-2)。但超声判断中度及重度脂肪肝往往容易出现误差,而分辨中度及重度脂肪肝的临床意义不大,故可参考上述标准,只对轻度及中、重度脂肪肝进行区分。

表 16-2　脂肪肝程度的超声分型

分型	肝脏前段回声	肝脏后段回声	肝内管道及膈肌显示情况
轻度	稍增强	稍衰减	正常显示
中度	增强	衰减	显示欠佳,提高增益可显示
重度	明显增强	明显衰减	显示不清

2.非均匀性脂肪肝

非均匀性脂肪肝是由于肝脏内局限性脂肪浸润,或脂肪肝内出现局灶性脂肪沉积缺失区,该区域为正常肝组织。非均匀性脂肪肝可表现为局灶性高或低回声区,容易误认为肝脏肿瘤。

(1)二维超声可表现为以下类型。①弥漫非均匀浸润型(图 16-15):或称肝脏局灶性脂肪缺失,即肝脏绝大部分区域脂肪变,残存小片正常肝组织。声像图表现为背景肝呈脂肪肝声像,肝内出现局灶性低回声区,好发于肝脏左内叶及右前叶近胆囊区域或肝门静脉左、右支前方,也可见于尾状叶以及肝右叶包膜下区域。可单发或多发,其范围不大,形态多样,多呈类圆形或不规则长条形,一般边界清晰,无包膜回声,内部回声尚均匀。②叶段浸润型(图 16-16):脂肪浸润沿叶段分布。声像表现为部分叶段呈脂肪肝表现,回声密集、增强;而另一部分叶段呈相对低回声,两者间分界明显,有"阴阳肝"之称,分界线与相应间裂吻合,线条平直,边界清楚。③局限浸润型及多灶浸润型:肝内局限性脂肪浸润。前者单发或 2~3 个,后者弥漫分布,呈局灶性致密的高回声,形态圆形或不规则,部分后方回声衰减。背景肝实质相对正常,表现为相对较低的回声区。部分局限脂肪浸润声像随时间变化较快,可在短期内消失。

(2)彩色多普勒超声:病变区域内部及周边可见正常走行肝门静脉或肝静脉分支,无明显异常血流信号(图 16-15B,图 16-16B、C)。

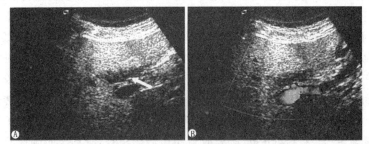

图 16-15 非均匀性脂肪肝

二维超声显示左肝内叶实质内肝门静脉左支前方局限性片状低回声区,边界尚清,内部回声尚均匀(A↑);CDFI 显示低回声区内部无血流信号(B),为弥漫非均匀浸润型脂肪肝

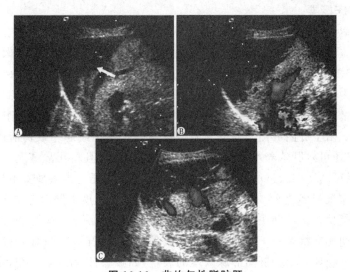

图 16-16 非均匀性脂肪肝

二维超声显示肝内部分叶段呈脂肪肝表现,回声密集、增强,而另一部分叶段呈相对低回声,两者间分界明显(A↑),呈"阴阳肝"改变;CDFI 显示肝内血管走行正常,血流充盈饱满(B,C),为叶段浸润型脂肪肝

当肝脏出现以下脂肪肝典型表现:肝实质回声弥漫增强,肝肾回声对比增强,伴深部回声衰减;肝内血管壁回声减弱,显示欠清,则脂肪肝诊断较容易,其诊断敏感性可达85%以上,特异性达95%。

(三)诊断与鉴别诊断

(1)弥漫性脂肪肝应与表现为强回声的肝脏弥漫性病变鉴别,如慢性肝炎、肝硬化。肝硬化也可出现肝后段回声衰减,但回声多呈不均匀增粗,或呈结节状低回声,且出现肝门静脉高压表现,如肝门静脉扩张、侧支循环、脾脏增大、腹水等。

(2)体型肥胖者因腹壁皮下脂肪较厚,可出现回声衰减,需与脂肪肝鉴别,但其衰减对肝、肾均有影响,故肝肾对比不明显;而脂肪肝则肝肾对比征阳性。

(3)非均匀性脂肪肝与肝脏肿瘤的鉴别:①表现为局灶性低回声区时(弥漫非均匀浸润型)需与肝癌鉴别;②表现为局灶性高回声区时(局限浸润型)需与高回声型血管瘤及肝癌鉴别;③表现为弥漫分布高回声区时(多灶浸润型)需与肝转移瘤鉴别。

非均匀性脂肪肝无占位效应,无包膜,病变靠近肝包膜时无向肝表面局部膨出的表现;穿行于病变区域的肝门静脉或肝静脉走行正常,无移位或变形,内部及周边未见明显异常血流信号;另外,在两个相互垂直的切面测量病变范围时,径线差别较大,表明不均匀脂肪变呈不规则片状浸润。而血管瘤边缘清晰,多呈圆形或椭圆形,内部回声呈筛网状改变,周边可见线状高回声,较大者内部可见少许低阻动脉血流信号。肝癌及转移瘤均有明显占位效应,边界较清楚,部分可见声晕,周边及内部可见较丰富高阻动脉血流信号,周边血管移位、变形、中断,肝转移瘤可出现"靶环征"等特征性改变。鉴别时应注意肝脏整体回声改变,非均匀性脂肪肝往往有脂肪肝背景,另外需要结合临床检验AFP结果来分析,必要时行超声造影检查,有利于明确诊断。

五、肝血吸虫病

(一)病理与临床概要

血吸虫病是由血吸虫寄生于人体引起的寄生虫病。日本血吸虫病在我国主要流行于长江流域及其以南地区。主要病理改变是由于虫卵沉积在肝脏及结肠壁组织,引起肉芽肿和纤维化等病变。在肝脏,虫卵随肝门静脉血流达肝门静脉小分支,在汇管区形成急性虫卵结节,汇管区可见以嗜酸性粒细胞为主的细胞浸润。晚期肝门静脉分支管腔内血栓形成及肝门静脉周围大量纤维组织增生致管壁增厚,增生的纤维组织沿肝门静脉分支呈树枝状分布,形成特征性的血吸虫病性干线型肝纤维化。由于肝内肝门静脉分支阻塞及周围纤维化最终导致窦前性肝门静脉高压。此外,肝门静脉阻塞还可致肝营养不良和萎缩,肝脏体积缩小,但左叶常增大。严重者可形成粗大突起的结节(直径可达2~5 cm),表面凹凸不平。肝细胞坏死与再生现象不显著。

临床表现因虫卵沉积部位、人体免疫应答水平、病期及感染度不同而有差异。一般可分为急性、慢性、晚期3种类型。急性期主要表现为发热、肝大与压痛、腹痛、腹泻、便血等,血嗜酸性细胞显著增多。慢性期无症状者常于粪便普查或因其他疾病就医时发现;有症状者以肝脾大或慢性腹泻为主要表现。晚期主要为肝门静脉高压的表现,如腹水、巨脾、食管静脉曲张等。

(二)超声表现

1.急性血吸虫病

(1)肝脏超声表现无明显特异性,主要表现为肝脏轻度增大,肝缘角圆钝。肝实质回声稍增高、增密,分布欠均匀。病情较重者可在汇管区旁见边界模糊的小片状低回声区。肝内管道结构清晰,走向正常,肝门静脉管壁可增厚,欠光滑。

（2）脾脏增大。

2.慢性期血吸虫病及血吸虫性肝硬化

（1）肝形态正常或失常。可见肝右叶萎缩,左叶增大,肝缘角圆钝。

（2）肝表面呈锯齿状或凸凹不平。

（3）肝实质回声根据肝门静脉主干及其分支周围纤维组织增生程度不同而异,二维超声表现为:①鳞片状回声,肝内弥漫分布纤细稍高回声带,将肝实质分割形成小鳞片状,境界不清楚,范围为 3～5 cm;②斑点状强回声,在肝实质内弥漫分布大小不一的斑点状强回声,可伴声影,多为虫卵钙化所致;③网格状回声(图 16-17),肝实质内见纤细或增粗的高回声带,形成大小不一的网格状回声,网格内部肝实质呈低至中等回声,范围 2～5 cm,网格境界较模糊,也可境界清楚,形成近似圆形的低回声,易误诊为肝肿瘤。网格回声的高低及宽窄,反映了肝纤维化程度。

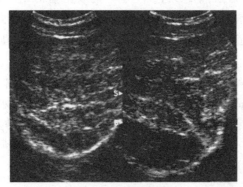

图 16-17 肝血吸虫病

二维超声显示肝脏大小、形态基本正常,肝表面欠光滑,肝实质回声增粗、
分布不均匀,肝内弥漫分布条索状高回声呈网格状,肝内血管显示不清

（4）肝门静脉管壁增厚、毛糙,回声增强。肝静脉末梢变细、回声模糊或不易显示。

（5）脾脏增大,脾静脉增宽,内径超过 0.8 cm,脾实质回声均匀。

（6）腹水,病变晚期,腹腔内可探及大片液性暗区。

（7）彩色多普勒超声,肝门静脉高压时,肝门静脉、脾静脉及肠系膜上静脉不同程度扩张,血流速度减慢,侧支循环形成。

（三）诊断与鉴别诊断

1.肝炎后肝硬化

肝炎后肝硬化多为病毒性肝炎等引起,肝脏弥漫性纤维组织增生,肝细胞再生结节形成,直径多在1 cm 以内,肝内回声增粗、增强,分布不均匀,可见散在分布的小结节状低回声团,边界模糊,但无血吸虫病肝纤维化时出现的"网格状回声"或"鳞片状回声",脾大程度不及血吸虫性肝硬化;而血吸虫病由血吸虫卵的损伤引起,主要累及肝内肝门静脉分支,其周围纤维组织增生,肝实质损害轻、肝内出现粗大龟壳样纹理,呈"网格状",脾大明显。

2.肝细胞癌

血吸虫性肝硬化,肝内出现较粗大的网格状高回声,分割包绕肝实质,形成低或中等回声团,可类似肝癌声像,但其病变为弥漫分布,改变扫查切面时无球体感,是假性占位病变;而结节型肝癌病灶数目可单个或多个,肿块周围常有"声晕",球体感明显,可有肝门静脉癌栓、肝门部淋巴结肿大,结合肝炎病史及甲胎蛋白检查不难鉴别。

六、肝吸虫病

(一)病理与临床概要

肝吸虫病又称华支睾吸虫病,是华支睾吸虫寄生在人体胆管系统内引起的一种疾病。此病多发生在亚洲,在我国主要流行于华南地区。因进食未煮熟的鱼虾而感染,盐腌鱼干不能杀死虫卵也可引起本病。

1.病理变化

由于虫体和虫卵的机械刺激和代谢排泄物毒性作用,造成胆管上皮细胞脱落,并发生腺瘤样增生,管壁增厚,管腔逐渐狭窄。虫体和虫卵阻塞引起胆汁淤积,胆管发生囊状或柱状扩张。肝细胞脂肪变性、萎缩、坏死。肝脏病变以左肝为著。胆管阻塞常继发细菌感染,导致胆管炎、胆囊炎、胆管源性肝脓肿。死虫碎片、虫卵、脱落胆管上皮细胞还可成为胆石的核心。长期机械刺激及毒性产物作用,可造成胆管上皮腺瘤样增生,有可能演变成胆管细胞癌。

2.临床表现

本病症状及病程变化差异较大。轻度感染者可无症状;中度感染者可出现食欲缺乏、消化不良、疲乏无力、肝大、肝区不适;重度感染者有腹泻、营养不良、贫血、水肿、消瘦等症,晚期可出现肝硬化、腹水,胆管细胞癌。粪便及十二指肠引流液中可发现虫卵,免疫学试验有助于本病诊断。

(二)超声表现

(1)肝脏轻度增大,以左肝为著,可能左肝管较平直,虫卵更易入侵所致。肝包膜尚光滑,重症者肝包膜可增厚并凸凹不平。

(2)肝实质回声增粗、增强,分布不均匀,可见模糊的小片状中等回声沿胆管分布(图 16-18)。

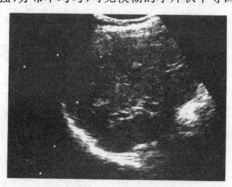

图 16-18 肝吸虫病

二维超声显示肝实质回声粗乱,肝内见多个小片状稍高回声,沿胆管走向分
布,胆管壁增厚、回声增强,肝内血管显示欠清

(3)肝内胆管不同程度扩张,其腔内有强弱不一的点状回声,胆管壁增厚、回声增强,肝内小胆管扩张呈间断的等号状强回声。较多的虫体局限聚集于某一处呈较大光团回声。

(4)肝外胆管扩张、胆囊增大,扩张胆管腔及胆囊腔内可见点状及斑状弱回声,后方无声影,随体位改变可出现漂浮,胆囊壁增厚、不光滑。

(5)晚期可导致肝硬化,有脾大、腹水等表现。

(三)诊断与鉴别诊断

1.肝血吸虫病

两者声像图均表现为肝内回声增粗、增多及网格状回声改变,但血吸虫肝病一般不会有肝内小胆管间断的等号状扩张以及胆囊及扩张的胆总管内成虫的细管状高回声。结合流行病学、临床表现及实验室检查,一般不难鉴别。

2.病毒性肝炎

病毒性肝炎与肝吸虫病临床表现相似,但前者消化道症状如食欲缺乏、厌油、恶心、腹胀等均较后者明显。急性肝炎可表现为肝脏增大、肝实质回声减低,肝内管道结构回声增强,胆囊壁水肿、增厚,胆囊腔缩小,但无肝吸虫病肝内胆管的等号状扩张及胆囊腔内成虫的细管状高回声。

3.肝硬化

肝吸虫病晚期可引起肝硬化,其表现与胆汁淤积性肝硬化相同,主要依靠病史及实验室检查加以鉴别。

七、肝豆状核变性

(一)病理与临床概要

肝豆状核变性又称 Wilson 病,是一种常染色体隐性遗传性疾病,铜代谢障碍引起过多的铜沉积在脑、肝脏、角膜、肾等部位,引起肝硬化、脑变性病变等。主要表现为进行性加剧的肢体震颤、肌强直、构音障碍、精神症状、肝硬化及角膜色素环等。多数在儿童、青少年或青年起病。本病起病隐匿,病程进展缓慢。以肝脏为首发表现者,可有急性或慢性肝炎、肝脾大、肝硬化、脾亢、腹水等表现,易误诊为其他肝病。铜过多沉积在肝脏,早期引起肝脏脂肪浸润,铜颗粒沉着呈不规则分布的岛状及溶酶体改变,继而发生肝实质坏死、软化及纤维组织增生,导致结节性肝硬化。

实验室检查的特征性改变为尿铜量增多和血清铜蓝蛋白降低,肝组织含铜量异常增高,血清铜氧化酶活性降低。

(二)超声表现

(1)早期肝脏大小、形态正常,包膜光滑,随疾病进展肝脏缩小,包膜增厚、不光滑。

(2)早期肝实质回声增粗、增强,分布不均匀,可呈强弱不等短线状或密布弧线状、树枝状回声。

(3)晚期为结节性肝硬化表现,肝实质回声不均,呈结节状改变,肝内血管显示不清,肝静脉变细、走行失常(图 16-19),门静脉频谱形态异常,肝门静脉、脾静脉扩张,血流速度减慢,肝门静脉高压声像(如附脐静脉重开)、腹水等。

(三)诊断与鉴别诊断

本病主要与急慢性肝炎、肝炎后肝硬化鉴别,主要依靠病史及实验室检查。

八、肝糖原累积病

肝糖原累积病是一组罕见的隐性遗传性疾病。本病特点为糖中间代谢紊乱,由于肝脏、肌肉、脑等组织中某些糖原分解和合成酶的缺乏致糖原沉积在肝脏、肌肉、心肌、肾等组织内,引起肝脾大、血糖偏低、血脂过高等症状,多发生于幼儿和儿童期。

病理:光镜下见肝细胞弥漫性疏松变性,汇管区炎症细胞浸润,少量库普弗细胞增生肥大;电镜下肝细胞胞质内见大量糖原堆积及大小不等的脂滴,线粒体有浓聚现象,内质网等细胞器数量减少且有边聚现象。临床上可触及增大的肝脏表面平滑,质地较硬而无压痛。

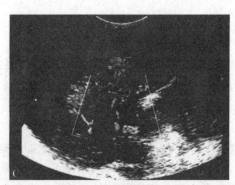

图 16-19　肝豆状核变性

二维超声显示右肝萎缩,肝表面凹凸不平,肝实质回声增粗,分布不均匀,可见散
在分布等回声小结节,部分向肝外突出,边界不清,肝内血管显示不清,肝前间隙
见大片液性暗区;CDFI 显示结节边缘可见短条状血流,内部无明显血流信号

超声表现:肝脏明显增大,表面光滑,肝实质回声增密、增强,后方无明显衰减。由于声像图表现无特异性,诊断时需结合临床,确诊依靠肝穿刺活检。

九、肝淀粉样变性

淀粉样变性是一种由淀粉样物质在组织细胞中沉积引起的代谢性疾病,主要累及心、肝、肾及胃肠道等器官。该病常见于中老年人,症状、体征缺乏特异性,临床上较少见而易被误诊。确诊后也常因无特异治疗方法,患者最终死于继发感染或心肾衰竭。

肝脏受累者表现为淀粉样蛋白物质在肝窦周围间隙、间质或肝小叶中央及汇管区大量沉积,肝细胞受压萎缩。肝质地坚韧而有弹性。切面呈半透明蜡样光泽。

临床表现:肝脏明显增大,表面光滑,压痛不明显。肝功能除碱性磷酸酶明显升高外,其余受损较轻。

超声表现:肝脏明显增大,表面光滑,肝脏回声密实,分布均匀(图 16-20)或不均匀,脾脏亦可增大。本病声像图无特异性改变,唯一确诊方法为肝穿刺活检。

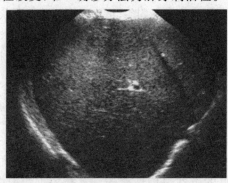

图 16-20　肝淀粉样变

二维超声显示肝明显增大,肝实质回声密集,分布均匀,后段回声无明显衰减

(陈晓然)

第三节 肝囊性病变

一、肝囊肿

(一)病理与临床表现

非寄生虫性肝囊肿发病率为 $1.4\%\sim5.3\%$,女性发病多于男性,分为先天性和后天性两类。一般所指的肝囊肿为先天性肝囊肿,又称真性囊肿。其发病原因多数学者认为在胚胎发育期,肝内局部胆管或淋巴管因炎症上皮增生阻塞导致管腔分泌物潴留,逐步形成囊肿;或因肝内迷走胆管与淋巴管在胚胎期的发育障碍所致。

肝囊肿的病理类型分为血肿和退行性囊肿、皮样囊肿、淋巴囊肿、内皮细胞囊肿、潴留性囊肿和囊性肿瘤。囊肿呈卵圆形、壁光滑,囊腔为单房或多房性。体积大小相差悬殊,小者囊液仅数毫升,大者含液量可达 1 000 mL 以上。囊液清亮,呈中性或碱性,有的可含有胆汁。囊肿周围的肝实质常见压迫性萎缩。其并发症包括感染、坏死、钙化和出血。

临床表现:囊肿较小者可长期甚至终生无症状。随着囊肿的逐渐增大,可出现邻近脏器的压迫症状,上腹部不适、饱胀,甚至隐痛、恶心与呕吐。亦可出现上腹部包块,肝大、腹痛和黄疸。囊肿破裂、出血、感染时出现相应的症状体征。

(二)超声影像学表现

(1)典型肝囊肿声像图特点为肝实质内圆形或卵圆形无回声区;包膜光整,壁薄光滑,呈高回声,与周围肝组织边界清晰;侧壁回声失落,后壁及后方回声增高(图 16-21)。

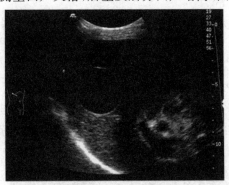

图 16-21　肝囊肿

(2)多房性者表现为囊腔内纤细的条状分隔;体积较大囊肿合并感染出血时,囊腔内出现弥漫性点状弱回声,亦可分层分布,变动体位时回声旋动,囊壁可增厚,边缘不规则。

(3)囊肿较小者肝脏形态大小及内部结构无明显改变。较大者可引起肝轮廓增大,局部形态改变;肝组织受压萎缩;周边血管及胆管可呈压迫征象,囊肿巨大时可造成相邻器官的推挤征象。

(4)CDFI:囊肿内部无血流信号显示,囊肿较大周边血管受压时可出现彩色血流,速度增快。

(三)鉴别诊断

1.正常血管横断面

正常血管横断面虽呈圆形无回声区,但后方增高效应不明显,变换扫查角度则表现为管状结构,CDFI显示彩色血流,即可与囊肿区别。

2.肝癌液化

具有分泌功能的腺癌肝转移及原发性肝癌液化,可为单个液区,亦可为不规则状无回声区,其中常有组织碎片和细胞沉渣产生的斑点状回声,外周为厚而不规则的实质性结构,可与肝囊肿鉴别。

3.肝棘球蚴病

肝棘球蚴病单纯囊型与肝囊肿单凭声像图区别有一定困难,除前者立体感较强,壁较单纯性囊肿为厚外,还应结合患者有疫区居住史,棘球蚴病皮试(casoni)或间接荧光抗体试验(IFAT)鉴别。

4.腹部囊性肿块

巨大孤立性肝囊肿应注意与肠系膜囊肿,先天性胆总管囊肿、胆囊积水、胰腺囊肿、肾囊肿、右侧肾积水及卵巢囊肿等相鉴别。

二、多囊肝

(一)病理与临床表现

多囊肝是一种先天性肝脏囊性病变,具家族性和遗传性。由于胚胎时期发育过剩的群集小胆管的扩张所致。常并发肾、脾、胰等内脏器官多囊性改变。囊肿在肝内弥漫分布、大小不一,直径仅数毫米至十几厘米,绝大多数累及全肝,有的可仅累及某一肝叶。囊壁菲薄,囊液清亮或微黄,囊肿之间的肝组织可以正常。

临床表现:多数患者无症状,可在35~50岁出现体征,部分患者可伴肝区痛及黄疸,肝脏肿大及扪及右上腹包块。

(二)超声影像学表现

(1)肝脏体积普遍增大,形态不规则,肝包膜凸凹不平似波浪状。

(2)肝实质内布满大小不等的圆形或类圆形无回声区,其大小相差悬殊,较大者囊壁薄而光滑,后方回声增高,囊肿之间互不连通。实质内微小囊肿壁则呈"等号"状高回声。严重者肝内正常管道结构及肝实质显示不清(图16-22)。

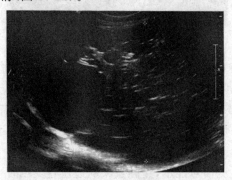

图 16-22 多囊肝

（3）轻型多囊肝，显示肝内有较多数目的囊肿回声，直径大小以 2～5 cm 多见，肝脏轻至中度肿大，形态无明显改变，肝内管道结构可以辨认，囊肿间可有正常肝组织显示。

（4）肾脏或脾脏可有相应的多囊性声像图表现。

（三）鉴别诊断

1.多发性肝囊肿

多发性肝囊肿与较轻的多囊肝不易区别，可试从以下几点鉴别：①多发性肝囊肿为单个散在分布，数目较少；②肝大不如多囊肝明显，囊肿之间为正常肝组织；③不合并其他脏器的多囊性病变。

2.先天性肝内胆管囊状扩张症（Caroli 病）

Caroli 病为节段性肝内胆管囊状扩张，显示肝区内大小不等的圆形或梭形无回声区，与多囊肝的鉴别点：①扩张的肝内胆管呈囊状或柱状，追踪扫查可见无回声区相互沟通；②无回声区与肝外胆管交通，且常伴胆总管的梭形扩张；③多有右上腹痛、发热及黄疸病史；④必要时超声导向穿刺及造影检查可以确诊。

3.先天性肝纤维化

先天性肝纤维化多见于婴幼儿，有家族遗传倾向，可合并肝内胆管扩张和多发性囊肿。声像图显示肝脏除囊性无回声区外，其余部分肝实质呈肝硬化表现；脾大及门脉高压表现。

三、肝脓肿

（一）病理与临床表现

肝脓肿可分为细菌性肝脓肿和阿米巴肝脓肿两大类。

1.细菌性肝脓肿

细菌性肝脓肿最常见的病原菌是大肠埃希菌和金黄色葡萄球菌，其次为链球菌，有些则为多种细菌的混合感染。主要感染途径为：①胆管系统梗阻和炎症；②门静脉系统感染；③败血症后细菌经肝动脉进入肝脏；④肝脏周围临近部位和脏器的化脓性感染，细菌经淋巴系统入肝；⑤肝外伤后感染；⑥隐源性感染，约 30% 的患者找不到原发灶，可能为肝内隐匿性病变，当机体抵抗力减弱时发病，有报道此类患者中约 25% 伴有糖尿病。

化脓性细菌侵入肝脏后，引起炎性反应，可形成散在的多发性小脓肿；如炎症进一步蔓延扩散，肝组织破坏，可融合成较大的脓肿。血源性感染者常为多发性，病变以右肝为主或累及全肝；感染来自胆管系统的脓肿多与胆管相通，为多发性，很少出现较大的脓肿或脓肿穿破现象；肝外伤后血肿感染和隐源性脓肿多为单发性。如肝脓肿未得到有效控制，可向膈下、腹腔、胸腔穿破。

2.阿米巴性肝脓肿

阿米巴性肝脓肿由溶组织阿米巴原虫引起，是阿米巴疾病中最常见的肠外并发症之一。阿米巴原虫多经门静脉进入肝脏，于门静脉分支内发生栓塞，引起局部组织缺血、坏死，同时产生溶组织酶，造成局部肝细胞的溶解破坏，形成多个小脓肿，进而相互融合形成较大的脓肿。病变大多数为单发性，90% 以上发生于肝右叶，并以肝顶部为多。脓肿可向横膈、胸膜腔、气管内浸润，破溃而造成膈下、胸腔及肺脓肿。

临床表现：多见于青壮年男性，患者出现发热、寒战，呈弛张热型，肝区疼痛及胃肠道反应症状。体质虚弱、贫血，部分患者出现黄疸、肝大、右侧胸壁饱满、肋间隙增宽、触痛等。

(二)超声影像学表现

肝脓肿的病理演变过程,反映在声像图上可有以下表现。

(1)肝脓肿早期:病灶区呈炎性反应,充血水肿、组织变性坏死尚未液化。肝实质内显示一个或多个类圆形或不规则状低回声或回声增高团块;与周围组织境界清楚,亦可模糊不清;肝内血管分布可以无明显变化;CDFI 可显示内部有点状或条状搏动性彩色血流,脉冲多普勒呈动脉血流,阻力指数≤0.55(图 16-23)。

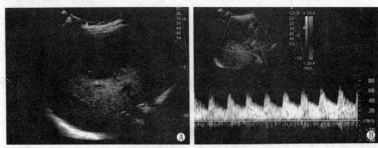

图 16-23　细菌性肝脓肿

A.肝右叶低回声不均质团块;B.CDFI 显示条状血流,PD 测及动脉血流频谱,RI=0.55

(2)脓肿形成期:坏死组织液化脓肿形成,显示肝实质内囊性肿块。壁厚而不均,内壁粗糙如虫蚀状;脓液稀薄时呈无回声,伴有稀疏细小点状强回声;较大脓腔未完全融合时,有不规则间隔;脓液黏稠含有坏死组织碎片无回声区内出现密集细小点状强回声,其中散在不规则斑片状或索带状回声,并随体位改变旋动,伴有产气杆菌感染时,脓腔前壁后方有气体高回声;脓肿后方回声增高。

(3)慢性肝脓肿壁显著增厚,内壁肉芽组织增生,无回声区缩小,脓腔内坏死组织积聚,表现为类似实质性的杂乱高回声。脓肿壁钙化时,呈弧形强回声,后伴声影。

(4)伴随征象肝脏局部肿大或形态改变,脓肿靠近膈面时,可致膈肌局限性抬高,活动受限;或出现右侧胸腔积液;脓肿周围管状结构受压移位;感染源自胆管者可发现胆管阻塞和感染的相应表现。

(三)鉴别诊断

1.不同类型肝脓肿的鉴别

细菌性肝脓肿与阿米巴肝脓肿的治疗原则不同,两者应予鉴别,阿米巴肝脓肿起病常较缓慢,大多有痢疾或腹泻史。脓肿常为单个,体积较大,多位于右肝膈顶部。脓液呈巧克力色,可找到阿米巴滋养体,可与细菌性肝脓肿鉴别。

2.肝癌

肝脓肿早期未液化时呈实质性回声,与肝细胞癌的表现类似。但后者外周可有完整的低回声晕环绕,CDFI 检出动脉血流。肝脓肿形成后应与转移性肝肿瘤相区别,腺癌肝脏转移灶多呈"牛眼"征,液化区后方回声不增高或出现衰减。同时应结合临床资料,并在短期内随访观察做出鉴别,必要时应做超声导向穿刺细胞学及组织学检查。

肝内透声较强的转移性肿瘤,如淋巴瘤、平滑肌肉瘤等可与脓肿混淆。鉴别主要依靠病史、实验室检查和诊断性穿刺。

3.其他肝脏占位病变

肝脓肿液化完全、脓液稀薄者需与肝囊肿鉴别。肝囊肿壁薄光滑,侧壁回声失落;肝棘球蚴囊肿内有条状分隔及子囊,边缘可见钙化的强回声及声影;肝脓肿壁较厚,内壁不整,声束散射回声无方向依赖,囊壁显示清晰。同时病史亦完全不同。

4.胰腺假性囊肿

较大的胰腺假性囊肿可使肝左叶向上移位,易误为肝脓肿。应多切面扫查,判断囊肿与周围脏器的关系,并让患者配合深呼吸根据肝脏与囊肿运动不一致的特点做出鉴别。

（陈晓然）

第四节 原发性肝癌

一、病理与临床表现

原发性肝癌以非洲东南部和东南亚为高发地区;我国多见于东南沿海,是国内三大癌症之一。好发年龄为 40～50 岁,男性明显多于女性。病因未完全明了,但流行病学和实验室研究均表明,主要与乙型肝炎病毒感染、黄曲霉毒素和饮水污染有关。

根据肝癌生长方式的差异并注意到肿瘤包膜、肝硬化及门静脉癌栓的情况,做了如下分类。①浸润型:肿瘤边界模糊不清,多不伴肝硬化,大小不一的病灶相互融合形成大的病灶。②膨胀型:肿瘤边界清楚,有纤维包膜,常伴肝硬化,又可分为单结节和多结节两个亚型。前者瘤界分明,伴肝硬化者有明显纤维包膜,无硬化者包膜多不明显。主瘤旁可有"卫星"结节,可侵犯门静脉系统。后者至少有 2 个以上的膨胀结节,病灶直径在 2 cm 以上。③混合型:由膨胀型原发癌灶结合包膜外与肝内转移灶的浸润型形成。肝内转移灶主要通过门静脉播散。本型亦可分为单结节和多结节两个亚型。④弥漫型:以多个小结节出现,直径 0.5～1 cm,布满全肝,互不融合,常伴肝硬化,这种癌肿主要通过门静脉在肝内播散。⑤特殊型:包括带蒂外生型肝癌和以肝门静脉癌栓为突出表现而无明确主瘤的肝癌。

组织类型:主要分为肝细胞癌、胆管细胞癌和混合型肝癌三种,后两种较少见。典型癌细胞呈多边形,边界清楚,胞浆丰富,核大,核膜厚,核仁亦很大。染色嗜碱或嗜酸。癌细胞排列呈巢状或索状,癌巢之间有丰富的血窦,癌细胞常侵入静脉在腔内形成乳头状或实质性团块。

按 Edmondson-Steiner 分类法,肝癌分化程度可分为四级:Ⅰ级分化高、少见;Ⅱ～Ⅲ级为中等分化,最多见;Ⅳ级为低分化,少见。

临床表现:原发性肝癌患者起病隐匿,缺乏特异性早期表现,至亚临床前期及亚临床期的中位时间可长达 18 个月。当患者出现不适等症状时,多属中、晚期。临床主要表现为肝区疼痛、食欲缺乏、腹胀、乏力、消瘦等。其他可有发热、腹泻、黄疸、腹水、出血倾向以及转移至其他脏器而引起的相应症状。

二、超声影像学表现

(一)常规超声

1.形态

肝癌多呈圆形或类圆形,肿瘤较大时,可呈不规则形,并可向肝表面突起,使肝下缘等较锐的角变钝,或呈"驼峰"征改变。根据肝癌病理形态表现可分如下。

(1)结节型:肝癌相对较小,一般直径<5 cm,多为单发,亦可多发。肿瘤内部回声多不均匀或呈结节状融合,边界较清晰,可见晕圈或一纤薄的高回声带围绕(图 16-24);亦可由于出血、坏死而呈混合回声型。

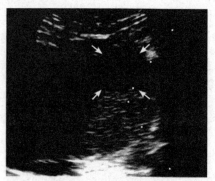

图 16-24　肝癌(结节型)

肝左叶癌,圆形,向表面突起,呈"驼峰"征

(2)巨块型:肝癌较大,直径常在 10 cm 左右,内部回声多不均质,以高低回声混合者居多,低回声者很少。肿瘤呈"结节中结节"状和内部有条状分隔,边界多不规则(图 16-25)。如周边有包膜,则有晕圈而使边界清晰。另外,有些巨块型肝癌分布整个肝、段肝叶或数叶,尽管无明确边界,但肿瘤内部回声相对比较均匀,呈略低或略高回声,而周围肝硬化回声则呈不均匀状,可以资鉴别。有时在主瘤周围有散在低回声播散灶,个别巨大肿瘤可因破裂引起出血呈现无回声区。

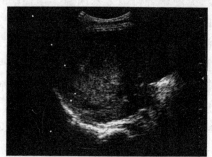

图 16-25　肝癌(巨块型)

内部高回声,呈结节中结节状

(3)弥漫型:肝内弥漫散在的细小肝癌结节,大小可数毫米至数厘米,内部回声高低不等,分布零乱,可呈斑块灶,无明确边界,如弥漫分布于整个肝脏,则很难与肝硬化鉴别,但此类患者常有门静脉癌栓形成,为诊断弥漫型肝癌提供了佐证。个别弥漫型肝癌的内部回声不均质程度较为紊乱,与肝硬化仍有所区别。

2.边界

肝癌有明显的假包膜形成时,边界往往较清晰而规则,周围见一直径 2～5 mm 的低回声圈,即晕圈,晕圈与正常组织之间可有一纤薄的光带(约 0.5 mm);如肿瘤无明显包膜或呈浸润生长时,边界多不规则,模糊,甚至不清;而在弥漫性肝癌时,则无明确边界。

3.大小

超声能发现直径从数毫米至数十厘米不等的肝癌,其检出率主要受以下几方面影响:①肿瘤大小;②肿瘤内部回声;③肝硬化程度;④肿瘤的位置;⑤肿瘤包膜;⑥操作人员经验。

4.内部回声

根据肝癌内部回声高低分类如下。

(1)高回声型:占30%～50%,肿瘤内部回声比周围肝组织高且不均匀,呈结节状或分叶状,有时可见结节之间有纤维分隔,少数分布尚均匀。有报道认为高回声区预示肝癌细胞脂肪变性、坏死等倾向。

(2)低回声型:占总数15%～35%,多见于较小型肝癌中,内部回声较周围肝组织低,由密集的细小点状回声组成,分布多不均匀。较大肿瘤可呈结节状,并互相融合呈镶嵌状,并可显示低回声的"瘤中隔"。有时,在总体低回声区的中央可由少许点状高回声所点缀。低回声区常预示着肝癌细胞存活,血供丰富,很少有脂肪变性和纤维化等改变。

(3)等回声型:较少见,占2.2%,回声与周围肝组织类似,血管分布较均匀,由于这类肿瘤多伴有较典型的晕圈,故易识别,不然,则易漏诊。

(4)混合回声型:占10%左右,此类肿瘤常较大,系多结节融合所致,多为高低回声混合,可交织混合,亦可左右排列混合,使超声某一切面呈高回声区,而另一切面呈低回声区。肿瘤内部还可出现无回声及强回声区,提示内部有不同程度出血、液化、坏死、纤维化及钙化等改变。

5.后方回声

在后方有正常肝组织存在时,肝癌后方回声常稍增高,其增高程度因肿瘤类型不同而有所不同,总体来说增高程度多比肝囊肿弱,其增高比例约占肝癌的70%;如伴有纤维化、钙化等改变时,后方回声可轻度衰减;另外在有包膜的肝癌中,可有侧后声影等现象。

6.肝内间接征象

(1)管道压迫征象:肝癌较大时,可压迫肝静脉、门静脉、下腔静脉等,使其移位、变细、甚至"中断",而环绕在肿瘤周围(图16-26A)。另外,压迫肝门部或侵犯胆管内可引起肝内胆管扩张(图16-26B)。

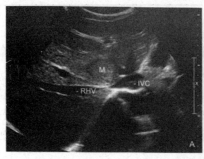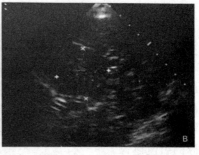

图16-26 肝癌(结节型)

A.右肝前叶上段(S8)癌,肝静脉-下腔静脉受压;B.肝左内叶癌侵犯肝门引起肝内胆管扩张(M:肿块;RHV:右肝静脉;IVC:下腔静脉)

(2)脏器挤压征象:肿瘤压迫胆囊使其移位、变小,甚至"消失";位于右叶脏面的巨大肝癌压迫右肾,使其下移至盆腔;肝脏膈顶部的肿瘤压迫膈肌,使膈肌抬高;左叶肿瘤可推移脾脏向上方移位,以至"消失"。

7.肝内转移征象

(1)卫星灶:在主瘤旁或较远的肝组织内,呈多个低回声不均质团块,直径<2 cm,呈圆形,可有或无晕圈,球体感强,后方回声稍增高。

(2)门静脉癌栓:有报道,在肝癌中40%～70%出现门静脉受累,而B超可显示三级分支以内的癌栓,检出率较高,可达70%。常出现在主瘤附近的门静脉,表现为门静脉内径明显增宽,最宽可达3 cm,管壁可清晰或不清,腔内充满由中低回声密集点状强回声组成的不均质团块。如门脉主干被癌栓完全充填,则可见肝门周围有众多细小管道组成的网状团样结构,此为门静脉侧支形成所致的门脉海绵状变。另外,部分肝癌在门静脉内出现局部瘤样回声,亦为癌栓的一种征象,可为数毫米至数厘米。门脉癌栓对诊断弥漫型肝癌有一定帮助。

(3)肝静脉及下腔静脉癌栓:检出率较门静脉少,常在肝静脉主干内发现,内径不一定增宽,由低回声团块组成,常可延伸至下腔静脉,而下腔静脉癌栓多呈球状,可单个或多个,偶尔随血流有浮动感。

(4)胆管癌栓:少数患者因肿瘤侵犯胆管使肝内或肝外胆管受累,内充满实质样回声,并引起肝内胆管的扩张。

8.肝外转移征象

(1)肝门及胰腺周围淋巴结肿大:在晚期,肝癌可向肝外转移,最多处在肝门及胰腺周围出现大小不等的低回声团块,呈圆形或类圆形、部分可融合成团块,呈不规则形,严重者压迫肝门引起肝内胆管扩张。

(2)腹腔:在腹腔内有时可探测到低回声团块,肿瘤直径在3～5 cm,有包膜,边界清,内分布不均。多位于腹壁下,可活动。个别可转移至盆腔压迫髂血管引起下肢深静脉血栓形成。在一些肝癌术后患者中,肝内可无肿瘤,但腹腔内已有转移。因此,对肝内无病灶而AFP持续阳性者,应进一步检查腹腔。

9.其他征象

由于我国肝癌和肝硬化联系密切,80%以上的肝癌有肝硬化征象,故声像图上肝实质回声增粗、增高、分布不均,呈线状甚至结节状,亦可有高或低回声结节,并可出现门脉高压、脾大、腹水等声像图改变。

(二)彩色多普勒

由于原发性肝癌在没有动脉栓塞前多具有较丰富的血供,因而为彩色多普勒检测提供了可靠基础。

(1)检出肝癌内的血流信号,呈现线条状、分支状、网篮状、环状、簇状等彩色血流。据报道,血流信号的检出率可达95%,其中98%为动脉血流信号,明显高于肝脏其他良性病变。同时,在实时状态下,肝癌内的彩色血流可呈现搏动状血流与心率一致。有时还可见彩色血流从肝癌内部延伸至门静脉的引流血管。

(2)脉冲多普勒常检出高阻力动脉血流,阻力指数(RI)和搏动指数(PI)分别>0.6和0.9,并且平均流速可呈高速型,最大可达1 m/s以上(图16-27),这些表现均提示该肝内占位病变以恶性可能为大。在原发性肝癌中,有时可测及高速低阻的动脉样血流,表示肝癌内动静脉瘘存在,也有助于肝癌的诊断。

(3)彩色多普勒使肝动脉较易显示,并在肝癌中明显增宽,可达4～5 mm,而正常仅2～3 mm,血流速度增快(图16-28)。

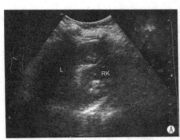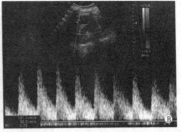

图 16-27 肝癌

A.显示肝右叶结节型癌及右肾(RK)压迹；B.PD 检测到动脉血流频谱，$V_{max}=131$ cm/s，RI≥0.75

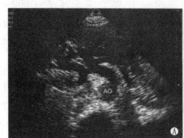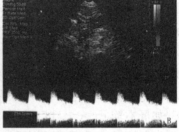

图 16-28 弥漫型肝癌肝动脉显著扩张

A.肝总动脉内径增宽(9 mm)；AO：腹主动脉；B.肝动脉流速增高，CW 测及最大流速 294.5 cm/s

　　(4)在经介入治疗(包括 TAE、乙醇注射)后，肝癌内彩色血流可明显减少甚至消失，提示疗效佳；经 TAE 治疗的病员中，动脉型彩色血流可减少甚至消失，但门静脉型的彩色血流信号可代偿增多，应引起注意。另外，如原来血流消失的病灶再出现彩色血流信号，则提示肿瘤复发。

　　(5)当门静脉癌栓形成时，彩色多普勒可显示门静脉属完全性或不完全性阻塞，此时，彩色多普勒显示未阻塞处(即癌栓与管壁之间隙)有条状血流通过，癌栓内亦可见线状深色或多彩血流，用脉冲多普勒能测及动脉及静脉血流，这些均提示门脉内栓子为肿瘤性。但有报道，门静脉瘤栓中其动脉血流的检出率较低，仅 18.7%。同时，在门脉完全性阻塞时，门脉旁的肝动脉血流容易显示(图 16-29)。

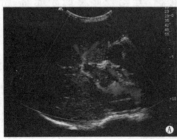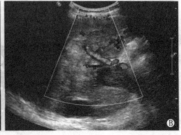

图 16-29 门静脉癌栓

A.门静脉不完全阻塞，CDFI 显示癌栓与管壁间有条状血流通过；B.门静脉完全阻塞，
门静脉充满实质性低回声，肝动脉分支增宽，显示为条状红色血流

三、鉴别诊断

(一)肝血管瘤

如肝血管瘤为网状高回声团块，边界呈"花瓣"样改变时诊断较容易，但有些肝血管瘤可出现

低回声不均质、混合回声不均质及晕圈样改变。有报道其出现率分别为 15%、20%、5%,对这类患者应更全面观察,在实时状态下,观察肿瘤有无立体像等加以鉴别,同时对较大肝血管瘤可结合 CT 增强延迟扫描,同位素血池扫描等较特异征象加以确诊,必要时可在实时超声引导下肝穿活检以明确诊断。

(二)肝脓肿

由细菌性或阿米巴原虫感染引起的肝内局灶性炎性改变,呈单发或多发。较典型时,壁厚,内膜粗糙呈"虫咬"状,为无回声或不均匀回声团块,诊断较容易。然而,随着近年来抗生素的广泛应用,肝脓肿的超声和临床表现常不典型,声像图显示肝内比正常组织回声稍低的区域,分布不均匀,边界模糊,包膜较薄,用常规 B 超诊断较困难。彩色多普勒显示内部有条状彩色血流,脉冲多普勒测及动脉血流频谱,阻力指数和搏动指数分别在 0.5、0.8 左右,提示良性病变,再结合这类患者多有短暂发热病史,有助于定性诊断。另外,如感染与肝癌并存,则超声诊断困难,必须行超声引导下穿刺活检。

(三)肝内局灶脂肪浸润

肝内局灶脂肪浸润可在肝内出现高回声或低回声灶,而低回声型与肝癌更容易混淆,但这些病灶多位于肝门旁,如肝右前叶、左内叶门脉旁,内部回声较低但多均匀,在实时状态下,边界可不规则或欠清,亦可向肝实质内呈"蟹足"样延伸。彩色多普勒显示病灶内无异常动脉血流信号。也有报道认为这类低回声型更易与肝癌混淆,应加以鉴别。

(四)转移性肝癌

转移性肝癌多为低回声不均质团块,可有晕圈等改变,后方回声稍高,有侧后声影。这类病灶常为多发,并且非癌肝实质回声多无肝硬化表现,可以资鉴别。如患者有其他原发肿瘤史则更有助于诊断。

(五)胆囊癌

胆囊癌发病近年来有逐渐增多趋势,早期发现仍比较困难。其中一部分患者因肝内转移而就诊时,常在肝右叶出现局灶性低回声不均质团块,有晕圈,可向表面突起,易被误诊为原发性肝癌。操作人员在发现肝右叶癌肿且无肝硬化时,应仔细观察胆囊的情况,这类患者的胆囊因受压而变小,部分胆囊壁可不规则增厚而与右叶癌肿相连,甚至在胆囊癌实变时,可与右叶癌肿融合成一团块,胆囊隐约成一轮廓像,多伴有结石,有助于鉴别诊断。

(六)肝母细胞瘤

肝母细胞瘤常出现于婴幼儿,多为无意触摸腹部时发现。肿瘤常较大,可达 5.5~17 cm。声像图上显示肝内巨大团块,多强弱不均,并有液化和包膜,多位于肝右叶,常推移右肾,超声无特异性表现,应结合临床做出诊断。

(七)术后瘢痕

肝肿瘤切除后,手术区多有渗出、出血、纤维化及机化等一系列改变,声像图可呈不均质团块、高回声为主的团块、混合回声团块,边界多不规则、模糊,但后方均有不同程度的衰减和缺乏立体感,可以资鉴别。如手术区堵塞吸收性明胶海绵,则呈较均匀的高回声区,伴后方衰减。彩色多普勒多未能显示手术区内的彩色血流信号。

(陈晓然)

第十七章 胆道疾病超声诊断

第一节 胆 囊 炎

一、急性胆囊炎

(一)病理与临床

胆囊受细菌或病毒感染引起的胆囊肿大,胆囊壁增厚、水肿。急性胆囊炎是常见的急腹症之一,细菌感染、胆石梗阻、缺血和胰液反流是本病的主要病因。临床症状主要是右上腹部持续性疼痛,伴阵发性加剧,并有右上腹压痛和肌紧张,深压胆囊区同时让患者深吸气,可有触痛反应,即墨菲(Murphy)征阳性。右肋缘下可扣及肿大的胆囊,重症感染时可有轻度黄疸。

(二)声像图表现

胆囊体积增大,横径>4 cm,张力高,胆囊壁增厚>3 mm,呈"双边征"(图 17-1);胆囊腔内常探及结石回声,结石可于胆囊颈部或胆囊管处;胆囊内可见胆汁淤积形成的弥漫细点状低回声。胆囊收缩功能差或丧失。发生胆囊穿孔时可显示胆囊壁的局部膨出或缺损及周围的局限性积液。

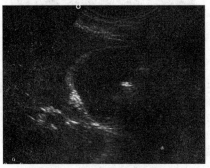

图 17-1 急性胆囊炎声像图
超声显示胆囊肿大,胆囊壁增厚

(三)鉴别诊断

对于胆囊炎,首先应寻找产生胆囊炎的原因,超声可以帮助检查是否有胆囊结石、胆囊梗阻、胆管梗阻、胆总管囊状扩张症等,以明确病因,便于诊断。胆囊增大也可见于脱水、长期禁食或低脂饮食、静脉高营养等患者,根据病史,必要时行脂餐试验可鉴别。此外,有肝硬化低蛋白血症和某些急性肝炎、肾功能不全、心功能不全等全身性疾病患者,也有胆囊壁均匀性增厚,但无胆囊增大,超声墨菲征阴性,结合病史与临床表现易与急性胆囊炎相鉴别。

二、慢性胆囊炎

(一)病理与临床

慢性胆囊炎临床症状包括右上腹不适、消化不良、厌油腻,也可无自觉症状。慢性胆囊炎的临床表现多不典型,亦不明显,但大多数患者有胆绞痛史,可有腹胀、嗳气和厌食油腻等消化不良症状。有的常感右肩胛下、右季肋或右腰等处隐痛。患者右上腹肋缘下有轻压痛或压之不适感。十二指肠引流检查,胆囊胆汁内可有脓细胞。口服或静脉胆囊造影不显影或收缩功能差,或伴有结石影。

(二)声像图表现

慢性胆囊炎的早期,胆囊的大小、形态和收缩功能多无明显异常,有时可见胆囊壁稍增厚,欠光滑,超声一般不作出诊断。慢性胆囊炎后期胆囊腔可明显缩小(图 17-2),病情较重时胆囊壁毛糙增厚,不光滑;严重者胆囊萎缩,胆囊无回声囊腔完全消失。胆囊萎缩不合并结石者难以与周围肠管等结构相区别,导致胆囊定位困难;合并结石者仅见强回声伴后方声影。胆囊功能受损严重时,胆总管可轻度扩张。

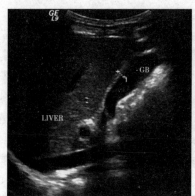

图 17-2　慢性胆囊炎声像图
胆囊体积小,壁增厚毛糙

(三)鉴别诊断

胆囊明显萎缩时需与先天性无胆囊相鉴别:慢性胆囊炎致无回声囊腔完全消失,特别是不合并胆囊结石或结石声影不明显时,易与周围肠管内气体形成的强回声混淆,以致难以辨认出胆囊的轮廓。因此先天性无胆囊患者可能被误诊为慢性胆囊炎,此时应结合病史和临床表现,多切面探查,或动态观察等方法仔细加以鉴别,减少误诊率。

(陈晓然)

第二节 化脓性胆管炎

一、病理与临床

急性胆道感染常因肝外胆管结石所致的胆管梗阻诱发。胆管壁充血、水肿,结石在胆管内可以移动,发生嵌顿,急性发作时可引起阻塞性黄疸和化脓性胆管炎。典型临床表现为寒战、高热、黄疸。

二、声像图表现

胆管扩张,壁增厚,毛糙,回声增强,结构模糊,管腔内可见点状中等回声(图 17-3)。合并结石时胆管内可见强回声,后方伴声影,肝内外胆管扩张,胆囊增大等。

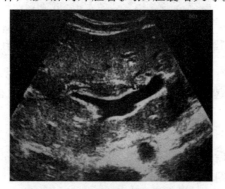

图 17-3 化脓性胆管炎声像图
超声显示肝内胆管增宽,管壁回声增强

(陈晓然)

第三节 胆囊结石

一、病理与临床

胆囊结石有胆固醇结石、胆色素结石和混合性结石,在我国胆囊结石患者中以胆固醇结石最多见。胆囊结石可合并胆囊炎,且两者互为因果,部分患者最终导致胆囊缩小,囊壁增厚,腔内可充满结石。

胆囊结石患者可有右上腹不适、厌油腻等症状。结石嵌顿于胆囊管内时,可导致右上腹绞痛、发热等症状。胆绞痛是胆囊结石的典型症状,可突然发作又突然消失,疼痛开始于右上腹部,放射至后背和右肩胛下角,每次发作可持续数分钟或数小时。部分患者疼痛发作伴高热和轻度黄疸。疼痛间歇期有厌油食、腹胀、消化不良、上腹部烧灼感、呕吐等症状。查体可见右上腹部有压痛,有时可扪到充满结石的胆囊。胆囊结石超声显示率 90％ 以上,诊断价值较大,是首选的检查方法。

二、声像图表现

胆囊内可见一个或多个团块状强回声,后方伴有声影,可随体位变化而移位。当结石较大时,常只能显示结石表面形成的弧形强回声,内部结构难以显示。多个结石紧密堆积时,有时不能明确显示结石数量及每个结石的具体大小(图 17-4)。

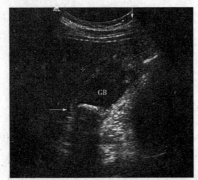

图 17-4　胆囊结石声像图

超声显示胆囊腔内见弧形强回声,后方伴声影。箭头:胆囊结石,GB:胆囊

(一)泥沙样结石

泥沙样结石可见多个细小强回声堆积,形成沉积于胆囊后壁的带状强回声,后方伴有声影,随体位改变而移动。

(二)充满型结石

胆囊内呈弧形强回声带,后伴声影,无回声囊腔不显示,强回声带前方有时可显示胆囊壁,后方结构则完全被声影所掩盖(图 17-5)。

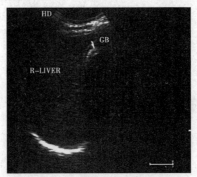

图 17-5　胆囊结石声像图

超声显示胆囊腔的无回声,可见弧形强回声,后方伴声影,箭

头:胆囊结石,GB:胆囊,R-LI VER:右肝

三、鉴别诊断

典型的胆囊结石超声诊断一般不困难。对于胆囊颈部的结石,由于缺少胆汁的衬托,使其结石强回声不明显,仅表现为胆囊肿大或颈部声影,超声必须认真仔细地检查,变换体位,如坐立位、胸膝位等,才能发现结石,并进行正确诊断。

(一)泥沙样结石需与浓缩淤积的胆汁或炎性沉积物相鉴别

泥沙样结石回声强,声影明显,随体位移动速度较快。

(二)充满型结石需与肠腔内积气相鉴别

结石后方为明显声影而非气体后方的彗星尾征,且肠腔内气体形态随时间而变化。

(陈晓然)

第四节 先天性胆管囊性扩张症

一、病理与临床

目前对该病的病因多数学者赞成先天性因素学说,包括先天性胆管上皮增殖异常、胆胰管合流异常及胆管周围神经发育异常。先天性胆管上皮发育异常导致部分管壁薄弱。胆胰管合流异常导致胰酶在胆管内激活破坏胆管上皮。胆管周围神经发育异常可导致胆管下段痉挛、胆管内压增高,促进胆管扩张。本病多由于先天性胆管壁薄弱、胆管有轻重不等的阻塞,使胆管腔内压增高,扩大形成囊肿。

关于先天性胆管囊性扩张症的临床分型,目前国际上普遍使用的是 Todani 分型法:①Ⅰ型为胆总管梭形或球形扩张;②Ⅱ型为胆总管憩室;③Ⅲ型为胆总管末端囊肿;④Ⅳa型为肝内外胆管多发性囊肿;⑤Ⅳb型为胆总管多发性囊肿;⑥Ⅴ型为肝内胆管单发或者多发性囊肿(即Caroli病)。其中以Ⅰ型发病率最高,约占报道总病例的90%以上;Ⅱ、Ⅲ型均罕见;Ⅳ、Ⅴ型相对少见。

先天性胆管囊性扩张症有三大特征:腹痛、黄疸和肿块。但往往有此典型表现的病例并不多。

二、声像图表现

(一)先天性胆总管囊肿

胆总管扩张,呈囊状、梭形或椭圆形,常常在 1.0 cm 以上,特别注意本病囊状扩张的两端与胆管相通,为特征性表现,壁光滑清晰,其内回声清亮(图 17-6)。合并结石、胆汁淤积时其内可见强回声或中低回声。多无其他胆道系统异常表现,可合并肝内胆管囊性扩张。

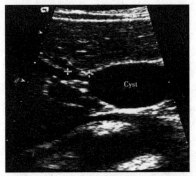

图 17-6 先天性胆总管囊状扩张声像图

超声显示肝门部无回声,与胆管相通,囊壁光滑,囊内透声较好,Cyst:胆总管囊肿

(二)肝内胆管囊性扩张症

肝内胆管囊性扩张症又称 Caroli 病,声像图表现为左、右肝内胆管节段型或弥漫型的囊性扩张,呈椭圆形或梭形,囊腔间相互连通,边缘清晰光滑。

三、鉴别诊断

先天性胆管囊性扩张以青少年女性多见。患者常常有右上腹痛、黄疸等症状。幼年时肝外胆管囊状扩张,往往无症状,可偶然在体检中被发现。

(一)需与胆总管下段结石或肿瘤等致胆道扩张相鉴别

先天性胆总管囊肿,扩张的部位呈椭圆形或纺锤形,而上下段与之相连处的胆管管径相对正常,无明显扩张,正常与异常胆道分界鲜明,多不引起肝内胆管扩张。而结石或肿瘤等梗阻引起的胆管扩张常同时累及其上段肝内、外胆管,呈由粗至细的渐变型,胆囊亦可受累。

(二)先天性胆总管囊肿需与先天性双胆囊相鉴别

先天性双胆囊一端为盲端,而先天性胆总管囊肿两端均与胆管相连,根据形态及脂餐试验等容易鉴别。

(陈晓然)

第十八章 胰腺疾病超声诊断

第一节 胰腺炎

一、急性胰腺炎

(一)流行病学及病因

急性胰腺炎(acute pancreatitis,AP)是胰酶对胰腺组织自身消化导致胰腺腺泡细胞的损伤,同时伴有局部或全身的炎症反应。严重程度可以从轻度水肿到胰周坏死感染,甚至可以导致多器官功能衰竭综合征。组织病理学上,急性胰腺炎分为急性水肿型胰腺炎和急性出血坏死型胰腺炎,前者居多,以间质充血、水肿和炎细胞浸润为主,而后者以胰腺实质坏死、血管损害、脂肪坏死为主伴炎细胞浸润。AP病因很多,主要发病因素为胆道疾病,尤其是胆道结石。文献报道急性胆源性胰腺炎发病率占AP的15%~50%,在我国占AP的60%以上。此外,感染、药物、酒精、手术及创伤、肿瘤、自身免疫因素、代谢、妊娠、遗传、特发性等也占一定比例。

(二)临床表现

AP的临床表现与其病情严重程度相关。以腹痛、发热、恶心、呕吐等多见,急性胆源性胰腺炎还可伴随黄疸,当出现胰腺假性囊肿或胰腺脓肿时可扪及腹部包块。Grey-Tuner 征(双侧或者单侧腰部皮肤出现蓝-绿-棕色大片不规则瘀斑)和 Cullen 征(脐周围皮肤青紫及两侧肋腹皮肤灰蓝色)少见。临床上将 AP 分为轻型胰腺炎(mild acute pancreatitis,MAP)和重症胰腺炎(severe acute pancreatitis,SAP)。前者可有极其轻微的脏器功能紊乱,但无严重腹膜炎和代谢功能紊乱,临床恢复快。后者则可出现脏器功能衰竭、代谢紊乱或合并胰腺坏死、脓肿、假性囊肿等并发症。因此,在临床上需要特别加以甄别。10%~25%的 AP 患者会并发假性囊肿,其中多数自行消退,持续存在者有导致感染、脓肿形成、胰瘘、假性动脉瘤、静脉血栓等可能性。

实验室检查约90%的急性胰腺炎血清淀粉酶升高,超过正常值5倍时,即可确诊为急性胰腺炎。起病后6~12小时内血淀粉酶迅速升高,3~5天恢复到正常。尿淀粉酶升高较晚,在病后的12~24小时升高,持续时间较长,一般为1~2周,适用于起病后较长时间未确诊者。检测血清淀粉酶是诊断急性胰腺炎最常用和最快捷、简便的方法之一。在急性胰腺炎起病后24~72小时血清脂肪酶开始上升,持续5~10天,对起病时间较长者适用。有研究发现,C反应蛋白、白细胞计数、血清中降钙素和白细胞介素-4可能是胰腺坏死感染的标志,能更早地反映疾病的严重程度。

(三)超声表现

1.体积

胰腺弥散性肿大,以前后径增大为著。

2.边界

轻型炎症时,胰腺边缘整齐,形态规则,重型时边缘不整齐,形态不规则,与周围组织分界不清。

3.实质回声

胰腺回声减低。水肿型胰腺炎实质回声呈均匀的低回声,但也有实质回声略高于正常的病例。出血坏死型胰腺炎实质回声明显不均匀,呈低回声和高回声相间的混合回声,内部可见片状无回声。

4.胰管

胰管轻度扩张或不扩张,当胰液外漏时扩张胰管可消失或减轻。

5.积液

胰腺炎时可合并积液,超声表现胰周、小网膜囊、肾前旁间隙的无回声,有时腹腔、盆腔甚至胸腔可见积液。

6.胰周

胰腺周围病变发生比例较高,超声表现为病变处见低回声,边界不清,主要见于胰腺腹侧、背侧,双肾旁间隙或肾周围,胰腺后方血管周围等。

7.假性囊肿

急性胰腺炎发病2～4周后可在胰腺内或周边形成胰腺假性囊肿,圆形或类圆形,边界较清楚,囊壁多数光滑,少数可厚薄不均、可见分隔或钙化,后方回声增强。

8.非典型者

不典型的急性胰腺炎表现为胰腺无肿大,仅腺体内局部回声减低,多见于胰头和胰尾,胰周组织回声减低,模糊不清。有时合并炎症的并发症如胰腺脓肿等,表现为胰腺正常结构消失,内部呈不均匀的混合回声。

9.血管的改变

重症胰腺炎还可以出现血管的并发症。炎症可直接侵蚀脾血管,血管内膜受损,管壁增厚,管腔狭窄,严重者可引起脾静脉血栓形成或闭塞。表现为脾静脉增宽,内见低回声,血流充盈缺损,提示脾静脉血栓形成,或胰腺后方未见脾静脉管腔及血流显示,提示脾静脉闭塞,胰腺周围和脾门区可见蜂窝状迂曲的管状结构,为五彩花色血流,提示侧支循环形成。胰腺炎还可以引起脾动脉病变,其原因可能为炎症直接侵蚀脾动脉;胰液在自我消化过程中侵蚀脾动脉;胰腺炎时脾动脉内血液因高浓度胰蛋白酶大量释放而处于高凝状态导致血栓形成。表现为脾动脉内可见低回声,血流充盈缺损。假性脾动脉瘤表现为脾动脉旁类圆形无回声区,CDFI内部血流呈涡流,与脾动脉相通。

(四)超声造影表现

1.急性水肿型胰腺炎

超声造影后,胰腺与周围组织分界尚清晰,实质回声增强,未见明显无灌注区。

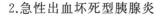

2.急性出血坏死型胰腺炎

超声造影表现为胰腺实质呈不均匀增强,可见散在灶状或片状不规则无增强区,胰腺与周围组织界限不清,表面不光滑呈毛刺状。胰周及腹膜后炎性改变及并发症,如胰周、肾旁前(后)间隙、肾周间隙积液,胰腺内或胰周假性囊肿等在超声造影表现为组织的无灌注或低灌注区。

超声造影显著提高了急性胰腺炎坏死灶的检出率。在急性胰腺炎严重度评价上也具有很高的临床价值。超声造影技术通过观察感兴趣区域内造影剂灌注的有无、强弱来判断该区域血流灌注情况,以此来区别胰腺有无坏死及坏死的程度。

(五)报告内容及注意事项

急性胰腺炎的报告包括胰腺体积、形态变化,回声的改变,胰管是否扩张,胰腺与周边组织分界是否模糊,胰周是否有积液,腹腔、胸腔是否有积液。有无假性囊肿及血管受侵等情况。

超声造影应重点描述胰腺实质增强是否均匀,是否可见无增强坏死区。超声造影还可以评价急性胰腺炎的严重程度,对急性胰腺炎的分级有重要的临床意义。是否合并无增强的假性囊肿。

还应注意胰腺炎的病因,如胆道结石等。更要注意是否有合并胰腺肿瘤的可能。年轻患者应注意是否存在胰管、胆管合流异常,胰管交界汇合处狭窄或受压可导致胰液通道梗阻,胆汁反流,引起胰腺炎。

(六)鉴别诊断

有明显声像图改变的病例,结合临床表现和血清淀粉酶、脂肪酶检查,超声可明确诊断。超声检查应注意对轻型和重型胰腺炎的鉴别诊断。轻型者胰腺常呈轻中度弥散性肿大,胰腺边缘清晰,呈均匀低回声,胰周积液少见或少量。重型者胰腺常呈严重弥漫肿大,边缘不整、模糊不清,内部回声不均匀,胰周积液多见,胸腔积液、腹水多见,肠麻痹、积气多见。

非典型胰腺炎要注意与胰腺癌的鉴别。胰腺炎病灶后方回声增强,主要原因是炎症导致的胰腺水肿或出血坏死使肿块的透声性增强,而胰腺癌的肿块后方多为回声衰减现象。胰头部局限性炎性肿块和胰头癌均可引起胰管和胆总管扩张,前者胰管呈轻中度不规则扩张,并贯穿肿块,胆总管及肝内胆管扩张不明显或仅有轻度扩张,常与胆道慢性炎症、胆石症或胰管结石并存,而胰头癌常早期侵犯压迫胆总管致肝内外胆管明显扩张,少有管壁增厚及钙化表现,胆总管下端截断或显示不规则性狭窄,肿块内见不到扩张的胰管。

假性囊肿出现时要与囊性肿瘤相鉴别。

二、慢性胰腺炎

(一)流行病学及病因

慢性胰腺炎(chronic pancreatitis,CP)是由于各种原因导致的胰腺局部、节段性或弥散性的慢性进行性损害,导致胰腺实质和组织和/或功能不可逆的损害,造成胰腺腺泡萎缩,胰腺纤维化、钙化、导管内结石、胰腺假性囊肿,可有不同程度的胰腺内外分泌功能障碍。其主要病理特征为间质纤维化和慢性炎细胞浸润,间质中的血管无明显破坏和增生。目前认为 CP 是胰腺癌的一个危险因素。根据病因不同,CP 分为酒精性胰腺炎、胆源性胰腺炎、热带性胰腺炎、遗传性胰腺炎、自身免疫性胰腺炎和特发性胰腺炎等。CP 在全球不同地区发病率差异较大。西方的患病率为(10～15)/10 万,发病率为每年(4～7)/10 万。

(二)临床表现

因病因不同,临床表现也不同,常见表现为腹痛和/或消化不良。典型者为餐后上腹痛,并可放射至左腰背部,向前屈曲位能减轻。腹痛还与酒精、药物依赖和心理等有关。腹痛原因复杂,目前确切机制尚不明确,可能与胰管或胰腺实质内压力增加、神经周围炎症、缺血、组织坏死、负反馈功能下降等有关,如若合并假性囊肿、十二指肠梗阻或胰管梗阻(狭窄、结石或继发肿瘤)等,腹痛会进一步加重。胰腺脂肪酶水平下降90%以上时会有脂肪泻、脂溶性维生素和维生素 B_{12} 缺乏及体重下降等。

当胰腺外分泌功能受损时,患者表现为腹胀、脂肪泻、吸收不良及消瘦等症状。内分泌功能受损时,患者会出现糖尿病。相关的实验室检查包括血、尿淀粉酶测定、苯替酪胺实验、苯甲酰酪氨酰对氨基苯甲酸试验、糖耐量试验、胰高血糖素测定等。CP 急性发作时,血淀粉酶、尿淀粉酶浓度可一过性升高。内分泌功能受损时,胰高血糖素升高,血糖升高。

(三)超声表现

1.体积

慢性胰腺炎时,胰腺体积多数缩小,少数可以正常或增大(弥散性增大或局限性增大),形态僵硬,边缘不规则。

2.回声

内部回声粗糙,多数回声增高,有时可以回声减低,内部可见实质钙化或胰管结石的斑点状强回声,是慢性胰腺炎的重要诊断指标。

3.胰管

主胰管可以不均匀扩张,直径≥3 mm,粗细不均,典型者呈"串珠样"改变,管壁增厚毛糙,回声增强。钙化型胰腺炎常伴胰管内结石,胰管扩张较明显,梗阻型以轻中度扩张较常见。

4.假性囊肿

部分病例合并假性囊肿,可发生在胰腺内和胰周,圆形或类圆形,边界较清楚,囊壁较厚不规则,囊内可见点状回声。

5.肿块型

胰腺局部肿大,呈假肿物样低回声,形态多不规则,内部回声粗糙,可见斑点状强回声,回声可与胰腺其他部位回声相近。

(四)超声造影表现

肿块型慢性胰腺炎,常规超声表现为胰腺的局限性增大伴有不规则低回声团块。这与胰腺癌不易鉴别,而超声造影可以对两者进行鉴别诊断。肿块型胰腺炎超声造影早期表现为局灶性增强,与周围实质增强程度相似;后期廓清时间也与胰腺实质一致。这是因为,肿块型胰腺炎病灶内可有不同程度的间质纤维化和炎症细胞浸润,但病灶内微血管属于正常的组织血管,且未受破坏,其数量和分布与正常胰腺实质大致相同,所以病灶的增强多与正常胰腺组织同时增强,且增强程度无明显差别。胰腺癌超声造影多表现为增强强度低于胰腺实质的低增强病灶,造影剂廓清时间早于胰腺实质。

(五)报告内容及注意事项

慢性胰腺炎的超声报告包括:胰腺体积、形态变化,内部回声是否粗糙,是否有实质钙化和胰管结石,主胰管是否扩张,是否有假性囊肿。

超声造影应重点描述肿块型胰腺炎的肿块与胰腺实质是否同步增强,二者增强强度是否一致,廓清时间是否一致。

有时肿块型胰腺炎与胰腺癌鉴别困难,必要时需行超声引导下穿刺活检术。

(六)鉴别诊断

慢性胰腺炎的鉴别诊断主要为肿块型胰腺炎与胰腺癌鉴别:①前者胰管呈不规则串珠样扩张,胰管扩张及周围胰腺萎缩程度不如胰腺癌明显;②前者的肿块内多发无回声,为扩张的侧支胰管或小的假性囊肿;③前者可有胰管内结石或实质内钙化;④前者胆总管狭窄为渐进性,而后者多为突然截断。

三、自身免疫性胰腺炎

(一)流行病学及病因

自身免疫性胰腺炎(aimmune pancreatitis,AIP)是由自身免疫介导、以胰腺肿大和胰管不规则狭窄为特征的一种特殊类型的慢性胰腺炎。病理表现为胰管周围淋巴细胞和浆细胞浸润、小叶间纤维化显著的慢性炎症,免疫组化有大量 IgG4 阳性细胞浸润,常伴有胰腺及周围闭塞性静脉炎。目前认为 AIP 是 IgG4 相关系统性疾病在胰腺的表现,胰腺外的其他器官也可以受累,如干燥综合征、原发性硬化性胆管炎、原发性胆汁性肝硬化等。

AIP 多见于男性,男女比例约 2:1。发病年龄范围较大,多发生在 40～70 岁人群。日本报道的患病率为 0.82/10 万,占慢性胰腺炎的 2%～6%。AIP 的病因及发病机制尚不明确。AIP 患者血清中可检测到多种异常抗原抗体及升高的 γ-球蛋白,以及激素治疗对本病有效,提示自身免疫在 AIP 发病中有重要作用。也有人提出幽门螺杆菌参与激活 AIP 自身免疫过程。研究认为自身免疫性胰腺炎为一种 IgG4 相关的系统性疾病,2 型 T 辅助细胞和 T 调节细胞介导了大部分自身免疫性胰腺炎的免疫反应。IgG 及 IgG4 水平升高、多种自身抗体阳性及激素治疗有效反映了 AIP 发病的免疫机制。

(二)临床表现

自身免疫性胰腺炎临床表现比较复杂,可以表现为急性、慢性胰腺炎的症状,包括梗阻性黄疸、不同程度的腹痛、后背痛、乏力、体重下降、脂肪泻等,40%～90% 的患者可以表现为胰腺外其他器官的症状,如泪腺唾液腺受累症状、胆管炎、胆囊炎、纵隔或腹腔淋巴结肿大、间质性肾炎、肺间质性纤维化、腹膜后纤维化、硬化性肠系膜炎、炎性肠病等,其中梗阻性黄疸可发生于 2/3 的患者。也有约 15% 的患者无临床症状。50%～70% 的患者合并糖尿病或糖耐量异常。实验室检查 γ-球蛋白及 IgG4 常明显升高,血清淀粉酶及脂肪酶轻度升高,CA19-9 一般不高,当 AIP 累及胆总管或合并胆管炎时,胆红素及转氨酶可相应升高。

(三)超声表现

AIP 超声影像学表现分为弥散型(约占 70%)和局部型(约占 30%)。

(1)胰腺形态弥散型 AIP 呈弥散性肿大,典型表现为"腊肠样"改变。局灶型 AIP 表现为局灶性肿大,多位于胰头,可形态不规则、边界不清。

(2)胰腺回声弥散型 AIP 胰腺弥散性回声减低,回声增粗,内部可见纤维化样高回声斑点。局灶型 AIP 胰腺局部呈肿物样低回声,回声与胰腺实质相近,彩色多普勒内可见少许血流信号。

(3)主胰管弥散性变细或局限性狭窄,主胰管远端扩张;病变累及胆总管下段时,可出现局部陡然向心性狭窄,狭窄区较细长,胆管壁增厚,胆总管上段扩张及肝内胆管扩张。胰周可出现少量积液等。

(四)超声造影表现

弥散型 AIP 的超声造影表现为增强早期和晚期均为弥散性、中等强度的增强。局灶型 AIP 的超声造影多表现为肿物与胰腺实质同步增强、同步减退,且呈均匀增强。

(五)报告内容及注意事项

AIP 的超声报告包括:胰腺是否有弥散性或局灶性肿大,胰腺回声是否减低、增粗,内部是否可见高回声斑点,主胰管是否有弥散性变细或局限性狭窄,病变是否累及胆总管,胆总管壁是否增厚或陡然向心性狭窄,是否有远端扩张。

AIP 的超声造影应重点描述弥散型 AIP 是否为增强早期和晚期均为弥散性、中等强度的增强,局灶型 AIP 是否为病灶与胰腺实质同步增强、同步减退。

依据 AIP 的典型超声表现及超声造影同步增强同步减退的表现,同时结合血清 IgG4 升高、自身抗体阳性、伴其他器官相应病变及激素治疗效果良好等有助于 AIP 的诊断,但有时仍与胰腺癌鉴别困难,必要时需行超声引导或超声内镜引导下穿刺活检术。

(六)鉴别诊断

弥散型 AIP 通过弥散性"腊肠样"肿大、回声弥散性减低等表现,与胰腺癌鉴别较容易。局灶型 AIP 与胰腺癌鉴别较困难,胰腺癌多为蟹足样浸润生长、胰管突然截断、狭窄远端明显扩张、远端胰腺可以萎缩、肝转移灶、转移性淋巴结等。有文献报道局灶型 AIP 假肿物内的高回声斑点具有特异性,有助于鉴别 AIP 与胰腺癌,高回声斑点可能是诸多被压缩的小胰管形成。超声造影也有助于鉴别 AIP 与胰腺癌。AIP 的实验室检查(血清 IgG4 升高、自身抗体阳性)、其他器官相应病变及激素治疗效果良好均对鉴别二者有重要帮助。

四、嗜酸性胰腺炎

(一)流行病学及病因

原发性嗜酸性胰腺炎极罕见,特征为胰腺实质明显的嗜酸性粒细胞浸润。原发性嗜酸性胰腺炎全身表现有外周血嗜酸性粒细胞升高、血清 IgE 升高及其他器官的嗜酸性粒细胞浸润。胰腺可肿大、萎缩或出现纤维化,可出现嗜酸性静脉炎,病变可导致肿块形成或胆总管阻塞。病理学表现为胰腺组织内有大量以嗜酸性粒细胞为主的炎性细胞的浸润,同时伴有组织纤维化,弥散性胰管、腺泡和间质嗜酸性粒细胞浸润伴发嗜酸性动脉炎和静脉炎。胰腺假性囊肿可见局部高密度嗜酸性粒细胞的浸润。除原发性外,嗜酸性胰腺炎常见于寄生虫感染、胰腺肿瘤、胰腺移植排斥反应、对药物(如卡马西平)的高敏感性、中毒、牛奶过敏等。目前此病的发病机制尚不清楚,多数学者认为嗜酸性胰腺炎发病可能与机体变态反应有关。糖皮质激素治疗后,胰腺影像学和血清学异常可得到改善。

嗜酸性胰腺炎因其发病隐匿,目前多为个案报道,缺乏流行病学资料。各年龄段皆可发病,以中老年多见,男女比例为 2:1,既往有过敏史、哮喘病史者易患。另外,若新生儿的母亲为血糖控制不佳的糖尿病患者,该新生儿的发病风险也高于其他人群。

(二)临床表现

嗜酸性胰腺炎临床表现主要取决于嗜酸性粒细胞的浸润部位。嗜酸性粒细胞可单独浸润胰腺,亦可同时合并胃肠道和全身其他脏器的浸润,包括心脏、皮肤、淋巴结等。由于胰腺的炎性肿胀可压迫和刺激胰腺包膜引起腹部疼痛,肿胀部位不同可诱发不同部位的疼痛,以右侧较多见,可向后背放射。胰头部位的肿胀还可影响胆汁和胰酶的排泄,部分患者甚至可诱发嗜酸性胰腺炎急性发作。持续的炎性反应还可引起胰胆管损伤等,部分患者可出现黄疸、瘙痒、消化不良等症状。少部分患者还有复发恶心、呕吐等症状,严重者出现心脏和呼吸道嗜酸性粒细胞浸润,可导致死亡。

(三)超声表现

胰腺可以弥散性肿大或局限性肿大(以胰头肿大多见),回声减低,可伴胰周少量渗出。胰管全部或局部狭窄,可伴远端胰管扩张,也可出现胆管狭窄伴远端扩张。少数病例可见胰腺假性囊肿。

(四)超声造影表现

弥散型嗜酸性胰腺炎的超声造影表现为弥散性、中等强度的增强。局灶型嗜酸性胰腺炎的超声造影多表现为肿物与胰腺实质同步增强、同步减退,且呈均匀增强。

(五)报告内容及注意事项

嗜酸性胰腺炎超声报告包括胰腺是否弥散性或局灶性肿大,回声是否减低,胰周是否有渗出,主胰管和胆总管是否有狭窄及远端扩张。

超声造影应重点描述是否为同步增强、同步减退及增强强度。

嗜酸性胰腺炎的超声表现不具有特异性,与其他类型的胰腺炎表现不易鉴别。内镜逆行胰胆管造影在嗜酸性胰腺炎的诊断中占有较重要的地位,超声内镜行组织穿刺可进行诊断。

(六)鉴别诊断

主要与胰腺癌和自身免疫性胰腺炎鉴别。三者的临床症状和影像学表现较为相似。多数嗜酸性胰腺炎出现嗜酸性粒细胞增多、免疫球蛋白 IgE 升高,有过敏和哮喘病史、糖皮质激素治疗有效;自身免疫性胰腺炎多出现血清 IgG4 升高,自身抗体阳性等。另外肿瘤标记物、ERCP 检查等也有助于三者的鉴别诊断。病理组织学活检是三者诊断的金标准。

五、胰腺脓肿

(一)流行病学及病因

胰腺脓肿指来自腹腔内邻近胰腺部位的脓液积聚,可来源于胰腺局限性坏死液化继发感染,也可来自胰腺假性囊肿继发感染,是重症急性胰腺炎的严重并发症之一,通常在胰腺炎发病 4～6 周后形成,在重症急性胰腺炎中的发病率大约为 5%,国外报道胰腺脓肿的死亡率为 14%～54%,国内报道 12.2%～25%。脓肿好发于胰体和胰尾部,可为单腔或多腔,小者直径数厘米,大者可达 30 cm,可并发膈下脓肿、小网膜积脓和结肠坏死。传统治疗方法有经皮穿刺引流、外科手术等。

(二)临床表现

感染征象是常见的临床表现,急性胰腺炎患者若出现败血症表现,应高度警惕胰腺脓肿。胰腺脓肿可呈隐匿性或爆发性表现。患者原有症状、体征发生改变和加剧,表现为持续性心动过速、呼吸加快、肠麻痹、腹痛加剧,伴腰背部疼痛,外周血白细胞升高,患者有全身中毒症状,体温逐步上升,偶有胃肠道症状(恶心、呕吐及食欲缺乏等)。少数会出现糖尿病症状。上腹部或全腹压痛,脓肿较大时可触及包块。1/3～2/3 的患者可出现血清淀粉酶升高。可有肝功能损害,血清转氨酶和碱性磷酸酶升高。40%～48% 的患者可出现肾功能损害,血清尿素酶及肌酐增高。35% 患者有肺炎、肺不张、胸膜炎等表现。

(三)超声表现

脓肿前期,所累及的胰腺区域回声增强、增粗、不均,轮廓不清。继而转为急性期,脓肿边界模糊,中心有液性暗区。进入慢性期后,脓肿成熟,表现为胰腺周围或胰腺内无回声,边界不清,囊壁增厚不规则,无回声内可见随体位改变而浮动的点状回声,透声较差。脓肿中检出强回声气体时有特异性诊断价值,是产气菌感染的表现。彩色多普勒显示囊壁可见血流,内部脓液无血流信号。

(四)超声造影表现

多数胰腺脓肿表现为动脉期有环状厚壁高增强,囊壁不规则,内部为无增强的液化脓腔,也可表现为蜂窝状增强,内可见多处液化无增强区。

(五)报告内容及注意事项

胰腺脓肿的超声报告应包括脓肿形态、回声,内部是否有液化区,是否有不规则厚壁,彩色多普勒内部是否有血流,囊壁血流情况。

超声造影报告应包括是否有环状厚壁高增强或蜂窝状增强,内部是否有无增强的液化脓腔。

超声对胰腺脓肿的检出率约为70%,有时不易鉴别胰腺脓肿、积液或假性囊肿,超声引导下脓肿穿刺、细菌培养有助于诊断,手术能明确诊断。

(六)鉴别诊断

胰腺脓肿应与胰腺假性囊肿鉴别,前者有脓肿前期至脓肿形成期的病程变化过程,脓肿形成后可见不规则厚壁,边界不清,内为无回声,透声差,有时内可见气体样回声,患者有发热、全身中毒症状、败血症等表现。假性囊肿多数边界较清楚,囊壁多数光滑,少数可厚薄不均、可见分隔或钙化,患者有急性胰腺炎病史。

(马玉爽)

第二节 胰腺肿瘤

一、胰腺浆液性囊性肿瘤

(一)流行病学及病因

浆液性囊性肿瘤(serous cystic neoplasm,SCN)通常发生于50～60岁女性,最常见的是浆液性囊腺瘤(serous cystadenoma,SCA),多孤立发生,约占胰腺囊性病变的20%;在 Von Hippel-Lindau(VHL)患者中,病变呈多灶性。多数浆液性囊性肿瘤为微囊型浆液性腺瘤,其他少见病变有大囊型、实体型、VHL相关型等。大囊型浆液性囊性肿瘤通常位于胰头部,男性多见。研究表明,少于5%的SCA有局部浸润性,侵袭周围组织或血管,或直接延伸到胰周淋巴结;极少数病例可发生转移,表现为浆液性囊腺癌。

(二)临床表现

SCA多见于胰腺体尾部,其大小差异较大,多为偶然发现,通常零星发生,增长缓慢。患者以腹部包块、腹胀或非特异疼痛为主要症状。症状随肿瘤增大逐渐加重,餐后为著,服药无缓解。

即使肿瘤很大,SCA通常也是非浸润性的,挤压而不是侵犯邻近结构,因此,胆道梗阻是

SCA 的罕见并发症。

(三)超声表现

典型微囊型 SCA 可表现为分叶状囊性肿物,呈多房或蜂窝状无回声,囊壁及分隔薄,囊腔小(<2 cm),囊内分隔向心性分布,部分病例肿块中央可探及实性回声的中央瘢痕区和钙化。彩色多普勒可探及显示囊壁、分隔及中央瘢痕内的血管分布。

胰体部囊性占位,边界清晰,呈分叶状,内可见纤细分隔。

极度微囊化的 SCA 少见,超声难以分辨其小的囊腔,二维超声类似于实体肿块的高回声或低回声病灶,边界清,透声好,瘤体后方回声增强;彩色多普勒可探及较丰富的血流信号。

大囊型浆液性囊性肿瘤胰头部多见,囊腔直径一般大于 2 cm,数量有限,也可呈单室型。

浆液性囊腺癌,临床少见,多表现为类实性血供丰富的占位,与微囊型 SCA 相似,但可转移到胃和肝或出现周围组织的浸润。

(四)超声造影表现

SCA 超声造影增强水平与胰腺实质接近,造影剂到达肿瘤后囊性结构显示更加清晰,囊壁及囊内分隔动脉期呈蜂窝状高增强,囊壁薄,几乎无乳头状隆起,静脉期呈低增强。极度微囊化的 SCA 造影表现类似于血供丰富的实体病变。

(五)报告内容及注意事项

SCA 的超声报告包括病灶的位置,大小,是否有分隔,囊腔大小,囊壁及分隔是否增厚,内壁是否光滑,是否有乳头样突起,主胰管是否扩张,是否有周边浸润现象;彩色多普勒还可显示病灶内是否有血流信号,周边血管是否有受侵征象等内容。超声造影则应重点描述病灶的边界,囊壁是否光滑,壁上有无结节状增强,囊壁、分隔及乳头状突起的增强及减退方式。

超声检查是评估及随访胰腺囊性病灶的首选方法。典型微囊型 SCA 的特点是有一个中央纤维瘢痕,这在 CT 和 MRI 中可以清楚地观察到。MRCP 能清晰地显示病变与胰管的关系。超声造影技术有时能比其他影像学检查更好地显示病变内的增强模式,观察到特征性的中央纤维瘢痕。多种影像学方法相结合更有助于判断病灶性质。

(六)鉴别诊断

1.SCA 需与其他胰腺囊性病变相鉴别

(1)黏液性囊性肿瘤:需与大囊型 SCA 相鉴别。前者患者女性为主,病变通常位于胰腺体尾部,内部结构复杂,透声差,有附壁乳头样结构。外围的蛋壳样钙化是特征性征象。

(2)胰腺假性囊肿:患者多有过胰腺炎、外伤史或手术史,囊液透声性好;囊内容物可因存在坏死组织碎片而变得回声杂乱,超声造影无增强。

(3)胰腺导管内乳头状黏液性肿瘤:患者以老年男性为主,病变声像图表现为多房囊性、囊性为主囊实性或者实性病变内见小囊腔,胰管明显扩张,病变与扩张胰管相连。

2.极度微囊型 SCA 需与以下疾病相鉴别

(1)神经内分泌肿瘤:二维超声中均表现为实体病变,超声造影、增强 CT 均表现为富血供病变,较难鉴别。MRI 和 MDCT 对其有较好的鉴别作用。此外对于功能性神经内分泌肿瘤,如胰岛细胞瘤、胃泌素瘤等,患者有高胰岛素、胃泌素相关的临床症状和血液检查表现,也可起到鉴别的作用。

(2)浆液性微囊型囊腺癌:多表现为血供丰富的类实性占位,但可转移到胃和肝或出现周围组织的浸润。

二、胰腺黏液性囊性肿瘤

(一)流行病学及病因

黏液性囊性肿瘤(mucinous cystic neoplasm,MCN)约 95％见于女性,患者平均年龄 40～50 岁,约占所有胰腺囊性病变的 10％。2010 年 WHO 胰腺肿瘤分类对 MCN 的定义:囊性上皮性肿瘤,与胰腺导管系统不相通,可产生黏液,周围有卵巢样间质。MCN 覆盖从良性的黏液性囊腺瘤到黏液性囊性肿瘤伴相关浸润癌的系列病变,1/3 的 MCN 伴有浸润性癌。其恶性病变多为囊腺瘤恶变而来,恶变风险随体积增大而加大。肿瘤进展缓慢,恶变时间一般较长,与浸润性癌相关 MCN 患者通常比非侵袭性 MCN 患者大 5～10 岁。

(二)临床表现

MCN 的临床表现主要取决于肿瘤的大小,通常为无症状的"偶发瘤",多为胰腺体尾部大体圆形的囊性病变。MCN 很少有症状,当显著增大时可因压迫出现腹部疼痛或腹部不适等症状。

胰头部肿瘤相对少见,症状出现较早,可压迫消化道引起梗阻,压迫胆总管下段,出现肝大、胆囊肿大、梗阻性黄疸等。

胰腺黏液性囊腺癌可侵犯邻近器官组织,如胃、十二指肠、结肠等,引起相关症状。但肿瘤生长、浸润缓慢,远处脏器转移较晚。肿瘤预后与浸润性成分的位置密切相关。

(三)超声表现

MCN 可表现为类圆形或分叶状肿物,以囊性为主,整体回声较低,单腔或少腔(一般不大于 6 个囊腔),囊腔可因黏液或出血而透声性较差,呈现为不均质的低回声,囊壁厚薄不均,厚壁部分大于 2 mm,内壁欠平整,壁及分隔上可有钙化或乳头状突起。非均质的内部回声影响病变分隔及壁上突起结节的显示。彩色多普勒超声显示囊腺瘤囊壁、分隔及乳头状结构内可见少量动脉血流信号。

病变与胰管不相通,通常不会引起胰管扩张,部分患者可有胰管的轻度扩张。由于肿瘤多生长在体尾部,常不压迫胆管,肿瘤较大时才有胆道梗阻的表现。

一项关于 163 例手术切除胰腺黏液性肿瘤的研究表明,恶性病变者多直径大于 4 cm 或有乳头状突起。边界模糊,囊壁或分隔厚薄不均,囊内实性成分增多均为恶性病变的预测因素。此外,恶性病变可向邻近器官浸润性增长,引起周围淋巴结肿大。彩色多普勒超声显示实性成分血供较丰富,当肿瘤侵犯周围血管时,可出现相应的超声表现。

(四)超声造影表现

将黏液性肿瘤与非黏液性肿瘤相鉴别是诊断的重点,多数黏液性囊腺瘤/癌内部实质与周围胰腺组织同时均匀增强,内部均见囊性无增强区,动脉期增强程度等于或稍高于胰腺实质。囊腺瘤边界清晰,囊壁较厚,囊内分隔较薄,静脉期增强程度稍低于胰腺实质。囊腺癌边界模糊,囊壁较厚,囊内分隔亦较厚,壁上可见乳头状增强灶,增强消退较快,静脉期增强程度低于胰腺实质。

(五)报告内容及注意事项

MCN 的超声报告包括病灶的位置,大小,内部有无分隔,囊壁及分隔是否增厚,内壁有无实性乳头样突起及其大小和形态,主胰管是否扩张,病灶与主胰管的关系,是否有周边浸润和周围淋巴结肿大等现象;彩色多普勒还可显示病灶囊壁、分隔及突起的血供情况,周边血管是否有受侵征象等。超声造影则应重点描述病灶的边界,囊壁是否光滑,壁上有无结节状增强,囊壁、分隔及乳头状突起的增强及减退方式。

超声检查是评估及随访胰腺囊性病灶的首选方法,但囊腔内部回声可因出血或囊液流失变得复杂,影响囊内分隔及乳头样突起的显示。增强CT及MRI能全面显示病灶,CT检查能显示MCN特征性的外围蛋壳样钙化。内镜超声可以近距离观察胰腺占位复杂的内部结构,如分隔及囊内乳头样突起。MRCP能清晰地显示病变与胰管的关系。超声造影技术可消除囊内黏液、凝血块、组织碎片的影响,对囊内分隔及乳头样突起的检出率明显优于灰阶超声,有时能比其他影像学检查更好地显示病变内的增强模式。多种影像学方法相结合更有助于准确判断病灶的性质。

此外,可行超声引导下囊肿穿刺、抽吸,囊液分析可以区分肿瘤是否产生黏蛋白、有无脱落的异型恶性肿瘤细胞、囊液淀粉酶和肿瘤标记物高低等。MCN囊液黏度大、CEA水平升高,可与多种疾病进行鉴别。

(六)鉴别诊断

MCN有潜在恶性风险,即使病变生长缓慢且无临床症状也有手术指征,因此需与其他胰腺非黏液性囊性病变相鉴别。

1.胰腺浆液性肿瘤

MCN需与大囊型胰腺浆液性肿瘤相鉴别。大囊型胰腺浆液性肿瘤患者以男性多见,无CEA的升高;病变多位于胰头部,囊液透声性一般较好,囊壁薄且光滑,无明显乳头状突起。

2.胰腺假性囊肿

患者多有过胰腺炎、外伤或手术史,囊壁无乳头状突起,囊液透声性好;囊内容物可因坏死组织碎片而回声杂乱,行超声造影检查内容物无增强。

3.胰腺棘球蚴囊肿

棘球蚴囊肿以肝脏多见,也可出现在胰腺内,表现为囊壁回声增高、光滑,囊内可见囊砂或子囊,无乳头状突起。

4.胰腺导管内乳头状黏液性肿瘤

患者多为老年男性,病变声像图表现为多房囊性、囊性为主囊实性或者实性内见小囊腔,胰管明显扩张,病变与扩张胰管相连。

5.胰腺癌或胰腺神经内分泌肿瘤囊性变

病变表现复杂多样,可行超声引导囊液抽吸,检查囊液内是否有恶性脱落细胞、是否有黏蛋白、囊液CA19-9、CEA等指标的高低。

三、胰腺导管内乳头状黏液性肿瘤

(一)流行病学及病因

胰腺导管内乳头状黏液性肿瘤(intraductal papillary mucinous tumor or neoplasm of the pancreas,IPMT or IPMN)由世界卫生组织(World Health Organization,WHO)在1996年正式定义,这是一类自良性腺瘤到交界性肿瘤、原位癌、浸润性腺癌逐渐演变的疾病,其特点为胰腺导管上皮肿瘤伴或不伴乳头状突起并产生大量黏液造成主胰管和/或分支胰管的囊性扩张。其病灶主要位于胰管内,产生大量黏液并滞留于胰管内,十二指肠乳头开口扩大伴胶冻样物附着。IPMN转移浸润倾向较低,手术切除率高,预后较好。

近年来,本病发生率逐年提高,据Furuta K的统计,IPMN占临床诊断的胰腺肿瘤的7.5%,占手术切除胰腺肿瘤的16.3%。

IPMN 病变可累及胰管的一部分或整个胰管,位于胰头者占 60%,体尾者占 40%。在临床中分为分支胰管型(50%~60%)、主胰管型(40%~50%)及混合型。分支型者 5 年癌变率约为 15%,而主胰管型者 5 年癌变率约为 60%。

(二)临床表现

IPMN 患者多为老年男性,可有程度不等的上腹不适等临床症状,部分病例还伴有或曾出现胰腺炎的症状,可能是稠厚的黏液部分或完全阻塞胰管造成的。这种慢性持续阻塞还会造成胰腺实质功能的破坏,从而出现糖尿病、脂肪泻等较严重的临床表现,多见于恶性 IPMN。IPMN 患者还可能出现黄疸,这是因为恶性者可能出现胆管浸润及胆管梗阻,而良性者也可能由于大量黏液阻塞乳头部或形成胆管窦道而阻塞胆管。部分患者无明确临床症状,通常为肿瘤分泌黏液的功能尚不活跃和/或生长部位远离胰头。

(三)超声表现

IPMN 病灶均与扩张的胰管相连或位于其内,绝大多数胰管扩张明显,但不是所有病灶超声均能显示其与导管相连。病变可表现为:①呈多房囊性或囊性为主的囊实性病灶突向胰腺实质;②扩张胰管内见中等回声或低回声;③病灶呈中等回声或低回声,内见少许不规则小无回声。

彩色多普勒超声于恶性病灶内常可探及较丰富的血流信号,良性病灶内绝大多数难以探及血流信号。

经腹超声可显示胰腺内扩张的导管及其内或与其相连的囊性或囊实性病灶,为诊断及分型提供可靠的信息。主胰管宽度≥7 mm、病灶≥30 mm、有附壁结节均为恶性的预测因素。

根据影像学资料的 IPMN 分型在临床应用中尤为重要,通常认为主胰管型及混合型多为恶性,分支型恶性发生率较低(6%~51%),但当后者显示出一些可疑征象,如病灶直径>3 cm、附壁结节、主胰管直径>6 mm、细胞学检查阳性以及出现临床症状时应考虑恶性病变的可能。

(四)超声造影表现

附壁结节的判断目前仍是 IPMN 超声诊断中的难点,主要是一些小结节与黏液结节难以区分,超声造影可显示 IPMN 内的分隔和乳头状突起的强化,对壁结节超声造影的量化分析有助于其鉴别诊断。然而其可靠的诊断还需依据肿瘤与胰管相通,超声造影对一些病例也可更好地显示病灶与主胰管的关系。

(五)报告内容及注意事项

IPMN 的超声报告包括病灶的位置,大小,内部有无实性乳头状突起,主胰管是否扩张,病灶与主胰管的关系,是否有周边浸润现象,彩色多普勒显示病灶内是否有血流信号,周边血管是否有受侵征象。

超声造影则应重点描述病灶的边界,囊壁是否规则,壁上有无结节状增强,病灶与主胰管的关系。

经腹超声和 CT 对于全面显示病灶有一定优势,但对于分支型的小囊性病灶和附壁结节的敏感性不及磁共振胰胆管显像(MRCP)和内镜超声;ERCP 虽然也是本病重要的诊断方法之一,但在部分病例中受黏液的干扰难以显示导管扩张及病灶全貌。因此,多种影像学方法相结合更有助于准确判断病灶的性质。

此外,IPMN 患者发生胰腺外肿瘤的比例较高(23.6%~32%),但与 IPMN 的良恶性无明显相关。因此,对 IPMN 患者应注意对其他脏器的全面检查。

（六）鉴别诊断

IPMN 的诊断需与胰腺黏液性囊腺性肿瘤相鉴别，二者均产生大量黏液，但后者常见于围绝经期妇女，多位于胰腺体尾部，具有较厚包膜，内部有分隔，通常为大囊（＞2 cm）或多囊状结构，壁及分隔上可见钙化或乳头状突起，很少与胰管相通连，囊腔可因黏液或出血而透声性较差，胰管无扩张或可见受压移位。

IPMN 还需与慢性胰腺炎鉴别，因前者常伴有胰腺炎的症状，也会出现胰腺实质萎缩及导管扩张，易误诊为慢性胰腺炎。但慢性胰腺炎很少见到囊性占位以及囊性占位与胰管相通的现象，同时，慢性胰腺炎可见胰腺实质的钙化和/或胰管内结石。

四、胰腺实性假乳头状瘤

（一）流行病学及病因

胰腺实性假乳头状瘤（solid-pseudopapillary tumor or neoplasm of the pancreas，SPTP or SPN）自 1959 年由 Frantz 首次报道后，曾以胰腺乳头状囊性肿瘤、胰腺乳头状上皮肿瘤、胰腺实性乳头状上皮性肿瘤、囊实性腺泡细胞瘤等命名。为充分地描述该肿瘤的主要特征，世界卫生组织（World Health Organization，WHO）将该病命名为胰腺实性假乳头状瘤。SPTP 占胰腺原发肿瘤的 0.13％～2.7％，占胰腺囊性肿瘤的 5.5％～12％。SPTP 具有明显的年龄和性别倾向，好发于年轻女性（20～30 岁）。目前，WHO 将该病中的大部分病例归于交界性或有一定恶性潜能的肿瘤，其组织学来源尚未明确。该病转移浸润倾向较低，手术切除率高，预后较好。

（二）临床表现

SPTP 的临床表现多无特异性，主要症状为中上腹不适、隐痛，部分伴恶心、呕吐。部分患者于体检时偶然发现。与其他胰腺恶性肿瘤不同，黄疸、体重减轻、胰腺炎十分少见，仅见于不到12％的 SPTP 患者。实验室检查包括消化道常用肿瘤标志物，如 CEA、CA19-9、CA242、CA724等多在正常范围内。

（三）超声表现

胰腺实性假乳头状瘤可发生于胰腺的任何部位，但胰腺体尾较多见。肿瘤大多体积较大，形态较规则，边界较清晰，常伴出血坏死，由于出血坏死成分所占比例不一，肿块声像图可表现为囊性、囊实性或实性。SPTP 大多呈外生性生长，9％～15％的病例会出现转移或局部侵犯。病变可表现为：①体积小者多以实性为主，呈低回声，边界清；②体积大者囊性坏死改变更明显，多为囊实性，部分可呈高度囊性变，仅在囊壁上残余薄层肿瘤组织。

胰腺实性假乳头状瘤可有钙化，多为粗大钙化，可发生在肿瘤的周围呈蛋壳状也可在肿瘤内部呈斑块状。肿块引起胰管及胆管扩张比例小且程度相对低。肿块多挤压周围的组织结构，而无明显侵犯。部分病灶彩色多普勒血流成像可探及肿块边缘或内部血流信号。有学者认为彩色多普勒表现与肿瘤大小、囊性变的程度、良恶性无明显联系。

（四）超声造影表现

动脉期多见造影剂不均匀充填。肿瘤的包膜呈环状增强，病灶内部呈片状等增强或低增强，部分可见分隔样强化。静脉期造影剂大多快速减退，病灶呈低增强。病灶内出血坏死的囊性区域则始终显示为无增强区。

（五）报告内容及注意事项

SPTP 的超声报告包括病灶的位置，大小，边界是否清晰，内部是否有无回声区，是否有钙化,彩色多普勒显示病灶内是否有血流信号,周边组织或血管是否有受侵征象。

超声造影则应重点描述病灶周边是否有环状强化,病灶内是否有始终无增强的区域。

胰腺为腹膜后器官,经腹部超声检查时容易受到上腹部胃肠道气体的干扰,而且 SPTP 大多呈外生性生长,部分肿瘤的定位诊断较困难。通过胃十二指肠水窗法、改变体位,或通过脾脏做透声窗观察胰腺尾部,尽可能清晰显示胰腺结构及其与周边组织的毗邻关系,以便于更准确判断肿瘤的来源。SPTP 发病率较低,目前人们对其认识仍不足,各种术前影像学检查误诊率均较高。一般对于年轻女性,具备以上超声表现者,应考虑到本病的可能。

(六)鉴别诊断

(1)SPTP 需与囊腺瘤、囊腺癌相鉴别:两者均以囊实性表现多见,相对而言,实性假乳头状瘤实性成分较多。囊腺瘤、囊腺癌多见于中老年女性,部分壁及分隔上可见乳头状突起。

(2)SPTP 还需与无功能性胰岛细胞瘤鉴别,后者多见于中老年人,实性多见,内部回声较为均匀,钙化较少见,实质成分血流较丰富,出血囊性变者与 SPTP 鉴别较困难。

(3)部分以实性表现为主的 SPTP 需与胰腺癌鉴别:胰腺癌肿物形态多不规则,与周围组织分界不清,较易引起胰管、胆管的扩张。鉴别要点是胰腺癌具有浸润性的生长特点。

(4)SPTP 还需与胰腺假性囊肿鉴别,后者多有胰腺炎或外伤、手术史,声像图一般为典型囊肿表现,囊壁较厚,囊内可由于出血、感染等出现回声,类似 SPTP 的声像图表现,但囊内实际为沉积物,而并非实性成分,超声造影可提供较可靠的鉴别信息。

五、胰腺导管腺癌

(一)流行病学及病因

胰腺导管腺癌(pancreatic ductal adenocarcinoma,PDAC,以下简称"胰腺癌")是恶性度最高、起病隐匿的肿瘤之一。在恶性肿瘤病死率中居第 4 位,5 年生存率仅 8%。

胰腺癌的早期症状不明显,且无法确诊,大部分发现时已进入晚期,仅有 20% 的患者适合手术,可行手术切除患者的中位生存时间为 12.6 个月,未行手术切除患者的中位生存时间为 3.5 个月,因此对胰腺癌的早期诊断显得尤为重要。

(二)临床表现

早期症状不明显,且无特异性,仅表现为上腹轻度不适或隐痛。进展期胰腺癌最常见的三大症状为腹痛、黄疸和体重减轻。

1.腹痛

腹痛是胰腺癌的常见或首发症状,早期腹痛较轻或部位不明确,易被忽略,至中晚期腹痛逐渐加重且部位相对固定,常伴有持续性腰背部剧痛。

2.黄疸

黄疸是胰头癌的突出症状,约 90% 的胰头癌患者病程中出现黄疸。约半数患者以黄疸为首发症状,随黄疸进行性加深,伴皮肤瘙痒、茶色尿、陶土便。

3.体重减轻

体重减轻虽非胰腺癌的特异性表现,但其发生频率甚至略高于腹痛和黄疸,故应予以重视,特别是对不明原因的消瘦。

4.消化道症状

胰腺癌患者最常见的消化道症状是食欲减退和消化不良,患者常有恶心,呕吐和腹胀,晚期可有脂肪泻。

5.其他表现

部分胰腺癌患者有持续或间歇性低热,有时出现血栓性静脉炎。

(三)超声检查适应证

(1)上腹不适或常规体检者,需了解胰腺情况。是发现胰腺肿瘤、胰腺炎的首选检查方法。

(2)胰腺局灶性病变的定性诊断,鉴别肿块的性质。

(3)临床症状疑似胰腺肿瘤或实验室相关肿瘤标志物升高的病例。

(4)黄疸查因和不明原因的胰管扩张、胆管扩张。

(5)闭合性腹部外伤,疑存在胰腺损伤者。

(6)胰腺移植,全面评估供体血管通畅性和灌注情况,以及随访中出现的异常病变。

(7)胰腺癌局部动脉灌注化疗、局部放疗、消融治疗、注药治疗后等评价疗效。

(四)超声检查观察内容

超声要注意胰腺癌的直接征象(如胰腺外形、轮廓及内部回声变化,胰腺内肿块)和间接征象(如胰、胆管扩张,血管受压移位、变窄,周围脏器移位受侵犯,淋巴结转移、肝转移)。

1.胰腺大小及外形变化

胰腺大小及外形变化是影像学最易发现的征象。胰腺局限性肿大,局部膨隆,形态僵硬。

2.胰腺内肿块

直径<2 cm 肿块超声多表现为较均匀低回声,无包膜。随肿块增大,内部回声不均匀,可合并液化、钙化。肿块轮廓不清,形态不规则,浸润生长,后方回声衰竭。CDFI:典型胰腺癌为少血供肿瘤,少数胰腺癌病灶内部或边缘可见短条状血流。

3.胰、胆管扩张

胰腺癌在发病全过程中,60%~90%的病例出现梗阻性黄疸,胰头癌则更多,胰管全程扩张。癌灶位于胰腺体尾部时,胰管可无扩张。

4.胰周血管受压或受侵

胰周血管受侵是胰腺癌不可切除的主要原因之一。胰腺周围大血管较多,肿瘤较大或外生性生长时,相邻大血管可被推移、挤压变形,或被肿瘤包绕,甚至在管腔内见实性回声。

5.周围脏器受侵

易受侵的脏器为脾、胃、十二指肠等。脏器与胰腺之间的脂肪间隙消失,脏器表面正常高回声浆膜界面连续性中断。

6.淋巴结转移

胰周见到直径>1 cm 的低回声淋巴结时,应考虑区域淋巴结转移的可能。

7.肝转移

肝脏是胰腺癌最常见的转移部位,由于肝转移瘤的诊断直接影响到治疗方案的制订和对预后的估计。因此,胰腺癌超声检查时,应同时重点检查肝脏。

(五)超声造影表现

目前超声造影多使用第二代超声造影剂声诺维,即六氟化硫微泡。欧洲医学和生物学超声协会发布的超声造影指南已经明确超声造影在淋巴结、胃肠道、胰腺、脾脏及肝胆系统疾病的诊断与鉴别诊断中的价值。

与周边正常的胰腺实质相比,多数胰腺癌呈不均匀低增强,少数呈等增强。D'Onofrio 等从

6个中心选择了1 439例胰腺占位性病变患者,其中实性病变1 273例,将患者超声造影结果与病理诊断比较。超声造影判断胰腺癌标准为:静脉注射造影剂后病灶增强程度低于周围正常组织,结果显示超声造影诊断胰腺癌准确率为87.8%。胰腺癌病灶内的造影剂退出明显早于胰腺实质,渡越时间短于胰腺实质。这与肿瘤内部结构异常、血管迂曲及动静脉瘘形成有关。病灶内部出现液化坏死时,可出现局部造影剂充盈缺损。

(六)报告内容及注意事项

超声报告应涵盖上述胰腺癌直接及间接超声征象所涉及的方面。包括:胰腺形态、大小、整体回声;胰腺肿块部位、大小、内部及后方回声、边界、形态及血流情况;胰、胆管有无扩张,判断梗阻部位;胰周大血管及脏器有无受侵;胰周、腹膜后有无肿大淋巴结;肝脏有无可疑转移灶。

经腹超声具有简便易行、经济及无创等优点,常用于筛查胰腺占位性病变。然而,经腹超声存在很多局限:①绝大多数胰腺实性占位表现为低回声或者混合回声,故对于病变良、恶性鉴别诊断价值有限;②胰腺位于后腹膜腔,解剖位置深,易受胃肠道气体、肥胖等因素影响,常规超声容易漏诊小胰腺癌(特别是直径< 1 cm者),以及胰腺钩突、胰尾肿块。必要时可采取加压、改变体位或饮水,使胃充盈,以此作为声窗,改善胰腺的显示;③老年人胰腺萎缩,脂肪变性,胰腺体积小而回声高,因此,当老年人胰腺饱满,回声较低时,应予以注意;④部分胰腺癌仅表现为外形僵直或外形增大、局部膨隆,肿块与胰腺实质回声接近时,应高度重视,此时可行超声造影,并结合CT动态增强薄层扫描;⑤个别全胰腺癌可仅表现为胰腺弥散性增大、回声不均、边界不整,各部比例正常,容易漏诊;⑥胰腺癌血供较少,故彩色多普勒超声往往难以显示血流信号,但是,可以作为与其他胰腺实性占位相鉴别的手段,如胰腺神经内分泌肿瘤,因为后者多数为多血供肿瘤。

(七)鉴别诊断

1.肿块型胰腺炎

该病与胰腺癌均以胰头多见。肿块型胰腺炎典型超声表现为病灶内部为低回声,可有钙化,后方回声衰减不明显,病灶边界不清,胰管可穿过肿块,呈串珠状扩张,有时可见结石。肿块型胰腺炎超声造影动脉期表现为缓慢、弥漫增强,与周围胰腺实质增强模式及程度相似,呈"实质样"增强,静脉期造影剂退出速率与周围胰腺相似。

2.胰腺囊腺癌

当囊腺癌以实性为主时需与胰腺癌鉴别。以实性为主的囊腺癌回声较高,透声好,后方衰减不明显或增强,不伴导管扩张,病灶内血流较丰富。超声造影可见蜂窝状增强、囊壁及分隔强化或内部结节样强化。

3.胰腺神经内分泌肿瘤

胰腺神经内分泌肿瘤较少见,分为功能性与无功能性,其中以胰岛细胞瘤最常见。功能性神经内分泌肿瘤有典型的内分泌症状,但是因为肿瘤较小,经腹超声难以显示。无功能性神经内分泌肿瘤由于患者无症状,发现时肿瘤较大。神经内分泌肿瘤较小时,边界清,形态规则,内部呈较均匀低回声,病灶较大时内部回声不均,可见液化区。彩色多普勒超声显示肿瘤内部血流信号较为丰富。超声造影多表现为动脉期的高增强,静脉期的快速退出而呈轻度低增强。大的无功能性神经内分泌肿瘤因坏死和囊性变可表现为不均质高增强。

4.壶腹周围癌

由于肿瘤部位特殊,病灶较小即出现胆道梗阻,临床出现黄疸,超声表现为胆管扩张。肿瘤位于管腔内,可呈等回声或高回声。胰管无明显扩张。

5.腹膜后肿瘤

病灶位置较深,位于脾静脉后方,与胰腺分界较清晰,不伴胰、胆管扩张。

六、胰腺腺泡细胞癌

(一)流行病学及病因

胰腺腺泡细胞癌(pancreatic acinar cell carcinoma,PACC)是一种临床罕见的恶性肿瘤,来源于腺泡。虽然胰腺中 80% 以上的组织由腺泡细胞构成,仅 4% 的组织由导管上皮构成,但PACC 的发病率远低于导管腺癌,仅占胰腺癌的 1%~2%。有研究表明,可能与 microRNA 表达的改变和胰腺腺泡的瘤性转化及恶性转变相关。大约 1/3 的腺泡细胞癌中可有散在的神经内分泌细胞标记物的阳性表达,当表达超过 30% 时,则称为混合型腺泡-内分泌癌(mixed acinar endocrine carcinoma,MAED),由于其病理学和生物学行为与腺泡细胞癌相似,因此被认为是后者的一个亚型。

本病预后较差,易早期转移至局部淋巴结和肝。中位生存期约为 18 个月,1 年生存率为57%,3 年生存率为 26%,5 年生存率为 5.9%,介于胰腺导管腺癌和胰腺神经内分泌肿瘤之间,优于导管腺癌的 4%,因此早期确诊并积极手术治疗可以改善预后。

(二)临床表现

与导管腺癌的发病高峰年龄在 60~70 岁相比,PACC 平均发病年龄相对年轻,在 50 岁左右,男性多见,男女之比为 2∶1,罕见于儿童及青少年。

临床表现多为非特异性的消化道症状。因肿瘤以膨胀性生长为主,无明显"嗜神经生长"和"围管性浸润"的特点,早期症状不明显。当肿瘤较大压迫周围器官可引起相关并发症,通常有腹痛、恶心、腹泻、体重减轻等,发生胆管梗阻及黄疸的概率较低。4%~16% 的患者可因脂肪酶的过度分泌而并发胰源性脂膜炎,表现为皮下脂肪坏死、多关节病等。

目前尚未发现 PACC 的特异性肿瘤标志物,AFP、CA19-9、CA125、CA72-4、CA50、CA242、CA15-3 和 CEA 升高的病例呈分散分布,即使肿瘤较大或已发生肝转移,CA19-9 升高亦不明显。

(三)超声表现

PACC 可发生于胰腺各部位,在胰腺导管内罕见,累及全胰腺更为少见。但好发部位研究结果各异,部分学者认为胰头部多见(占 42%~53%),胰体尾部次之(占 27%~47%);部分研究未发现确切好发部位。

PACC 多为单发,因症状不明显,通常发现时瘤体较大,7~10 cm 不等,直径>10 cm 者不少见,明显大于导管腺癌的 3 cm。肿瘤以实性成分为主,较大时易出现囊性变,可伴出血坏死和钙化。肿瘤呈膨胀性生长,对周围器官常表现为压迫性改变,而非浸润性。因此肿瘤边界清晰,增强 CT 扫描时边缘可见完整或部分性包膜,与邻近组织分界清晰,MRI 上瘤胰分界面多数存在,这是由邻近组织受压及反应性纤维组织增生所致。肿瘤较少沿胰管浸润,对胰管的影响主要是外压性,故胰胆管扩张少见。彩色血流显示,多数病灶内可探及血流信号,丰富程度不等。

虽然 PACC 肿瘤有包膜,但侵袭性仍很高,50% 患者诊断时已经有区域淋巴结甚至肝转移,也可侵犯静脉发生瘤栓。

(四)超声造影表现

超声造影对于该病的认识及研究尚处于早期阶段,相关文献相对较少。2016年Tanyaporn对5例该病患者进行超声内镜检查,发现大部分(4/5)病灶表现为逐渐增强,有别于导管腺癌的低增强模式。该病的CT增强模式可分富血供和乏血供2种类型,后者居多。因肿瘤间质为血窦样结构,肿瘤内部常伴坏死、结构异质,故呈渐进性强化,强化不均匀。富血供者坏死范围小,更易于表现为均质;乏血供者坏死更多见,更倾向于不均质。虽然强化程度低于正常胰腺,但有学者认为PACC的强化比导管腺癌强,这可能与肿瘤间质富含血窦以及纤维瘢痕增生较少有关。部分研究还发现延迟期肿瘤与胰腺组织强化相近,认为是由于胰腺组织在门静脉期以后强化衰减加速,而肿瘤本身持续强化的结果。

(五)报告内容及注意事项

PACC的超声报告包括病灶的位置,大小,边界,是否有周边浸润现象,彩色多普勒显示病灶内是否有血流信号,周边血管是否有受侵征象。

PACC侵袭性很高,50%患者诊断时已经有区域淋巴结甚至肝转移。因此在工作中还需注意对肝脏及邻近脏器、血管的仔细扫查,为临床提供更全面的信息。增强CT和MRI对淋巴结的观察有一定优势,因此,多种影像学方法相结合更有助于准确判断病灶的性质。

(六)鉴别诊断

腺泡细胞癌超声表现类似于胰腺导管腺癌、无功能神经内分泌肿瘤、实性假乳头状瘤、黏液性囊腺瘤等病,均可表现为较大肿物,伴坏死和钙化,不均匀增强。需加以鉴别。

1.导管腺癌

临床上腹痛明显,胰头多见,易侵犯胰管、胆管引起黄疸。肿瘤体积多小于PACC,呈浸润性生长,无包膜,边界不清,内部血供少,强化程度明显低于正常胰腺组织。

2.无功能神经内分泌肿瘤

无功能神经内分泌肿瘤多见于青中年,属于富血供肿瘤,内部血流丰富。即使伴较大范围囊变、坏死区者,实性成分动脉期仍呈明显强化。容易出现血行转移,淋巴结转移少见。动脉期明显强化的特点有别于本病。

3.实性假乳头状瘤

实性假乳头状瘤好发于年轻女性,表现为有包膜、边界清楚的肿块,一般不出现胰胆管扩张,恶性度低,较少出现转移。体积较大伴有囊变时难与本病鉴别,发病年龄及性别有一定鉴别意义。

4.黏液性囊腺瘤

黏液性囊腺瘤常见于中年妇女,随肿瘤体积增大恶性度增高,直径大于8 cm可考虑为恶性。通常为大囊(>2 cm)或多囊状结构,具有较厚包膜,边界清,可有分隔,囊壁光滑可见钙化,易与本病鉴别。

七、胰腺神经内分泌肿瘤

(一)流行病学及病因

胰腺神经内分泌肿瘤(pancreatic neuroendocrine tumours,pNETs)是源于胰腺多能神经内分泌干细胞的胰腺肿瘤,这些细胞多分布于胰岛,曾名为胰岛细胞瘤和胰腺内分泌肿瘤,包括高分化神经内分泌瘤(neuroendocrine tumours,NETs)和低分化神经内分泌癌(neuroendocrine carcinomas,NECs)。发病率为(0.25～0.5)/10 万,逐年升高,占胰腺原发肿瘤的 1%～5%,可发生在任何年龄,发病高峰年龄为 30～60 岁,无性别差异。

pNETs 分为功能性和无功能性两大类。多数为功能性 pNETs,包括胰岛素瘤、胃泌素瘤、胰高血糖素瘤、血管活性肠肽瘤,及更罕见的生长抑素瘤、胰多肽瘤、生长激素释放激素瘤、促肾上腺皮质激素瘤等,其中胰岛素瘤最常见,其次为胃泌素瘤。各类型流行病学特点不尽相同。无功能性胰腺神经内分泌肿瘤占胰腺神经内分泌肿瘤的 15%～20%,多见于青年女性。其中直径小于 0.5 cm 的无功能性神经内分泌肿瘤称为胰腺神经内分泌微腺瘤。目前认为除了胰腺神经内分泌微腺瘤是良性的以外,所有胰腺神经内分泌瘤都具有恶性潜能。

pNETs 多为散发病例,病因不明,部分为相关性家族性综合征,如多发性内分泌腺瘤病Ⅰ型、VHL(Von Hippel-Lindau,VHL)综合征和多发性神经纤维瘤病呈聚集性。

(二)临床表现

功能性 pNETs 因不同细胞来源,产生主要激素不同而表现为不同的临床综合征,无功能性 pNETs,血清激素水平无变化,早期无明显症状。肿瘤增大后临床上主要表现为梗阻性黄疸、胰腺炎、上腹痛、十二指肠梗阻、体重减轻和疲劳等。

(三)超声表现

pNETs 可发生于胰腺任何部位,某些功能类型有一定分布倾向。大小不一,功能性 pNETs 一般较小,胰岛素瘤直径多为 1～2 cm,胃泌素瘤直径也多<2 cm。而无功能性 pNETs 可以长大至 10 cm。

1.二维超声表现

(1)胰腺神经内分泌瘤:体积小的肿瘤,内部多呈均匀的低回声,甚至为极低回声,少数为高回声;呈圆形或椭圆形,形态规则,边界清晰;肿瘤尾侧胰管无明显扩张。肿瘤较大时,形态可不规则,内部可合并出血、囊性变,表现为形态不规则,内部回声不均,出现无回声区,偶可见到钙化形成的斑块状强回声,并可出现挤压周围脏器和血管的相关征象。肿瘤可转移到周围淋巴结和肝脏,肝脏转移病灶<1 cm 为边界清晰的低回声及极低回声,病灶增大后多表现为强回声。

(2)胰腺神经内分泌癌:除了神经内分泌瘤的各种表现外,形态更加不规则,与周边分界明显不清晰,也可出现转移征象。

2.彩色多普勒超声表现

典型病灶内可探及丰富血流信号,但在小病灶和深部病灶血流探测受限。胰腺神经内分泌癌血流走向杂乱。

(四)超声造影表现

因为肿瘤的富血供,典型的超声造影表现为早期的边界清晰快速高增强或等增强。病灶较小多数为均匀增强,但病灶出现囊性变、坏死时,可表现为不均匀增强。但也有少部分肿瘤因为间质含量高,表现为低增强。

(五)报告内容及注意事项

超声报告包括病灶的位置,大小,数目,边界,内部回声是否均匀,主胰管是否扩张,彩色多普勒显示病灶内是否有血流信号,周边血管、胆管是否有受压征象,周围淋巴结是否受侵,肝脏是否有转移。

经腹超声对于病灶定位及诊断有一定帮助,但对于小病灶和深部病灶探测敏感性不及 CT、内镜超声以及生长抑素受体显像(somatostatin receptor scintigraphy,SRS)。因此,多种影像学方法相结合更有助于准确判断病灶的术前定位。胰腺术中超声的检出率可高达 96%。

此外超声能很好地显示胆管、胰管和周围血管的受累情况,对于肝脏转移病灶的检出敏感性和特异性高(88%~95%),因此经腹超声检查可以比较全面评估 pNETs,利于其定性诊断。结合临床表现有助于初步判断 pNETs 的类型。

(六)鉴别诊断

1.胰腺癌

胰腺癌边缘不规则,内部多呈低回声或混合回声,胰头癌多伴有胆道或胰管扩张、周围脏器或组织受压、浸润以及转移征象,超声造影多表现为低增强,与典型的 pNETs 不难鉴别。但 pNETs 出现恶性征象(或胰腺神经内分泌癌)时,二者鉴别较困难,需要结合临床信息,综合判断。

2.胰腺囊腺瘤(囊腺癌)

pNETs 以实性成分为主时,较易与囊腺类肿瘤鉴别。当囊性变区域较多较大,内部呈分隔样改变时,与呈多房大囊样表现的黏液性囊腺类肿瘤较难鉴别,但神经内分泌肿瘤囊性变后分隔往往较囊腺类肿瘤分隔厚且不规则。

3.胰腺周围脏器的肿块

无功能性 pNETs 由于体积较大,常表现为左上腹肿块,因此需要与胃、左肾、左肾上腺和腹膜后肿瘤相鉴别。胃肿瘤位于脾静脉前方,饮水后可鉴别。左肾、肾上腺和腹膜后肿瘤位于脾静脉后方。

八、胰母细胞瘤

(一)流行病学及病因

胰母细胞瘤(pancreatoblastoma,PBL)是一种罕见的恶性胰腺上皮源性肿瘤,占所有胰腺肿瘤的0.16%~0.5%,在儿童的胰腺肿瘤中占 30%~50%。肿瘤大部实性,常有包膜,质软,可有出血、坏死、钙化、囊性变,镜下可见鳞状小体和含有酶原颗粒的细胞结构。

PBL 好发于亚洲人,大多发生于婴幼儿,发病中位年龄 4 岁,男性多于女性,偶可见于成人。PBL 可以单独发生或与遗传综合征,如 Beckwith-Wiedemann 综合征或家族性腺瘤性息肉病综合征联合发生。

PBL 的分子发病机制仍不清楚,但曾有病例报道显示,在 Beckwith-Wiedemann 综合征患者以及家族性腺瘤性息肉病患者中,PBL 可联合出现,表明其可能具有独特的分子遗传学改变,有报道称先天性囊性胰母细胞瘤与 Beckwith-Wiedmann 综合征相关是由于 APC/β 联蛋白信号通路的改变。染色体 11p 上的等位基因丢失是 PBL 中最常见的遗传改变,在 PBL 的患者中约占 86%。

(二)临床表现

胰母细胞瘤可以发生在胰腺的任何部分,约 50% 的肿瘤位于胰头部。由于生长缓慢且早期无明显症状,发现时常常因体积较大而难以判断其来源。

胰腺母细胞瘤的临床表现通常是非特异性的。常见的症状和体征包括腹痛、腹部包块、体重减轻、呕吐、腹泻和贫血。当胰头部肿瘤体积较大时可压迫十二指肠及胃幽门部,导致机械性梗阻、黄疸、呕吐及胃肠道出血的发生。当肿瘤转移到腹膜时可以引起腹水。在个别病例报道中,PBL 也可引起库欣综合征和抗利尿激素分泌失调综合征。

文献报道 40%~70% 的 PBL 患者会出现血清甲胎蛋白(AFP)水平升高,因而甲胎蛋白是诊断胰腺母细胞瘤的常见肿瘤标志物。部分患者中也偶可见乳酸脱氢酶、α-1 抗胰蛋白酶和 CA19-9 升高,其他肿瘤标记物没有显示出明显的相关性。

与成人相比,PBL 在婴儿和儿童患者中具有较弱的侵袭性。PBL 可局部包绕相邻血管并浸润周围器官、网膜及腹膜,肝脏是其最常见的远处转移部位,其次是区域性淋巴结和腹膜,较少见到肺、骨、后纵隔和颈淋巴结转移。

PBL 的发生发展的过程较慢,可适用各种常见形式的肿瘤治疗,但手术治疗目前仍被认为是最有效的治疗方式。

(三)超声表现

PBL 可发生在胰腺任何部位,好发于胰头或胰尾。体积通常较大,边界清晰,以低回声为主,回声不均,内可见出血或坏死等形成的囊性部分,体积较大者常回声混杂,部分瘤体内可见钙化。发生于胰头者应常规仔细探查胆总管。

与血管关系:可包绕邻近腹膜后大血管(如腹腔干及其分支、肠系膜上动脉等)。也可在脾静脉内形成瘤栓,并向肠系膜上静脉、门脉内延伸,伴侧支形成。有时脾静脉被瘤栓充盈,并明显增粗似瘤块样,探查时容易误认为是瘤体的一部分,因此要注意分辨。

少数巨大肿瘤可以将胰腺全部破坏,致使胰腺区域均为瘤组织占据,见不到周边残存的胰腺组织,脾静脉紧贴肿瘤后缘,可以此判断肿瘤来源胰腺,此时也要想到胰母细胞瘤的可能。

(四)报告内容及注意事项

PBL 的超声报告包括肿瘤大小,起源器官,肿瘤边界清晰度,肿瘤内部回声,是否存在钙化、腹水、胆管和/或胰管是否扩张,是否有局部浸润,是否包绕周围重要血管,是否存在转移灶,是否形成静脉瘤栓。

超过 15% 的胰腺母细胞瘤患者在诊断时存在转移,其他的患者在疾病进展过程中发生转移。肝脏是最常见的转移部位,也可发生局部淋巴结、腹膜、骨骼和肺转移瘤等。血管浸润不常见。腹水可能是肿瘤扩散的指标。因此,在超声扫查时应注意这些部位的着重扫查。

(五)鉴别诊断

当肿瘤体积较大时,且起源不易确定,此时区分胰腺母细胞瘤与其他儿科腹部肿块可能是困难的。在这种情况下,儿童患者中的鉴别诊断应包括体积较大的腹膜内或腹膜后肿块,例如神经母细胞瘤。

神经母细胞瘤常常表现为体积较大、内部回声不均、伴钙化的腹部肿块。由于该肿瘤具有尿儿茶酚胺及其代谢产物增高的特征,可根据临床信息与胰腺母细胞瘤相区分。神经母细胞瘤多位于肾上腺区,需与位于胰尾部的胰母细胞瘤鉴别,前者多边界清晰,呈分叶状,内部回声不均匀,在低回声区间有强回声光斑伴声影,肾脏有受压推移现象,较早发生转移。

当肿瘤明显来源胰腺时,鉴别诊断主要为胰腺的囊性及囊实性肿物,特别是当 PBL 发生于年龄稍长儿童,且瘤体较小、无瘤栓形成时,需与胰腺实性假乳头状瘤鉴别。

胰腺实性假乳头状瘤(SPTP)好发于年轻女性,胰腺体尾较多见。肿瘤大多体积较大,边界较清晰,常伴出血坏死,声像图多表现为囊实性或实性,可有蛋壳状或斑块状钙化。SPTP 对周围组织常无明显侵犯,病灶较大时对周边组织、血管形成推挤移位,仅少数病例出现转移。

偶发于成人的病例鉴别诊断中包括胰腺导管腺癌、腺泡细胞癌、实性乳头状上皮肿瘤、腺瘤和内分泌肿瘤等。胰腺导管腺癌多发生在老年男性的胰头区,与胰腺母细胞瘤不同,其坏死、出血和钙化罕见。腺泡细胞癌类似于胰腺母细胞瘤,可以表现为体积较大、质软、分叶状、边界清晰的肿瘤,内部可发生坏死并易转移到肝脏和淋巴结,但其缺乏钙化和肺转移的倾向可能有助于与胰腺母细胞瘤相区分。

九、胰腺淋巴瘤

(一)流行病学及病因

胰腺淋巴瘤是一种较罕见的胰腺肿瘤,占胰腺恶性肿瘤的 0.16%~4.9%,病理类型多为 B 细胞非霍奇金淋巴瘤。胰腺淋巴瘤可以分为原发性和继发性两类。原发性胰腺淋巴瘤(primary pancreatic lymphoma,PPL)临床上极为少见,不到结外淋巴瘤的 2%,仅占胰腺肿瘤的 0.5%,2016 年世界卫生组织(World Health Organization,WHO)框架指南将原发性胰腺淋巴瘤定义为"起源于胰腺组织的结外淋巴瘤,可浸润毗邻淋巴结及远处转移,首发临床征象位于胰腺"。继发性胰腺淋巴瘤为全身淋巴瘤胰腺受累的表现,相对多见,尸检中其在非霍奇金淋巴瘤患者中发生率可达 30%。

(二)临床表现

PPL 多见于中老年男性,临床表现缺乏特异性,腹痛(83%)是最常见的临床症状,随后是腹部包块(54%)、体重减轻(50%)、黄疸(37%)、急性胰腺炎(12%)、小肠梗阻(12%)、腹泻(12%)等。继发性胰腺淋巴瘤在发现前其原发部位淋巴瘤诊断多已明确。

(三)超声表现

原发性胰腺淋巴瘤胰头多见,多表现为体积较大的低回声,彩色多普勒内部多无血流信号,常伴有肾静脉下方腹膜后淋巴结肿大。内镜超声是诊断 PPL 的重要工具,当内镜超声发现胰腺有体积较大的低回声、无明显胰管受累及胰管扩张、胰周淋巴结肿大等特点常提示 PPL 可能。

(四)报告内容及注意事项

超声报告主要内容包括病灶的回声、位置、大小、胰管是否扩张,彩色多普勒显示病灶内是否有血流信号,周边血管是否有受累征象等。

PPL 由于缺乏特异性临床表现且较为罕见,易误诊为胰腺癌,两者治疗方法及预后存在较大差异。内镜超声(EUS)及内镜超声引导下细针穿刺活检(endoscopic ultrasound-guided fine-needle aspiration,EUS-FNA)是诊断 PPL 较为可靠的方法。此外,CT、MR 及 PET-CT 也是诊断 PPL 常用的影像学方法,多种影像方法的结合更有助于准确判断病灶的性质,提高 PPL 诊断率。继发性胰腺淋巴瘤结合病史及胰腺占位多不难诊断。

(五)鉴别诊断

PPL 和胰腺癌的一些临床表现及影像学特征有相似之处,但两者治疗方法及预后存在较大差异,因此鉴别诊断十分重要。PPL 肿瘤体积较大,通常无明显胰管受侵及胰管扩张表现,常伴有肾静脉下方腹膜后淋巴结肿大,而胰腺癌肿瘤体积较小,有明显胰管受侵及胰管扩张表现,且易侵入血管导致肝内转移。两者的鉴别诊断还应结合临床表现、检验结果及其他影像学检查,明确诊断需要病理学的帮助。继发性胰腺淋巴瘤为全身淋巴瘤胰腺受累的表现,胰腺出现病变通常较晚,诊断不难。

十、胰腺转移肿瘤

(一)流行病学及病因

胰腺转移肿瘤非常罕见,其发病率为 1.6%~5.9%,而超声内镜引导细针穿刺发现率为

0.7%～10.7%。

最常见的转移胰腺原发性肿瘤包括肾细胞癌(RCC)、肺癌、乳腺癌、恶性黑色素瘤、胃肠道癌、前列腺癌。此外,几乎所有的造血肿瘤都可以累及胰腺,其中非霍奇金淋巴瘤是最常见。

转移可以通过不同的方式:通过直接侵袭、淋巴或血行。直接侵犯胰腺实质一般来自邻近结构如十二指肠乳头,肝外胆管,胃、十二指肠、结肠的肿瘤。继发胰腺的淋巴瘤和白血病通常源自受累的胰周淋巴结,但最常见的肾细胞癌的转移途径尚不清楚。

由于独特的肠系膜淋巴引流,结肠癌最常见的转移部位是胰头下部。但绝大多数(75%)涉及多节段。

(二)临床表现

绝大多数的患者在诊断时无症状。只有当肿瘤相当大时,才会产生具体的症状,如消化道出血、消化道梗阻、腹痛或黄疸,与原发性胰腺腺癌相似。其他一般症状包括疲劳、体重减轻、腹痛。罕见的症状包括胰腺功能不全、腹部包块和胰腺炎。血清肿瘤标志物一般在正常范围内。

(三)超声表现

通常无特征性的超声表现,可表现为单发、多发,或弥散性胰腺受累。较大肿瘤的病灶内可液化坏死和钙化。不伴有主胰管和胆总管扩张。

彩色多普勒可显示病灶内血流丰富,部分病灶内仅见少许血流。

(四)超声造影表现

肾细胞癌是最常见的胰腺转移肿瘤,超声造影可显示其胰腺转移病灶强化,有助于与低血供的胰腺导管腺癌相鉴别。然而肾细胞癌胰腺转移瘤的超声造影特征,并不能与胰腺内分泌肿瘤相区别。同时低血供的转移肿瘤,如肺癌,部分乳腺癌表现病灶未强化。

(五)报告内容及注意事项

胰腺转移肿瘤的超声报告包括病灶的位置,大小,病灶内部是否有坏死液化,钙化。主胰管和胆总管是否扩张,是否有周边浸润现象,彩色多普勒显示病灶内是否血流丰富,周边血管是否有受侵征象。

经腹超声虽然可清晰显示病灶,但 CT 和 MRI 可更加准确地诊断单个病灶,特别是多发病灶。例如,来源于高血供原发灶的转移肿瘤,如肾细胞癌转移癌,通常在动脉期迅速增强。在 MRI 中,转移病灶通常是低信号,T_1 加权脂肪抑制图像表现为稍低信号,T_2 加权图像上表现为稍高信号。具有与原发肿瘤相同的增强模式。较大转移可能存在 T_2 表现为高信号中心坏死和周边强化。临床诊断主要结合临床病史,最终需要活检明确诊断。

(六)鉴别诊断

大多数胰腺转移瘤无特异影像表现,但肾细胞癌、黑色素瘤和一些乳腺癌,因其高血供,常与内分泌肿瘤混淆,但能与低血供的胰腺导管腺癌相区别。

肺癌和乳腺癌的胰腺转移瘤通常表现为低血供,但当表现为多发,并无明显的胆管或胰管扩张时,应考虑肿瘤转移。此外这些病灶往往边界清楚,可与胰腺导管腺癌区别。

如没有其他明确的影像学特征,很难区分转移和原发病变,因此,原发恶性肿瘤的病史,强烈地提示转移的可能性。同时 FNA 有助于正确诊断。

(何　鑫)

第三节 胰腺非肿瘤性囊性病变

一、流行病学及病因

胰腺非肿瘤性囊性病变中,假性囊肿最常见,多继发于急性或慢性胰腺炎、胰腺外伤或手术,系胰液、渗出液和血液等聚积,刺激周围组织,继而纤维组织增生包裹而成,囊壁无上皮细胞覆盖。假性囊肿多位于胰腺的周围,少数位于胰内。

其他少见的胰腺非肿瘤性囊性病变包括先天性囊肿、潴留性囊肿、寄生虫性囊肿、淋巴上皮性囊肿和黏液性非肿瘤性囊肿等。这类囊肿囊壁来自腺管或腺泡上皮组织,一般体积较小,通常无症状,无须切除。先天性囊肿因胰腺导管、腺泡发育异常所致,多见于小儿,与遗传因素有关。潴留性囊肿由于胰腺炎症、胰管狭窄或梗阻而引起胰液在胰管内滞留而形成。胰腺寄生虫性囊肿主要为发生于胰腺的棘球蚴囊肿,该病多见于肝,偶见于胰腺。胰腺淋巴上皮性囊肿极少见,多见于中老年男性,目前病因不明,病变通常位于胰周,内衬成熟的角化鳞状上皮,周围有独特的淋巴组织层。黏液性非肿瘤囊肿一般被覆单层柱状上皮,上皮细胞顶端富含黏液,无任何肿瘤特征,与导管不相通。

二、临床表现

胰腺假性囊肿多发生于急性胰腺炎发作 6 周以后,也可继发于慢性胰腺炎、胰腺外伤或手术。其他少见的胰腺非肿瘤性囊性病变一般无症状,多属偶然发现。部分患者可出现上腹痛、腹胀,当囊肿增大到一定程度会出现周围脏器压迫症状,如梗阻性黄疸。

三、超声表现

(一)假性囊肿

假性囊肿位于胰腺内部或周围,单发或 2~3 个,大小不等,呈类圆形或不规则形,囊壁较厚,可有分隔,无并发症者通常囊液清晰,合并坏死或继发感染者内部可见点片状中低回声,彩色多普勒显示囊腔内无血流信号。假性囊肿患者可能伴有胰腺炎及周边血管、组织受损等相关的影像学表现。囊肿可压迫及挤压周围器官,并与周围器官粘连,引起相应临床症状及超声表现。假性囊肿自发破裂时,患者突然腹痛,超声显示囊肿变小,壁不完整及腹水。

(二)先天性囊肿

胰腺实质内单发或多发的无回声,呈圆形或椭圆形,边界清晰,壁薄,后壁回声增强。体积小,常合并肝、肾、脾等囊肿。

(三)潴留性囊肿

胰腺实质内无回声,位于主胰管附近,多为单发,体积不大。有时超声可见囊肿与胰管相通。有时可见胰腺结石、钙化等慢性胰腺炎的超声表现。

(四)寄生虫性囊肿

如棘球蚴性囊肿,典型者囊壁较厚、表面光滑,后方回声增强。部分囊内可见子囊和头节,声像图上头节表现为多发的团状、点状强回声,子囊可有囊中囊表现。

(五)淋巴上皮性囊肿

淋巴上皮性囊肿常位于腺体边缘的胰腺实质内,无或低回声,呈圆形,边界清晰,常为多房,后方回声稍增强。

(六)黏液性非肿瘤性囊肿

黏液性非肿瘤性囊肿多呈圆形或类圆形单个囊腔,壁薄,边界清楚,内无分隔。黏液性囊肿与黏液性囊性肿瘤有时难以鉴别诊断。

四、超声造影表现

胰腺非肿瘤性囊性病变超声造影囊腔全期无增强,囊壁和分隔光整,无增强壁结节。

五、报告内容及注意事项

超声报告应包括病灶的数目、位置、大小,描述囊壁及囊内回声。注意扫查时应细致、全面,尽可能清晰显示胰腺结构及其与周边组织的毗邻关系,避免漏诊较小的囊肿及位于胰周的假性囊肿。准确的定位诊断需仔细观察囊肿与胰腺的相对位置关系,观察深呼吸时两者是否有相对运动。

六、鉴别诊断

(1)胰腺假性囊肿与其他胰腺非肿瘤性囊性病变的鉴别:前者有胰腺炎、胰腺外伤或手术史,囊壁较厚,囊液欠清晰;后者一般无相应临床病史,体积较小,壁薄,囊液清。

(2)胰腺非肿瘤性囊性病变需与胰外囊肿鉴别:胰头部者应与胆总管囊肿、肝囊肿及右肾囊肿相鉴别;胰体部者应与胃内积液、网膜囊积液相鉴别。胰外囊肿包膜与胰腺被膜不相连,深呼吸时囊肿运动与胰腺运动不一致,可帮助鉴别。

(3)胰腺非肿瘤性囊性病变还需与胰腺脓肿鉴别,后者无回声内可见随体位改变浮动的低、中、高强度的点片状回声,其壁厚、粗糙、不规则,囊液透声较差。胰腺脓肿与典型的非肿瘤性囊肿不难鉴别,但与合并感染的囊肿很难鉴别,超声引导下穿刺有助于明确诊断。

(4)囊液透声较差的胰腺非肿瘤性囊性病变需与胰腺囊腺性肿瘤鉴别,后者囊壁厚而不规则,内部可见实质成分,部分可见壁上结节,囊液透声性较差,彩色多普勒于实性成分内可探及较丰富的血流信号。

(韩丽姣)

第十九章　浅表器官疾病超声诊断

第一节　涎腺疾病

一、超声检查技术

(一)患者准备
在涎腺超声检查之前,患者不需要做特殊的准备。

(二)体位
检查腮腺时,患者取平卧位,头部偏向另一侧;检查颌下腺、舌下腺时,头部后仰,抬高下颌。

(三)仪器
常规使用高频线阵探头(8~14 MHz)的彩色多普勒超声仪对涎腺进行检查。必要时可采用凸阵探头(3~6 MHz)对深部的腺体进行观察。

(四)检查方法
检查腮腺、颌下腺时,对腺体进行纵切、横切及多方位扫查。平行于耳郭纵切腮腺,并取其最大切面,测量上下径(长径)和左右径(厚径)。取腮腺最大横切面,测量前后径(宽径)。平行于下颌骨纵切颌下腺,并取最大纵切面,测量长径和厚径。舌下腺位置深,检查时,声束朝向口底,尽可能多切面扫查。舌下腺长径和厚径不容易被完整地显示,可在最大斜冠状面,测其左右径(宽径)。

二、正常超声表现与正常值

(一)正常超声表现
腮腺纵切或横切的形态呈倒三角形(图 19-1),颌下腺纵切呈椭圆形或哑铃形。舌下腺呈椭圆形,两侧舌下腺相连时,其形态呈马蹄形(图 19-2)。涎腺实质回声均匀,与甲状腺实质的回声相似。涎腺的导管不易显示。大多数腮腺周缘可见到淋巴结,呈椭圆形或圆形低回声。涎腺实质内血流信号呈稀疏点状分布,腺体内动脉血流频谱呈高阻型。

(二)正常参考值
腮腺长径为 5~6 cm,宽径为 4~5 cm,厚径 1.5~2 cm。颌下腺长径为 3~4 cm,厚径为 1.5~2 cm。舌下腺宽径为 1.5~2.5 cm。

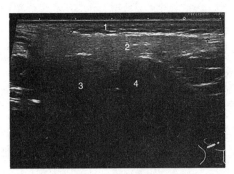

图 19-1 正常腮腺灰阶图

1.皮下脂肪组织;2.腮腺浅叶;3.腮腺深叶;4.下颌骨

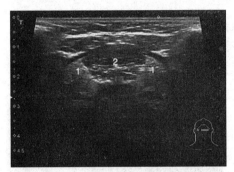

图 19-2 正常舌下腺灰阶图

1.舌下腺;2.舌根

三、常见疾病的超声诊断

(一)涎腺炎症

1.诊断要点

(1)急性细菌性炎症以单侧多见,流行性腮腺炎多为双侧腺体发病,双侧同时发生或先后发生。

(2)急性炎症,涎腺腺体中至重度肿大,包膜不清晰,腺体实质回声不均匀,血供丰富。

(3)急性化脓性炎症,腺实质出现含有点状回声漂浮的液性区,边界不规则,脓腔后方见回声增强效应,腔内无血流信号显示(图 19-3)。

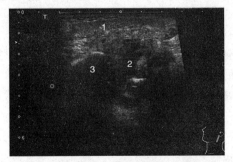

图 19-3 急性化脓性腮腺炎灰阶图

1.腮腺浅叶,回声不均匀;2.腮腺深叶,化脓区;3.下颌骨

(4)慢性炎症,涎腺腺体包膜不光滑,腺体实质回声呈弥漫性增粗、不均匀,或表现为局灶性

不均匀区、边界不清晰,腺体内血流信号轻至中度增多。

(5)慢性阻塞性炎症,可见到腺导管扩张,内可见到结石的回声。

2.鉴别诊断

(1)急性细菌性腮腺炎,应与流行性腮腺炎相鉴别,流行病学、发病特征及血液检查能够帮助鉴别。

(2)慢性炎症,应与良性淋巴上皮病相鉴别,相关的症状,如眼、口、鼻部干燥等有助于鉴别。

(3)慢性局灶性炎症,易与恶性肿瘤相混淆,病史及随访有助于鉴别。必要时,进行穿刺活检。

(二)涎腺结石

1.诊断要点

(1)涎腺结石,以颌下腺多见。

(2)结石大多数为椭圆形,单发或多发。

(3)大多数的结石,表现为强回声团,后方伴声影,近端腺导管扩张(图 19-4)。

(4)伴发涎腺慢性炎症。

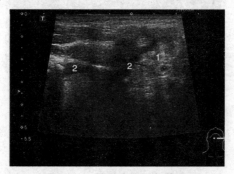

图 19-4　颌下腺结石灰阶图
1.颌下腺回声不均匀;2.颌下腺导管扩张,末段结石(箭头所示)

2.鉴别诊断

涎腺结石应与腺体内钙化灶区别,结石位于腺导管内、伴有导管扩张,结石阻塞时,唾液淤滞,引起局部胀痛,进餐时症状加重。钙化位于腺实质内或导管壁。

(三)涎腺肥大

1.诊断要点

(1)以中老年人多见,主要发生于腮腺。

(2)一般表现为腮腺双侧、对称性、无痛性肿大,偶伴有颌下腺肿大。

(3)腺体边界清楚,实质回声增强,分布均匀。

(4)腺体内可见少量稀疏、点状血流信号分布。

2.鉴别诊断

涎腺肥大应与涎腺慢性炎症相区别。

(四)涎腺良性淋巴上皮病

1.诊断要点

(1)多见于中老年女性,口干明显,可伴有眼、鼻部干燥等症状。

(2)双侧腮腺弥漫性肿大,腺体内回声不均匀,可见"网格"样、散在分布的小低回声区。

(3)少数病灶呈局灶性,边界不清晰,回声不均匀。

(4)大多数病灶内血流信号明显增多。

(5)部分病例,颌下腺及舌下腺也可同时受累。

2.鉴别诊断

良性淋巴上皮病应注意与慢性腮腺炎相鉴别,病史、症状等能够帮助鉴别。

(五)涎腺囊肿

1.诊断要点

(1)涎腺囊肿形态大多数呈圆形,舌下腺囊肿可呈哑铃形。

(2)囊肿边界清楚,囊壁薄,后方伴有回声增强效应。

(3)囊内透声好,呈无回声。

(4)伴发感染或出血时,囊内出现细点状或絮状回声。

2.鉴别诊断

涎腺囊肿充满密集细点状回声时,要注意与肿瘤区别。腮腺囊肿要与第一鳃裂囊肿区别,后者可伴有鳃裂瘘;舌下腺囊肿要与口底皮样囊肿区别,后者位于口底。

(六)涎腺多形性腺瘤

1.诊断要点

(1)肿块多为单发,无痛、缓慢生长。

(2)瘤体大多数呈圆形或椭圆形,有的呈分叶状,边界清晰。

(3)瘤内回声呈均质或不均质低回声,可出现液性区或钙化灶。

(4)大多数瘤体内血流信号较丰富。

2.鉴别诊断

多形性腺瘤要注意与恶性混合瘤、乳头状淋巴囊腺瘤相鉴别。恶性混合瘤,瘤内回声不均匀,伴有钙化点,边界不清楚,有浸润现象。乳头状淋巴囊腺瘤的特点是瘤体呈囊实性,可呈多发性、多个涎腺分布。

(七)涎腺乳头状淋巴囊腺瘤

1.诊断要点

(1)以中老年男性多见,肿块多为无痛性缓慢生长。

(2)肿瘤单发或多发,单个腺体或多个腺体分布。

(3)形态多呈圆形或椭圆形,少数呈分叶状,边界清晰。

(4)内部多呈囊实性或分隔多房性,可见乳头样结构,后方可伴有回声增强效应。

(5)有的瘤体呈实性低回声。

(6)瘤体实性部分可见到较丰富血流信号。

2.鉴别诊断

要注意与多形性腺瘤相鉴别,乳头状淋巴囊腺瘤好发于腮腺,多发生于腮腺后下极,也可同时见于多个涎腺中,其特点是瘤体呈多发性、囊实性、多个涎腺分布。

(八)涎腺恶性肿瘤

1.诊断要点

(1)涎腺恶性肿瘤,以单发为主。

(2)形态多呈不规则,无明显包膜,边缘不清晰。

（3）黏液表皮样癌，以不均匀低回声多见，内可含有液性区、呈囊实性，后方可出现回声增强（图19-5）。

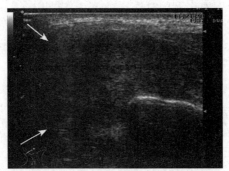

图19-5　腮腺黏液表皮样癌灰阶图

瘤体占据整个腮腺，形态不规则，边缘不清晰（箭头所示），内部呈不均匀低回声

（4）腺样囊性癌，内部为不均匀低回声，后方常伴声衰减。

（5）瘤体内可见到丰富血流信号。

（6）可伴有同侧颈上部淋巴结肿瘤转移。

2.鉴别诊断

涎腺恶性肿瘤中，黏液表皮样癌居首位，好发于腮腺；腺样囊性癌也较多见，好发于颌下腺。可根据其肿块的形态、边界、回声、血供及淋巴结是否肿大等，与良性肿瘤进行鉴别，但低度恶性肿瘤容易与良性肿瘤混淆。

（张　琼）

第二节　浅表淋巴结疾病

一、超声检查技术

（一）患者准备

患者一般无须特殊准备。

（二）体位

患者取平卧位或其他体位，充分暴露受检部位。

（三）仪器

使用彩色多普勒超声诊断仪，选择线阵探头（8～14 MHz）。适当调节仪器内预设的浅表器官条件，包括频率、增益、聚焦、血流速度标尺、取样框、灵敏度、壁滤波等。

（四）检查方法

根据临床需求，重点检查相关区域的淋巴结。对于口腔、咽等疾病，应重点观察颈部Ⅰ区、Ⅱ区淋巴结；对于甲状腺疾病，应重点观察颈部Ⅵ区、Ⅲ区、Ⅳ区淋巴结；对于胸腔或腹腔疾病，应重点观察右侧或左侧锁骨上窝淋巴结；对于乳房疾病，应重点观察腋窝、锁骨上下窝及胸骨旁淋巴结;对于下肢、会阴部疾病,应重点观察腹股沟淋巴结。

观察淋巴结的分布、形态、大小、边界、内部结构及血流分布特征等,沿着淋巴结长轴和短轴分别进行纵切和横切,测量其上下径(长径)和前后径(厚径)。

二、正常超声表现与正常值

(1)浅表淋巴结纵切呈豆形、扁椭圆形或长条形,横切呈椭圆形,长径大多<3 cm,腋窝、腹股沟淋巴结的长径可超过 4 cm,前后径<5 mm,两者之比>2。

(2)淋巴结表面光滑,包膜呈线状高回声。皮质位于髓质周围,呈均匀低回声。髓质位于中央,呈条带状高回声,腋窝、腹股沟淋巴结髓质可几乎占据整个淋巴结(图 19-6～图 19-8)。大多数淋巴结门位于淋巴结凹陷的一侧,与髓质及包膜相延续。少数淋巴结门位于淋巴结的一端。

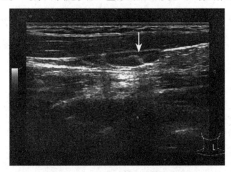

图 19-6　颈部淋巴结灰阶图

颈部淋巴结(箭头所示)纵切,皮质呈均匀低回声,髓质位于中央,呈条带状高回声

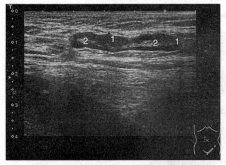

图 19-7　腹股沟淋巴结灰阶图

1.皮质,呈均匀低回声;2.髓质,呈条带状高回声

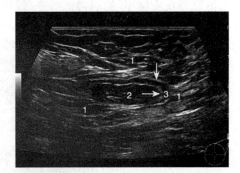

图 19-8　腋窝淋巴结灰阶图

1.腋窝脂肪组织;2.髓质中的脂肪组织;3.皮质;横箭头:髓质;竖箭头:包膜

(3)淋巴结内血流信号呈稀疏点状或条状分布,部分淋巴结门部及髓质内可见到树杈状的血流信号。

三、常见疾病的超声诊断

(一)淋巴结炎

1.诊断要点

(1)急性炎症,淋巴结明显增大,长厚径之比>2,包膜清楚,皮质髓质均匀增厚,血流信号明显增多,沿淋巴结的门部呈放射状分布(图 19-9)。

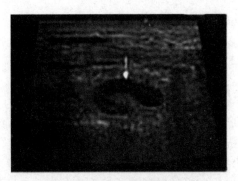

图 19-9　急性淋巴结炎灰阶图

淋巴结肿大(箭头所示),皮质髓质均匀增厚

(2)脓肿形成,出现不规则液性区,髓质显示不清,脓肿区则无血流信号显示。

(3)慢性炎症,淋巴结轻度增大,长径厚径之比＞2,包膜清楚,皮质均匀增厚,髓质显示清晰或不清,血流信号无明显增多。

2.鉴别诊断

化脓性淋巴结炎主要与淋巴结结核相区别,可根据病史及其他检查资料进行鉴别。必要时,进行细针穿刺细胞学或活检检查。

(二)淋巴结反应性增生

1.诊断要点

(1)淋巴结肿大,长径厚径之比＞2,有的可呈圆形,包膜完整。

(2)淋巴结皮质增厚,呈均匀低回声,髓质显示清晰或不清(图 19-10)。

(3)淋巴结内血供轻度增多,少数可明显增多,呈树权状分布于淋巴结的门部、髓质。

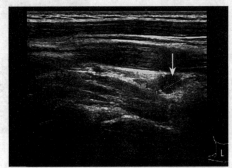

图 19-10　淋巴结反应性增生灰阶图

淋巴结肿大(箭头所示),呈圆形,髓质显示不清晰

2.鉴别诊断

淋巴结反应性增生要与淋巴结结核、恶性淋巴结肿大相鉴别。浅表组织器官免疫性疾病或受细菌、病毒等感染可导致相应区域的淋巴结发生免疫反应性增生。淋巴结皮质均匀增厚和树权状血供分布疾病可作为鉴别要点,主要根据病史及其他检查资料进行鉴别。必要时,进行细针穿刺细胞学或活检检查。

(三)淋巴结结核

1.诊断要点

(1)淋巴结肿大,长径与厚径之比<2,包膜完整,或不清楚,或淋巴结融合。

(2)皮质回声不均匀,以低回声为主,或可见到钙化灶,髓质偏心、变形或显示不清(图19-11)。

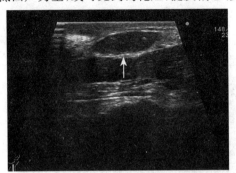

图19-11 淋巴结结核灰阶图

淋巴结肿大(箭头所示),不均匀低回声,可见到钙化灶,髓质显示不清

(3)脓肿形成,出现不规则液性区,含有细点状或絮状回声、可漂动。

(4)脓肿破溃,淋巴结与周围组织分界不清,后者可见到含有细点状或絮状回声的液性区。

(5)急性期,淋巴结内血流信号增多,分布杂乱。慢性期,血流信号稀少。干酪样坏死、脓肿区无血流信号显示。

2.鉴别诊断

淋巴结结核要注意与化脓性淋巴结炎、恶性淋巴结肿大等鉴别,相关临床资料有助于鉴别。必要时,进行细针穿刺细胞学或活检检查。

(四)恶性淋巴瘤

1.诊断要点

(1)淋巴结肿大,长径与厚径之比<2,形态呈椭圆形、圆形。边界清晰或不清晰或相互融合(图19-12)。

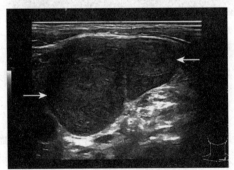

图19-12 恶性淋巴瘤灰阶图

淋巴结肿大(箭头所示),相互融合,呈不均匀低回声,髓质消失

(2)皮质明显增厚,呈不均匀低回声,髓质偏心、变形或显示不清,甚至消失。

(3)结内血流信号轻度或明显增多,分布杂乱,血流速度加快。

2.鉴别诊断

恶性淋巴瘤要注意与淋巴结结核、淋巴结转移癌相鉴别,相关临床资料有助于鉴别(见淋巴结结核、淋巴结转移癌)。

(五)淋巴结转移癌

1.诊断要点

(1)淋巴结肿大,多发为主,长径与厚径之比<2,形态呈椭圆形、圆形或融合成团。

(2)皮质局限性增厚、隆起或弥漫性增厚,髓质偏心、变形或消失(图 19-13)。

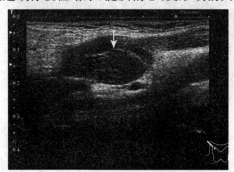

图 19-13　淋巴结转移癌灰阶图

鼻咽癌颈部Ⅱ区淋巴结转移,皮质不对称增厚,髓质偏心(箭头所示)

(3)结内回声不均匀、杂乱,呈低至高回声,有钙化或液化(图 19-14)。

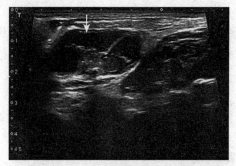

图 19-14　淋巴结转移癌灰阶图

甲状腺乳头状癌颈部淋巴结转移,淋巴结内见液化、点状钙化等

(4)结内血流信号丰富,分布杂乱,血流速度加快。血流分布形式多呈边缘(局部)型、混合型。

2.鉴别诊断

淋巴结转移癌,淋巴结内可呈多种回声,也可见到钙化、液化等,血流分布杂乱。淋巴结内呈现簇状分布的点状强回声,提示甲状腺乳头状癌转移;恶性淋巴瘤,淋巴结皮质明显增厚,呈不均匀低回声,血流分布杂乱;淋巴结反应性增生,皮质呈均匀低回声,皮髓质分界清楚,血管走向清晰。

（张　琼）

第三节 甲状腺腺瘤

一、病因病理

甲状腺腺瘤为甲状腺良性肿瘤,以女性多见,可发生于任何年龄,以中青年为多发。腺瘤生长缓慢,一般无自觉症状,多偶然发现,部分患者在体检时被医师发现。腺瘤可突然出血,引起肿物迅速增大,并伴局部疼痛。少部分病例可发生功能性甲状腺瘤(毒性腺瘤),出现甲亢症状,约有 10% 的腺瘤可以癌变。

腺瘤在大小和组织学特征上各不相同,一般有完整包膜,分 3 种主要类型:乳头状、滤泡状和 Hurthle 细胞性。根据滤泡大小又将其分成巨滤泡性或胶质性,胎儿性或小滤泡性及胚胎性,还有非典型性腺瘤。乳头状瘤较少见,多呈囊性,又称为乳头状囊腺瘤。滤泡性腺瘤最常见,组织高度分化接近正常组织。

二、超声表现

(1)甲状腺内显示圆形或椭圆形肿块,有完整、粗细相等包膜,边界光整,单发、极少多发(图 19-15)。

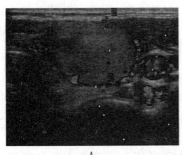

图 19-15 甲状腺腺瘤:单发,圆形,有完整包膜
A.横切声像图;B.纵切声像图

(2)滤泡状腺瘤内可显示均质的低回声,但多为等回声或高回声。

(3)出现囊性变时显示混合回声或无回声,但边界清楚,包膜光滑。

(4)后方回声可增强或无变化,出现粗大钙化时后方出现衰减。

(5)彩色多普勒显示周边呈环绕血流,一般>1/2 圈,外周血流显像多于内部(图 19-16)。

(6)脉冲多普勒探测周边血流速度大于内部,周边和内部一般呈低阻力频谱,内部血流峰值一般呈后移。

三、鉴别诊断

应与甲状腺癌鉴别:后者无包膜,边界不整齐,较模糊,呈锯齿状,内部呈低回声,一般可显示微小钙化,后方回声多衰减。内部血流显示多于周边,血管形态不规则、杂乱,呈高阻力型血流频谱。癌肿较大出现动静脉瘘时,同时可探测到高速低阻血流频谱。

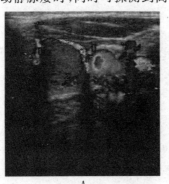 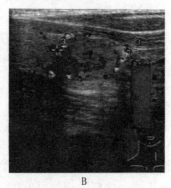

A B

图 19-16　甲状腺腺瘤 CDFI:周边环绕血流信号

A.横切声像图;B.纵切声像图

（张　琼）

第四节　乳腺增生性病变

乳腺增生病是女性最常见的乳房疾病,在临床上约有 50% 妇女有乳腺增生的表现,多见于 20～50 岁的妇女;其基本病理表现为乳腺上皮和纤维组织增生,乳腺组织导管和乳腺小叶在结构上的退行性病变及进行性结缔组织生长的非炎症、非肿瘤性病变;其发病原因主要是内分泌激素失调。

由于乳腺增生病的组织形态复杂,所以其组织学分类方法也多种多样。如有学者依乳腺结构在数量和形态上的异常将其分为乳腺组织增生、乳腺腺病(又分为小叶增生期、纤维腺病期及纤维化期)、乳腺囊肿病三大类;也有的学者依乳腺增生的基本组织改变将其分为小叶增生、纤维化、炎性、囊肿、上皮增生、腺病6 种类型。也正是由于其组织形态学上的复杂性,所以才造成了本病命名上的混乱,目前最多见的病理分类为乳腺小叶增生、乳腺囊性增生病、乳腺腺病等。

乳腺增生病按导管上皮增生的形态可将其分为四级。① Ⅰ 级:不伴有导管上皮增生,此级发生率为 70%;② Ⅱ 级:伴有导管上皮增生,但上皮细胞不呈异型性,其发生率为 20%;③ Ⅲa 级:伴有导管上皮增生,上皮细胞呈轻度异型性,发生率为 5%;④ Ⅲb 级:伴有导管上皮增生,上皮细胞呈重度异型性,发生率为 5%,此级恶变率最高,可能恶变率为 75%～100%。

乳腺增生性病变除上述乳腺增生病外,还包括乳腺纤维硬化病和放射状瘢痕等。

一、乳腺囊性增生病

(一)临床概述

乳腺囊性增生病是乳腺增生病中的一种,又名乳腺结构不良症、纤维囊性乳腺病等;多发生于 30～50 岁的妇女,占乳腺专科门诊患者的 50%～70%。发病原因与卵巢功能失调有关,主要是黄体素与雌激素比例失调,即黄体素分泌减少、雌激素相对增加,雌激素刺激了乳管上皮增生,促使导管形成囊肿。临床表现为乳腺内肿块,一侧或两侧乳腺,单发或多发,边界可清楚或不清楚,可有乳房疼痛,且与月经周期关系不密切,患者在忧虑、心情不畅时,肿块变大变硬,疼痛加重;月经来潮后或情绪好转后,肿块变软变小。乳腺可有黄绿色、棕色或淡血性乳头溢液。

该病是女性乳腺常见的一类非肿瘤、非炎症性疾病,包括了病因和临床经过均不相同的多种病变。病理改变除了有乳管上皮及腺泡上皮增生,乳腺中、小导管或末梢导管上皮不同程度的增生和乳腺导管管腔不同程度的扩张,还常伴发结缔组织改变的多种形态变化的综合病变。

囊性增生病与乳腺癌的关系尚不明确。流行病学研究提示囊性增生病患者以后发生乳腺癌的机会为正常人群的2～4倍。囊性增生病本身是否会恶变与其导管上皮增生程度有关。单纯性的囊性增生病很少有恶变,如果伴有上皮不典型增生,特别是重度者,则恶变的可能较大,属于癌前期病变。

(二)超声表现

囊性增生病的声像图特点具有以下多样性:

(1)腺体回声增强,结构紊乱,腺体内散在分布多个囊性肿块,可为圆形、椭圆形、长条形,内部回声可为无回声、中等回声、混合回声等,囊壁上可有乳头状突起(图19-17、图19-18)。囊壁上有乳头状突起的常被认为是癌前病变,应注意观察或取病理活检。

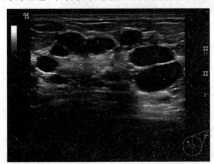 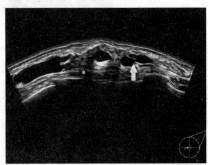

图 19-17　腺体内多个囊肿,囊肿内呈无回声,后方回声增强　　　图 19-18　腺体内囊肿内呈无回声
　　　　　　　　　　　　　　　　　　　　　　　　　　　　　　　箭头指示部囊壁可见点状突起

(2)多发性囊肿与实质性低回声小肿块并存,应与纤维腺病相鉴别。

(3)极少数囊性增生病表现为实质低回声肿块,边界不清,形态不规则(图19-19),甚至可见钙化点。上述表现应注意与乳腺癌鉴别,超声检查需注意肿块内有无血流及高阻频谱改变,观察腋窝有无肿大的淋巴结等;声像图上不能鉴别时建议病理活检。

(4)表现为实质低回声肿块的囊性增生病,85%的肿块内部无明显血流信号,少数肿块内可见少量血流信号,极少数肿块内可测得低速、高阻血流信号。

(5)本病常与其他乳腺疾病并发(图19-20)。

(三)鉴别诊断及比较影像分析

(1)乳腺囊性增生病最需要鉴别的就是单纯性乳腺上皮增生病,临床上最易混淆。单纯性乳腺上皮增生病妇女年龄在25岁左右,突出的症状是乳腺的间歇性疼痛,疼痛具有明显的周期性,一般在月经前开始加重,乳腺腺体也随之肿胀,而在月经来潮过后即减轻或消失。

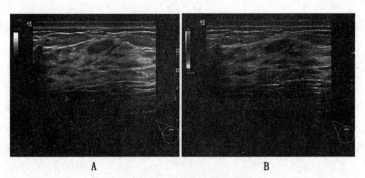

图 19-19　乳腺囊性增生病

乳腺实质低回声结节,边界不清,形态不规则(A);CDFI 示肿块内及其周边未见
明显彩流信号(B)

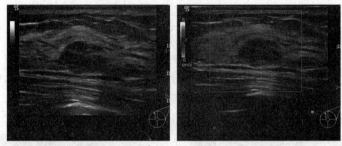

图 19-20　乳腺囊性增生病并导管内乳头状瘤形成

乳腺内实质低回声结节,边界不清,形态不规则,CDFI 示结节内未见
明显彩流信号

(2)本病囊壁上有乳头状突起时应与导管内乳头状瘤鉴别。

(3)乳腺囊性增生病患者若临床表现不典型或没有明显的经前乳房胀痛,仅表现为乳房肿块者,特别是单侧单个、质硬的肿块,应与乳腺纤维腺瘤及乳腺癌相鉴别。

(4)与乳腺纤维腺瘤相鉴别:两者均可见到乳房肿块,单发或多发,质地韧实。乳腺囊性增生病的乳房肿块大多为双侧多发,肿块大小不一,呈结节状、片块状或颗粒状,质地一般较软,亦可呈硬韧,偶有单侧单发者,但多伴有经前乳房胀痛,触之亦感疼痛,且乳房肿块的大小性状可随月经而发生周期性的变化,发病年龄以中青年为多。乳腺纤维腺瘤的乳房肿块大多为单侧单发,肿块多为圆形或卵圆形,边界清楚,活动度大,质地一般韧实,亦有多发者,但一般无乳房胀痛,或仅有轻度经期乳房不适感,无触痛,乳房肿块的大小性状不因月经周期而发生变化,患者年龄多在30 岁以下,以 20～25 岁最多见。乳腺囊性增生病与乳腺纤维腺瘤的彩色多普勒超声也有所不同,乳腺增生结节常无血流信号,而乳腺纤维腺瘤肿块内可有较丰富、低阻力血流信号。此外,在乳房的钼靶 X 射线片上,乳腺纤维腺瘤常表现为圆形或卵圆形密度均匀的阴影及其特有的环形透明晕,亦可作为鉴别诊断的一个重要依据。

(5)与乳腺癌相鉴别:两者均可见到乳房肿块。但乳腺囊性增生病的乳房肿块质地一般较软,或中等硬度,肿块多为双侧多发,大小不一,可为结节状、片块状或颗粒状,可活动,与皮肤及周围组织无粘连,肿块的大小性状常随月经周期及情绪变化而发生变化,且肿块生长缓慢,好发于中青年女性;乳腺癌的乳房肿块质地一般较硬,有的坚硬如石,肿块大多为单侧单发,肿块可呈圆形、卵圆形或不规则形,可长到很大,活动度差,易与皮肤及周围组织发生粘连,肿块与月经周期及情绪变化无关,可在短时间内迅速增大,好发于中老年女性。乳腺增生结节彩色多普勒一般无血供,而乳腺癌常血供丰富,呈高阻力型血流频谱。此外,在乳房的钼靶 X 射线片上,乳腺癌常表现为肿块影、细小钙化点、异常血管影及毛刺等,也可以帮助诊断。最终诊断需以组织病理检查结果为准。

二、乳腺腺病

(一)临床概述

乳腺腺病属于乳腺增生病,本病占全部乳腺疾病的 2%。乳腺腺病是乳腺小叶内末梢导管或腺泡数目增多伴小叶内间质纤维组织增生而形成的一种良性增生性病变,可单独发生,亦可与囊性增生病伴发;与囊性增生病一样均在乳腺小叶增生的基础上发生。

乳腺腺病多见于 30～40 岁女性,发生病因不明确,一般认为与卵巢内分泌紊乱有关,即孕激素减少,雌激素水平过高,或二者比例失调,作用于乳腺组织使其增生而形成,可与乳腺其他上皮性肿瘤混合存在。临床表现常有乳腺局限性肿块或与月经周期相关的乳房疼痛等。

依其不同的发展阶段,病理可分为二期:①腺泡型腺病期:即腺病的早期阶段,乳腺小叶内末梢导管数目明显增多,乳腺小叶扩大、融合成片,边界模糊。末梢导管上皮细胞可正常或增生,但排列规则,无异型,肌上皮存在。乳腺小叶内间质纤维组织增生,失去原有疏松状态。增生的纤维组织围绕末梢导管分布。②纤维化期(硬化性腺病):是腺病的晚期表现,一般是由上期发展而来;间质内纤维组织过度增生,管泡萎缩以致消失,小叶体积缩小,甚至轮廓消失,残留少量萎缩的导管,纤维组织可围绕萎缩的导管形成瘤样肿块。WHO 乳腺肿瘤组织学分类(2003 年版)中将乳腺腺病分为硬化腺病、大汗腺腺病、盲管腺病、微腺病及腺肌上皮腺病 5 型。

(二)超声表现

乳腺腺病的声像图依其不同的病理阶段各异,超声表现为:①发病早期通常表现为低回声,边界不规则、与周围正常高回声的乳腺组织界限分明,无包膜。随着纤维组织不断增生及硬化,回声逐渐增强,此时与周围乳腺组织的界限多欠清晰,如有纤维组织的围绕可致边界逐渐清晰,甚或形成有包膜样回声的椭圆形肿块,类似乳腺纤维腺瘤声像图,少数病例后期可形成钙化。②肿块体积通常较小,随着病理分期的进展并无明显增大,直径多小于 2 cm。③肿块后方回声可有轻度增强。④单发或多发。⑤肿块纵横比多小于 1。⑥肿块好发于乳腺的外上象限。⑦CDFI:结节内常无血流信号。见图 19-21 和图 19-22。

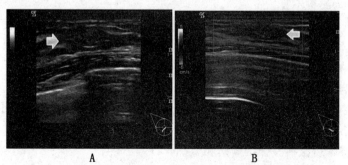

图 19-21　乳腺疾病不同病理阶段的声像图

乳腺内低回声结节(A 箭头指示部),边界不规则、与周围组织界限分明,无包膜,肿块后方回声增强。CDFI 其内及其周边未见明显彩流信号

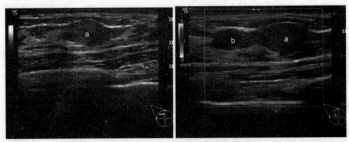

图 19-22　硬化性腺病(肿块 b),硬化性腺病并纤维腺瘤(肿块 a)

乳腺内相连的两低回声肿块,边界欠清的实性低回声肿块,与周围组织界限分明,CDFI 示肿块内及其周边未见明显彩流信号。

(三)鉴别诊断及比较影像分析

该部分病例由于病变较大,X 射线及二维超声缺乏特异性表现,该病主要应与乳腺癌作鉴别,特别是在硬化性腺病型时,乳腺出现质硬、边缘不清的无痛性肿块时容易误诊为乳腺癌,彩色多普勒及超声弹性成像在鉴别诊断中具有一定的价值。但与纤维腺瘤、叶状瘤、特殊类型乳腺癌(如髓样癌、黏液腺癌)等鉴别诊断存在较大困难,特别是上述疾病肿块内无明显彩流信号显示且弹性系数与上述疾病相近时,诊断更加困难。对于难以鉴别的结节,组织病理学活检是必要的检查和鉴别手段。

三、放射状瘢痕

(一)临床概述

乳腺放射状瘢痕(radial scar,RS)是指女性乳腺组织中,由于放射状增生的导管系统围绕弹力纤维组织核心而形成的一种独特性病变;是一种少见的上皮增生性病变,因硬化性病变使小叶的结构扭曲,导致影像学上、病理诊断中极易与乳腺癌混淆;多以腺病为主,并伴其他良性病变,肉眼观察呈不规则硬块,可见由弹性纤维构成的黄色条索样间质。镜下观察病变呈星芒状,中心区可见透明变性的致密胶原纤维,有时存在明显的弹力纤维变性及小而不规则的导管,其细胞无异型、导管周围基底膜完整,间质中缺乏反应性成纤维细胞增生。

(二)超声表现

部分学者的研究发现超声可以发现 68.0% 的乳腺放射状瘢痕,多表现为低回声的肿物或团块,约 22.0% 表现为结构不良。

病变部边界不清,形态不规则,边缘部不规则,呈毛刺状,类似乳腺浸润性癌超声改变;多数病变直径较小,超声短期随访病变体积变化不明显。彩色多普勒超声病变内常无明显血流信号显示,病变周边可检出彩流信号。

(三)鉴别诊断及比较影像分析

本病常与乳腺癌难以鉴别,均表现为边界不清、形态不规则的低回声肿块,钼靶 X 射线及MRI 对本病鉴别困难,常需病理学检查方可进行鉴别诊断。

本病需与乳腺术后瘢痕及纤维瘤病相鉴别。

(张　琼)

第二十章 周围血管疾病超声诊断

第一节 颈部血管疾病

一、颈部血管解剖

(一)颈动脉与椎动脉解剖

虽然脑的重量仅占体重的 2%,但是在基础状态下,脑的血流量占心排血量的 15%,整个脑的氧耗量占全身氧耗量的 20%。

1.正常解剖

脑的血供主要来源于双侧颈内动脉和椎动脉(图 20-1)这 4 根动脉及其近心端动脉,因为这些血管的阻塞性疾病、溃疡性斑块、血管瘤或其他异常都可能引起脑卒中或血管功能不全的症状。

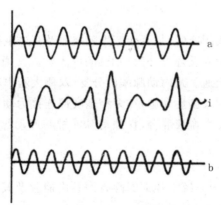

图 20-1 颈动脉及椎动脉解剖示意图

头臂干、左颈总动脉(CCA)和左锁骨下动脉三根大血管发自位于上纵隔的主动脉弓。无名动脉发自主动脉弓并向右后外侧上行至右颈部,在右胸锁关节的上缘发出右颈总动脉和右锁骨下动脉,无名动脉长约 3.5 cm,内径 3 cm。左颈总动脉从主动脉弓发出。两侧颈总动脉近心端无分支,均在甲状软骨上缘水平分为颈内动脉和颈外动脉。

颈内动脉(ICA)是大脑的主要供血动脉(图 20-2)。颈内动脉颈段相对较直、无分支,而颅内段走行迂曲。正常情况下,颈外动脉(ECA)主要供应颅外颜面部组织,不向颅内脑组织供血。

脑后部血液循环主要是由锁骨下动脉的分支椎动脉供应。椎动脉上行至 C_6 时,走行于颈椎的横突孔内,蜿蜒上行,在寰椎—枕骨交界水平进入颅内(图 20-2)。

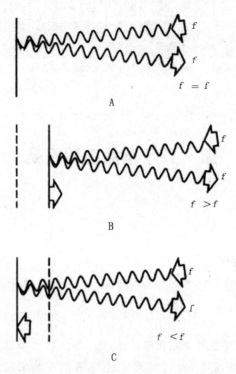

图 20-2　颅内脑血管解剖显示 Wilis 环的吻合连接,表明颅内组织的基础血供主要由颈动脉提供

2.重要的旁路供血途径

当颈动脉或椎动脉狭窄或闭塞时,是否会产生脑缺血及其严重程度,在很大程度上取决于颅内侧支循环的有效性。颅内侧支循环可分为三类:颅内大动脉交通(Wilis 环)、颅内外动脉之间的交通和颅内小动脉之间的交通。颈内动脉颅内分支(双侧大脑中动脉、大脑前动脉和后交通动脉)和基底动脉颅内分支(双侧大脑后动脉)在大脑基底部连接为动脉环,即 Wilis 环。在正常情况下,Wilis 交通动脉内很少发生血液混合,在颈动脉或椎基底动脉发生闭塞时,Wilis 环将开放形成重要的侧支循环通路。

(二)颈静脉解剖

颈静脉分为深、浅静脉两个系统。颈部深静脉为颈内静脉及其颅内、外属支,浅静脉为颈外静脉及其属支。

1.颈内静脉

颈内静脉包括颅内属支和颅外属支,颈内静脉为颈部最宽的静脉干,左右对称,平均宽度1.3 cm。颈内静脉伴随颈内动脉下行,向下行并与同侧的锁骨下静脉汇合成头臂静脉(图 20-3)。颈内静脉与锁骨下静脉汇合处可有阻止血液逆流的 1～2 对静脉瓣膜,多数为双叶瓣,少数为单叶瓣或三叶瓣。

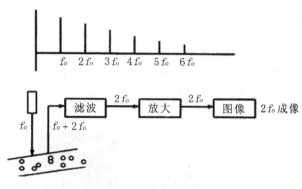

图 20-3   颈内静脉解剖图

2.颈外静脉

颈外静脉是颈部最大的浅静脉,在耳垂下由下颌后静脉的后支、耳后静脉和枕静脉汇合而成,主要引流头皮、面部以及部分深层组织的静脉血液。颈外静脉引流入锁骨下静脉。

二、超声检查方法

(一)颈动脉与椎动脉

1.仪器条件

通常选用 4～10 MHz 的线阵探头。对于相对浅表的血管也可以使用 7.5～12 MHz 的高频线阵探头检查。颈内动脉远段、CCA 起始部及右锁骨下动脉位置较深,特别是肥胖患者,也可使用凸阵探头(如 2～5 MHz)检查,且效果较好。颈动脉超声检查时选择颈动脉超声检查条件,检查过程中可随时调整。检查者可以根据自己的检查习惯,建立预设条件。

2.患者体位与探头方向

检查床一般放在检查者右侧,患者取仰卧位,双臂自然平放于身体两侧。颈部或头部后方可以放一个低枕头,充分暴露颈部,同时头部偏向检查部位的对侧。嘱患者尽量放松颈部肌肉,这一点非常重要。一般纵切面检查时探头示标朝向患者头部,横切面检查时探头示标朝向患者右侧。

3.颈动脉检查方法

进行颈动脉纵切面检查时,有几种探头置放方法。一般后侧位和超后侧位是显示颈动脉分叉处及 ICA 最常用的位置,当然有些时候在前位或侧位检查效果最佳。颈部动脉超声检查包括纵切面和横切面扫查。

(1)纵切面检查:观察彩色多普勒血流和采集多普勒频谱。

(2)横切面检查:自 CCA 近端开始向上进行横切面扫查血管,直至 ICA 远端,有助于帮助了解动脉解剖、探头定位、显示偏心性斑块及管腔内径(血管无明显钙化时)。

4.椎动脉检查方法

由于椎动脉的解剖特点,只采用纵切面扫描。椎动脉的检查包括三部分。

(1)椎前段:从锁骨下动脉发出到进入 C_6 横突孔部分。因为大多数椎动脉狭窄发生在其起始部,所以该段是重点检查部位。

(2)横突段:C_6～C_2 横突孔的椎动脉的椎间段部分。

（3）寰椎部分的椎动脉为远段。

通过正前后位获得良好的颈总动脉中段的纵切面图像，然后稍稍地向外侧摆动探头就会看到椎动脉横突段，颈椎横突表现为强回声线伴声影（图20-4），声影间的矩形无回声区内有一个无回声带，此即椎动脉。彩色多普勒显示椎动脉血流具有搏动性，在彩色多普勒引导下采集多普勒频谱。从解剖学上讲，近 1/3 的患者检查椎动脉起始段困难，这段位置较深，并可能受锁骨遮挡妨碍探头摆放。

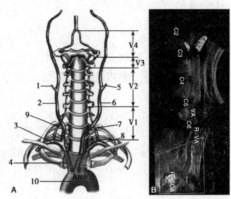

图 20-4 椎动脉解剖示意图及彩色多普勒血流图像

A.椎动脉解剖示意图（1.右侧颈外动脉；2.右侧颈总动脉；3.右侧锁骨下动脉；4.无名动脉；
5.左侧颈外动脉；6.左侧颈总动脉；7.左侧椎动脉；8.左侧锁骨下动脉；9.右侧椎动脉；10.主动
脉；V1.近段或称椎前段；V2.中间部分为中段或横突段；V3.椎动脉为远段或寰椎段；V4.椎动
脉颅内段至基底动脉起始端）；B.椎动脉彩色多普勒血流图像，显示椎动脉的近段及横突段

（二）颈部静脉

由于颈静脉位置表浅，超声探测时通常选用 7.0～11.0 MHz 高频线阵探头。检测深度设置在 3～5 cm 范围；启动彩色多普勒血流图像时，彩色量程设置在 9～15 cm/s，调整探头声束方向，使之与血流方向夹角＜60°；分别获取颈静脉血管长轴和短轴切面的二维和彩色多普勒血流图像，并在彩色多普勒血流图像的引导下对感兴趣区域进行脉冲多普勒检查。检测时要注意避免受检静脉受压。

观察内容应包括：通过灰阶超声图像，可了解血管走行、内径、腔内有无异常回声及瓣膜情况。在灰阶超声清晰的基础上，观察彩色血流的方向、性质、走行、彩色充盈情况及狭窄阻塞部位。最后进行脉冲多普勒频谱检测，观察频谱形态和流速。

三、正常超声表现

（一）颈动脉

1.灰阶超声表现

（1）颈动脉结构：超声图像能显示动脉壁的三层结构。在典型的 CCA 灰阶超声图像，正常血管壁呈双线征（图20-5）；第一条线（图20-5，箭头 1 所指）代表血液与管壁内膜之间的界面，回声厚度要超过内膜实际厚度；第二条稍亮的线（图20-5，箭头 3 所指）代表中层与外膜之间的界线，两条线相平行；两条线之间的低回声带（图20-5，箭头 2 所指）为中膜。当声束与血管壁直角时，双线征最清晰；在 CCA 很容易看到双线征，正常颈动脉窦、ICA 和 ECA 近段有时也可看到双线征。

(2)内中膜厚度:一般将内膜和中层的厚度称为内中膜厚度(IMT)。通常在颈动脉短轴切面测量(图20-6)。目前我国尚无公认的 IMT 正常值标准。根据国内外研究,以 IMT<0.9 mm 为正常值标准似乎较为合理。正常人颈总动脉 IMT 随年龄呈线性增加。

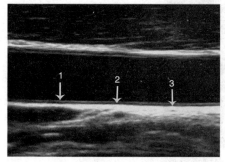

图 20-5　CCA 灰阶超声,正常血管壁呈双线征
1.内膜;2.中层;3.外膜

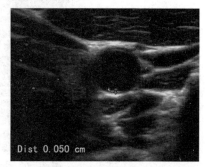

图 20-6　在颈动脉短轴切面测量内中膜厚度(IMT)

2.彩色多普勒表现

一般来讲,颈总动脉中段的血流近似于层流状态(图20-7A)。层流时血细胞平行运动,血流为层流,近血管壁处流速较慢,血管中心流速较快,彩色多普勒显示血液呈相同的色彩。CCA 近端和远端、颈动脉窦、ICA 近端和远端迂曲段、血管接近分叉处及走行迂曲处,均有血流紊乱现象,彩色多普勒可以观察到五彩镶嵌样血流。颈动脉窦处的血流紊乱是一种"正常"表现(图20-7B)。

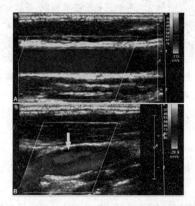

图 20-7　颈动脉窦处的彩色多普勒血流图像
A.颈总动脉中段的血流近似于层流状态;B.颈动脉窦处外侧收缩期有反向血流

3.多普勒频谱表现

(1)颈总动脉多普勒频谱特点:约 70% 的 CCA 血流进入 ICA,所以 CCA 频谱表现为典型的低阻波形,舒张末期(EDV)位于基线上方(图20-8C)。两侧的 CCA 频谱形状应该对称,颈动脉超声检查时应双侧对照进行。

(2)颈动脉窦多普勒频谱特点:因局部膨大和血管分叉的存在,颈动脉窦的多普勒频谱波形很复杂,当取样容积在颈动脉窦横截面不同位置移动时,可以看到复杂、典型的颈动脉窦多普勒频谱波形变化(图20-9)。

(3)颈内动脉多普勒频谱特点:颈内动脉多普勒频谱为典型低阻血流,舒张末期流速大于零

（图 20-8A）。颈内动脉远段通常位置较深，走行弯曲，显像角度不理想，灰阶超声显像多不佳，故彩色多普勒非常有价值，可以帮助显示、追查迂曲走形的颈内动脉远段。

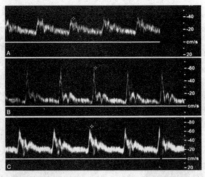

图 20-8　颈动脉脉冲多普勒频谱特点

A.颈内动脉；B.颈外动脉；C.颈总动脉

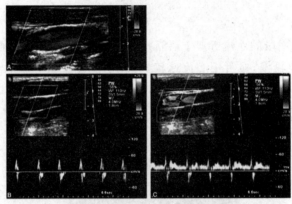

图 20-9　颈动脉窦不同部位脉冲多普勒频谱特点不同

A.颈动脉窦彩色多普勒血流图；B.取样容积置于近颈动脉窦外后侧壁脉冲多普勒频谱特点；C.取样容积置于颈动脉窦中央位置脉冲多普勒频谱特点

（4）颈外动脉多普勒频谱特点：ECA 为脸部及头皮供血，并非大脑栓子的来源血管，因此从临床角度看，ECA 并不是一支很重要的动脉。ECA 多普勒频谱为高阻力型，舒张末期速度接近或等于零（图 20-8B）。

（5）血流速度正常值：国外研究及临床经验提示 CCA 或 ICA 收缩期峰值流速＞100 cm/s 时通常有异常；ECA 收缩期峰值流速最高不应超过 115 cm/s。但是，ICA 狭窄时 PSVECA 可能明显增高。

关于 CCA、ICA 和 ECA 正常血流速度，国内不少学者做了大量的工作（表 20-1）。

表 20-1　正常人颈总、颈内、颈外动脉血流参数测定值

	PSV(cm/s)	EDV(cm/s)	RI
颈总动脉	91.3±20.7	27.1±6.4	0.7±0.005
颈内动脉	67.7±14.3	27.3±6.4	0.59±0.06
颈内动脉	70.9±16.1	18.1±5.1	0.74±0.09

4.颈内动脉和颈外动脉的鉴别

正确区分 ICA 和 ECA 极其重要。表 20-2 列举了 ICA 和 ECA 的鉴别要点。

表 20-2　颈内动脉和颈外动脉的鉴别

鉴别指标	颈外动脉	颈内动脉
解剖位置	位于前内侧,朝向面部	位于后外侧,朝向乳突
起始部内径	一般较小	一般较大
颈部有无分支	有	无
多普勒频谱特征	高阻	低阻
颞浅动脉敲击试验	波形锯齿样震荡	无

颞浅动脉敲击试验:用指尖轻轻叩击颞浅动脉,同时观察 ECA 多普勒频谱,可见频谱呈锯齿样改变(图 20-10B 图中箭头所指),即颞浅动脉敲击试验。多普勒频谱锯齿样改变在舒张期频谱显示更加清晰,而 ICA 频谱无锯齿样改变。

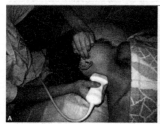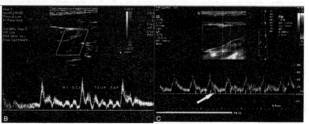

图 20-10　颞浅动脉敲击试验

A.颞浅动脉敲击试验手法;B.颈外动脉,敲击颞浅动脉时,波形呈锯齿状波动;C.颈内动脉,敲击颞浅动脉时,箭头所指基线上方的信号,心电图上心脏起搏器信号,但是波形无锯齿样改变

(二)椎动脉

1.正常灰阶超声

从长轴切面上,可以清楚显示出从锁骨下动脉的起始部至 C_6 的椎动脉的近段,左侧椎动脉起始段显示率约 66%,右侧椎动脉起始段显示率约 80%;椎动脉的中段走行在椎体的横突孔内,呈现强弱交替的、有规律的椎体横突和椎间隙的回声,在每个椎间隙处有椎动脉和椎静脉呈平行的无回声纵切面图像;椎动脉的远段随寰椎略有弯曲。两侧椎动脉内径不一定相同,内膜光滑,壁呈弱回声或等回声,腔内为无回声。

2.正常彩色多普勒表现

椎动脉近、中段血流颜色应与同侧颈总动脉相同,中段椎动脉血流为节段性规则出现的血流图像;远段椎动脉随寰椎略有弯曲,多呈两种不同的颜色。

3.正常脉冲多普勒表现

动脉多普勒频谱呈低阻力型动脉频谱,即收缩期为缓慢上升血流频谱,双峰但切迹不明显,该频谱下有一无血流信号的频窗,其后有较高、持续舒张期正向血流(图 20-11)。

在正常情况下,椎动脉收缩期峰值的绝对流速变化范围很大,20~60 cm/s,表 20-3 为正常椎动脉内径和血流速度。1/3~1/2 的患者一侧椎动脉较粗,即一侧椎动脉优势,多见于左侧,并且流速较高。在这些病例中,解剖学上非优势的较细椎动脉阻力一般较高,并且收缩期峰值和整个舒张期流速较低。

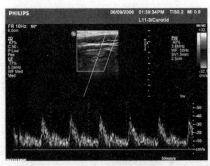

图 20-11　椎动脉中段的正常脉冲多普勒血流图像

收缩峰边界清楚整个心动周期中表现为持续的前向血流,类似于正常颈内动脉的血流

表 20-3　椎动脉内径和血流速度等指标的测定结果($\overline{X}\pm s$)

指标	D(mm)	PSV(cm/s)	EDV(cm/s)	PI	RI
正常值	3.7±0.45	52.1±14.0	19.2±5.8	0.97±0.30	0.62±0.05

注:D,椎动脉内径;PSV,椎动脉收缩期峰值流速;EDV,椎动脉舒张末期流速;PI,搏动指数;RI,阻力指数。

(三)颈静脉

1.灰阶超声

颈内静脉与颈总动脉伴行,位于颈总动脉前外方。纵切面扫查显示前、后管壁呈两条平行的较薄、清晰、强回声线状结构,受压时两条管壁距离变小甚至完全闭合(图 20-12);在近心端可见到静脉瓣回声,并可观察到瓣膜随呼吸动态启闭。横切扫查其短轴切面显示管腔呈椭圆形或长椭圆形,若探头加压管腔可变形甚至闭合。

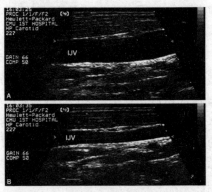

图 20-12　正常颈内静脉灰阶图像长轴切面

A.探头加压前管壁无受压;B.探头加压后管壁受压。IJV:颈内静脉

2.彩色多普勒

颈内静脉血流方向与颈总动脉血流方向相反,一般为无明显动脉周期样搏动的蓝色血流信号,并随呼吸而呈亮暗交替样变化;由于流速较低,颈静脉血流颜色较动脉暗(图 20-13)。

3.脉冲多普勒

正常人仰卧位静息状态时,颈内静脉血流频谱形态主要随心动周期变化,仰卧位静息状态时,颈部静脉频谱受呼吸影响较大。吸气时,胸腔压力减低,颈部静脉回流入心脏增加。呼气时,胸腔内压增高,回流减少,在深呼气时由于胸腔压力明显升高可导致回心血流停止(图 20-14)。

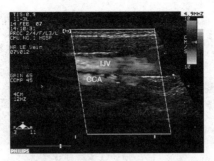

图 20-13　正常颈内静脉彩色多普勒血流成像长轴切面可见颈内静脉血流颜色与颈总动脉相反

CCA:颈总动脉;IJV:颈内静脉

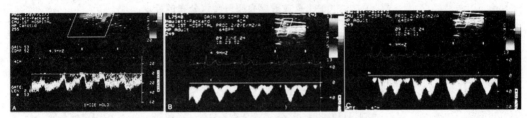

图 20-14　正常颈内静脉脉冲多普勒频谱

A.正常颈内静脉频谱;B.正常呼气时颈内静脉频谱;C.正常吸气时颈内静脉频谱。IJV:颈内静脉

四、常见疾病

(一)颈动脉粥样硬化

1.病理与临床

颈动脉粥样硬化好发于颈总动脉分叉处和主动脉弓的分支部位。这些部位发病率约占颅内、颅外动脉闭塞性病变的 80%。颈内动脉颅外段一般无血管分支,一旦发生病变,随着病程的进展,可以使整条颈内动脉闭塞。本病病理变化主要是动脉内膜类脂质的沉积,逐渐出现内膜增厚、钙化、血栓形成,致使管腔狭窄、闭塞。动脉粥样硬化斑块分为两大类:单纯型和复合型。单纯型斑块的大部分结构成分均一,表面内膜下覆盖有纤维帽。复合型斑块的内部结构不均质。单纯性斑块在慢性炎症、斑块坏死和出血等损伤过程中,可能转化为复合型斑块。

2.声像图表现

(1)颈动脉壁:通常表现为管壁增厚、内膜毛糙。早期动脉硬化仅表现为内膜增厚,少量类脂质沉积于内膜形成脂肪条带,呈线状低回声。

(2)粥样硬化斑块形成:多发生在颈总动脉近分叉处,其次为颈内动脉起始段,颈外动脉起始段则较少见。斑块形态多不规则,可以为局限性或弥漫性分布。斑块呈低回声或等回声者为软斑(图 20-15A);斑块纤维化、钙化,内部回声增强,后方伴声影者为硬斑(图 20-15B)。

(3)狭窄程度的判断:轻度狭窄可无明显湍流;中度狭窄或重度狭窄表现为血流束明显变细,且在狭窄处和狭窄远端呈现色彩镶嵌的血流信号,峰值与舒张末期流速加快;完全闭塞者则闭塞段管腔内无血流信号,在颈总动脉闭塞或者重度狭窄,可致同侧颈外动脉血流逆流入颈内动脉。对于颈动脉狭窄程度评估的血流参数,可参考 2003 北美放射年会超声会议的检测标准(表 20-4),该标准将颈动脉狭窄病变程度分类有四级。①Ⅰ级:正常或<50%(轻度);②Ⅱ级:50%~69%(中度);③Ⅲ级 70%~99%(重度);④Ⅳ级:血管闭塞。

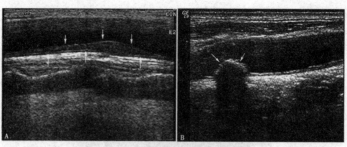

图 20-15　颈动脉粥样硬化斑块

A.颈动脉壁上见低回声斑块(箭头所指处);B.颈动脉壁上斑块纤维化、钙化,回声增强,后方衰减(箭头所指)

表 20-4　2003 北美放射年会超声会议公布的标准

狭窄程度	PSV(cm/s)	EDV(cm/s)	PSV 颈内动脉/PSV 颈总动脉
正常或<50%	<125	<40	<2.0
50%~69%	≥125,<230	≥40,<100	≥2.0,<4.0
70%~99%	≥230	≥100	≥4.0
闭塞	无血流信号	无血流信号	无血流信号

3.检查报告书写举例

右侧颈总动脉内-中膜厚 0.16 cm,膨大处为 0.21 cm;左侧颈总动脉内-中膜厚 0.12 cm,膨大处为0.21 cm。双侧颈总动脉和颈内动脉内壁可见多个强回声斑块,右侧最大者长 0.38 cm、厚 0.2 cm,位于颈总动脉膨大处后壁,左侧最大者长 0.32 cm、厚 0.35 cm,位于颈内动脉起始部后壁。右颈总动脉管腔内充满低回声,无血流信号显示,右侧颈内动脉血流信号充盈满意,峰值流速为 45 cm/s,右侧颈外动脉血流方向逆转,并供给颈内动脉血液。左颈内动脉起始部血流束明显变细,呈杂色血流信号,峰值流速为50 cm/s,左侧颈总动脉血流频谱为高阻型,舒张期可见反向波,峰值流速为 3 cm/s。

超声提示:①双侧颈动脉粥样硬化伴多发斑块形成。②左颈内动脉起始部极严重狭窄,内径减少>90%。③右颈总动脉血栓形成并闭塞,同侧颈外动脉血流逆转供给颈内动脉。

4.鉴别诊断

本病主要应与多发性大动脉炎累及颈动脉、颈动脉瘤鉴别。

(二)颈动脉体瘤

1.病理与临床

正常颈动脉体是一个细小的卵圆形或不规则形的粉红色组织,平均体积为 6 mm×4 mm×2 mm 左右,位于颈总动脉分叉处的外鞘内,其血供主要来自颈外动脉。颈动脉体瘤根据它的形态可分为两种:一种是局限型,肿瘤位于颈总动脉分叉的外鞘内;另一种是包裹型,较多见,肿瘤位于颈总动脉分叉处,围绕颈总、颈内及颈外动脉生长,有丰富的滋养血管。除颈部肿块外,大多无其他症状,少数患者有晕厥、耳鸣、视力模糊等脑组织血供障碍的表现。当肿瘤增大时可累及第Ⅸ、Ⅹ、Ⅺ及Ⅻ对脑神经,引起吞咽困难、声音嘶哑、霍纳(Horner)综合征等。

2.声像图表现

(1)肿瘤常位于下颌角下方,胸锁乳突肌内侧的深部,恰在颈动脉分叉处。

(2)多表现为实性低回声,边界清晰,边缘规则或呈分叶状。肿瘤较小时,多位于颈动脉分叉处的外鞘内,可使颈内与颈外动脉的间距拉大。肿物较大时,常围绕颈总动脉、颈内动脉与颈外动脉生长,将这些血管包裹(图 20-16A)。当用手推挤时,可观察到肿瘤在垂直方向活动受限,但常可向侧方推动。

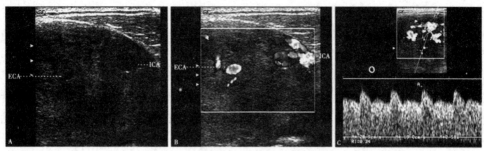

图 20-16 颈动脉体瘤

A.颈内外动脉周边可见低回声,包绕动脉生长;B.CDFI:低回声可见颈外动脉供血;C.CDFI:低回声可见丰富血流信号,RI 0.34 ECA:颈外动脉 ICA 颈内动脉

(3)肿物内部可探及较丰富的动脉与静脉血流信号,并可见颈外动脉的分支直接进入肿瘤内部(图 20-16B、C)。肿瘤一般不侵犯颈动脉内膜与中层,管腔无明显狭窄,少数可由于肿瘤的挤压、包裹或侵犯造成颈动脉狭窄甚至闭塞,呈现相应的彩色多普勒超声表现。

3.检查报告书写举例

左颈动脉分叉处可见一大小 2.5 cm×1.8 cm×1.5 cm 的不均质低回声区,形态欠规则,边界清晰。肿物将颈内、颈外动脉明显推开使其间隔增大,并部分包裹颈内动脉。颈外动脉有许多分支供给肿物,肿物内部可见丰富的动、静脉血流信号,多数动脉血流频谱为高阻型,PSV 35 cm/s,RI 0.88。同侧颈内、颈外动脉内膜平整,未见明显狭窄。

超声提示:左颈动脉分叉处实性占位,颈动脉体瘤可能性大。

4.鉴别诊断

本病主要应与颈交感神经鞘瘤、颈神经鞘瘤、颈神经纤维瘤和颈动脉瘤相鉴别,其次应与颈部其他肿物如鳃裂囊肿、腮腺肿瘤等鉴别。

(1)颈动脉体瘤与颈交感神经鞘瘤、颈神经鞘瘤、颈神经纤维瘤的鉴别:后者均为实质性肿物,边界光滑,位于颈总动脉后方,将颈内、颈外动脉推向前方,与颈动脉分叉无黏附关系,一般不包裹颈动脉。

(2)颈动脉体瘤与颈动脉瘤的鉴别:后者为颈动脉局限性扩张或动脉旁有一囊实性肿物,瘤体内可见血栓回声并充满紊乱的血流信号,易与颈动脉体瘤鉴别。

(3)颈动脉体瘤与鳃裂囊肿、腮腺肿瘤的鉴别:鳃裂囊肿为一无回声囊性肿物,腮腺肿瘤位于耳下的腮腺内,一般两者均与颈动脉无密切关系。

(三)颈动脉夹层动脉瘤

1.病理与临床

各种原因引起动脉管壁内膜撕裂后,受血流的冲击,使内膜分离,血液注入形成假性管腔或血栓形成,导致真性血管腔狭窄或闭塞,引发缺血性脑血管病。根据假腔破裂口的位置与真假腔血液流动的方向不同,血流动力学变化有所不同。临床上的主要表现与病变引起的脑缺血程度相关。

2.声像图表现

(1)二维超声：假腔破裂出、入口均与真腔相通者，二维超声纵断、横断切面均显示真、假双腔结构，血管腔内可见线状中等回声随血管搏动而摆动。假腔只有单一入口无出口时，血管腔外径明显增宽，真腔内径相对减小，假腔内径增宽，内可探及低回声或不均回声(血栓)。

(2)彩色血流显像：若假腔入口位于近心段、出口位于远心段时，假腔内的血流方向与真腔一致，但假腔内血流无中心亮带，真腔管径减小出现血流加速五彩镶嵌样特征。若假腔入口位于远心段，假腔内血流方向与真腔相反，真、假腔内血流色彩不同。若假腔只有入口(单一破裂口)时，病变早期可探及双腔结构，假腔内单向收缩期低速血流信号。若假腔内血栓形成，血管腔内膜状结构消失，撕脱的内膜附着于假腔内的血栓表面，真腔管径减小，出现血管狭窄血流动力学改变。若假腔内血栓形成迅速可导致真腔闭塞。

(3)频谱多普勒：当存在真假双腔结构时，真腔内血流速度升高，血流频谱与血管狭窄相同。假腔内血流频谱异常，收缩与舒张期流速不对称，血管阻力相对升高。

3.检查报告书写举例

右侧颈总动脉管腔未见扩张，内可见条状中等回声，与近心段血管壁相延续，随血管搏动而有规律地摆动，CDFI可见该条状中等回声两侧血流频谱形态明显不同，一侧 PSV 54 cm/s，另一侧可探及花色血流信号，PSV 165 cm/s。

超声提示：右侧劲总动脉夹层动脉瘤可能性大。

4.鉴别诊断

颈动脉夹层动脉瘤主要与以下疾病鉴别。

(1)颈动脉真性动脉瘤：超声表现为血管壁结构完整，血管腔呈瘤样扩张，病变管腔内探及低速涡流血流信号。

(2)假性动脉瘤：病变与外伤或医源性诊疗操作等相关。超声表现为动脉周边组织间隙形成无血管壁结构的搏动性包块，内可见涡流血流信号，其后方或侧方与邻近动脉之间形成细小管状或针孔样通道，CDFI 显示红蓝交替的血流信号，频谱多普勒显示双向振荡型血流频谱。

(四)椎动脉闭塞性疾病

1.病理与临床

椎动脉闭塞性疾病大多由于动脉粥样硬化或多发性大动脉炎所致，好发部位为椎动脉起始部。狭窄可导致椎-基底动脉供血不足症状。

2.声像图表现

(1)椎动脉管壁增厚，内膜毛糙，可伴有斑块形成。

(2)管腔明显狭窄，同时可见狭窄处血流束变细，彩色血流紊乱，峰值流速局限性加快，频带增宽。完全闭塞则闭塞段管腔内无血流信号。狭窄或闭塞远端椎动脉呈狭窄下游频谱改变。对侧椎动脉可呈现代偿性改变，表现为内径增宽、流速加快和血流量增加。

3.报告书写举例

双侧椎动脉管壁增厚，内膜毛糙，壁上可见强回声斑块。右侧椎动脉起始段管腔内血流信号明显紊乱，频谱呈毛刺样，峰值流速明显加快达 180 cm/s，其远段血流呈狭窄下游频谱改变。左侧椎动脉起始处至第四颈椎横突管腔内充满低回声，无明显血流信号，其周围可见侧支循环。

超声提示：①右侧椎动脉起始段狭窄。②左侧椎动脉近段闭塞。

4.鉴别诊断

(1)椎动脉狭窄与椎动脉不对称的鉴别:一般情况下,双侧椎动脉的粗细差异无临床意义。但当一侧椎动脉很细小(内径<2 mm),可引起椎-基底动脉供血不足。一侧椎动脉发育不全表现为管腔普遍细小,但血流充盈满意,频谱形态正常,对侧椎动脉可增宽。而椎动脉狭窄表现为某段管腔血流束变细,流速局部增快。应该说两者较容易鉴别。

(2)椎动脉完全闭塞与椎动脉缺如的鉴别:前者二维图像仍然可见椎动脉管壁,而后者在椎静脉后方不能发现椎动脉样结构,有时两者难以鉴别。诊断椎动脉缺如尚需排除椎动脉走行变异。

(3)椎动脉起始部狭窄与锁骨下动脉狭窄的鉴别:对于单独的椎动脉起始部狭窄与锁骨下动脉椎动脉开口后狭窄的鉴别,仅依据在椎动脉远端或上肢动脉分别探及狭窄下游血流频谱,两者比较容易鉴别。而对于锁骨下动脉椎动脉开口前的狭窄,同侧远端椎动脉和上肢动脉同时呈现狭窄下游的频谱改变。如在自然状态下或行束臂试验时,同侧椎动脉出现逆向血流,则支持锁骨下动脉椎动脉开口前的狭窄。但锁骨下动脉椎动脉开口前狭窄所致射流,可同时引起同侧椎动脉起始段血流紊乱和流速加快,此时,判断是否合并椎动脉起始段狭窄存在一定困难。

(4)锁骨下动脉、颈动脉和对侧椎动脉闭塞性疾病,可引起椎动脉流速代偿性升高,应与椎动脉狭窄鉴别:前者为整条椎动脉流速均升高,而后者为椎动脉狭窄处流速加快,且其远端呈狭窄后的紊乱血流。

(5)椎动脉流速降低与椎动脉狭窄下游血流的鉴别:远端椎动脉或基底动脉闭塞可引起近端椎动脉流速减低,但多普勒频谱收缩期上升陡直,而椎动脉狭窄下游的频谱表现为收缩期上升倾斜,两者可以鉴别。另外,严重心功能不全也可导致椎动脉流速减低,甚至呈现类似狭窄下游的频谱改变,但这种波型改变一般都是双侧的,而椎动脉狭窄引起的狭窄下游频谱改变一般为单侧。

五、临床意义

颈动脉疾病常常引起脑供血不足,甚至引起脑卒中,过去应用创伤性动脉造影进行诊断,彩色多普勒超声能够较准确地定性、定量诊断颈部动脉疾病,不仅能无创地诊断血管闭塞狭窄的程度和范围,还可以判断斑块的性质和形态,对神经内科、血管外科治疗方案的选择和疗效的判断都有重要的临床价值。

(韩丽姣)

第二节　腹部血管疾病

一、腹部动脉

腹部动脉如图 20-17。

(一)腹主动脉

腹主动脉是胸主动脉的延续,为降主动脉穿过膈肌主动脉裂孔在腹部的一段,长 14～15 cm,在肾动脉起始点以上的管径 2～3 cm。腹主动脉从膈肌主动脉裂孔起始,沿腰部脊柱前面稍偏左下行,至第四腰椎下缘处分为三个终支,两个外侧终支即左、右髂总动脉和一个细小正中终支为骶正中动脉。

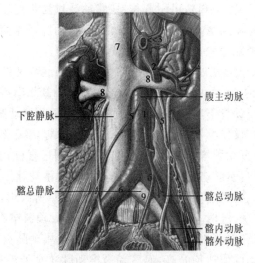

图 20-17　腹部血管示意图

1.腹主动脉;2.肠系膜上动脉;3.腹腔动脉起始段横切面(箭头所指);4.肠系膜下动脉;5.精索内动脉
(睾丸动脉或卵巢动脉);6.髂总动脉;7.下腔静脉;8.肾静脉;9.左髂总动脉

(二)腹腔动脉

腹腔动脉是一短干,长 1.2~2.5 cm,内径为 0.8~0.9 cm。此动脉在膈肌主动脉裂孔下方,从腹主动脉前壁左侧或正中发出,其分支有胃左动脉、肝总动脉和脾动脉,肝总动脉和脾动脉起始部向前走行形成"人"字形。

(三)肠系膜上动脉

肠系膜上动脉大多在腹腔动脉下方 1~2 cm 处的腹主动脉前壁发出。肠系膜上动脉在胰腺后方下行,经胰腺钩突腹侧、十二指肠第三部与胰颈后缘之间穿出,越过十二指肠第三部的前方进入小肠系膜根部。在肠系膜内发出相应分支营养全部小肠、升结肠和横结肠。

(四)肠系膜下动脉

肠系膜下动脉由腹主动脉前壁发出,发出部位距腹主动脉下端分叉部 3~4 cm。其营养降结肠、乙状结肠和直肠上、中部。

(五)肾动脉

肾动脉一般呈直角起自腹主动脉的两侧,但儿童及婴儿的肾动脉呈锐角发出,可能由于小儿肾脏位置较成人低所致。通常右肾动脉起始处稍低于左肾动脉,两侧肾动脉的起始处稍低于腹主动脉发出肠系膜上动脉的位置,一般在 $L_{1,2}$ 水平面发出。右肾动脉由腹主动脉发出后,向右经下腔静脉、胰头、十二指肠和右肾静脉的后方到达右侧肾门,故较左肾动脉长。每侧肾动脉在到达肾门前,都发出细小的分支供应输尿管上段、肾脂肪囊及肾上腺。肾动脉在到达肾门前一般分为前、后两干。由前干分出 4 支,后干延为 1 支,分别供应肾的一定区域,形成肾动脉段,即上段、前上段、前下段、下段和后段共 5 段动脉。副肾动脉是指不经肾门而入肾脏的肾动脉,一般起自肾动脉的主干或直接起自腹主动脉,进入肾皮质,以肾上、下极最多。肾下极的副肾动脉可压迫输尿管,影响排尿而引起肾积水(图 20-18)。

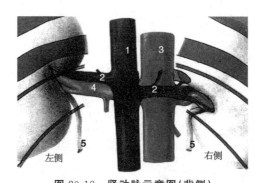

图 20-18　肾动脉示意图(背侧)
1.腹主动脉;2.肾动脉;3.下腔静脉;4.肾静脉;5.输尿管

二、腹部静脉

(一)下腔静脉

下腔静脉在 $L_{4,5}$ 平面,由左、右髂总静脉汇合而成。沿脊柱右前方及腹主动脉右侧上行。到肾门平面,收集左、右肾静脉,再向上进入肝脏腔静脉沟内,收集肝静脉后,穿过膈的腔静脉孔,进入胸腔,稍向前上穿入心包,注入右心房。下腔静脉内无瓣膜,仅在右心房内、下腔静脉入口处的前缘有一半月形的下腔静脉瓣,此瓣在胚胎期比较发达。下腔静脉由远侧至近侧平均内径为 $2.2\sim2.7$ cm。下腔静脉分为三段:双侧肾静脉开口以下为下段;肾静脉开口以上至肝静脉开口以下为中段;肝静脉开口以上至右心房为上段。位于膈肌以下、肝后的下腔静脉称为肝段,其所在位置叫下腔静脉窝。

(二)肾静脉

左、右肾静脉分别起源于肾门,经肾动脉的前方,向内侧行进,并汇入下腔静脉。右肾静脉从肾门至下腔静脉的距离短,左肾静脉比右肾静脉长得多,穿经肠系膜上动脉和腹主动脉之间,在正常情况下,位于腹主动脉的左侧部分可以有较宽的内径。

(三)肝静脉

肝静脉是肝脏血液的流出道,包括左、中、右三大支静脉,肝静脉的压力低、管腔大而壁薄。另有直接汇入下腔静脉的分散小肝静脉,包括引流尾状叶的静脉,一般总称为肝短静脉、肝后静脉或肝背静脉系统。

肝静脉位于肝裂内,接受不同范围的肝组织回流血液,流向第二肝门,在下腔静脉沟上缘处汇入下腔静脉。第二肝门是肝静脉离肝汇入下腔静脉的区域,包括下腔静脉窝及其上端向左扩展的横行沟。从后面观,第二肝门与第一肝门相隔很近,其间尾状叶的尾状突将下腔静脉与门静脉隔开。

肝右静脉位于右肝叶间裂内,其属支有上后支、下后支、前支和右上缘支。约有 17% 的下后支直接开口于下腔静脉,并且管径粗大,故又称之为肝后静脉或腔旁静脉。肝中静脉位于肝脏的正中裂内,接受左、右肝的部分回流血液,其属支为右侧三支,左侧二至三支。肝中静脉在进入下腔静脉之前,常与肝左静脉合干(约占 60%),合干开口于下腔静脉的左前壁(61.7%)、左侧壁(36.2%)或前壁(2.1%)。肝左静脉的近侧部分位于左肝叶间裂内,引流肝左外叶的全部和左内叶的一部分血液,其属支有上支、中支、右支和左上缘支(图 20-19)。

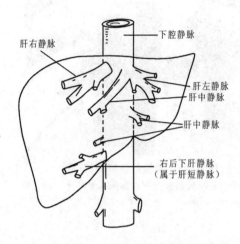

图 20-19　肝静脉解剖示意图

(四)门静脉系统

门静脉主干由脾静脉和肠系膜上静脉在胰头后方汇合而成,长 6～8 cm,门静脉系统有如下属支(图 20-20)。在肝门横沟处分成左干及右干,分别走向横沟的两端。

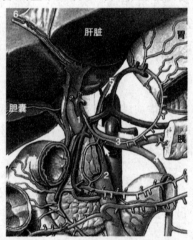

图 20-20　门静脉系统示意图
1.门静脉主干;2.肠系膜上静脉;3.脾静脉;4.肠系膜下静脉;5.胃冠状静脉;6.肝圆韧带

三、超声检查方法

(一)仪器设备和探头

腹部血管检查的超声仪既要求有很高的二维分辨力,又要求对低速血流有很高的敏感性。选用凸阵或相控阵探头,频率为 2.5～5.0 MHz。探头类型和使用频率的选择需根据探查部位深度而定。血流-声束夹角应<60°,取样容积大小是管径的 1/3～1/2,壁滤波为 100～200 Hz。

(二)检查前准备

一般与腹部各脏器超声检查要求相同,患者禁食 4～8 小时。

(三)检查体位

一般情况下,对于腹部大血管(如腹主动脉、下腔静脉)的检查取平卧位。对于肝、脾、肾脏血管的检查取平卧或侧卧位。为了使血管断面显示清楚，又使血管长轴与声束的夹角尽可能减小，所以要求检查者必须灵活结合患者的体位与探头位置、角度进行扫查。

（四）检查方法

首先横切面扫查确定腹主动脉的位置，扫查时可以从上至下，也可以从下往上，然后逐次扫查腹腔动脉和肠系膜上动脉。纵扫时可显示腹主动脉和肠系膜上动脉的长轴切面。

在检查肾动、静脉时，可从腹部和/或季肋部扫查。从腹部扫查遇到明显肠积气时，可用探头在肾血管位置适当加压一段时间，待肠气干扰减少之后再行检查。季肋部扫查可获得最小的血流和声束夹角，且肠气干扰小，但血流显示的敏感性较差。在部分受检者中，利用肝脏作为透声窗可以更好地显示右肾动脉。

肝静脉和下腔静脉肝段有肝脏作为透声窗，容易显示。探头置于剑突或右肋缘下并朝向第二肝门扫查，可有效地显示肝静脉主干及其属支；经右侧肋间隙扫查可以显示肝中静脉和肝右静脉。在检查下腔静脉时，为了避免伪像，必须纵扫和横扫相结合。肝段以下的下腔静脉由于位置较深，且前面有肠气干扰，一部分受检者（特别是肥胖患者）可能显示不清，从而影响检查效果。

检查步骤如下。

1.灰阶超声检查

通常在开始检查时，首先显示欲观察血管的短轴断面，根据血管的解剖位置及毗邻组织的声像图，确定其大致走行方向，然后在实时跟踪下转动探头，显示其长轴断面。

2.彩色多普勒检查

它能提供血流空间特征信息，可以识别和描绘血流的存在、方向、轮廓、层流、湍流、分流和反流。在一些腹部血管疾病中，不需要血管造影即可确定诊断，如动脉瘤、动静脉瘘。彩色多普勒取样框的大小、深度会影响图像帧频，如取样框越大，图像帧频就越低。因此，应根据检查需要选择适当的取样框大小。

3.频谱多普勒检查

在腹部血管检查中，主要应用脉冲多普勒检查。在灰阶超声检查基本确定或可疑异常时，显示清楚受检血管的长轴断面，进行脉冲多普勒检查；或者先使用彩色多普勒显示血流的二维分布及异常血流后，再进行脉冲多普勒检查，进一步对疾病的血流动力学进行定量分析。在进行血管的多普勒频谱分析时，必须进行多方位二维超声观察，了解血管的空间走向，选择距探头最近、血管纵轴与声束夹角最小的最佳切面。

四、正常腹部血管

（一）腹主动脉

1.灰阶超声

腹主动脉管壁的三层结构（内膜-中等回声，外膜-强回声，内、外膜之间的中膜-低回声或无回声）远不如颈总动脉清楚。正常成人腹主动脉内径：近段 2.0～3.0 cm，中段 1.6～2.2 cm，远段 1.3～1.7 cm。判定腹主动脉管腔内径是否正常，一方面要参考正常值，另一方面要看其从上至下的内径是否有规律的递减。

2.彩色多普勒

腹主动脉管腔中央血流速度较高，血流信号颜色偏亮。近管壁血流速度较低，血流信号颜色偏暗。如果用红、蓝色表示朝向或背离探头的血流,腹主动脉则呈"红-蓝-红"的三相血流信号。当腹主动脉声像图质量不佳时,彩色多普勒可以间接显示其管壁或管腔,从而提高超声检查的分辨率。

3.脉冲多普勒

脉冲多普勒腹主动脉血流阻力较大,但属层流,因此,其脉冲多普勒频谱特点类似外周动脉,即在一陡直的收缩期血流之后,接着是舒张早期反向血流,再有一个舒张中晚期正向血流,称为三相血流频谱,频带较窄,收缩期下面有一个无血流信号的"窗"。正常成年人腹主动脉收缩期峰值血流速度:近侧段为70.0~181.0 cm/s(平均为 104.5 cm/s),远侧段为 67.0~149.1 cm/s(平均为94.6 cm/s)(图 20-21)。

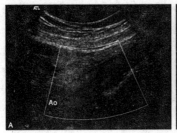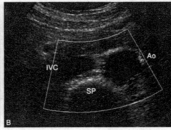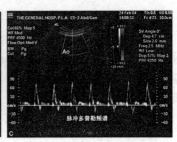

图 20-21　正常腹主动脉

A.彩色多普勒血流图(纵切面,Ao:腹主动脉);B.彩色多普勒血流图(横切面)(Ao:腹主动脉;

IVC:下腔静脉;SP:脊椎);C.脉冲多普勒频谱(三相血流频谱,Ao:腹主动脉)

(二)腹腔动脉和肠系膜上动脉

1.灰阶超声

腹腔动脉和肠系膜上动脉通过腹主动脉的长轴扫查容易找到两者的位置。横切面检查时,腹腔动脉有一个特殊的超声征象"T"征("海鸥征"),左侧翅膀是脾动脉,右侧翅膀是肝总动脉。由于肠系膜上动脉近侧段没有分支,所以这个"T"字结构能够将腹腔动脉和肠系膜上动脉鉴别开。

2.彩色多普勒

彩色多普勒腹腔动脉的彩色多普勒检查与脉冲多普勒检查所见基本一致,即为单相血流。肠系膜上动脉的彩色多普勒检查与脉冲多普勒频谱所显示的时相也是一致的,即禁食时为双相血流,进食后为单相血流(图 20-22)。

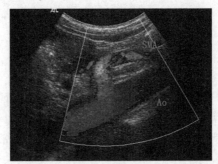

图 20-22　正常肠系膜上动脉彩色多普勒血流图

SMA:肠系膜上动脉;Ao:腹主动脉

3.脉冲多普勒

腹腔动脉的频谱特点是高舒张期的单相血流,进食前后血流频谱变化不大。肠系膜上动脉的正常多普勒频谱特点是禁食时,收缩期血流之后的舒张期正向血流速度很低,舒张早期有反向血流;进食后,舒张期正向血流速度增高,而反向血流消失。舒张期正向血流速度增高是由于进食后肠道血管扩张引起血管床阻力降低所致。

(三)肾动脉

1.灰阶超声

通常右肾动脉起始处稍低于左肾动脉,前者由腹主动脉发出后,向右经下腔静脉、胰头、十二指肠和右肾静脉的后方到达右侧肾门,故较左肾动脉长。在体型肥胖的受检者中或肠气干扰明显时,双肾动脉可能显示不清。

2.彩色多普勒

它可以清晰显示各级肾血流。如果声束朝向肾门,那么,肾动脉干或肾内动脉血流呈红色,肾静脉则显示为蓝色。肾血流从肾门至肾皮质呈"树枝"状分布,血流由粗变细。

3.脉冲多普勒

肾动脉的脉冲多普勒频谱特点是收缩期血流之后有一个流速较高的舒张期正向血流,无反向血流存在,阻力指数(RI)<0.70(图 20-23)。

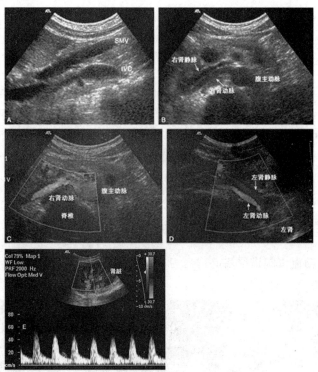

图 20-23 正常肾动脉

A.箭头所示为右肾动脉短轴切面(IVC:下腔静脉;SMA:肠系膜上静脉);B.右肾动脉、静脉长轴切面;C.右肾动脉彩色多普勒血流图;D.左肾动脉、静脉彩色多普勒血流图;E.肾动脉脉冲多普勒频谱

(四)下腔静脉

1.灰阶超声

下腔静脉管壁薄,呈强回声,管腔为无回声。一般情况下,管腔横径大于前后径。管腔内径随呼吸运动和心动周期而变化,并可见管壁搏动,该征象以近心段明显。

2.彩色多普勒

它显示下腔静脉血流通畅、充盈好。彩色血流信号强度随呼吸运动和心动周期而变化。

3.脉冲多普勒

它显示下腔静脉的血流频谱呈两相或三相波形,其振幅受呼吸影响,吸气时增高,呼气时减低。部分受检者的脉冲多普勒可呈单相血流频谱(图20-24)。

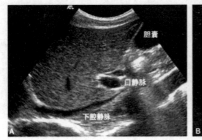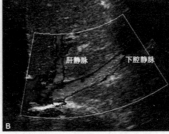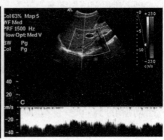

图20-24 正常下腔静脉

A.声像图(纵切面);B.彩色多普勒血流图;C.脉冲多普勒频谱

(五)肝静脉

1.灰阶超声

肝静脉管壁较薄,在声像图上不易显示管壁回声,而以肝脏实质回声作为其边缘,但对较粗大的肝静脉,尤其是接近下腔静脉的肝右静脉常常可见到中等回声线状静脉壁。由于三支肝静脉位置常不在同一平面,因此很难在同一超声切面图像上显示完整的三支主干。

2.彩色多普勒

肝静脉为离肝血流,且流速较低。如果背离探头的血流用蓝色表示,那么,肝静脉则表现为蓝色血流信号,其亮度随心动和呼吸周期而改变。

3.脉冲多普勒

肝静脉脉冲多普勒血流频谱受右心房压力、胸腹腔压力和肝实质情况等因素的影响,其时相和流速有多种变化(图20-25)。

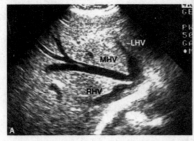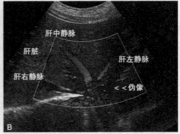

图20-25 正常肝静脉

A.声像图(RHV:肝右静脉;MHV:肝中静脉;LHV:肝左静脉);B.彩色多普勒血流图

(六)肠系膜上静脉

1.灰阶超声

正常肠系膜上静脉管壁薄且呈强回声,管腔为无回声。从平静呼吸到深吸气,其内径增加20%～100%。

2.彩色多普勒

它可以有效显示肠系膜上静脉近侧段的血流,其与脾静脉汇合成门静脉主干。

3.脉冲多普勒

脉冲多普勒显示其血流呈连续性频谱,血流速度随呼吸运动周期而轻度变化。

(七)肾静脉

1.灰阶超声

正常肾静脉与肾动脉伴行,其管壁薄且呈强回声,管腔为无回声,其内径宽于肾动脉。

2.彩色多普勒

彩色多普勒显示其血流颜色与肾动脉相反,亮度也低于相邻的肾动脉。

3.脉冲多普勒

肾静脉血流呈连续性频谱,血流速度可随呼吸运动周期而轻度变化,以靠近下腔静脉的肾静脉段为明显。

(八)门静脉

1.灰阶超声

它显示门静脉管壁呈强回声,管腔为无回声,其内径由肝门至肝内分支逐渐变细。门静脉主干显示率为97%,平静呼吸状态下的内径<3 mm,门静脉分支在肝内呈"树枝"状分布。

2.彩色多普勒

它显示门静脉血流在肝内呈"树枝"状分布,血流由肝门至肝周边部分逐渐变细。剑突下和右侧肋间隙扫查时,门静脉主干、右前上支、左支和矢状部的血流朝向探头,显示为红色,而右后下支的血流背离探头,显示为蓝色。

3.脉冲多普勒

门静脉的脉冲多普勒检查特点是连续性低速带状频谱,其振幅(血流速度)略受心动周期的影响,且随呼吸运动而轻度变化,称为期相性血流(图 20-26)。

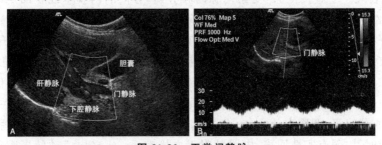

图 20-26 正常门静脉

A.彩色多普勒血流图;B.脉冲多普勒频谱

五、腹主动脉及其主要分支常见疾病

(一)腹主动脉瘤

腹主动脉瘤分为真性动脉瘤、假性动脉瘤和夹层动脉瘤三种。

1.真性腹主动脉瘤

(1)病理与临床:真性腹主动脉瘤常由管壁粥样硬化引起,也可因感染所致。管壁变薄,受管腔内压力影响,局部血管逐渐扩大而成。好发于肾动脉水平以下的腹主动脉,上段腹主动脉瘤很少发生,一旦发生,有可能与胸主动脉瘤并存。本病多见于老年男性,55 岁以后发病率明显升高。多数患者无临床症状,体型较瘦者可发现腹部出现搏动性包块。

(2)声像图表现。①病变段腹主动脉失去正常形态,局限性扩张,多呈梭形或纺锤形,瘤壁仍表现为动脉壁的各层结构,瘤体内常见附壁血栓。CDFI:瘤腔内出现涡流,呈杂色血流信号。②诊断标准:a.最大径>3.0 cm。b.腹主动脉最宽处外径较相邻正常段外径增大 1.5 倍以上。符合两者之一即可诊断。

(3)鉴别诊断:①与假性腹主动脉瘤的鉴别:假性腹主动脉瘤少见,多由创伤引起,病变处腹主动脉管壁三层结构连续性中断,自破裂口处形成局限性外凸的瘤腔,瘤壁较厚,由周围纤维结缔组织包裹而成。瘤腔内血流呈半红半蓝的涡流信号,瘤口处可探及"双期双向"频谱。②与夹层动脉瘤的鉴别:大多数腹主动脉的夹层动脉瘤由胸主动脉的夹层动脉瘤向下延伸所致,少数原发于腹主动脉。血管内膜撕裂,血液由内膜破裂口进入假腔内,分离的内膜随心脏舒缩而有规律地摆动。

(4)临床价值:超声能够准确测量动脉瘤的大小,确定动脉瘤的部位,判断受累的动脉分支。当动脉瘤位于腹主动脉远心段而较难显示是否累及肾动脉时,可根据肠系膜上动脉起始部与动脉瘤入口的距离进行判断,>2 cm 提示肾动脉未受累。与血管造影相比,超声有其独特的优越性,可提供瘤壁和附壁血栓的信息。所以,超声为本病治疗方式的选择提供重要依据,也是一项重要的随访工具。

2.腹主动脉夹层

(1)病理与临床:腹主动脉夹层是指动脉内膜撕裂,血液从破裂口流入中层,使内膜和中层分离,并向周围和其远端动脉扩展,可累及腹腔动脉、肠系膜上动脉或肾动脉,引起有关脏器供血不足和缺血症状。本病常由胸主动脉夹层蔓延而来,也有原发于腹主动脉的夹层。其病因多样,如遗传性、先天性、损伤、动脉硬化等。男女比例约为 2∶1,年龄以 45~60 岁多见。症状常为突发腹部剧痛。

(2)声像图表现。①直接征象:受累动脉内膜分离,分离的内膜呈线状回声,将血管分隔成真、假两腔。急性期常见分离的内膜随心动周期不停地摆动,收缩期向真腔摆动;慢性期分离的内膜较固定。仔细寻找可探及分离内膜的破裂口,破裂口处血流紊乱,流速明显升高。上端动脉内膜破裂口为夹层血流的入口,而下端动脉内膜破裂口为夹层血流的出口。②间接征象:a.管腔内血流分隔现象:这是指在彩色血流成像上同一条动脉管腔内血流(实为真腔与假腔内血流)被剥离的内膜和血栓隔开。b.真假腔血流频谱性质不同:同一条动脉同一水平存在两种不同性质的血流频谱,分别代表真、假腔血流。c.夹层段动脉扩张:假腔的外侧动脉壁无内膜层回声,当假腔内有血栓形成时,内部有实性回声,内膜贴附于血栓表面。d.夹层段动脉真腔狭窄:如果病变较轻,真腔血流表现正常或轻度紊乱。病变严重时,假腔内较多血流通过和较大范围血栓导致真腔狭窄甚至完全闭塞。

(二)腹主动脉粥样硬化

1.病理与临床

轻者无明显症状,病变较严重者可引起腹主动脉及其分支动脉狭窄而出现相应的临床表现。

最早出现的症状为间歇性跛行,足背动脉或踝部胫后动脉搏动减弱或消失。以后,股、动脉搏动也不能扪及,肢端皮肤苍白,静脉充盈时间和皮肤色泽恢复时间都延迟。后期出现组织营养障碍性病变,如足趾冰冷、发绀、趾甲增厚、溃疡、坏疽。

2.声像图表现

(1)病变区动脉内膜增厚、毛糙,内壁可见大小不等的强回声、低回声和混合性回声斑块向腔内突起。

(2)若动脉明显狭窄,则狭窄处动脉管腔内血流束变细,流速明显升高,反向波消失;狭窄处及后段血流紊乱,常可见射流。若血栓形成伴管腔闭塞,则管腔内充满低回声,不能引出血流信号。

(3)狭窄段及后段测及高速射流频谱,频窗充填,流速升高;狭窄处与上游正常动脉峰值流速比值≥2.5,可诊断腹主-髂动脉内径狭窄≥50%;远离狭窄下游的动脉血流流速减低,反向波消失。

3.鉴别诊断

腹主动脉粥样硬化与大动脉炎的鉴别:依据两者发病年龄、受累动脉部位特点和声像图表现的明显不同,两者较易鉴别。另外,需与动脉瘤附壁血栓致管腔狭窄进行鉴别。

(三)多发性大动脉炎

1.病理与临床

本病是一种主要累及主动脉及其主要分支的慢性非特异性炎症,导致管腔节段性狭窄以致闭塞。以青年女性多见。早期可有乏力、消瘦、低热、食欲缺乏、关节肌肉酸痛、多汗等非特异性症状,临床易误诊。后期发生动脉狭窄时,才出现特异性临床表现。按受累血管部位不同分为五型:头臂型、胸腹主动脉型、肾动脉型、混合型、肺动脉型。

2.声像图表现

(1)本病受累动脉主要以狭窄或闭塞为主,偶可并发动脉扩张、动脉瘤。

(2)受累动脉管壁正常结构消失,不规则增厚,呈低回声或中强回声,管腔内可继发血栓。动脉狭窄可呈弥漫性或局限性(图20-27)。在多节段动脉发病时,正常动脉与病变动脉交替出现。

(3)彩色血流成像及脉冲多普勒频谱显示受累动脉呈现狭窄或闭塞的表现。

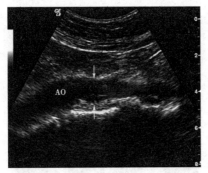

图 20-27 大动脉炎性腹主动脉狭窄

腹主动脉节段性管壁弥漫性增厚(箭头所示),回声较均匀,内膜面较平整(AO:腹主动脉)

3.检查报告书写举例

腹主动脉管壁弥漫性增厚,壁上无明显钙化斑块,最厚处为 0.34 cm。管腔内血流束明显变细,最窄处残留管腔内径为 0.38 cm,该处峰值流速为 260 cm/s,反向波消失。

超声提示:腹主动脉壁弥漫性增厚伴管腔狭窄(内径减少>50%),考虑多发性大动脉炎所致。

4.鉴别诊断

(1)多发性大动脉炎与动脉粥样硬化性闭塞症的鉴别参见腹主动脉粥样硬化。

(2)多发性大动脉炎与先天性动脉狭窄的鉴别:后者以男性多见,多发生于胸主动脉,狭窄部位较高,在动脉导管韧带附近,而且呈局限性环状狭窄,以肌肉增生导致的管壁增厚为主;而前者以青年女性多见,胸、腹主动脉狭窄部位相对较低,受累动脉范围较长,可同时合并肾动脉及其他部位的动脉病变。

(四)肾动脉狭窄

1.病理与临床

肾动脉狭窄的常见病因为动脉粥样硬化、多发性大动脉炎和纤维肌性发育不良。血压持续升高为其主要临床表现,如血压控制不佳可引起急性左心衰竭,患肾缺血可引起肾萎缩和肾损害等严重并发症。

2.声像图表现

(1)患肾正常大小或萎缩(肾长径<9 cm 或较健侧小 1.5 cm 以上)。

(2)狭窄段管腔变窄,血流束变细,流速明显升高,阻力增大;狭窄及后段为杂色血流信号,仍可测及高速射流(图 20-28)。闭塞段管腔内无明显血流信号。

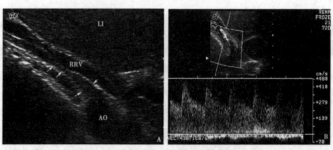

图 20-28　肾动脉狭窄的声像图表现

A.箭头所示右肾动脉中段狭窄,管壁内缘显示不清;B.上图显示狭窄段及其远心段血流紊乱,

下图显示狭窄段流速加快,峰值流速达 438 cm/s(RRV:右肾静脉,AO:腹主动脉,LI:肝脏)

(3)狭窄动脉的肾内动脉分支血流频谱呈小慢波改变,表现为频谱形态低平、圆钝,频谱上升倾斜,流速减低,阻力降低(图 20-29)。

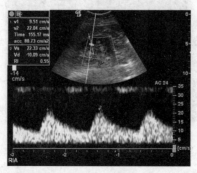

图 20-29　右肾动脉主干狭窄所致肾内叶间动脉小慢波改变

表现为峰值流速减低(PSV=22 cm/s),加速时间延长(AT=0.16秒),加速度

减低(AC=0.8 m/s^2)

内径减少≥60％的肾动脉狭窄的诊断标准：①肾动脉湍流处峰值流速≥180 cm/s。②肾动脉与腹主动脉峰值流速比值≥3。注：当腹主动脉峰值流速＜40 cm/s时，不宜使用肾动脉与腹主动脉峰值流速比值指标，此时，肾动脉峰值流速≥200 cm/s可提示≥60％的肾动脉狭窄。严重肾动脉狭窄的肾动脉峰值流速可在正常范围内。

重度肾动脉狭窄（内径减少≥70％或80％）的诊断加上以下标准：①肾内动脉小慢波改变，表现为收缩早期波峰消失，频谱低平，收缩早期频谱倾斜。②收缩早期加速时间≥0.07秒。

肾动脉闭塞的诊断标准：①肾动脉主干管腔内既无血流信号也未能探测血流频谱。②肾内动脉小慢波改变。

3.鉴别诊断

(1)肾动脉狭窄病因的鉴别诊断：依据患者的年龄、性别、狭窄部位和其他动脉声像图表现，能够鉴别大多数三种常见病因患者。

(2)除肾动脉狭窄以外，肾动脉先天发育不良、肾动静脉瘘、肾静脉血栓形成、主动脉狭窄等也可引起肾血管性高血压，需与这些疾病进行鉴别。①肾动脉狭窄与肾动脉先天发育不良的鉴别：后者表现为一侧肾动脉主干全程细小，且伴有同侧肾脏较正常小，但肾动脉主干流速不升高，肾内动脉分支多普勒频谱形态无明显异常。②肾动脉狭窄与肾动静脉瘘的鉴别：后者瘘口近端的肾动脉血流阻力减低，流速常常加快，同侧肾静脉内探及动脉样血流频谱。③肾动脉狭窄与肾静脉血栓形成的鉴别：后者肾静脉内探及血栓回声，其内无明显血流信号，同侧肾动脉血流阻力明显升高，甚至出现反向波，但收缩期加速时间不延长，也无高速射流。④肾动脉狭窄与主动脉闭塞性疾病的鉴别：肾动脉上游的主动脉狭窄可导致肾脏缺血，从而引起高血压，且双肾内动脉血流频谱呈现收缩期加速时间延长和加速度减小，易与肾动脉狭窄混淆。但可发现主动脉狭窄处呈现杂色血流信号，流速加快，其下游失去正常的三相波。需注意的是，肾动脉上游主动脉狭窄所致射流可引起肾动脉流速加快。⑤肾动脉狭窄与肾性高血压、原发性高血压和内分泌性高血压的鉴别：后者无肾动脉狭窄的彩色多普勒超声表现，肾性高血压和内分泌性高血压还可找到病因。

(五)肠系膜缺血综合征

肠系膜缺血综合征是由各种原因引起急性或慢性肠道血流灌注不足或回流受阻所致的肠壁缺血坏死和肠管运动功能障碍的一类疾病的总称，分为急性和慢性两种。

1.急性肠系膜缺血综合征

(1)病理与临床：急性肠系膜缺血综合征是各种原因所致的肠系膜血管闭塞或血流量锐减引起的肠壁缺血坏死和肠管运动功能障碍的一种综合征。病情发展迅速，病情严重，病死率高达60％～90％。常见病因包括：①肠系膜动脉栓塞或血栓形成。②肠系膜静脉血栓形成。③非阻塞性的肠系膜血管缺血。

(2)声像图表现。①肠系膜动脉栓塞或血栓形成：血栓形成或栓塞段及其远段动脉管腔内无血流信号。对于动脉粥样硬化基础上形成的血栓，灰阶超声有时可显示壁上的钙化斑块。②肠系膜静脉血栓形成：静脉增宽，腔内充满低回声，管腔不能被压瘪，CDFI显示管腔内无血流信号。③继发性改变：肠道缺血后肠壁增厚，肠腔狭窄，如肠壁已坏死，肠壁内无血流信号显示。有的患者可见腹水、肠系膜积液。

(3)鉴别诊断：肠系膜上静脉血栓形成与门静脉高压所致肠系膜上静脉血流淤滞的鉴别。后者肠系膜上静脉管径也增宽，但通过调节仪器仍可显示管腔内充满低速血流信号，管腔可被压瘪。

2.慢性肠系膜缺血综合征

(1)病理与临床:慢性肠系膜缺血综合征常由肠系膜血管狭窄所致,动脉狭窄的主要病因包括动脉粥样硬化、动脉炎等。通常,在三支肠系膜动脉中至少有二支出现严重狭窄(内径减少>70%)才会出现慢性肠系膜缺血的临床表现,典型症状为餐后腹痛、腹胀、体重下降和腹泻。

(2)声像图表现:狭窄段血流束变细,流速明显升高,狭窄及后段为杂色血流信号,狭窄远段血流频谱为小慢波改变(图 20-30)。进食后,肠系膜上动脉和腹腔动脉血流的生理反应减弱或消失。

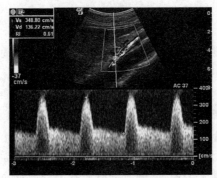

图 20-30 肠系膜上动脉狭窄

频谱多普勒显示狭窄处峰值流速(Vs)升高(349 cm/s),舒张末期

流速(Vd)也升高(136 cm/s),RI 降低为 0.61

诊断标准:①禁食时腹腔动脉收缩期峰值流速≥200 cm/s 提示管径狭窄>70%。②禁食时肠系膜上动脉收缩期峰值流速≥275 cm/s 或舒张末期流速>45 cm/s 提示管径狭窄>70%。③禁食时肠系膜上动脉或腹腔动脉与腹主动脉收缩期峰值流速比值>3.5 高度提示管径狭窄>60%。

(3)鉴别诊断:利用收缩期峰值流速来诊断肠系膜动脉狭窄存在个体差异,心功能不全和弥漫性动脉粥样硬化患者可出现低流速血流,从而表现为假阴性;相反,有的患者,尤其是那些有高心排血量和高代谢疾病的年轻人和儿童,可出现假阳性。在这种情况下,肠系膜动脉与腹主动脉收缩期峰值流速比值指标可以帮助避免一些误诊或漏诊。

(六)肠系膜上动脉压迫综合征

1.病理与临床

肠系膜上动脉压迫综合征指十二指肠第三、四段受肠系膜上动脉压迫所致肠腔梗阻,以致其近端扩张、淤滞而产生的一种临床综合征。本病多发于瘦长体型的青、中年女性或长期卧床者。临床表现主要为十二指肠梗阻,以慢性梗阻最常见。主要症状为餐后上腹胀痛、恶心、呕吐等,症状可因体位改变而减轻。

2.声像图表现

(1)腹主动脉与肠系膜上动脉之间的夹角较小,多数小于 20°,也有研究者认为小于 13°。

(2)通过饮水或其他胃肠造影剂,可发现肠系膜上动脉与腹主动脉之间的十二指肠受压,最大前后径小于 10 mm,其近端十二指肠扩张,形态呈"漏斗形"或"葫芦形"。

3.鉴别诊断

本病为肠系膜上动脉压迫十二指肠所致,需与引起十二指肠梗阻的其他疾病鉴别。

4.临床价值

超声不仅能够较为准确地测量肠系膜上动脉与腹主动脉之间的夹角,而且也可观察十二指肠受压的状况,为临床提供重要的诊断信息。但是,超声对于判断十二指肠受压程度不如 X 射线钡餐检查准确,因此在采用超声诊断本病时,需结合患者十二指肠梗阻的症状与体征。

六、下腔静脉及其主要属支常见疾病

(一)布-加综合征

1.病理与临床

布-加综合征(Budd-Chiari syndrome,BCS)是指由于肝与右心房之间的肝静脉和/或下腔静脉发生阻塞而引起肝静脉回流受阻,由此产生的一系列综合征。多见于青壮年,病因为先天隔膜、血液高凝状态、肿瘤压迫或侵犯静脉,以及血栓性静脉炎等。肝脏的病理变化主要是由于肝静脉血流受阻而引起肝脏广泛淤血,整个肝大,尤以肝左叶和尾状叶增大明显;后期可出现肝硬化。发病大多缓慢,偶有急性发病者。自觉腹胀、腹痛、恶心、食欲缺乏、全身乏力等。双下肢肿胀并有静脉曲张、检查可发现肝脾大、腹水,偶有轻度黄疸、侧胸腹壁甚至腰背部可见纵行扩张静脉,血流方向是由下向上,小腿色素沉着及溃疡等。

2.声像图表现

(1)下腔静脉和/或肝静脉狭窄、闭塞。①隔膜:常位于下腔静脉近右心房处或肝静脉开口处,呈薄膜状,有的合并纤维化、钙化而探及强回声,有的回声较低而不易显示(图 20-31)。隔膜近心段血流紊乱,常探及高速射流。②血栓或癌栓:管腔内见实性低或中强回声,血流充盈缺损(图 20-32)。③外压性:静脉受压变窄甚至闭塞,邻近见肿物回声。梗阻远心段静脉血流缓慢、方向逆转或频谱平坦。

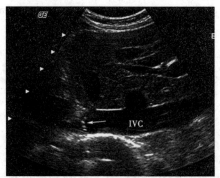

图 20-31 布-加综合征(隔膜型)

下腔静脉近有心房处可见隔膜(箭头所示),隔膜上可见多个小孔

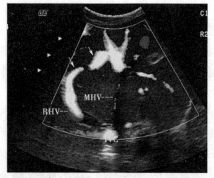

图 20-32 布-加综合征(血栓形成所致)

肝右静脉和肝中静脉可见实性低回声,管腔内无或少许血流信号,其间可见交通支(箭头所示)(IVC:下腔静脉,RHV:肝右静脉,MHV:肝中静脉)

(2)侧支循环形成:①肝静脉之间交通支血流是从回流受阻的肝静脉流向不受阻的肝静脉或肝右下静脉,频谱常为带状。②阻塞的肝静脉血流通过包膜下静脉与体循环静脉相交通,表现为肝周和包膜下静脉扩张。③第三肝门开放。④以门静脉分支作为侧支循环,表现为门静脉血流减慢,甚至出现双向血流和反流,以及脐旁静脉开放。

3.鉴别诊断

布-加综合征主要应与肝硬化和门脉高压症鉴别,依据肝内静脉声像图表现的不同,不难鉴别。还应与肝大、腹水等原因导致下腔静脉肝段外压性狭窄进行鉴别,这种狭窄位于肝静脉开口的远心段,不影响肝静脉回流。此外,下腔静脉远心段或双侧髂静脉梗阻时,回心血量减少,下腔静脉肝段变细,但肝静脉回流不受阻,可资鉴别。

(3)肝脏改变:急性或亚急性期,呈淤血肝大表现,尤以尾状叶增大为主;晚期呈肝硬化表现。

4.临床价值

依据下腔静脉和/或肝静脉阻塞以及侧支循环形成情况,超声能够较为可靠地诊断本病,不仅是本病首选影像检查方法,还是疗效判断和随访监测的常用工具。值得注意的是,肝小静脉闭塞症也是布-加综合征的一种类型,其梗阻水平在肝窦,超声常不能显示肝静脉梗阻征象,易漏诊。

(二)下腔静脉综合征

1.病理与临床

下腔静脉综合征通常指肾静脉水平以下的下腔静脉回流障碍。主要病因是血栓形成,其次为腹腔或腹膜后组织的炎症或肿瘤。临床表现主要由静脉回流障碍所引起。由于阻塞水平大都位于肾静脉平面远侧,所引起的症状主要是双侧下肢静脉功能不全,尚可累及外生殖器和下腹壁,表现为重垂感及酸胀不适等。

2.声像图表现

声像图表现取决于梗阻病因、程度、范围和病程。

(1)血栓:急性血栓为低回声,血栓段下腔静脉扩张,管腔内血流充盈明显缺损;慢性血栓为中强回声,边界不规则,静脉壁毛糙,血栓之间或血栓与管壁之间探及条状或片状血流信号。无论哪一种血栓,血栓处管腔均不能被完全压瘪。

(2)瘤栓:管腔内见单个或数个椭圆形或不规则形低或中强回声区,边界清晰。CDFI:内可见滋养动脉血流信号。

(3)外压性:受压处下腔静脉移位或有局部压迹,管腔狭窄,但静脉壁回声正常,狭窄远心段下腔静脉扩张。在下腔静脉邻近有异常回声团块。CDFI:受压处下腔静脉血流束明显变细,见杂色血流信号,流速明显升高。

上述病因均可导致梗阻远心段下腔静脉流速减慢,频谱形态失常,且受呼吸或 Valsalva 动作的影响减弱或消失。

3.鉴别诊断

本病需与布-加综合征、右心衰竭、缩窄性心包炎和肾病综合征等引起下肢肿胀的疾病进行鉴别。还应注意引起本病的各种病因的相互鉴别,瘤栓呈椭圆形,边界规则,内部有滋养血流信号,常可发现原发灶;而血栓则呈管状,边界不规则,内部无滋养血流信号。

4.临床价值

CDFI 能够判断下腔静脉阻塞的病因、程度和范围,已成为本病首选和可靠的影像学检查方法。但是,在观察侧支循环方面尚有一定的局限性;过度肥胖、肠气干扰等影响因素可导致下腔静脉显示不满意,甚至探查失败。

(三)肾静脉血栓形成

1.病理与临床

肾静脉血栓形成系指肾静脉内形成血栓后所引起的一系列病理改变和临床表现。常与血液高凝状态,肾血液循环障碍和外伤所致肾血管损伤有关。急性者常见临床表现为突发性剧烈腰腹痛;难以解释的血尿增多或尿蛋白增加;难以解释的肾功能急剧下降等。慢性多见于成年人,大多数为无症状性肾静脉血栓形成。

2.声像图表现

(1)肾静脉血栓的急性期,可见受累侧肾脏增大,皮质回声减低。如果肾静脉阻塞程度严重,病程较长,肾脏可萎缩。

(2)肾静脉扩张,其内充满低或中强回声,血流充盈明显缺损。肾静脉血栓可伸至下腔静脉。

(3)CDFI显示血栓段肾静脉内无血流信号或由于血栓再通后而呈网状血流信号。

(4)由于患侧肾脏回流受阻,导致肾动脉阻力增大,舒张期流速减低,甚至出现反向波(图20-33)。

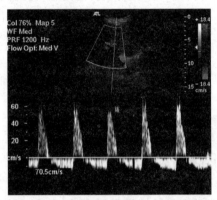

图20-33　局限性肾内小静脉血栓形成

上图显示肾上极受累区无明显静脉血流信号,下图显示该处动脉血流舒张期
出现反向波(基线下方)

3.鉴别诊断

应与肾梗死、少血供型肾占位进行鉴别。

4.临床价值

CDFI能够作为本病首选影像学检查方法,常可以确诊急性肾静脉血栓形成,帮助临床迅速采取治疗措施,并有助于治疗后的随访观察。

(四)胡桃夹现象

1.病理与临床

胡桃夹现象也称为胡桃夹综合征或左肾静脉压迫综合征,是由于腹主动脉与肠系膜上动脉之间的夹角过小引起左肾静脉回流障碍所致。多见于体形瘦长的儿童或青少年。主要临床表现为无症状肉眼血尿和直立性蛋白尿,血尿多在剧烈运动之后或傍晚出现。

2.声像图表现

(1)腹主动脉与肠系膜上动脉之间的间隙变小,致使左肾静脉受压变窄及其远心段扩张。CDFI:狭窄处血流束变细,紊乱,流速明显加快,而狭窄远心段流速明显减慢,频谱低平。

(2)仰卧位左肾静脉扩张处与狭窄处前后径比值>3或脊柱后伸位20分钟后,此比值>4时,在结合临床表现的基础上可以提示本病。

3.鉴别诊断

本病应与左肾静脉血栓鉴别,根据左肾静脉的CDFI表现,不难鉴别两者。

4.临床价值

超声对本病具有一定的实用价值,为临床首选的影像学检查方法。但是,在应用诊断标准时,须注意:①超声对左肾静脉扩张处尤其是狭窄处的内径测量不太准确。②应结合患者临床表现进行分析,有不少人达到上述诊断标准,但没有明显的临床表现。③本病是由于左肾静脉的回流障碍所致,但目前尚无可靠的血流动力学参数来诊断本病。

(五)腹部动静脉瘘

1.病理与临床

动静脉瘘是指动、静脉之间存在异常通道。腹主动脉-下腔静脉瘘比较少见,多为后天性,临床上可分为两种类型。①自发型(80%):即腹主动脉瘤破入下腔静脉。②创伤型(20%)。临床症状典型者出现三联症,即腰腹部疼痛、搏动性肿块、粗糙连续的机器样杂音。

肾动静脉瘘也多为后天性,为肾肿瘤、创伤、炎症和动脉粥样硬化所致。主要症状为血尿、高血压,分流量大时可能出现心力衰竭。瘘较大时可在腰部闻及连续性杂音。

2.声像图表现

(1)瘘口近心段供血动脉血流为高速低阻型;瘘口远端动脉缺血,如分流量大的肾动静脉瘘可导致肾萎缩。

(2)瘘口处为紊乱的血流信号,呈高速低阻型动脉样血流频谱。

(3)与瘘相连的静脉明显扩张,频谱显示静脉血流动脉化。

(4)部分患者有充血性心力衰竭表现。

3.鉴别诊断

当动静脉瘘导致供血动脉或引流静脉扩张明显,甚至形成动脉瘤和/或静脉瘤时,可因局部解剖结构失常、血流紊乱掩盖瘘口而导致误诊或漏诊,此时寻找动静脉瘘的特征性表现有助于鉴别。

4.临床价值

超声常可对动静脉瘘作出明确的定性诊断,但对瘘口部位、大小、附近血管扩张及侧支循环形成情况的观察不如血管造影检查。

(翟媛媛)

第三节　四肢动脉血管疾病

一、解剖和侧支循环

(一)上肢动脉

上肢动脉的主干包括锁骨下动脉、腋动脉、肱动脉、桡动脉和尺动脉(图 20-34)。

左锁骨下动脉从主动脉弓直接发出,而右锁骨下动脉则发自无名动脉(头臂干)。锁骨下动脉最重要的分支包括椎动脉和乳内动脉。前者与颅脑供血有关,后者则常用作心脏冠状动脉旁路手术的移植物。甲状颈干和肋颈干也是锁骨下动脉的分支,在超声检查时应避免两者与椎动脉混淆。

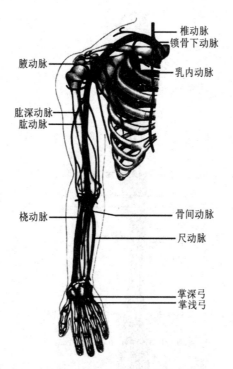

图 20-34　上肢动脉解剖示意图

锁骨下动脉穿过锁骨和第一肋之间的间隙成为腋动脉。腋动脉在越过大圆肌外下缘后成为肱动脉。肱动脉的主要分支为肱深动脉。

肱动脉在肘部分成桡动脉和尺动脉。桡动脉走行于前臂的外侧至腕部并与掌深弓相连接，尺动脉则走行于前臂的内侧至腕部并与掌浅弓相连接。

（二）下肢动脉

下肢动脉的主干包括股总动脉、股浅动脉、动脉、胫前动脉、胫腓干以及胫后动脉和腓动脉。下肢动脉的主要分支包括股深动脉和膝关节动脉（图 20-35）。

股总动脉在腹股沟韧带水平续于髂外动脉。股总动脉在腹股沟分叉成股深动脉和股浅动脉。股深动脉位于股浅动脉的外侧，较股浅动脉为深，其分支通常为大腿肌肉供血。股深动脉的分支与盆腔动脉及腘动脉均有交通，是髂股动脉闭塞后的重要侧支循环动脉。

股浅动脉走行于大腿内侧进入腘窝成为腘动脉。股浅动脉在大腿段无重要分支。腘动脉经膝关节后方下行，并发出膝上内、膝上外、膝下内、膝下外动脉。当股浅动脉及腘动脉闭塞时，膝动脉成为重要的侧支循环动脉。

胫前动脉在膝下从腘动脉分出，向前外侧穿过骨间膜后沿小腿前外侧沿下行至足背成为足背动脉。足背动脉行于拇长伸肌腱和趾长伸肌腱之间，位置较浅，可触及其搏动。

腘动脉分出胫前动脉后成为胫腓干。后者分叉为胫后动脉和腓动脉。胫后动脉沿小腿浅、深屈肌之间下行，经内踝后方转入足底并分成足底内侧动脉和足底外侧动脉。足底外侧动脉与足背动脉的足底深支吻合，形成足底弓。足底弓发出数支趾足底动脉，再分支分布于足趾。腓动脉沿腓骨的内侧下行，至外踝上方浅出，分布于外踝和跟骨的外侧面。

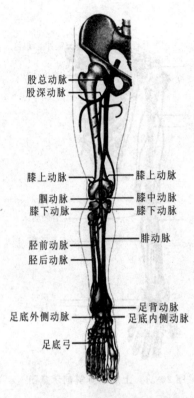

股总动脉
股深动脉

膝上动脉 —————— 膝上动脉
腘动脉 —————— 膝中动脉
膝下动脉 —————— 膝下动脉

胫前动脉 —————— 腓动脉
胫后动脉

足背动脉
足底外侧动脉 —————— 足底内侧动脉
足底弓

图 20-35　下肢动脉解剖示意图

二、检查方法

(一)超声探头选择

超声探头的选择原则是在保证超声穿透能力的前提下,尽量选用频率较高的探头以提高超声显像的分辨力。上肢动脉通常采用5～10 MHz线阵探头。从锁骨上窝扫描锁骨下动脉的近端时,凸阵探头效果较好,如频率为5～7 MHz或2～5 MHz凸阵探头。下肢动脉通常采用5～7 MHz线阵探头。股浅动脉的远段和胫腓干的部位较深,必要时可用2～5 MHz凸阵探头。选用相应的预设置条件,在检查过程中,根据被检者的具体情况,如肢体的粗细、被检动脉内的血流速度等,随时对超声仪器作出相应的调节。

(二)体位和检查要点

1.体位

(1)上肢动脉:一般采用平卧位,被检肢体外展、外旋,掌心向上。

(2)下肢动脉:一般采用平卧位,被检肢体略外展、外旋,膝关节略为弯曲,有人将此体位称为蛙腿位。采用这一体位可以扫描股总动脉、股浅动脉、动脉、胫前动脉的起始部、胫后动脉及腓动脉。从小腿前外侧扫描胫前动脉或从小腿后外侧扫描腓动脉时,则需让被检肢体伸直,必要时略为内旋。

2.检查要点

四肢动脉超声检查包括:①采用灰阶超声显示动脉,观察动脉内壁和管腔结构,测量动脉内径。②观察动脉彩色多普勒,包括血流方向、流速分布以及流速增高引起的彩色混叠。③对被检动脉分段进行脉冲多普勒采样并对所记录多普勒频谱进行频谱分析。多普勒采样时应尽量采用较小的多普勒取样容积(1.5～2 mm)以测得被检动脉特定部位的流速,并避免出现由于取样容积过大而产生的频带增宽。同时应将多普勒角度,即超声波入射与动脉血流的夹角校正到 60°以下,以减少多普勒角度校正误差引起的流速值误差。当动脉内存在不规则斑块时,动脉血流方向和动脉纵轴方向可能不一致,多普勒角度的调节应根据动脉血流方向而不是动脉纵轴方向。动脉狭窄的超声诊断主要根据动脉腔内多普勒流速变化。

三、正常超声表现

(一)灰阶超声

正常肢体动脉管腔清晰,无局限性狭窄或扩张;管壁规则,无斑块或血栓形成。正常肢体动脉的内径见表 20-5、表 20-6。在灰阶超声图像上,动脉壁的内膜和中层结构分别表现为偏强回声和低回声的匀质条带,可见于口径较大且较为浅表的动脉,如腋动脉、肱动脉、股总动脉、股浅动脉的近段以及动脉(图 20-36)。当动脉处于较深的部位和/或动脉口径较小,动脉管腔和管壁结构的分辨度会受到限制,利用彩色多普勒显示血管甚为重要。

表 20-5　正常上肢动脉内径

上肢动脉	平均内径(mm)
锁骨下动脉	5.6(4.8～7.5)
腋动脉	4.6(3.9～6.1)
肱动脉	3.4(2.9～4.0)

表 20-6　正常下肢动脉内径

下肢动脉	平均内径±标准差(mm)
股总动脉	8.2±1.4
股浅动脉的上段	6.0±1.2
股浅动脉的远心段	5.4±1.1
腘动脉	5.2±1.1

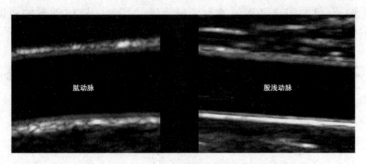

图 20-36　正常肱动脉和股浅动脉的灰阶超声图像

(二)彩色多普勒

正常肢体动脉的腔内可见充盈良好的色彩,通常为红色和蓝色。直行的动脉段内的血流呈层流,表现为动脉管腔的中央流速较快,色彩较为浅亮;管腔的边缘流速较慢,色彩较深暗

(图 20-37)。动脉内的彩色血流具有搏动性,表现为与心动周期内动脉流速变化相一致的周期性彩色亮度变化。在正常肢体动脉,彩色多普勒还可显示红蓝相间的色彩变化。红蓝二色分别代表收缩期的前进血流和舒张期的短暂反流。图 20-38 所示为股浅动脉内出现与股浅静脉血流方向一致的舒张期反流(呈蓝色)。

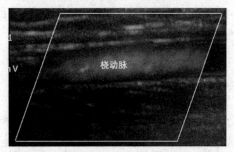

图 20-37 正常桡动脉的彩色多普勒血流图像

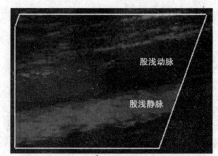

图 20-38 股浅动脉内舒张期反流

(三)脉冲多普勒

肢体动脉循环属于高阻循环系统。静息状态下,正常肢体动脉的典型脉冲多普勒频谱为三相型,即收缩期的高速上升波,舒张早期的短暂反流波和舒张晚期的低流速上升波(图 20-39)。在老年或心脏输出功能较差的患者,脉冲多普勒频谱可呈双相型,甚至单相型。当肢体运动、感染或温度升高而出现血管扩张时,外周阻力下降,舒张早期的反向血流消失,在收缩期和舒张期均为正向血流。

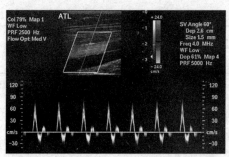

图 20-39 正常股浅动脉的脉冲多普勒频谱

正常动脉内无湍流,脉冲多普勒频谱波形呈现清晰的频窗。肢体动脉的血流速度从近端到远端逐渐下降。下表所列为正常肢体动脉的流速值(表 20-7、表 20-8)。

表 20-7 正常上肢动脉的血流速度

	收缩期峰值流速(cm/s)	舒张期反向峰值流速(cm/s)
锁骨下动脉	66~131	30~50
腋动脉	54~125	25~45
肱动脉	53~109	20~40
桡动脉	38~67	—

应用脉冲多普勒检测动脉内的血流速度对诊断动脉狭窄甚为重要,临床上一般采用狭窄处收缩期峰值流速以及该值与其相邻的近侧动脉内收缩期峰值流速之比诊断动脉狭窄的程度。

表 20-8　正常下肢动脉的血流速度

	收缩期峰值流速（cm/s）	舒张期反向峰值流速（cm/s）
股总动脉	90～140	30～50
股浅动脉	70～110	25～45
腘动脉	50～80	20～40

四、常见疾病

(一)锁骨下动脉窃血综合征

1.病理与临床

锁骨下动脉窃血综合征通常是由于动脉粥样硬化或大动脉炎,使锁骨下动脉起始段或无名动脉狭窄或闭塞,导致脑血流经 Willis 动脉环,再经同侧椎动脉"虹吸"引流,使部分脑血流逆行灌入患侧上肢,从而引起脑局部缺血。

患者可以无明显症状,有症状者主要是椎-基底动脉供血不足和患侧上肢缺血两大类。椎-基底动脉供血不足表现为头晕、头痛、耳鸣、视物模糊、共济失调。上肢供血不足表现为患侧上肢运动不灵活、麻木、乏力、发冷。患肢桡动脉搏动减弱或消失,血压较健侧低 2.7 kPa（20 mmHg）以上。

2.声像图表现

(1)病因的声像图表现:①显示无名动脉、椎动脉开口前锁骨下动脉或主动脉弓等动脉的狭窄或闭塞,以致引起同侧锁骨下动脉窃血综合征。必须注意,窃血可抑制狭窄处射流,从而导致血流速度与狭窄程度不成正比。②显示主动脉缩窄或主动脉弓离断,依据其发生阻塞的部位不同而引起左侧、右侧或双侧锁骨下动脉窃血综合征。③显示上肢动静脉瘘。发生于较大动静脉之间的动静脉瘘可以引起同侧锁骨下动脉窃血综合征,而上肢前臂人工桡动脉与头静脉瘘常不引起本病。

(2)椎动脉血流改变:①患侧椎动脉血流频谱随病变程度的加重而变化。病变较轻者表现为收缩早期血流频谱上升过程中突然下降并形成切迹,第一波峰上升陡直,第二波峰圆钝;随着窃血加重,血流动力学改变更显著,表现为收缩期切迹加深,第二波峰逐渐减小,渐渐地该切迹抵达基线,并进而转变为反向血流;病变严重者整个心动周期血流方向逆转。②患侧椎动脉血流频谱分型。参考国外文献,患侧椎动脉血流频谱形态的改变可分为两类(部分窃血和完全窃血)四型。部分窃血。Ⅰ型:收缩期切迹最低流速大于舒张末期流速(此型也可见于正常人群)。如果受检者束臂试验后从Ⅰ型转为Ⅱ型,则是病理性的。Ⅱ型:收缩期切迹最低流速低于舒张末期流速,但未逆转越过基线。Ⅲ型:收缩期血流逆转越过基线,但舒张期血流仍为正向。完全窃血(Ⅳ型):整个心动周期的血流方向都逆转(图 20-40),常见于锁骨下动脉近心段狭窄或无名动脉闭塞。③健侧椎动脉流速。患者健侧椎动脉流速可代偿性升高。

(3)上肢动脉血流改变。由于无名动脉或锁骨下动脉近心段的狭窄或闭塞,尽管同侧椎动脉血液可逆流入锁骨下动脉供给上肢动脉,但患侧锁骨下动脉远心段或上肢动脉,如腋动脉、肱动脉、尺动脉及桡动脉常表现收缩期频谱上升倾斜,峰值流速减低,舒张期反向波消失,舒张末期流速常升高,阻力减低。值得注意的是,有时锁骨下动脉窃血综合征患者的患侧上肢动脉仍可见反向波,这可能是由于近端动脉狭窄程度不严重所致。

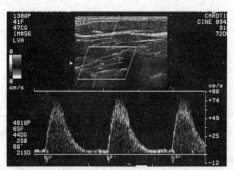

图 20-40　锁骨下动脉窃血综合征完全窃血型的患侧椎动脉频谱

整个心动周期血流方向逆转,均位于基线上方

3.鉴别诊断

(1)锁骨下动脉窃血综合征与锁骨下动脉椎动脉开口后狭窄的鉴别:前者为锁骨下动脉椎动脉开口前狭窄或无名动脉狭窄,并可引起同侧椎动脉逆流,健侧椎动脉流速代偿性升高,而后者锁骨下动脉狭窄部位位于椎动脉开口后,不管狭窄程度多么严重,都不引起椎动脉逆流。

(2)锁骨下动脉窃血综合征与胸廓出口综合征累及锁骨下动脉的鉴别:后者在上肢过度外展的情况下,锁骨下动脉压迫处峰值流速大于或等于自然状态下的二倍或管腔内无血流信号;也可同时合并同侧锁骨下静脉内无血流信号,或波型失去随心脏搏动及呼吸而改变的现象。

(3)右锁骨下动脉起始部与右颈总动脉起始部或无名动脉狭窄的鉴别:由于无名动脉分出右颈总动脉和右锁骨下动脉这一解剖关系,分叉处也可以位于胸骨后给探查带来困难,如不注意,可将这三者的定位引起混淆。右颈总动脉狭窄不影响右锁骨下动脉血流;若同时在右颈总动脉和右锁骨下动脉内探及射流和紊乱血流,则一般是无名动脉狭窄;若右上肢动脉呈现狭窄下游血流改变,同时发现同侧椎动脉逆向血流,而右颈总动脉血流正常,则是右锁骨下动脉起始段狭窄。

(4)锁骨下动脉窃血综合征与椎动脉循环阻力增大出现反向波的鉴别:锁骨下动脉窃血综合征患者,部分窃血表现为椎动脉收缩期出现逆流,完全性窃血可表现为收缩期和舒张期均出现逆流;而后者是由于椎动脉血液循环阻力增大所致,反向波出现在舒张早期,而且持续时间很短。

(二)四肢动脉粥样硬化

1.病理与临床

在周围动脉疾病中,动脉的狭窄、闭塞性病变几乎绝大部分都是由动脉硬化所引起。其主要病理变化是动脉内膜或中层发生的退行性变和增生过程,最后导致动脉失去弹性,管壁增厚变硬,管腔狭窄缩小。可导致肢体的供血发生障碍,临床表现为发冷、麻木、疼痛、间歇性跛行,以及趾或足发生溃疡或坏疽。

2.声像图表现

(1)二维声像图:动脉内膜增厚、毛糙,内壁可见大小不等、形态各异的斑块,较大的强回声斑块后方常伴声影(图 20-41)。若管腔内有血栓形成,则一般呈低回声或中强回声,后方常无声影。

(2)彩色血流成像:狭窄处可见血流束变细,狭窄处和靠近狭窄下游可见杂色血流信号(图 20-42A)。若为闭塞,则闭塞段管腔内无血流信号。狭窄或闭塞的动脉周围可见侧支血管,病变常呈节段性,好发于动脉分叉处,一处或多处动脉主干的弯曲区域。

(3)频谱多普勒:狭窄处峰值流速加快,频带增宽,舒张期反向波峰速降低或消失

（图 20-42B）。闭塞段动脉管腔内不能引出多普勒频谱。狭窄或闭塞远端动脉血流阻力减低,收缩期加速时间延长,加速度减小。

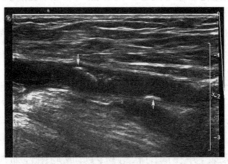

图 20-41　股浅动脉粥样硬化斑块(箭头所示强回声)

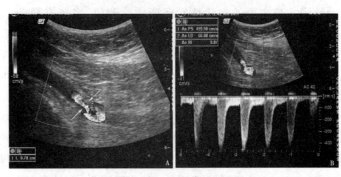

图 20-42　髂外动脉狭窄

A.箭头所指处为狭窄段血流明显变细,狭窄段及其下游血流表现为杂色血流信号;

B.狭窄处频谱的反向波消失,流速明显增高,PSV 为 456 cm/s

3.鉴别诊断

（1）四肢动脉硬化性闭塞症与多发性大动脉炎的鉴别:前者老年人多见,累及肢体大动脉、中动脉的中层和内膜,多处管壁可见钙化斑块;而后者青年女性多见,主要侵犯主动脉及其分支的起始部,很少累及髂动脉、股动脉。早期是动脉周围炎及动脉外膜炎,以后向血管中层及内膜发展。因而疾病的后期表现为整个管壁弥漫性增厚,但很少出现钙化斑块。另外,病变活动期有低热和血沉增高等现象。

（2）四肢动脉硬化性闭塞症与血栓闭塞性脉管炎的鉴别:血栓闭塞性脉管炎是一种进行缓慢的动脉和静脉节段性炎症病变,其与四肢动脉硬化性闭塞症的鉴别,见表 20-9。

表 20-9　四肢动脉硬化性闭塞症与血栓闭塞性脉管炎的鉴别要点

项目	四肢动脉硬化性闭塞症	血栓闭塞性脉管炎
发病年龄	老年人多见	青壮年多见
血栓性浅静脉炎	无	发病早期或发病过程中常存在
冠心病	常伴有	无
血脂	常升高	大都不升高
受累血管	大、中动脉	中、小动静脉
伴有其他部位动脉硬化	常有	无

项目	四肢动脉硬化性闭塞症	血栓闭塞性脉管炎
钙化斑块	病变后期常有	无
管壁	内、中膜增厚	全层增厚、外膜模糊
管腔	广泛不规则狭窄和节段性闭塞,硬化动脉常扩张、迂曲	节段性狭窄或闭塞,病变上、下段血管内壁平整

(三)假性动脉瘤

1.病理与临床

外伤或感染导致动脉壁破裂,并在周围软组织内形成局限性血肿,以后周围被纤维组织包围而形成瘤壁,瘤壁无全层动脉结构,仅有内膜及纤维结缔组织。其内血流通过破裂口与动脉相通,由此而形成假性动脉瘤。最主要的症状是发现渐增性肿块,多伴有搏动。其次是疼痛,为胀痛及跳痛。

2.声像图表现

(1)动脉旁可见一无回声或混合性回声肿物,肿物内可有呈低或中强回声的附壁血栓,位于瘤体的周边部或某侧。附壁血栓也可能脱落而造成远端动脉栓塞。

(2)瘤壁缺乏动脉壁的各层结构,因为它是由动脉内膜或周围纤维组织构成。

(3)瘤腔内血流缓慢,或呈涡流,或呈旋转的血流信号,并且表现为一半为红色另一半为蓝色。若能清晰显示破裂口,则可见收缩期血液从来源动脉进入瘤体内,舒张期则瘤体内血液通过瘤颈部返回来源动脉(图 20-43A)。瘤颈长短不一,有的不明显,有的可较长。压迫瘤体近侧来源动脉时,瘤体可缩小,瘤体的搏动性也明显减弱,瘤颈部和瘤腔内血流速度减低。有时,假性动脉瘤可引起其来源动脉狭窄。

(4)破裂口或瘤颈部探及典型的"双期双向"频谱(图 20-43B)。在同一心动周期内,这两个血流方向相反的频谱分别持续于收缩期和舒张期,收缩期流速明显高于舒张期流速。

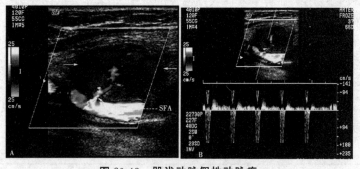

图 20-43　股浅动脉假性动脉瘤

A.横向箭头指向瘤体,下方箭头指向股浅动脉破裂口处;B.破裂口处的"双期双向"频谱(SFA:股浅动脉)

(5)压迫瘤体近侧来源动脉时,瘤体可缩小,瘤体的搏动性也明显减弱,瘤颈部或瘤腔内血液流速减低。

3.鉴别诊断

(1)与真性动脉瘤相鉴别:两者均表现为搏动性肿块,可触及震颤并闻及杂音,临床上可对两者引起混淆,但彩色多普勒超声对两者的鉴别很有帮助。

(2)与位于动脉上的肿瘤或紧贴动脉壁的脓肿、血肿及肿瘤相鉴别:前者为囊性或囊实性肿物,内可见涡流或旋流,并与动脉相通;而后者为实性或囊实性肿物,内部无血流信号或具有肿瘤的血供。一般两者很好鉴别。

(四)后天性动静脉瘘

1.病理与临床

动脉与静脉之间存在的异常通道称为动静脉瘘(arteriove nous fistula,AVF)。损伤是造成后天性动静脉瘘最常见的原因,大都是穿透性损伤,其次是医源性血管损伤如肱动、静脉和股动、静脉穿刺或插管。分为三种基本类型:①洞口型,即受伤的动、静脉紧密粘连,通过瘘而直接交通。②导管型,动、静脉之间形成一条管道,一般约0.5 cm长。③囊瘤型,即在瘘口部位伴有外伤性动脉瘤。常见的症状有患肢肿胀、疼痛、麻木、乏力。严重者可有心力衰竭的症状。在瘘口的部位,可扪及明显的持续性震颤和听到粗糙的"机器滚动样"杂音。

2.声像图表现

(1)瘘口的营养动脉:与瘘口相连的近端动脉内径增宽或呈瘤样扩张,血流频谱一般呈低阻型,流速可以加快;而瘘口远心段动脉内径正常或变细,多数患者血流方向正常,阻力指数>1,频谱形态呈三相波或二相波,少数患者血流方向逆转,也参与瘘口的血液供应。

(2)瘘口远端的静脉:由于动脉血流通过瘘口直接分流到静脉内,造成静脉明显扩张,甚至呈瘤样扩张,且有搏动性。有时可探及血栓,呈低回声或中强回声。瘘口远端的静脉内呈现紊乱血流,并可探及动脉样血流频谱,出现静脉血流动脉化。

(3)瘘口:如瘘口较大,二维图像可显示动脉与附近的静脉之间有一无回声的管道结构。相应地,彩色血流显像呈现动脉与静脉之间有一瘘口,有时瘘口呈瘤样扩张,血流方向从动脉流向静脉,并可大致测量瘘口的内径及长度。而瘘口处血流为动脉样频谱,流速较快且紊乱。瘘口周围组织振动也产生五彩镶嵌的彩色信号。

(4)合并假性动脉瘤:动脉瘤可逐渐粘连、腐蚀最后穿破伴行的静脉形成动静脉瘘。外伤也可造成假性动脉瘤与动静脉瘘合并存在。有学者曾遇见一例受枪伤的患者,形成同侧假性股浅动脉瘤与股浅动静脉瘘。彩色多普勒超声探查时,应注意两者的同时存在。若合并假性动脉瘤,则具有相应的彩色多普勒超声表现。

3.鉴别诊断

(1)周围动静脉瘘与动脉瘤的鉴别:临床上症状不明显的损伤性动静脉瘘易与损伤性动脉瘤混淆,应予以鉴别。

(2)四肢动静脉瘘与血栓性深静脉炎的鉴别:动静脉瘘患者由于肢体肿胀和静脉曲张,有时需与血栓性深静脉炎鉴别。血栓性深静脉炎患者一般肢体静脉曲张比较轻,局部没有震颤和杂音,动静脉之间无异常通道,静脉内无动脉样血流信号,邻近动脉也无高速低阻血流。应该说,采用彩色多普勒超声,两者很容易鉴别。

(张 琼)

第四节　四肢静脉血管疾病

一、四肢静脉解剖

（一）上肢静脉解剖

上肢静脉可分为深、浅两类。深静脉多走行于深筋膜的深面并与同名动脉相伴而行，因而也常称为并行静脉。桡静脉、尺静脉、肱静脉、腋静脉和锁骨下静脉构成了上肢的深静脉系统，桡静脉、尺静脉及肱静脉常成对，分别伴行于桡动脉、尺动脉及肱动脉的两侧，腋静脉与锁骨下静脉一般为单根，少数人可见成对（图 20-44）。

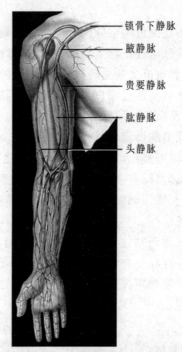

图 20-44　上肢深、浅静脉解剖示意图

浅静脉走行于皮下组织内，一般称为皮下静脉。头静脉、贵要静脉、肘正中静脉和前臂正中静脉构成了上肢的浅静脉系统。浅静脉不与动脉伴行而有其特殊的行径和名称。深浅静脉之间常通过穿静脉相互交通。上肢的深、浅静脉都具有重要的临床意义，因此均须检查。

上肢静脉除了管腔较大、管壁薄和属支较多以外，深、浅静脉都有一些静脉瓣，而深静脉的瓣膜更为丰富，在浅静脉汇入深静脉处常有瓣膜。静脉瓣对保障上肢静脉血流返回心脏起着重要作用。静脉瓣叶通常成对排列，但瓣叶数目也可为 1～3 个不等。从上肢的近心端到远心端，静脉瓣分布的密度增大。

（二）下肢静脉解剖

同上肢静脉一样，下肢静脉也分为深浅两大类。由于下肢静脉的回流要克服较大的地心引力,因此静脉瓣的配布要比上肢静脉更为密集。

下肢深静脉系统包括小腿的胫前静脉、胫后静脉、腓静脉、胫腓静脉干;腘窝处的腘静脉;大腿的股浅静脉、股深静脉和股总静脉。特别强调的是,股浅静脉属于深静脉系统。此外,部分教材亦将盆腔的髂外静脉和髂总静脉归入下肢静脉范畴(图 20-45)。深静脉与同名动脉相伴,胫前静脉、胫后静脉、腓静脉一般呈双支,25%的人的股浅静脉和腘静脉为双支。

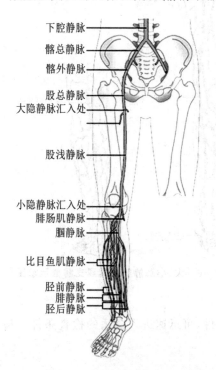

图 20-45　下肢深静脉解剖示意图

下肢浅静脉系统主要由大隐静脉和小隐静脉构成。浅静脉位于两层筋膜之间(图 20-46)。

深静脉和浅静脉之间的交通是通过穿静脉实现的。相对于上肢,下肢的穿静脉临床意义重大。

二、四肢静脉检查方法

(一)超声仪条件

1.仪器

用于肢体静脉检查的超声仪器应具备以下的特征:极好的空间分辨力,超声频率在 5～15 MHz;极好的灰阶分辨力(动态范围);多普勒对检测低速静脉血流信号敏感;具有彩色多普勒或能量多普勒,有助于确定小静脉及显示血流。

2.探头类型及频率

上肢其他静脉比较表浅,则使用 7.5～10 MHz 的线阵探头,有时更高频率的探头效果更好。下肢静脉一般使用 5～7 MHz 线阵探头。锁骨下静脉、肢体粗大者、位置深在的静脉(如股浅静脉远心段)需使用 3.5 MHz 的凸阵探头。

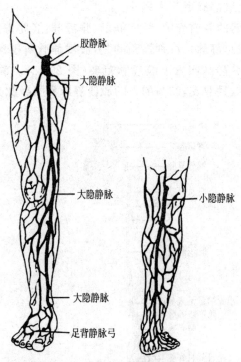

图 20-46　大、小隐静脉及其属支解剖示意图

图中标注：股静脉、大隐静脉、大隐静脉、大隐静脉、足背静脉弓、小隐静脉

3.预设条件

选用仪器内设的静脉检查条件,可迅速进入合适的检查条件。检查过程中根据不同静脉和目的随时调节。

(二)四肢静脉检查体位

1.上肢静脉检查体位

取仰卧位,也可取半坐卧位使静脉扩张而易于观察。上肢呈外展和外旋姿势,掌心向上。受检上肢外展角度以与躯干呈 60°为宜,应注意避免过度外展,因为过度外展也会阻止正常血流并影响波形和波幅。

上肢浅静脉系统位置表浅,多位于皮下,一定要注意探头轻压,否则静脉会被压瘪而不能被探及。可利用探头加压横切扫查来观察上肢浅静脉有无血栓。

2.下肢静脉检查体位

下肢静脉足够膨胀是清晰显示的前提。一般来说,站立位较卧位更适合下肢静脉的检查,尤其对静脉反流、管壁结构和细小血栓的观察。也可取卧位(头高脚低)或坐位检查。所有的静脉超声检查时,检查室和患者应足够温暖以防止外周血管收缩而致静脉变细,导致超声检查困难。

(三)四肢静脉的探测步骤和观察要点

四肢静脉疾病主要包括静脉血栓和功能不全。每条(段)静脉的探测步骤和观察内容大致相同,不过,上肢静脉很少要求检查瓣膜功能。具体的探测步骤和观察内容叙述如下。

(1)观察静脉变异、内膜、管腔内回声情况:卧位检查如有困难,可站立位检查,由于站立位静脉膨胀,容易观察这些情况,特别适合于大部分或完全再通的血栓形成后综合征患者内膜和残存小血栓的观察。

（2）进行压迫试验：灰阶图像上横切扫查应用间断按压法或持续按压法，观察静脉腔被压瘪的程度。间断按压法是指探头横切按压血管，尽量使静脉腔被压瘪，然后放松，按顺序每隔1～2 cm反复进行，以完整扫查整条血管。持续按压法是指探头横切滑行时持续按压血管，观察管腔的变化。静脉腔被压瘪程度的判定主要依据压迫前后近、远侧静脉壁距离的变化。若探头加压后管腔消失，近、远侧静脉壁完全相贴，则认为无静脉血栓。否则，存在静脉血栓。

（3）观察静脉管腔内是否有自发性血流信号以及血流信号的充盈情况。

（4）检查瓣膜功能：彩色多普勒超声具有无创、简便、可进行半定量和重复性好的优点，能够判断反流的部位和程度，但对瓣膜数目、位置的判断不如X射线静脉造影准确。由于彩色多普勒超声在临床上的普遍使用，大大减少了有创检查方法（静脉压测定和静脉造影）的临床应用。

（5）挤压远端肢体试验：在人工挤压检查处远侧肢体放松后，同时观察静脉内的血液反流。有学者认为，由于这种检查方法能够获得由下肢静脉血液的地心引力所致的真实反流，故不仅可用于整条下肢静脉瓣膜功能的评价，而且其临床应用价值优于乏氏试验。但也有学者认为，人工挤压后放松不太可能使静脉血液的反向流速迅速增加，从而不能彻底地促使瓣膜闭合或诱发本来存在的反流，故其临床价值受到限制。必须注意，检查者挤压的力量不同，可导致相互间的超声测值的差异。从临床应用情况来讲，挤压远端肢体试验对小腿静脉瓣膜功能的评价有较大的帮助。

（6）乏氏（Valsalva）试验：乏氏试验是指患者做乏氏动作，通过测量髂静脉、股静脉的反流时间和其他相关参数，来判断下肢静脉反流的检查方法。有学者指出，乏氏试验是利用乏氏动作时阻碍血液回流而人为地诱发反流，在某种程度上不能反映下肢静脉的真实反流状况。

（7）下肢静脉瓣膜功能不全的定量分析：多数学者认为，反流时间＞0.5秒和反流峰速＞10 cm/s的结合可作为深静脉瓣膜功能不全的诊断标准，从股浅静脉至静脉的反流时间之和＞4秒，表明存在严重的静脉反流。反流时间＞3秒和反流峰速＞30 cm/s的结合与浅静脉慢性瓣膜功能不全密切相关。

三、正常四肢静脉超声表现

（一）灰阶超声

四肢主要静脉内径大于伴行动脉内径，且随呼吸运动而变化。正常四肢静脉具有以下四个超声图像特征：静脉壁非常薄，甚至在灰阶超声上都难以显示；内膜平整光滑；超声图像上管腔内的血流呈无回声，高分辨力超声仪可显示流动的红细胞而呈现弱回声；可压缩性：由于静脉壁很薄，仅凭腔内血液的压力会使静脉处于开放状态，探头加压可使管腔消失（图20-47）。此特征在鉴别静脉血栓时具有重要意义。部分人在管腔内看见的瓣膜，经常见于锁骨下静脉、股总静脉及大隐静脉。瓣膜的数量从近端到远端是逐渐增多的。

（二）彩色多普勒

正常四肢静脉内显示单一方向的回心血流信号，且充盈于整个管腔（图20-48）。挤压远端肢体静脉时，管腔内血流信号增强，而当挤压远端肢体放松后或乏氏动作时则血流信号立即中断或短暂反流后中断。有一些正常小静脉（桡、尺静脉，胫、腓静脉）可无自发性血流，但人工挤压远端肢体时，管腔内可呈现血流信号。当使用一定外在压力后静脉管腔消失，血流信号亦随之消失。

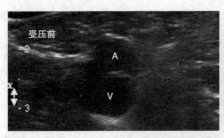 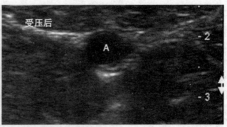

图 20-47　正常静脉(左:受压前;右:受压后)

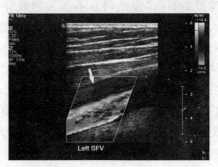

图 20-48　下肢静脉彩色多普勒图像(箭头所示为股浅静脉)

(三)脉冲多普勒

正常四肢静脉具有五个重要的多普勒特征:自发性、期相性、乏氏反应、挤压远端肢体时血流信号增强及单向回心血流。

1.自发性

当受检者肢体处于休息或活动状态时,大、中静脉内存在血流信号,小静脉内可缺乏自发血流。

2.呼吸期相性

正常四肢静脉的期相性血流是指血流速度和血流量随呼吸运动而变化。脉冲多普勒较彩色多普勒更能直观地观察四肢静脉血流的期相性变化。①上肢静脉:吸气时胸膜腔内压降低,右房压随之降低,上肢静脉压与右房压的压力阶差增大,上肢静脉血液回流增加、血流速度加快;呼气时则相反。此外,上肢静脉血流可存在搏动性,因上肢较下肢更接近心脏,心脏右侧壁的收缩也就更容易传递到上肢的大静脉,所以上肢静脉血流的这种搏动性变化会比下肢更明显,尤其是锁骨下静脉。②下肢静脉:血流的期相性变化正好与上肢静脉相反。吸气时,膈肌下降,腹内压增高,下腔静脉受压,下肢外周静脉与腹部静脉之间的压力阶差降低,造成下肢血液回流减少和血流速度减慢;呼气时则相反,表现为下肢静脉血流速度加快(图 20-49)。

当静脉血流缺乏期相性时,则变为连续性血流。它预示着检查部位近端、有时为远端严重的阻塞。

3.乏氏反应

正常乏氏反应是指乏氏试验时,即深吸气后憋气,四肢大静脉或中等大小的静脉内径明显增宽,血流信号减少、短暂消失甚至出现短暂反流。乏氏反应用于判断从检查部位至胸腔的静脉系统的开放情况。严重的静脉阻塞才引起异常的乏氏反应,当静脉腔部分阻塞时可以显示正常的乏氏反应。

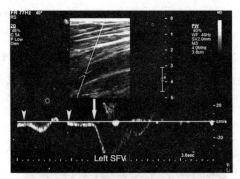

图 20-49　下肢静脉多普勒频谱

两端箭头所示之间，血流速度不断变化，提示呼吸期相性存在。

挤压远端肢体后，血流速度增高(长箭头所示处)

4.挤压远端肢体血流信号增强

肢体静脉的突然受压，静脉回心血流量和流速增加，并可使静脉瓣完好的受压部位远端回流停止。如果挤压检查处远端肢体后，血流信号没有增强，则说明在检查部位近端的静脉存在阻塞；血流信号延迟或微弱的增强，提示近端静脉不完全阻塞或周围有侧支循环。

5.单向回心血流

因静脉瓣膜防止血液反流，故正常四肢静脉血液仅回流至心脏。

四、常见疾病

(一)四肢深静脉血栓形成

1.病理与临床

四肢深静脉血栓形成(deep vein thrombosis，DVT)是一种常见疾病，以下肢多见。在长期卧床、下肢固定、血液高凝状态、手术和产褥等情况下，下肢深静脉易形成血栓。血栓由血小板、纤维素和一层纤维素网罗大量红细胞交替排列构成，由于水分被吸收，血栓变得干燥，无弹性，质脆易碎，可脱落形成栓塞。血栓的结局有两种可能，一是血栓软化、溶解、吸收，另一种血栓机化，由血管壁向血栓内长入内皮细胞和成纤维细胞，形成肉芽组织，并取代血栓。下肢深静脉血栓形成可分为小腿静脉血栓形成(包括小腿肌肉静脉丛血栓形成)、股静脉-腘静脉血栓形成和髂静脉血栓形成。它们都可以逆行和/或顺行蔓延而累及整个下肢深静脉，常见的上肢深静脉血栓形成为腋静脉-锁骨下静脉血栓形成。

主要病因包括：①深静脉血流迟缓。常见于外科手术后长期卧床休息、下肢石膏固定的患者。②静脉损伤。化学药物、机械性或感染性损伤导致静脉壁破坏。③血液高凝状态。各种大型手术、严重脱水、严重感染及晚期肿瘤等均可增强血液的凝固性，为血栓形成创造了条件。

临床表现包括：①血栓远侧的肢体持续地肿胀，站立时加重。②患者有患肢疼痛和压痛，皮温升高，慢性阶段有瓣膜功能受损的表现，有浅静脉曲张。③如果血栓脱落可造成肺栓塞，70%～90%肺栓塞的栓子来源于有血栓形成的下肢深静脉，这对下肢深静脉血栓形成的正确诊断非常重要。

2.声像图表现

(1)急性血栓：指 2 周以内的血栓(图 20-50)。其声像图表现为：①血栓形成后几个小时到几天之内常表现为无回声，1 周后回声逐渐增强至低回声，边界平整。②血栓段静脉内径往往增宽,管腔不能被探头压瘪。③血栓在静脉腔内可自由飘动或随近端、远端肢体挤压而飘动。④血栓与静脉壁之间和血栓之间可见少量点状和线状血流信号;或血栓段管腔内无血流信号。⑤当血栓使静脉完全或大部分闭塞时,人工挤压远端肢体可见血栓近端静脉血流信号增强消失或减弱;血栓远端静脉血流频谱变为带状,失去周期性及 Valsalva 反应减弱甚至消失。

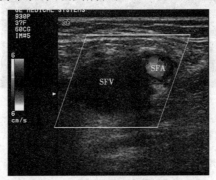

图 20-50　急性股浅静脉血栓形成

图中所示股浅静脉明显扩张,管腔内充满低回声,未见明显的血流信号(SFV:
股浅静脉;SFA:股浅动脉)

(2)亚急性血栓:指 2 周至 6 个月之间的血栓。其声像图表现为:①血栓回声较急性期增强。②血栓逐渐溶解或收缩,导致血栓变小且固定,静脉管径也随之变为正常大小。③血栓处静脉管腔不能被压瘪。④由于血栓的再通,静脉腔内血流信号逐渐增多。

(3)慢性血栓:发生在 6 个月以上的血栓。其声像图表现为:①血栓为中强回声,表面不规则(图 20-51),位置固定。②血栓机化导致血栓与静脉壁混成一体,部分病例可能由于静脉结构紊乱而无法被超声辨认。③血栓段静脉内径正常或变小,管腔不能被完全压瘪,内壁毛糙、增厚。④瓣膜增厚,活动僵硬或固定。当慢性血栓致使瓣膜遭受破坏丧失正常功能时,挤压远端肢体放松后或 Valsalva 试验时静脉腔内可见明显的反流信号。⑤部分再通者,血栓之间或血栓与静脉壁之间可见部分血流信号;完全再通者,静脉腔内基本上充满血流信号。血栓段静脉周围可见侧支循环血管。

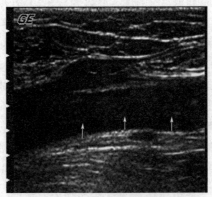

图 20-51　股静脉慢性血栓

超声提示:右下肢股总、股浅静脉血栓形成

3.鉴别诊断
(1)急性与慢性肢体静脉血栓的鉴别。两者的鉴别依据见表 20-10。

表 20-10　急性与慢性肢体静脉血栓的鉴别要点

	急性血栓	慢性血栓
回声水平	无或低回声	中强回声
表面	平整	不规则
稳定性	漂浮	固定
血流信号	无或少量	再通后有
侧支循环血管	无	有

(2)将正常四肢静脉误认为静脉血栓。这是由于仪器调节不当、图像质量差以及探头挤压后静脉被压瘪的效果不好等原因造成。见于髂静脉、收肌管裂孔处的股浅静脉及腘静脉以及小腿深部的静脉。

(3)四肢静脉血栓与静脉周围的肌肉、脂肪及浅表软组织的鉴别。由于探查方法不当如探头用力过大,某些小的深部静脉缺乏自发性血流信号等原因,可将上述组织结构误认为静脉血栓。这种情况可发生于头静脉、贵要静脉及大隐静脉等浅静脉系统以及小腿深部静脉。

(4)四肢静脉血栓与外压性静脉狭窄的鉴别诊断。手术后、肿瘤压迫、左髂总静脉受压综合征及胸出口综合征等因素均可因静脉变狭窄导致静脉回流障碍而引起肢体肿胀。血栓与外压性静脉狭窄虽然临床表现有相似之处,但治疗方法完全不同。必须注意,外压性静脉狭窄导致的静脉回流障碍与血栓引起的静脉回流受阻所致的远心段静脉血流频谱具有相似的改变,但采用灰阶超声观察梗阻处的静脉及其周围结构是正确鉴别的关键。

(5)四肢静脉血栓与静脉血流缓慢的鉴别。当静脉管腔内血液流动缓慢或使用较高频率探头时,血液可表现为似云雾状的血栓样回声,采用压迫试验可很好地鉴别。而且,血栓一般不移动,仅新鲜血栓可随肢体挤压而飘动。

(6)四肢静脉血栓与肢体淋巴水肿的鉴别。淋巴水肿是淋巴液流通受阻或淋巴液反流所致的浅层组织内体液积聚,以及继而产生的纤维增生、脂肪硬化、筋膜增厚及整个患肢变粗的病理状态。早期淋巴水肿与四肢静脉血栓形成的临床表现有相似之处,应注意鉴别。前者除在炎症急性发作期,患者一般没有痛苦,彩色多普勒超声检查静脉血流通畅;而后者发病开始时,患者首先感觉有受累静脉区的钝性胀痛及压痛,数小时内,水肿迅速发展,累及部分或整个肢体。晚期淋巴水肿的临床表现比较特别,表现为患肢极度增粗与典型的橡皮样改变,与四肢静脉血栓较易鉴别。两者鉴别的关键是静脉血流是否通畅。

(二)下肢深静脉瓣膜功能不全

1.病理与临床

下肢深静脉瓣膜功能不全是临床常见的静脉疾病之一。瓣膜功能不全时,造成血液反流,静脉高压。分为原发性与继发性两类。前者病因尚未完全阐明,可能与胚胎发育缺陷及瓣膜结构变性等因素有关。后者是继发血栓形成后的后遗症,故又称下肢深静脉血栓形成后综合征。两者临床表现均为下肢深静脉功能不全所引起的一系列症状,包括下肢胀痛、肿胀、浅静脉曲张,足靴区皮肤出现营养性变化,有色素沉着,湿疹和溃疡。

2.声像图表现

(1)原发性下肢深静脉瓣膜功能不全表现为静脉增粗,内膜平整,管腔内无实性回声,探头加压后管腔能被压瘪,瓣膜纤细、活动良好,以及血液回流通畅、充盈好。

（2）继发性下肢深静脉瓣膜功能不全则表现为静脉壁增厚，内膜毛糙，内壁及瓣膜窦处可附着实性回声，血栓处管腔不能被完全压瘪，瓣膜增厚、活动僵硬或固定，以及血栓处血流信号充盈缺损。

（3）不管是原发性还是继发性下肢静脉瓣膜功能不全，均表现为挤压远端肢体放松后或Valsalva试验时管腔内血液反流（图20-52）。利用多普勒频谱可测量静脉反流持续时间、反流最大流速和反流量等。有学者建议采用持续反流时间来判断静脉反流程度。若超声发现某段深静脉反流持续时间＞1秒，则一般可提示该静脉瓣膜功能不全。轻度反流，1～2秒；中度反流，2～3秒；重度反流，＞3秒。

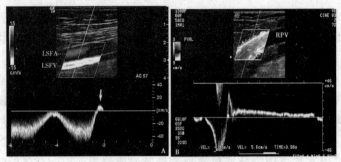

图 20-52　Valsalva 试验

A.Valsalva 动作时正常股浅静脉的频谱多普勒，箭头所指为 Valsalva 动作时
的短暂反流；B.原发性腘静脉瓣膜功能不全，基线上方为反流频谱，持续反流
时间为 3.96 秒

3.鉴别诊断

（1）下肢深静脉瓣膜功能不全与正常下肢深静脉的鉴别：在许多无下肢深静脉瓣膜功能不全症状的受试者中，经常可发现挤压远端肢体放松后或 Valsalva 试验时有短暂反流，但持续时间一般在 0.5 秒以内。而有明显此症状的受试者中，一般反流持续时间＞1 秒。当反流持续时间介于 0.5～1 秒，则可疑下肢深静脉瓣膜功能不全。

（2）原发性与继发性下肢深静脉瓣膜功能不全的鉴别：若发现静脉腔内有明显的血栓或患者有血栓史，一般认为这种瓣膜功能不全是继发性的。但是，深静脉血栓后血流完全或绝大部分再通后所致瓣膜功能不全与原发性的鉴别存在一定的困难，然而只要认真检查，还是可以辨别的。

五、临床价值

彩色多普勒超声能够提供下肢深静脉的解剖和功能信息，可以观察深静脉开放的情况和血栓后异常的范围，以及反流的分布和程度。

（张　琼）

第二十一章 妇产科疾病超声诊断

第一节 卵巢疾病

卵巢疾病主要包括卵巢瘤样病变和卵巢肿瘤。

卵巢瘤样病变又称卵巢非赘生性囊肿,包括卵巢生理性囊肿、黄素化囊肿、多囊卵巢综合征和卵巢子宫内膜异位症。

卵巢肿瘤种类繁多,根据其来源可分为上皮性肿瘤、性索间质肿瘤、生殖细胞肿瘤和转移性肿瘤。其中主要良性肿瘤包括卵巢浆液性/黏液性囊腺瘤、卵巢成熟性畸胎瘤、卵巢泡膜细胞瘤-纤维瘤。主要恶性肿瘤包括卵巢浆液性/黏液性囊腺癌、卵巢子宫内膜样癌、卵巢透明细胞癌、卵巢颗粒细胞瘤、卵巢未成熟畸胎瘤、卵巢无性细胞瘤、内胚窦瘤和卵巢转移癌。

各类卵巢肿瘤均可并发肿瘤蒂扭转,出现妇科急腹症。

一、卵巢生理性囊肿(滤泡囊肿、黄体囊肿)

(一)病理与临床

本病常见于生育年龄段妇女,通常无症状,少数病例可出现一侧下腹部隐痛。多数生理性囊肿可在1~3个月自行消失,无须特殊治疗。滤泡囊肿是最常见的卵巢单纯性囊肿,为卵泡发育至成熟卵泡大小时不破裂,且其内液体继续积聚所致,囊内液体清亮透明,直径一般小于5 cm,偶可达7~8 cm,甚至10 cm。一般无症状,多在4~6周内逐渐消失。正常排卵后形成的黄体直径一般为1.5 cm左右。当黄体腔内积聚较多液体或卵泡壁破裂引起出血量较多而潴留于黄体腔内,形成直径达2.5 cm以上的囊肿时,称为黄体囊肿,也有称黄体血肿、出血性黄体囊肿等。黄体囊肿的直径可达到4 cm左右,一般不超过5 cm,偶可达10 cm。较大的黄体囊肿破裂时可出现腹痛、腹膜刺激征等急腹症症状,是妇科较常见的急腹症之一。

(二)声像图表现

1.滤泡囊肿

于一侧卵巢内见无回声区,壁薄而光滑,后方回声增强,一侧或周边可见少许卵巢回声(图21-1)。

2.黄体囊肿

其超声表现在不同病例中变化较大,与囊内出血量的多少、残余卵泡液的多少及机化血块的大小和形成时间长短等相关。早期,急性出血可表现为强回声,可能被误认为实性肿物;此后囊内血液机化形成不规则中低或中高回声;后期血块溶解时可以见到低回声网状结构。囊肿壁塌陷时则形成类圆形实性中等或中高回声。CDFI表现为囊肿周边有环绕血流,频谱呈低阻型。而囊内包括机化的血块等则均不显示血流信号(图 21-2)。

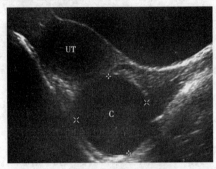

图 21-1 卵巢滤泡囊肿
纵切面显示子宫(UT)左后方无回声(C),壁薄而光滑、透声好

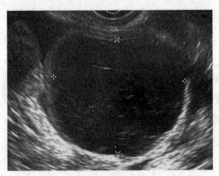

图 21-2 卵巢黄体囊肿
卵巢内见混合回声,类圆形,内见网状中等回声

(三)鉴别诊断

黄体囊肿的超声表现多样,应与卵巢肿瘤相鉴别。囊壁上有血块附着时,可能被误认为是卵巢囊性肿瘤壁上的乳头;囊内较多急性出血或囊肿壁塌陷时可能被误认为是卵巢实性肿瘤或卵巢子宫内膜异位囊肿。鉴别要点包括:①滤泡囊肿和黄体囊肿为单侧、单发囊肿,多于 1~3 个月自行消失;而巧克力囊肿可多发、双侧,不会自行消失。随诊复查,可帮助两者的鉴别。②黄体囊肿周边有环绕血流信号,走行规则,频谱呈低阻型,内部未见血流信号,而卵巢实性肿瘤的实性成分内可见血流信号,必要时进行微泡超声造影剂的超声造影检查,有助于明确诊断。

黄体囊肿破裂需与宫外孕破裂相鉴别,前者常发生在月经周期的后半段,表现为一侧卵巢增大、结构模糊,卵巢内见不规则囊性包块。后者多有停经史,超声表现为一侧附件区包块,多位于卵巢与子宫之间,形态不规则,双侧卵巢均可见。

二、黄素化囊肿

(一)病理与临床

见于促排卵治疗时出现的卵巢过度刺激综合征(外源性 HCG 过高)患者和滋养细胞疾病(内源性 HCG 过高)患者。临床症状表现为恶心、呕吐等,严重者可伴有胸腔、腹水,出现胸闷、腹胀症状。卵巢过度刺激综合征患者停促排卵药物后囊肿缩小、症状逐渐消失;滋养细胞肿瘤患者化疗后 HCG 水平下降、囊肿也随之缩小。

(二)声像图表现

卵巢过度刺激综合征患者双侧卵巢呈对称性或不对称性增大,内见多个卵泡回声,体积较正常卵泡大;另子宫直肠陷凹可见少量至中等量的积液。滋养细胞肿瘤的黄素化囊肿可出现在单侧,囊肿数目通常并不多。

(三)鉴别诊断

此类疾病的诊断主要依靠病史和声像图特点,多数情况下容易诊断。当因黄素化囊肿而增大的卵巢发生扭转时,患者可出现一侧下腹部剧痛等急腹症症状,此时需与其他妇科急诊相鉴别,例如卵巢黄体囊肿破裂、宫外孕破裂、卵巢畸胎瘤扭转等。根据其声像图特点并结合病史,可资鉴别。

三、多囊卵巢综合征(polycystic ovarian syndrome,PCOS)

(一)病理与临床

本病由于女性内分泌功能紊乱导致生殖功能障碍、糖代谢异常,体内雄激素增多,卵泡不能发育成熟,无排卵。临床表现为月经稀发或闭经、不孕,多毛、肥胖、胰岛素抵抗等。本病常见于青春期女性,关于其发病机制至今尚不十分清楚。大体病理上,60%～70%的多囊卵巢综合征患者表现为双侧卵巢对称性增大,少数病例卵巢无增大或仅单侧增大;切面显示卵巢白膜明显增厚,白膜下排列多个卵泡,数个至数十个不等,直径 0.2～0.6 cm。

(二)声像图表现

典型病例中,子宫略小于正常水平;双侧卵巢增大,长径大于 4 cm,卵泡数目增多,最大切面卵泡数≥10 个,沿卵巢周边分布(图 21-3);卵泡直径较小,平均在 5 mm 左右,无优势卵泡;卵巢髓质部分增多、回声增强。不典型病例中,卵巢体积可在正常范围内,或仅一侧卵巢体积增大,卵泡数目、大小和分布特点同上,超声发现卵巢的卵泡数目增多时,应提示卵巢的卵泡数目增多或卵巢多囊样改变,请临床注意除外多囊卵巢综合征。

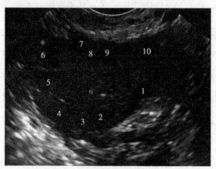

图 21-3 多囊卵巢综合征

卵巢内可见多个小卵泡,沿卵巢周边分布(数字标示 1～10 为卵泡)

(三)鉴别诊断

根据其临床表现、实验室激素水平检测结果,结合超声声像图特点,不难对本病作出判断。但仍应注意与其他因素引起的卵巢多囊性改变相鉴别,如慢性盆腔炎时卵巢的多囊性改变等。

四、卵巢子宫内膜异位症

(一)病理与临床

卵巢子宫内膜异位症是指具有生长功能的子宫内膜组织异位到卵巢上,与子宫腔内膜一样发生周期性的增殖、分泌和出血所致的囊肿,临床上本病又称为"巧克力囊肿",简称巧囊。巧克力囊肿是子宫内膜异位症最常见的类型之一。卵巢子宫内膜异位症的发生学说包括子宫内膜种植、体腔上皮化生、转移等,其中以种植学说得到最为广泛认同,认为子宫内膜及间质组织细胞随月经血通过输卵管逆流进入盆腔,种植到卵巢和盆腔腹膜上,经过反复增生、出血形成囊肿,囊内液通常呈暗褐色、黏稠。由于子宫内膜异位症导致盆腔粘连,卵巢可固定于盆壁或子宫后方。临床表现主要有继发性、渐进性加重的痛经和不孕,部分患者痛经于月经来潮前即出现,来潮后2~3天即缓解;部分患者还有月经失调的表现。约有25%的患者可无任何症状。卵巢内异症囊肿破裂或合并急性感染时亦可引起急腹症。

(二)声像图表现

子宫内膜异位症的声像图表现多样,典型的子宫内膜异位囊肿特点包括以下几点。

(1)囊肿内充满均匀的点状低回声。

(2)有时囊内可见不规则中等回声或网状回声,为出血机化表现(图 21-4)。

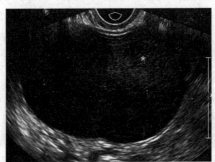

图 21-4 卵巢子宫内膜异位症
病变内见均匀点状低回声,一侧可见不规则中等回声(﹡)

(3)囊肿壁较厚。有时一侧卵巢内出现多个囊肿,聚集而形成一个较大的多房性囊肿,之间有厚的分隔。

(4)1/3~1/2 的病例呈双侧性发生,囊肿出现于双侧卵巢。

(5)含有巧克力囊肿的卵巢与周围组织粘连,可固定于子宫的后方。

(6)CDFI:囊肿壁上可探及少许血流信号。

(三)鉴别诊断

卵巢子宫内膜异位症虽有较特异的超声声像图特点,多数病例诊断并不困难。但少数不典型病例的卵巢内异症囊肿内血液完全机化,可出现实性不规则的中等或中高回声,或出现厚薄不均的网状分隔,应注意与卵巢肿瘤、卵巢黄体囊肿等相鉴别。CDFI肿物内部是否探及血流信号是鉴别诊断的关键,巧克力囊肿内不论是否存在实性回声均不出现血流信号;鉴别困难时,可行静脉超声造影检查明确肿物内血供情况,对鉴别诊断帮助很大。经腹超声检查时,应注意调高仪器 2D 增益,使用仪器的谐波功能或观察囊内有无密集的点状低回声,以与卵巢的滤泡囊肿相鉴别。

五、卵巢冠囊肿

(一)病理与临床

卵巢冠囊肿并不直接来自卵巢,而是来源于卵巢系膜里的中肾管。以生育年龄妇女多见,通常囊肿直径在 3～5 cm,但也可像卵巢囊腺瘤一样大。少数情况下,囊肿合并囊内出血;极少数情况下,囊内有分隔。囊肿体积较小时患者通常无明显不适症状,当囊肿长大到一定程度时,患者可出现腹部隆起、腹胀或一侧下腹隐痛的症状;当其合并囊肿蒂扭转时,则出现急性腹痛等症状。

(二)声像图特点

卵巢冠囊肿表现为一侧附件区的囊性肿物,壁薄、透声好,最主要的特点是同侧卵巢形态完整,位于其旁(图 21-5)。

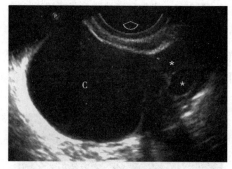

图 21-5　卵巢冠囊肿
卵巢的一侧可见薄壁无回声(C),类圆形,内部无分隔,透声好,其旁可见卵巢回声(*:卵巢内的卵泡)

(三)鉴别诊断

本病应与卵巢生理性囊肿和卵巢内异症囊肿等相鉴别,能够观察到卵巢的完整结构位于其旁是鉴别的关键。

六、卵巢囊腺瘤

(一)病理与临床

卵巢囊腺瘤是最常见的卵巢良性肿瘤之一,分为浆液性囊腺瘤和黏液性囊腺瘤。浆液性肿瘤大体病理上为囊性肿物,大多单侧发生,直径 1～20 cm,单房或多房;囊内壁及外壁均光滑,多数囊内含清亮的浆液,少数也可能含较黏稠液;囊内壁有乳头者为乳头状囊腺瘤。黏液性囊腺瘤大体病理上为囊性肿物,多呈圆形、体积巨大;表面光滑,切面常为多房性,囊壁薄而光滑,有时因房过密而呈实性。囊腔内充满胶冻样黏稠液,但少数囊内为浆液性液;较少出现乳头。卵巢囊腺瘤早期体积小,多无症状。中等大的肿瘤常引起腹胀不适。巨大的肿瘤占据盆、腹腔出现压迫症状,腹部隆起,可触及肿块。合并感染时出现腹水、发热、腹痛等症状。黏液性囊腺瘤可发生破裂,种植于腹膜上形成腹膜黏液瘤病,肿瘤体积巨大,压迫但不侵犯实质脏器。

(二)声像图表现

浆液性和黏液性囊腺瘤超声特点有所不同。

(1)浆液性囊腺瘤:中等大小,外形呈规则的类圆形,表面光滑,内部呈单房或多房囊性,分隔薄而规则,囊内透声好。浆液性乳头囊腺瘤囊内见单个或多个内生性和/或外生性乳头,乳头形态较为规则(图 21-6);CDFI 乳头内可见血流信号。少数病例发生于卵巢冠,仍可见部分正常卵巢组织的回声。

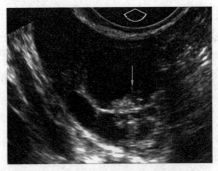

图 21-6　卵巢浆液性乳头状囊腺瘤
卵巢内见无回声,内含网状分隔,隔上可见多个乳头样中高回声(箭头所指为乳头)

(2)黏液性囊腺瘤:常为单侧发生,常呈多房性囊肿,体积通常较大,直径可达 15～30 cm;分隔较多而厚(图 21-7),内部可见散在的点状回声,为黏液性肿瘤的特征性表现;本病较少出现乳头。

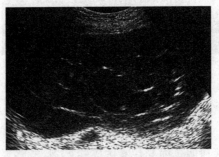

图 21-7　卵巢黏液性乳头状囊腺瘤
附件区见多房性无回声,大小约 20 cm×18 cm×9 cm,内含较密集的网状分隔,内部可见散在的点状回声

(3)腹膜黏液瘤病表现为腹腔内见多个病灶,回声表现与单发病变相似,分隔更多、囊腔更小。

(4)交界性囊腺瘤的表现与上述相似,但乳头可能更多、更大,CDFI 可能显示乳头上较丰富血流信号。

(三)鉴别诊断
注意与卵巢生理性囊肿、卵巢子宫内膜异位症、输卵管积水及炎性包块等疾病相鉴别。

七、卵巢囊腺癌

(一)病理与临床
卵巢囊腺癌是卵巢原发的上皮性恶性肿瘤,包括浆液性囊腺癌和黏液性囊腺癌,其中浆液性囊腺癌是最常见的卵巢恶性肿瘤。浆液性囊腺癌肿瘤直径 10～15 cm,切面为囊实性,以形成囊腔和乳头为特征,有多数糟脆的乳头和实性结节,囊内容为浆液性或混浊血性液;黏液性囊腺癌切面呈多房性,囊腔多而密集,囊内壁可见乳头及实性区,囊液为黏稠黏液或血性液,但有约 1/4

囊内为浆液性液。组织学可分为高、中、低分化三级。卵巢囊腺癌患者早期多无明显症状。出现症状时往往已届晚期，迅速出现腹胀、腹痛、腹部肿块及腹水。预后较差。目前筛查卵巢肿瘤的主要方法是盆腔超声和肿瘤标志物 CA125 的检测，两者联合应用，可提高诊断准确性。

（二）声像图特点

（1）肿物通常体积巨大，外形不规则。

（2）可双侧发生，双侧等大或一侧大而另一侧小。

（3）肿物表现为混合回声，常为一个巨大的肿物内部可见低回声及无回声与分隔。当肿物以低回声为主时，低回声内部明显不均匀、不规则（图 21-8）。以囊性成分为主时，肿瘤内可见多个厚薄不均、不规则的分隔，并可见乳头样中等或中高回声，数目多、体积大、形态不规则，乳头内有圆形无回声区域。囊内有时可见充满细密光点。黏液性囊腺癌超声表现与浆液性囊腺癌相似，不同的是黏液性囊腺癌的无回声区内常见充满密集或稀疏点状回声，为黏液的回声。

（4）CDFI：分隔、乳头及肿瘤内低回声区可见较丰富条状血流信号，频谱呈低阻型（RI＜0.5）。

（5）常合并腹水。

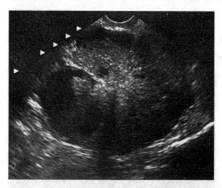

图 21-8　卵巢浆液性乳头状囊腺癌

附件区可见巨大混合回声，形态不规则，内部以不规则中等回声为主，间以不规则无回声区

（三）鉴别诊断

超声检查通常难以在术前确定卵巢恶性病变的病理类型，主要的鉴别诊断包括良性病变与恶性病变的鉴别、卵巢肿瘤与炎性包块的鉴别。鉴别要点如下。

（1）二维形态：①有实性成分的单房或多房囊肿，乳头数目较多、不规则时要考虑到恶性病变。②以实性为主的囊实性病变，或回声不均匀的实性肿瘤则大多为恶性。恶性肿瘤较大时形态不规则、边界欠清、内部回声明显不均，可见厚薄不均的分隔，多合并腹水。③良性肿瘤多表现为囊性或以囊性为主的混合性包块，如单房囊肿、无实性成分或乳头，或多房囊肿，有分隔，但无实性成分或乳头，且分隔薄而均匀时，一般为良性；有乳头但数目少且规则，也多为良性。④盆腔炎性包块的二维及 CDFI 特征与卵巢恶性肿瘤有不少相似之处，是超声鉴别诊断的难点。通过仔细观察输卵管炎症的腊肠样回声，以及是否有正常的卵巢回声结构是鉴别诊断的关键，若在附件区域或病灶内见到正常卵巢结构，则首先考虑为炎性病变。当然，盆腔炎症明显累及卵巢（如输卵管-卵巢脓肿）时，单凭超声表现是很难确定的，必须密切结合临床病史、症状及体征进行综合判断。

（2）CDFI 对卵巢肿瘤良恶性鉴别的帮助也是肯定的。恶性肿瘤由于其大量新生血管及动静脉瘘形成、血管管壁缺乏平滑肌，CDFI 可见丰富血流信号，动脉血流多呈低阻型，多数学者认为 RI<0.4可作为诊断恶性卵巢肿瘤的 RI 阈值。

因卵巢肿瘤组织学的种类繁多,除典型的畸胎瘤、浆液性囊性瘤和黏液性囊腺瘤外,超声检查通常无法判断其组织学类型。根据卵巢肿物二维声像图上的形态学特点,可以对一部分肿瘤的性质作出良恶性鉴别。但是非赘生性囊肿合并出血、不典型的卵巢子宫内膜异位症囊肿及盆腔炎时声像图变异很大,给良恶性肿瘤的鉴别诊断带来困难。

八、卵巢子宫内膜样癌

(一)病理与临床

卵巢子宫内膜样癌为卵巢上皮来源恶性肿瘤,大体病理上,肿物为囊实性或大部分为实性,直径为10~20 cm,囊内可有乳头状突起。部分肿瘤为双侧性。镜下组织结构与子宫内膜癌极相似。临床表现包括盆腔包块、腹胀、腹痛、不规则阴道出血、腹水等。本病可能为子宫内膜异位囊肿恶变,也可与子宫内膜癌并发,因此当发现囊实性类似囊腺癌的肿块时,若有内膜异位症病史,或同时发现子宫内膜癌,应注意卵巢子宫内膜样癌的可能性。

(二)声像图特点

本病声像图特点类似卵巢乳头状囊腺癌,呈以中等回声为主的混合回声,或无回声内见多个乳头状中等回声或形态不规则的中等回声(图 21-9)。

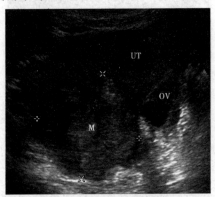

图 21-9　卵巢子宫内膜样癌

附件区可见混合回声包块,部分边界不清、形态欠规则,内见不规则
中高回声(M:肿物;UT:子宫;OV:另一侧的卵巢)

(三)鉴别诊断

见卵巢囊腺癌。

九、卵巢颗粒细胞瘤

(一)病理与临床

卵巢颗粒细胞瘤为低度恶性卵巢肿瘤,是性索间质肿瘤的主要类型之一;75%以上的肿瘤分泌雌激素。自然病程较长,有易复发的特点。大体病理上,肿瘤大小不等,圆形、卵圆形或分叶状,表面光滑;切面实性或囊实性,可有灶性出血或坏死;少数颗粒细胞瘤以囊性为主,内充满淡黄色液体,大体病理上似囊腺瘤。颗粒细胞瘤可分为成人型及幼年型,成人型约占 95%,而幼年型约占 5%。幼年型患者可出现性早熟症状。成人患者好发年龄为 40~50 岁妇女及绝经后妇女,主要临床症状包括月经紊乱、月经过多、经期延长或闭经,绝经后阴道不规则出血;高水平雌

激素的长期刺激使子宫内膜增生,或出现息肉甚至癌变,还会出现子宫肌瘤等。其他临床症状包括盆腔包块、腹胀、腹痛等。

(二)声像图特点

(1)颗粒细胞瘤可以为实性、囊实性或囊性,因而声像图表现呈多样性。小者以实性不均质低回声为主,后方无明显声衰减。大者可因出血、坏死、囊性变而呈囊实性或囊性,可有多个分隔而呈多房囊实型,有时表现为实性包块中见蜂窝状无回声区;囊性为主包块可表现为多房性甚或大的单房性囊肿。

(2)CDFI:由于颗粒细胞瘤产生雌激素,使瘤体内部血管扩张明显,多数肿瘤实性部分和分隔上可检出较丰富血流信号。

(3)子宫:肿瘤产生的雌激素可导致子宫内膜增生、息肉甚至内膜癌表现。

(三)鉴别诊断

实性卵巢颗粒细胞瘤需与浆膜下子宫肌瘤鉴别;多房囊实性者需与其他卵巢肿瘤如浆液性囊腺癌、黏液性囊腺瘤/癌等相鉴别;囊肿型颗粒细胞瘤内含清亮液体回声且壁薄,需与囊腺瘤甚或卵巢单纯性囊肿鉴别。鉴别困难时,需密切结合临床资料综合判断。

十、卵泡膜细胞瘤-纤维瘤

(一)病理与临床

卵泡膜细胞瘤和卵巢纤维瘤均为性索间质肿瘤,为良性肿瘤。前者可与颗粒细胞瘤合并存在,分泌雌激素,出现子宫内膜增生症、月经不规律或绝经后出血等相关症状。后者不分泌激素,但有时并发腹水或胸腔积液,此时称为 Meigs 综合征。卵泡膜细胞瘤与卵巢纤维瘤常混合存在,故有泡膜纤维瘤之称。病理检查前者由短梭形细胞构成,细胞质富含脂质,类似卵巢卵泡膜内层细胞;后者瘤细胞呈梭形、编织状排列,内含大量胶原纤维。卵泡膜细胞瘤好发于绝经前后,约 65% 发生在绝经后;卵巢纤维瘤也多发于中老年妇女。卵泡膜细胞瘤的临床症状包括月经紊乱、绝经后阴道出血等雌激素分泌引起的症状及腹部包块等。卵巢纤维瘤的主要临床症状包括腹痛、腹部包块,以及由于肿瘤压迫引起的泌尿系统症状等。卵巢纤维瘤多为中等大小、光滑活动、质实而沉,很容易扭转而发生急性腹痛。也有相当的病例并没有临床症状,于体检及其他手术时发现,或因急性扭转始来就诊。

(二)声像图表现

两者均为单侧实性肿物,肿物类圆形、边界清晰,内部回声均匀或不均匀。泡膜细胞瘤表现为中高或中低水平回声区,透声性尚好,后方回声可轻度增强(图 21-10)。CDFI:内可见散在血流信号。少数病例呈囊实性表现。卵巢纤维瘤特点为圆形或椭圆形低回声区(回声水平多较子宫肌瘤更低),边界轮廓清晰,常伴后方衰减,此时后方边界不清(图 21-11)。有时难与带蒂的子宫浆膜下肌瘤或阔韧带肌瘤鉴别。

(三)鉴别诊断

应与浆膜下子宫肌瘤、卵巢囊肿等相鉴别。多数情况下,可以发现浆膜下肌瘤与子宫相连的蒂,鉴别较易;不能观察到蒂时,若见双侧完整、正常的卵巢结构,则有助判断为浆膜下子宫肌瘤,若同侧的卵巢未显示或不完整,则卵巢纤维瘤可能性大。少数质地致密的纤维瘤,声像图上回声极低,尤其经腹扫查时可表现为类似无回声样的包块,可能误诊为卵巢囊肿,经阴道超声仔细观察囊肿后方回声增强的特征及病灶内有否血流信号可帮助明确诊断。

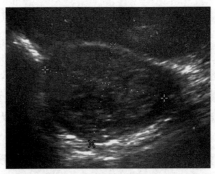

图 21-10　卵泡膜细胞瘤图像

病变呈混合回声,类圆形、边界清晰,内见中等回声及少许无回声

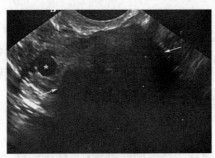

图 21-11　卵巢纤维瘤图像

病变呈低回声(箭头),后方回声衰减,其旁可见卵巢回声(＊:卵泡)

十一、成熟性畸胎瘤(皮样囊肿)

(一)病理与临床

成熟性畸胎瘤即良性畸胎瘤,肿瘤以外胚层来源的皮肤附件成分构成的囊性畸胎瘤为多,故又称为皮样囊肿,是最常见的卵巢良性肿瘤之一。大体病理上,肿瘤最小的仅 1 cm,最大可达 30 cm或充满腹腔,双侧性占 8％～24％;肿瘤为圆形或卵圆形,包膜完整光滑;切面单房或多房。囊内含黄色皮脂样物和毛发等。囊壁内常有一个或数个乳头或头结节。头结节常为脂肪、骨、软骨,有时可见到一个或数个完好的牙齿。成熟畸胎瘤可发生在任何年龄,但 80％～90％为生育年龄妇女。通常无临床症状,多在盆腔检查或影像检查时发现。肿瘤大者可及腹部包块。并发症有扭转、破裂和继发感染。由于肿瘤成分多样、密度不一,易发生蒂扭转,扭转和破裂均可导致急腹症发生。

(二)声像图表现

由于本病组织成分多样,其声像图表现也多种多样,诊断主要依靠以下特征性表现(图 21-12)。

(1)为类圆形混合回声,边界较清晰,外形规则。

(2)内部可见散在点状、短线样强回声(落雪征),为毛发的回声。

(3)内有多发强回声光团后伴声影,其组织学类型为毛发和油脂,有时几乎充满整个囊腔,易被误认为肠道气体造成漏诊。

(4)脂-液分层征,高回声油脂密度小而浮在上层、含有毛发和上皮碎屑的液性成分密度大而沉于底层。两者之间出现分界线,此界线于患者发生体位变化时(平卧、站立和俯卧等)随之变化。

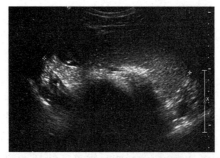

图 21-12 卵巢成熟畸胎瘤图像

腹盆腔巨大混合回声,内部可见点状回声、线状回声、无回声以及强回声光团后伴声影

(5)囊壁上可见强回声,后方声影明显,此为壁立结节征,其成分为骨骼或牙齿。

(6)杂乱结构征:肿瘤内因同时含有多种不同成分而同时出现落雪征、强光团和脂液分层征象。

(三)鉴别诊断

成熟性畸胎瘤的声像图表现较典型,鉴别较易。但仍需与巧克力囊肿、黄体囊肿、肠管等相鉴别。畸胎瘤内密集点状回声的回声水平常高于巧克力囊肿,且常见有后方声影的团状强回声;黄体囊肿囊内回声水平较畸胎瘤低。特别需要注意的是与肠管及肠道胀气相鉴别,应仔细观察肠管蠕动,必要时嘱患者排便后复查。此外,还应注意有无畸胎瘤恶变及畸胎瘤复发。

十二、未成熟性畸胎瘤和成熟畸胎瘤恶变

(一)病理与临床

少见的卵巢恶性肿瘤,好发于儿童和青年女性。成熟畸胎瘤恶变发生率为 1%～2%,主要发生于年龄较大妇女。可出现血 AFP 升高。大体病理上,大多数肿瘤为单侧性巨大肿物。瘤体包含三个胚层来源的组织。未成熟畸胎瘤中除三胚层来的成熟组织外还有未成熟组织,最常见的成分是神经上皮。肿瘤多数呈囊实性,实性部分质软,肿瘤可自行破裂或在手术中撕裂。可见毛发、骨、软骨、黑色脉络膜及脑组织等,但牙齿少见。未成熟畸胎瘤多见于年轻患者,年龄为 17～19 岁。常见症状为腹部包块、腹痛等;因腹腔种植率高,60% 有腹水。血清 AFP 可升高。

(二)声像图表现

肿瘤结构杂乱,以囊实性表现为主,声像图与其他卵巢癌无特征性差异(图 21-13)。有时可见伴声影的团状强回声。

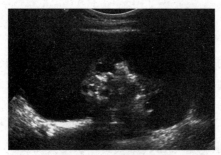

图 21-13 未成熟畸胎瘤

盆腹腔巨大混合回声,边界尚清、外形欠规则,内可见不规则中高回声、分隔及无回声

(三)鉴别诊断

本病超声表现与其他原发卵巢癌相似,鉴别依靠病理。

十三、卵巢转移癌

(一)病理与临床

卵巢转移癌的原发部位主要是胃和结肠,其次还有乳腺、肺、泌尿道、淋巴瘤、生殖器官(子宫、阴道、宫颈、对侧卵巢等)。通常发生在生育年龄妇女。60%~80%为双侧发生。库肯勃瘤(Krukenburg's Tumor)特指内部含有"印戒"细胞的卵巢转移性腺癌,原发于胃肠道,肿瘤呈双侧性、中等大小,多保持卵巢原状或呈肾形。一般与周围组织无粘连,切面实性、胶质样、多伴腹水。镜下见典型的印戒细胞,能产生黏液;周围是结缔组织或黏液瘤性间质。本病预后差。

(二)声像图表现

双侧卵巢增大,但多保持原有形状,有时外缘不规则呈结节状,有清晰轮廓。为以实性成分为主的实性包块,或间以囊性成分的囊实性包块(图 21-14),内部呈中高、中等或低回声,后方回声可衰减;CDFI 显示瘤内血流丰富。常伴腹水。

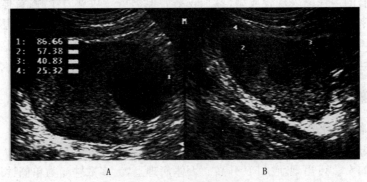

图 21-14　卵巢库肯勃瘤

右侧(A)及左侧(B)附件区混合回声,边界尚清,均呈类圆形、以中等回声为主

(三)鉴别诊断

卵巢原发肿瘤和继发肿瘤的鉴别相当重要,因为两者的临床治疗方式和预后有很大差别。本病的主要特点是双侧、以实性为主、具有一定的活动度的附件区肿物。如患者有消化道、乳腺等部位的恶性肿瘤病史或有不适症状,应考虑到转移性卵巢癌的可能。

十四、卵巢肿瘤蒂扭转

(一)病理与临床

卵巢肿瘤蒂扭转是常见的妇科急腹症,单侧常见。卵巢畸胎瘤、卵巢冠囊肿和卵巢过度刺激综合征等是造成扭转的常见病因,卵巢体积增大导致其蒂部相对变细而使卵巢易发生扭转;正常卵巢发生扭转少见。蒂由输卵管、卵巢固有韧带和骨盆漏斗韧带组成。急性扭转发生后,静脉、淋巴回流受阻,瘤内有出血,瘤体急剧增大,可导致卵巢发生坏死。慢性扭转症状不明显,间歇性或不完全扭转时,卵巢明显水肿。急性扭转的典型症状是突然发生一侧下腹剧痛,常伴恶心呕吐甚至休克。妇科检查可触及张力较大的肿块,压痛以瘤蒂处最为剧烈。卵巢蒂扭转一经确诊应立即手术。

（二）声像图表现

卵巢蒂扭转的声像图表现取决于扭转发生的时间、扭转的程度（完全性扭转、不完全性扭转）、伴发的肿瘤或卵巢内出血的情况，所以在扭转的早期声像图无特征性表现，往往给早期诊断带来困难。典型的病例声像图特征包括以下几点。

（1）扭转的卵巢多位于子宫的上方、靠近中线的部位。

（2）扭转的卵巢体积弥散性增大，并包含一个或多个出血性坏死导致的低回声或中等回声区（图 21-15）。

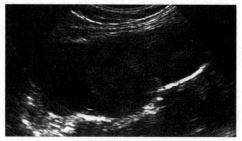

图 21-15　卵巢刺激综合征合并卵巢蒂扭转

患者曾行 IVF-EP，后行减胎术。患侧卵巢增大（卡尺之间），边界尚清，
形态不规则，内部多个低-无回声，边界模糊；卵巢实质回声普遍减低

（3）在蒂部有时可以见到低回声的缠绕的血管结构，由多普勒检查可以沿卵巢韧带和漏斗韧带显示卵巢血供，如果检测到高阻动脉或动静脉血流缺失，可以帮助超声作出特异性诊断。

（4）非特异性表现：附件区无回声、混合回声，壁厚，内部有出血，盆腔积液。

（三）鉴别诊断

本病多出现于妇科急诊患者，临床症状对于诊断非常有帮助。超声医师往往由于卵巢的肿瘤性疾病容易为超声所观察到，而忽略本病的存在导致漏诊。因此，应提高对本病的认识。

（翟媛媛）

第二节　子宫疾病

一、子宫先天性发育异常

子宫先天性发育异常是生殖器官发育异常中最常见的，临床意义亦比较大。

（一）病理与临床

女性生殖器官在胚胎发育过程中，若受到某些内在或外来因素的影响，两侧副中肾管在演化过程的不同阶段停止发育，形成各种子宫发育异常。副中肾管发育不全所致异常包括先天性无子宫、始基子宫、子宫发育不良或幼稚子宫、单角子宫、残角子宫等；副中肾管融合障碍所致异常包括双子宫、双角子宫；副中肾管融合后中隔吸收受阻所致异常为纵隔子宫。女性生殖系发育异常多于青春期后发现，患者常因原发性闭经、周期性腹痛、自然流产等就医。

（二）声像图表现

1.先天性无子宫

于充盈的膀胱后做纵向、横向扫查，均不能显示子宫的声像图。常合并先天性无阴道，不能探及阴道回声；双侧卵巢可显示正常。

2.始基子宫

于充盈的膀胱后方探及条索状呈低回声的肌性结构，长径<2 cm，难辨宫体宫颈结构，无宫腔线和内膜回声。常不能探及阴道回声，双侧卵巢可显示正常。

3.子宫发育不良

又称幼稚子宫。表现为青春期后妇女子宫的各径线均小于正常，宫体前后径<2 cm，宫颈相对较长，宫体与宫颈的长径之比≤1。可显示宫腔线和内膜回声，内膜较薄。

4.单角子宫

单角子宫的二维超声表现常不明显，有时可见子宫向一侧稍弯曲，宫底横切面显示子宫横径偏小，仅见一侧宫角；三维超声上对诊断帮助较大，于三维成像的子宫冠状切面上仅可见一个宫角，并向一侧略弯曲（图 21-16）。

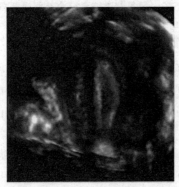

图 21-16　单角子宫

三维超声成像显示左侧宫角缺如，仅见右侧宫角

5.残角子宫

（1）无内膜型残角子宫的声像图表现：盆腔内见一发育正常子宫，其一侧可见一低回声包块，回声与子宫肌层相似，但与宫颈不相连，需与浆膜下肌瘤相鉴别。

（2）有内膜相通型残角子宫，表现为子宫一侧见与子宫相连的低回声包块，中央可见内膜回声（图 21-17）。

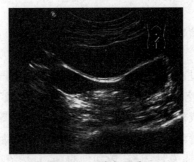

图 21-17　残角子宫

图像显示附件区见一实性低回声包块与子宫相连，其中心可见内膜回声

（3）有内膜不相通型残角子宫,月经初潮后即形成残角子宫腔积血,表现为子宫一侧见中心为无回声的囊实性包块。

6.双子宫

在动态纵向及斜向扫查时可见两个完全分开的独立子宫回声,均有完整的内膜、肌层和浆膜层。横切面观察尤为清楚,见两个子宫体完全分开,之间有深的凹陷,内部均可见内膜回声。两个子宫大小相近或其中之一稍大。常可探及两个宫颈管及阴道的回声(图 21-18)。

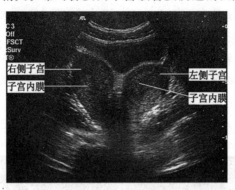

图 21-18　双子宫
图像显示两个独立完整的子宫

7.双角子宫

子宫外形异常,见两个分开的宫角,即子宫上段完全分开,子宫下段仍部分融合;子宫横切面观察,可见子宫底部增宽,中间凹陷呈 Y 形;子宫腔内膜回声也呈 Y 形。三维超声获得的子宫冠状切面显示宫底部凹陷,见两个分开的宫角,整个子宫外形呈 Y 形,内膜形态也呈 Y 形。

8.纵隔子宫

子宫底部横径稍增宽,连续横切面扫查显示宫腔中部见从宫腔下段至宫底处逐渐增厚的低回声带,将子宫内膜分隔开来。三维超声获得的子宫冠状切面显示宫底形态正常,内膜呈 V 形(完全性纵隔子宫)或 Y 形(不完全性纵隔子宫)。三维超声不仅可以清晰显示宫腔中的纵隔长度,鉴别完全性与不完全性纵隔子宫,而且还可以显示纵隔的形态、厚度等(图 21-19)。

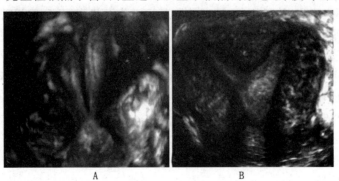

A　　　　　　　　　　　　B

图 21-19　纵隔子宫
A.完全性纵隔子宫;B.不完全性纵隔子宫

(三)鉴别诊断

残角子宫应与浆膜下肌瘤、卵巢实性肿瘤、宫外孕包块等相鉴别。双角子宫应注意与部分性纵隔子宫相鉴别,前者子宫外形及宫腔内膜回声均呈 Y 形;后者宫腔内膜回声呈 Y 形,但子宫外形正常。

二、子宫腺肌症

(一)病理与临床

子宫腺肌症是指子宫内膜腺体及间质侵入子宫肌层,是子宫内膜异位症最常见的形式之一。多发生在 30～50 岁妇女。其发病机制尚未完全阐明。异位的子宫内膜弥散于子宫肌壁(以后壁多见),在性激素作用下发生周期性少量出血,在局部形成微小囊腔,肌纤维弥散性反应性增生。大体病理上,于肌层组织内见增粗的肌纤维和微囊腔。局灶性的子宫腺肌症病灶称为子宫腺肌瘤。

子宫腺肌症的主要临床表现为痛经进行性加重,经期延长及月经量多。妇科检查时扣及增大而质硬的子宫。

(二)声像图表现

见图 21-20。

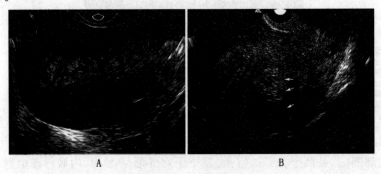

图 21-20　子宫腺肌症

A.子宫前壁肌层弥漫增厚,回声不均,可见条索状及片状中强回声,
间以蜂窝状小低回声区;B.箭头示栅栏状细线样声影

(1)子宫增大,形态饱满,前后壁肌层多不对称性增厚,后壁肌层增厚较前壁多见;或仅表现为后壁或前壁的明显增厚。

(2)受累肌层回声增强、明显不均,见紊乱的点状或条索状强回声,间以蜂窝状小低回声区,有时也可见散在的小无回声区,仅数毫米。

(3)肌层内及子宫后方常伴有栅栏状细线样的声影。

(4)腺肌瘤时,可见肌层内局灶性中低回声区,单发多见,边界不清,周边无包膜回声及声晕,内部见点条状血流信号。

(5)可伴发卵巢巧克力囊肿。

(三)鉴别诊断

局灶性的子宫腺肌瘤需与子宫肌瘤相鉴别。子宫肌瘤周边有假包膜,边界清楚,周边可见环绕或半环绕的血流信号。

三、子宫肌瘤

(一)病理与临床

子宫肌瘤是女性生殖器最常见的良性肿瘤,由子宫平滑肌组织增生而成。多见于中年妇女。

大多数患者无明显症状,仅是在妇科检查时偶然发现。根据生长部位的不同分为肌壁间肌瘤、浆膜下肌瘤及黏膜下肌瘤。子宫肌瘤的临床症状与肌瘤的生长部位、生长速度、大小等有关。主要症状包括:①月经改变,如月经周期缩短、经量增多、经期延长。②压迫症状,如尿频、排尿障碍、便秘等。③疼痛,肌瘤本身不引起疼痛,一般最常见的症状是下腹坠胀、腰背酸痛等。④阴道分泌物增多。⑤贫血等。

(二)声像图表现

子宫肌瘤的声像图表现各异,取决于肌瘤的大小、部位和生长时间长短。

1.子宫的形态和大小

肌瘤为多发或位于子宫表面时,子宫体积增大、形态失常;有蒂的浆膜下肌瘤有时可清楚地观察到肌瘤与子宫相连的蒂(图 21-21A);单发的小肌瘤位于肌层内,子宫形态和大小无明显异常。

2.宫腔线位置

宫腔线可因肌瘤的压迫变形、移位,黏膜下肌瘤时内膜基底处可见内膜线中断,宫腔内见低回声或中等回声区(图 21-21B)。

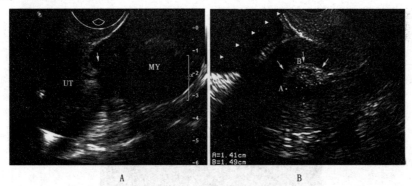

图 21-21 子宫肌瘤

A.子宫左侧实性低回声包块,箭头所指为其与子宫相连的蒂部;B.子宫黏膜
下肌瘤子宫后壁内膜下方见 1.5 cm×1.8 cm×1.4 cm 低回声,约 50％的体积
突向宫腔,其前方可见内膜受压弯曲(箭头所示)

3.肌瘤的回声特征

子宫肌瘤声像图以低回声为主,根据平滑肌组织及纤维组织的构成和排列不同,其回声分布有所差异。以平滑肌组织成分为主的肌瘤,回声低,后方可有声衰减;纤维组织增多时,肌瘤的回声相对增强;肌瘤较大时可发生囊性变,出现回声明显不均区域及无回声区。若肌瘤有钙化时,钙化部分呈强回声带,肌瘤内见灶状、团块状、半环状或环状强回声区,后方伴声影,肌瘤钙化更多见于绝经后。较大的肌瘤内部可呈旋涡状回声,并伴有不同程度的后方衰减。

4.彩色多普勒血流

血流信号多分布在肌瘤病灶的周边区域,病灶周边的假包膜区域常见环状或半环状血流,包绕肌瘤。

(三)鉴别诊断

1.子宫黏膜下肌瘤与子宫内膜息肉鉴别

子宫黏膜下肌瘤多为低回声,基底处可见内膜线中断。子宫内膜息肉多为中强回声,基底处内膜连续性无中断。

2.卵巢肿瘤

子宫浆膜下肌瘤突出于子宫表面,应与卵巢实性肿瘤鉴别。鉴别要点在于观察包块是否与子宫相连,包块血流来源及包块同侧是否可见正常卵巢。

四、子宫内膜增生

(一)病理与临床

子宫内膜增生症是由于子宫内膜受雌激素持续作用而无孕激素拮抗,发生不同程度的增生性改变,多见于青春期和更年期。大体病理见子宫内膜呈灰白色或淡黄色,表面平坦或呈息肉状突起,可伴有水肿,切面有时可见扩张腺体形成的腔隙。根据子宫内膜增殖的程度分为单纯型、复杂型和不典型增生。临床最常见的症状是月经紊乱、经期延长或不规则阴道出血,可伴贫血。

(二)声像图表现

(1)内膜增厚。育龄妇女的子宫内膜厚度超过 15 mm,绝经妇女的内膜厚度超过 5 mm。

(2)宫腔线清晰。

(3)内膜回声偏强,回声均匀或不均匀。

(4)服用三苯氧胺的患者,增厚的内膜中常可见到小囊状无回声区(图 21-22)。

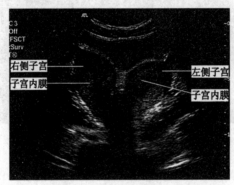

图 21-22　子宫内膜囊性增生

子宫内膜增厚,与子宫肌层分界清晰(箭头所示),内可见多个小囊状无回声区

(5)血流信号轻度增加或无明显异常。

(三)鉴别诊断

子宫内膜癌:多发生于绝经后的妇女,常有阴道不规则出血。超声检查发现宫腔内局限性或弥散性中强回声,形态不规则,与子宫肌层分界不清,肌层局部变薄。CDFI 显示其内部可见丰富血流信号,血流形态及分布不规则,可探及低阻动脉频谱。需要注意的是,早期的内膜癌与内膜增生在声像图上很难鉴别。因此,对于有阴道不规则出血的绝经后妇女,应行诊断性刮宫明确诊断。

五、子宫内膜息肉

(一)病理与临床

子宫内膜息肉是由内膜腺体及间质组成的肿块,向宫腔突出,是妇科常见的一种宫腔良性病变。子宫内膜息肉形成的原因,可能与炎症、内分泌紊乱,特别是体内雌激素水平过高有关。单发较小的息肉一般无临床症状,多发息肉或较大的息肉可引起月经过多、月经不规则、经间出血(月经间期出血)或绝经后出血等症状。

(二)声像图表现

见图 21-23。

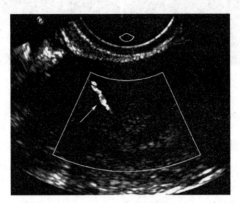

图 21-23 子宫内膜息肉

宫腔内见一形态规则边界清晰的中强回声,CDFI 显示一条状滋养血流穿入其内(箭头所示)

(1)宫腔内见一个或多个团状中高回声区,形态规则,边界清晰。

(2)病灶处宫腔线分开并弯曲。

(3)内部回声较均匀,少数伴囊性变者内部可见蜂窝状小无回声区。

(4)CDFI 可见滋养血管自蒂部伸入病灶中心区域内。

(三)鉴别诊断

1.子宫内膜癌

多发生于绝经后的妇女,常有阴道不规则出血。超声检查发现宫腔内局限性或弥散性中强回声,形态不规则,边界不清,病灶内部可见较丰富血流信号。

2.黏膜下肌瘤

黏膜下肌瘤多为低回声,基底处内膜线中断。

六、子宫颈癌

(一)病理与临床

子宫颈癌是女性生殖系统常见的恶性肿瘤之一,发病年龄以 40～50 岁多见,近些年呈现年轻化趋势。子宫颈癌的组织发生可能来源于子宫颈阴道部或移行带的鳞状上皮或子宫颈管黏膜柱状上皮。子宫颈癌 80％～95％ 为鳞状细胞癌,其次为腺癌。浸润型宫颈癌肉眼观主要表现为内生浸润型、溃疡型或外生乳头、菜花型。子宫颈癌的主要扩散途径为直接蔓延和经淋巴道转移,向两侧可侵犯或压迫输尿管而引起肾盂积水。宫颈癌浸润范围的判断对治疗方式的选择具有重要意义。子宫颈癌的主要症状为阴道分泌物增多、接触性出血或阴道不规则出血。

(二)声像图表现

见图 21-24。

超声不能识别和诊断早期宫颈癌,子宫颈刮片细胞学检查是发现宫颈癌前病变和早期宫颈癌的主要方法。浸润性宫颈癌声像图表现如下。

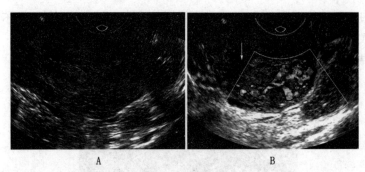

图 21-24　宫颈癌

宫颈后唇低回声(A),边界不清,彩色多普勒显示其内丰富血流信号(箭头所示),病理证实为宫颈癌

(1)宫颈结构紊乱,可见低回声区病灶。

(2)内生浸润型和溃疡型病灶常边界不清,外生型病灶则多边界清。

(3)CDFI 显示病灶内见丰富血流信号。

(4)宫旁浸润时,宫旁结构不清,呈低回声,与宫颈病灶相延续。

(5)肿瘤引起宫颈狭窄时,可见宫腔积液;肿瘤向宫旁浸润至输尿管下段受累,或肿瘤压迫输尿管时,可见一侧或双侧肾积水。

(三)鉴别诊断

与宫颈肌瘤相鉴别:多无明显临床症状,超声表现为宫颈内低回声占位,形态规则,圆形或椭圆形,边界清晰,回声不均,血流信号较稀疏,沿周边分布。

七、子宫内膜癌

(一)病理与临床

子宫内膜癌是女性生殖道常见的肿瘤之一,多发生在 50～65 岁的绝经后妇女。子宫内膜癌的发病一般认为与雌激素对子宫内膜的长期持续刺激有关,镜下最常见的病理类型为子宫内膜样腺癌。临床症状主要为阴道不规则出血或绝经后阴道出血、白带增多等。

(二)声像图表现

见图 21-25。

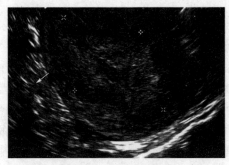

图 21-25　子宫内膜癌

宫腔线消失,宫腔内充满中等回声,局部与子宫肌层分界不清,子宫
肌层变薄(箭头所示),病理证实为子宫内膜癌伴深肌层浸润

(1)子宫内膜不均匀增厚:当育龄期妇女的内膜厚度＞15 mm,绝经后妇女的内膜厚度

>5 mm时,应视为内膜增厚。内膜厚度不均匀,形态不规则。

(2)大多数的内膜癌表现为弥散性或局限性不规则的中等回声,少数可以是低回声。

(3)肿瘤浸润肌层时,增厚的内膜与肌层间的低回声分界消失,肌层局部变薄。

(4)宫腔内有积液、积脓时,可见无回声区或无回声区内有点状回声。

(5)彩色多普勒显示肿瘤病灶周边及内部有较多的点状或迂曲条状彩色血流信号,呈低阻型动脉频谱。

(三)鉴别诊断

子宫内膜癌需与良性子宫内膜病变相鉴别。子宫内膜增生时,内膜呈均匀性增厚,与子宫肌层分界清晰,血流不丰富。子宫内膜息肉表现为局限性中强回声,形态规则,边界清晰,中心部可见条状滋养血流。但内膜癌与局灶性内膜增生,以及部分表现不典型的内膜息肉在超声上仍较难鉴别,需通过诊断性刮宫获得病理诊断。

八、子宫肉瘤

(一)病理与临床

子宫肉瘤是一种罕见的高度恶性的女性生殖器肿瘤,来源于子宫肌层或肌层内结缔组织。子宫肉瘤组织学成分复杂,包括子宫平滑肌、内膜间质、结缔组织、上皮或非上皮等成分。分类繁多,且分类仍未统一。根据不同的组织发生来源主要分为平滑肌肉瘤、内膜间质肉瘤和恶性苗勒管混合瘤。子宫肉瘤好发于围绝经期妇女,最常见的症状是不规则阴道流血,部分患者自诉下腹部包块在短时间内迅速长大。

(二)声像图表现

(1)子宫肌层或盆腔单发巨大占位:病灶位于子宫肌层,使子宫不规则增大,或取代子宫肌层结构,显示为盆腔占位。平均直径>8 cm,多呈分叶状或不规则形态,边界不清。

(2)常见的病灶内部回声呈不均匀中、低回声或不均质混合回声,内部失去旋涡状的典型平滑肌瘤样回声,可见不规则无回声区。

(3)肿瘤内部、周边血流信号显著增多,流速增快,血管形态不规则,排列紊乱,管径粗细不均。

(4)可探及高速低阻动脉频谱。

(三)鉴别诊断

子宫肉瘤主要与子宫肌瘤相鉴别,内部回声及血流丰富程度是鉴别重点。体积较大的子宫肌瘤内部回声呈旋涡状,周边可见环状或半环状血流信号,形态规则。

(翟媛媛)

第三节 异 位 妊 娠

当孕卵在子宫体腔以外的部位着床发育,称异位妊娠,着床在子宫以外的部位,也叫宫外孕,包括输卵管妊娠、卵巢妊娠、宫角妊娠、宫颈妊娠、腹腔妊娠、残角子宫妊娠、剖宫产瘢痕妊娠等。

一、病因及病理

各种原因引起的输卵管功能性或器质性病变,如慢性输卵管炎、输卵管发育不全、发育异常、输卵管手术后和盆腔子宫内膜异位症等,使受精卵经过输卵管时受到阻碍、时间延长,不能按时将受精卵运送到宫腔而在输卵管内种植着床。宫内放置节育器后也可能引起慢性输卵管炎。一侧的卵巢排卵后未向同侧输卵管移行而向对侧移行,称孕卵游走。移行时间的延长使孕卵发育到着床阶段时仍未抵达宫腔,便就地着床,引起了输卵管妊娠、腹腔妊娠、对侧卵巢妊娠等。

病理上,输卵管妊娠最为常见。其中,尤以输卵管壶腹部居多,壶腹部约占70%,其次是峡部约占22%,伞部及间质部约5%。

孕卵着床于输卵管后,由于输卵管黏膜不能形成完整的蜕膜层,孕卵的滋养层便直接侵蚀输卵管肌层和肌层微血管,引起局部出血。输卵管管壁薄弱,管腔狭小,不能适应胚胎的生长发育,发展到了一定程度即可发生输卵管妊娠流产或输卵管妊娠破裂。

输卵管妊娠流产是指妊娠囊向管腔突出并突破包膜,妊娠囊与管壁分离,落入管腔,经输卵管逆蠕动排至腹腔。输卵管妊娠流产有完全及不完全两种,完全流产时腹腔内出血不多,不完全流产时由于滋养细胞继续侵蚀管壁形成反复出血。由于输卵管肌层的收缩力较差,开放的血管不易止血,盆腔内形成血肿。偶尔,输卵管妊娠流产至腹腔内后,胚胎仍然存活,绒毛组织附着于腹盆腔内的其他器官重新种植而获得营养,胚胎继续生长,最终形成腹腔妊娠。

输卵管妊娠破裂是指妊娠囊向管壁方向侵蚀肌层及浆膜,最后穿通浆膜而破裂,往往出血量很大。若短时间内大量出血患者则可迅速陷入休克状态;若反复出血则在盆腔内形成血肿。血肿可机化吸收,亦可继发感染化脓。

壶腹部妊娠当以流产为多见,一般发生在妊娠第8~12周。峡部妊娠因管腔狭小,多发生破裂,而且时间较早,大多数在妊娠第6周左右出现体征。间质部妊娠与宫角妊娠的部位相当接近,且相对少见,但后果很严重,其结局几乎都是破裂。由于该处肌层较厚,故破裂较迟,多在妊娠4个月时发生。又因周围血供丰富,故破裂后出血甚多,往往在极短时间内发生致命性腹腔内出血。

剖宫产瘢痕妊娠破裂的机会极高,可发生在任何孕周。

二、临床表现及检查

宫外孕临床表现主要有停经、腹痛及阴道流血。早期宫外孕可能无症状,一般腹痛及阴道流血多发生在妊娠6~8周。输卵管妊娠流产、破裂等都可引起腹痛,还可伴恶心、呕吐、肛门坠胀感等。腹腔内急性大量出血往往由宫外孕破裂造成,血容量的急剧减少可引起昏厥,甚至休克。患者可有阴道流血,但一般不很多。有时虽然宫外孕已破裂,腹腔内出血也很多,但阴道内流血仍为少量,与内出血量及症状不成比例。

妇科检查子宫饱满,但小于停经周数。宫颈举痛明显,一侧附件可触及软包块。腹盆腔内出血时,腹肌紧张,附件触痛明显,子宫有漂浮感,移动性浊音阳性。出血较多时患者呈贫血貌,大量出血时面色苍白,表现出休克症状。

三、诊断

目前,超声是诊断宫外孕的主要方法,声像图上,宫外孕的特征有以下几种。

（一）宫腔空虚

宫腔内未见妊娠囊，内膜较厚。经阴道超声一般在末次月经后5周就能见到宫内妊娠囊，尽管此时还不能见到妊娠囊中的胚芽和胎心搏动。但若见到卵黄囊，就可以肯定宫内妊娠的诊断（自然妊娠者宫内、宫外同时妊娠的机会极小）。宫外孕时子宫内膜呈蜕膜样反应，有时高分泌型的内膜可分泌少量液体积聚在宫腔内，或是宫腔内存有少量血液，此时声像图上也可显现一小囊状结构，称假妊娠囊。有报道，异位妊娠时，宫腔内假妊娠囊的出现率高达10％～12％及13％～48％。真假妊娠囊的鉴别要点是真妊娠囊位于子宫内膜内，假妊娠囊位于宫腔内；真妊娠囊周围有发育良好的绒毛，呈"双环征"，假妊娠囊的囊壁是子宫内膜，无典型双环征；真妊娠囊为独立的囊，与颈管不通，假妊娠囊是游离液体，其形态常取决于宫腔的形态，有时可一直延续至颈管内。然而，有时真、假妊娠的鉴别仍不容易，尤其是较小的假妊娠囊。

（二）附件包块

子宫外、附件处、卵巢旁发现包块回声，多数为混合性包块。如果异位妊娠尚未发生流产或破裂，有时在包块内能见到妊娠囊，甚至卵黄囊、胚芽及胎心搏动。有人描述输卵管妊娠的妊娠囊呈"甜圈圈"样，其特征是较厚的中强回声环围绕着一个小的无回声区，有一定的立体感。若输卵管妊娠流产或破裂，混合性包块往往较大，包块内主要是血块、流产或破裂后的妊娠组织，以及输卵管、卵巢结构。输卵管妊娠的附件包块经阴道超声检查比经腹超声检查更易观察。宫外孕包块的径线常很不一致，在早期未流产未破裂病例中包块可小至仅1 cm左右。当大量血块与附件交织在一起时，包块可达10 cm以上。

间质部妊娠或宫角妊娠时胚囊多位于一侧宫角处，表现为妊娠囊远离宫腔，妊娠囊与宫腔之间有肌层相隔，有时肌层内的弓状动脉也能清晰显示。但是妊娠囊周围的子宫肌层则很薄。

（三）盆腹腔游离液体

异位妊娠流产或破裂后，血液积聚在盆腹腔内。声像图上可见子宫直肠陷凹游离液体。若出血量较多，子宫及包块周围出现大量游离液体，患者仰卧位时，游离液体出现在腹腔内。

有报道，86％的宫外孕患者第一次超声检查就能作出明确诊断，经过一次或多次超声检查95％的宫外孕患者都能获得检出。超声诊断异位妊娠的特异性为99.7％。另一组一次或数次经阴道超声检查，诊断异位妊娠的敏感性可达100％，特异性98.2％，阳性预测值98％，阴性预测值100％。其中，未破裂宫外孕占66％，其内见胎心搏动的宫外孕占23％。可见，超声是发现及诊断宫外孕的极好手段，但也常常需要一次以上的复查。

腹腔镜下超声，可以发现极早期的异位妊娠。有报道，利用腹腔镜超声探头（7.5 MHz），成功诊断出了非常早期的输卵管壶腹部妊娠。

血 β-HCG 是辅助诊断宫外孕的一个有效方法。虽然大多数病例经超声检查，特别是经阴道超声检查可清楚地识别宫内妊娠或宫外妊娠，但还有一小部分患者超声检查后既不能肯定宫内妊娠，也不能排除宫外妊娠。这些患者中多数孕周界于4～6周，有人称这段时期为"妊娠盲区"。处于这段时期有时超声不能识别和作出妊娠诊断。而血 β-HCG 定量分析可相对准确地判断孕龄。停经4～6周超声宫内未见妊娠囊，妊娠试验阳性、血 β-HCG＞750 mIU/mL、有腹痛、阴道流血者，须高度怀疑异位妊娠，尤其是当超声提示可疑有附件肿块存在时。早期宫内妊娠流产，妊娠囊变形塌陷时声像图也难以识别，24～48 小时后重复 β-HCG 定量测定，如果测值呈上升趋势并超过 750 mIU/mL，不管超声是否见到异位妊娠，都应当考虑进行腹腔镜检查。这里需要指出，很多即将流产的宫内妊娠 β-HCG 可呈下降趋势，少数异位妊娠 β-HCG 也呈下降趋势，这可能与种植在输卵管内的妊娠囊绒毛发育不良,或与输卵管妊娠流产型(胚胎死亡)有关。

　　血孕酮有时也用来判断异位妊娠。与正常妊娠相比,宫外孕患者和异常妊娠患者的血孕酮水平明显偏低。正常妊娠者以孕酮值 20 ng/mL 或以上作为标准,其敏感性为 92%,特异性为 84%。血孕酮测定对鉴别正常妊娠和有并发症的妊娠,其阳性预测值为 90%,阴性预测值为 87%。若用血孕酮值低于 15 ng/mL 作为界限,所有异位妊娠患者(28 例)血孕酮都低于 15 ng/mL,所有正常宫内妊娠者都高于 15 ng/mL,大部分都高于 20 ng/mL。94%的异常宫内妊娠者血孕酮含量界于 15~20 ng/mL。

　　子宫直肠陷凹游离液体是诊断宫外孕的一个标志。输卵管妊娠流产或破裂时,血液积聚在盆腹腔内,最容易积聚的部位是子宫直肠陷凹。有人注意到异位妊娠中,81%的患者可检测到子宫直肠陷凹积液。然而,正常宫内妊娠者中也有 22%可以检出到子宫直肠陷凹积液。阴道后穹隆穿刺抽取子宫直肠陷凹内游离液体可证实其是否为不凝固血液,将有助于作出异位妊娠的诊断和鉴别诊断。

　　腹腔镜目前已被广泛用来诊断及治疗异位妊娠。腹腔镜下可直接观察输卵管是否增粗肿大,盆腔内有无不凝固血液,卵巢等盆腔脏器是否正常。同时,对很多超声已诊断的异位妊娠病例,也可在腹腔镜下进行手术治疗,如输卵管切开去除妊娠物或输卵管切除术等。

四、鉴别诊断

　　异位妊娠时的宫内假妊娠囊要与宫内妊娠的真妊娠囊相鉴别。前面已经提到鉴别方法是观察囊的位置、有无双环征、囊的形态结构。但是,当宫内妊娠流产时,妊娠囊也会失去张力、双环征不明显等,此时鉴别有一定困难。

　　异位妊娠的附件包块或附件包块合并子宫直肠陷凹积液,要与其他非异位妊娠如卵巢内卵泡、卵巢肿瘤、盆腔炎性包块和黄体破裂等的附件包块相鉴别。后者临床表现及声像图酷似异位妊娠破裂。仔细询问病史、测定血 β-HCG 含量可以协助作出诊断与鉴别诊断。但在急性内出血时,腹腔镜是一项快速诊断及治疗的方法。

　　有时,宫内妊娠早孕的妊娠囊偏于宫腔一侧,甚至偏于宫角处,与间质部妊娠或宫角妊娠相似。鉴别要点是妊娠囊内侧与子宫内膜紧贴,之间无肌层相隔(图 21-26)。

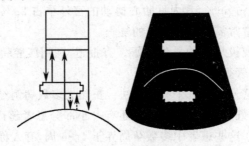

图 21-26　宫内早孕
停经 6 周,妊娠囊位于宫腔偏左宫角处

五、预后

　　异位妊娠若早发现早处理,预后均很好。处理方法可以在腹腔镜下或剖腹手术中切开输卵管,刮除妊娠物或行输卵管切除术。有时,早期未流产未破裂的输卵管妊娠,或宫角妊娠、剖宫产瘢痕妊娠及宫颈妊娠,也可全身应用甲氨蝶呤(MTX),配合超声监视下向妊娠囊内或胚体内注射氯化钾或 MTX,但一般仅用于血 β-HCG 偏低,估计胚胎已经死亡的病例。之后,还必须密切随访超声及血 β-HCG,观察有无异位妊娠破裂的迹象。保守治疗成功与否与操作技术、术后观察治疗经验密切相关。

宫外孕破裂大量内出血若不及时手术,患者将很快进入休克状态,严重者可以致死,故及时诊断迅速处理非常重要。

陈旧性宫外孕患者如无明显腹痛症状,血 β-HCG 下降至正常,月经恢复正常,则无须特殊处理,仅需定期随访包块吸收情况。

(聂聪聪)

第四节　胎盘异常

一、胎盘大小异常

(一)胎盘过小
胎盘过小是指成熟胎盘厚度小于 2.5 cm,见于 FGR、染色体异常、严重的宫内感染、糖尿病、羊水过多等。胎盘变薄或过小,羊水过多时常可见胎盘受压呈很薄一层。FGR 者,胎盘多显示小于正常。

(二)胎盘过大
胎盘过大是指成熟胎盘厚度大于 5.0 cm(图 21-27)。分为两类:①非均质型见于水泡状胎块、三倍体、胎盘出血、间质发育不良等。②均质型见于糖尿病、贫血、水肿、感染、非整倍体等。

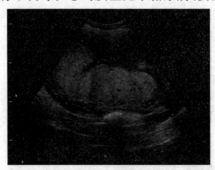

图 21-27　胎盘过大
胎盘增厚与母亲糖尿病、贫血、水肿、胎盘出血、宫内感染、肿瘤、畸胎瘤、染色体异常有关

(三)胎盘水肿
胎盘厚度>5 cm,见于 Rh 血型不合和非免疫性胎儿水肿(图 21-28)。

二、胎盘形状异常

(一)副胎盘
发生率 3%,在离主胎盘的周边一段距离的胎膜内,有一个或数个胎盘小叶发育(图 21-29)。

副胎盘与主胎盘之间有胎儿来源的血管相连。跨过宫颈内口到对侧的副胎盘可能出现血管前置。

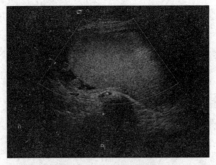

图 21-28　胎盘水肿

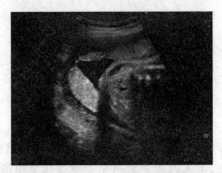

图 21-29　副胎盘

（二）轮廓胎盘

胎盘子面比母面小，子面周边由双折的羊膜和绒毛膜形成环。大血管中断于环的边缘（图 21-30）。轮廓状胎盘与胎盘早剥、早产、FGR、围生儿死亡增加有关。副胎盘、轮廓状胎盘可增加胎儿死亡和母亲出血的危险。

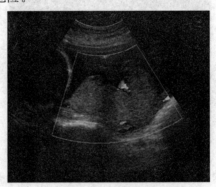

图 21-30　轮廓状胎盘

三、胎盘异常

（一）前置胎盘

1.检查方法

前置胎盘是晚期妊娠出血的常见原因之一，中孕期发生率为 5%，而足月为 0.5%，一般在晚孕期经腹部二维超声检查可明确诊断。检查前要求孕妇适度充盈膀胱,超声诊断通过观察胎盘与宫颈内口的关系来做诊断,以子宫颈内口与胎盘最低点为准,测量宫颈内口与胎盘下界之间的距离。

超声诊断前置胎盘准确性较高,但也有假阳性或假阴性。妊娠中期因胎盘分布相对较大,子宫下段又未完全形成,容易造成胎盘低置假象。膀胱充盈过度可致假阳性。胎盘附着在子宫后壁时也常使探查困难,用手轻轻将儿头向上推,可能有助于观察。此外,子宫下段肌瘤或子宫下段收缩时,常被误诊为前置胎盘。建议中晚期孕妇应当有一次检查胎盘,对严重的前置胎盘应密切随访。

2.前置胎盘的分型

据胎盘下缘与子宫内口关系分三型。

(1)完全性前置胎盘(中央性前置胎盘):胎盘完全覆盖子宫颈内口(图 21-31)。

(2)部分性前置胎盘:胎盘部分覆盖子宫颈内口(图 21-32)。

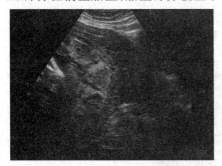 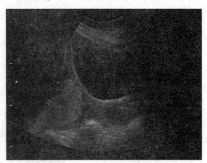

图 21-31　完全性前置胎盘　　　　　　　　图 21-32　部分性前置胎盘

(3)边缘性前置胎盘:胎盘下缘达子宫颈内口(图 21-33)。

(4)低置胎盘:胎盘下缘距离宫颈内口 3 cm 以内者,还有学者认为胎盘下缘距宫颈口 2 cm 以内者(图 21-34)。

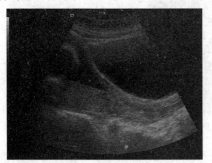 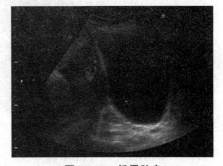

图 21-33　边缘性前置胎盘　　　　　　　　图 21-34　低置胎盘

(二)血管前置

指胎膜血管位于胎儿先露前方跨越宫颈内口或接近宫颈内口,是绒毛的异常发育所致。发生率为1/5 000~1/2 000。

（三）胎盘早剥

1.定义

晚期胎盘早剥的发生率为 0.5%～1.3%。植入位置正常的胎盘在胎儿娩出前部分或全部从子宫壁剥离。

2.分型

分为显性（胎盘剥离血液经阴道流出）、隐性（胎盘剥离血液积聚在子宫和胎盘之间）、混合性（出血多时积聚在子宫和胎盘之间的血液冲开胎盘边缘外流）三种。根据剥离面积分型：①轻度，外出血为主，剥离面<1/3，多见于分娩期；②重度，以隐性、混合性为主，剥离面>1/3，同时有较大的血肿。

3.超声表现

胎盘早剥时胎盘后方可出现不规则暗区，其大小、形态视出血及发病缓急和时间长短而异，表现多种多样。声像图表现为正常胎盘与子宫肌层之间均匀一致低回声网状结构消失，胎盘及子宫肌壁间出现不规则无回声或低回声，或局部增厚（图 21-35、图 21-36）。

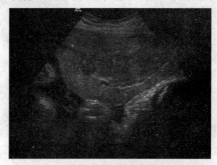

图 21-35　胎盘早剥

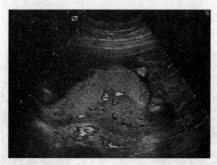

图 21-36　子宫收缩

异常回声范围的大小与剥离程度有关，若大部或全部剥离，则胎盘增厚明显。少量小范围出血可在胎盘后形成出血灶。轻型的胎盘早剥，由于剥离面小，出血量少，超声检查易出现假阴性。局部底蜕膜回声增强，呈眉线样改变，为胎盘早剥的早期征象；胎盘与宫壁之间出现局限性无回声或低回声区，为胎盘早剥的典型声像；胎盘非均质增厚是胎盘早剥的明显图像；当二维图像不典型或诊断困难时，可采用彩色多普勒显像及频谱探查帮助诊断（胎盘后方血流信号消失）；无明显原因的胎儿脐动脉血流异常可能是胎盘早剥直接迹象，需提高警惕。

超声在胎盘早剥的诊断中也存在一定的局限性，胎盘早剥诊断困难，且常易与胎盘后的静脉丛、血管扩张等相混，有时变性的肌瘤也可致误诊。应结合临床情况分析，也可用彩色多普勒探测血流帮助诊断。

（四）胎盘植入

发生率为(1～500)/70 000妊娠。既往有剖宫产史;前壁胎盘合并前置胎盘时应警惕。

超声表现:胎盘植入声像可表现为:在胎盘与子宫浆膜、膀胱壁之间看不到低回声带或只有极薄层回声带,胎盘后方子宫肌层消失或变薄≤2 mm;子宫与膀胱壁的强回声线变薄、不规则或中断;胎盘组织的强回声超越过了子宫浆膜,甚至侵入邻近器官如膀胱壁;胎盘内常存在多个无回声腔"硬干酪"(图21-37)。

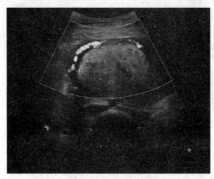

图 21-37 胎盘植入

（五）胎盘血肿

胎盘血肿分为羊膜下、绒毛下、胎盘内、胎盘后的血肿(图21-38、图21-39)。

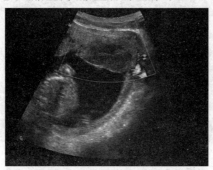

图 21-38 胎盘内血肿

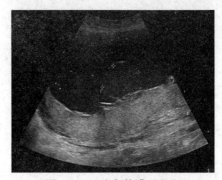

图 21-39 胎盘羊膜下积血

（六）胎盘内绒毛膜下血池

10％～15％的妊娠合并胎盘内绒毛膜下血池(图21-40)。正常中、晚期妊娠时胎盘内常见形态各异的无回声区或低回声区,原因各异,可为正常胎盘内血窦。胎盘实质小叶内无回声为螺旋动脉射血的部位,边缘为血窦,中心血窦可较大延伸到基底,与胎盘或胎儿异常无关,当受累范围增大,影响胎儿发育时有意义。如果很明显直径大于 3 cm,或 5 个以上的胎盘内无回声灶可能与 Rh 血型不合,或母体 AFP 升高有关。

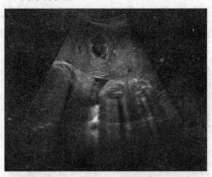

图 21-40　胎盘内绒毛膜下血池

(七)胎盘肿瘤

常见的为绒毛膜血管瘤,多呈实性、边界清楚的肿块,可位于胎盘内任何部位,但多向羊膜腔突出(图 21-41A、B)。有的可合并羊水过多或 AFP 升高,肿瘤较大者可致胎儿发育不良。其他如畸胎瘤多呈半囊半实性,极为罕见。乳腺癌、黑色素瘤等也可转移至胎盘内。

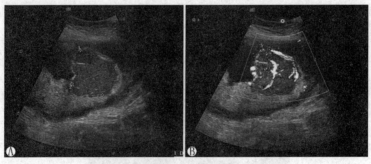

图 21-41　胎盘肿瘤

A:胎盘内绒毛膜血管瘤;B:胎盘内绒毛膜血管瘤

(聂聪聪)

476

参考文献

［1］谢强.临床医学影像学［M］.昆明:云南科技出版社,2020.

［2］陈宝定,李嘉,邓学东.超声新技术临床应用［M］.北京:科学技术文献出版社,2021.

［3］唐汐.实用临床影像学［M］.天津:天津科学技术出版社,2020.

［4］王翔,张树桐,谢元亮,等.临床影像学诊断指南［M］.郑州:河南科学技术出版社,2020.

［5］郑继慧,王丹,王嵩.临床常见疾病影像学诊断［M］.北京:中国纺织出版社,2021.

［6］于广会,肖成明.医学影像诊断学［M］.北京:中国医药科技出版社,2020.

［7］于晶,韩绍磊.人体断层与影像解剖学［M］.北京:中国医药科技出版社,2020.

［8］卢超,钟德煌.超声相控阵检测技术及应用［M］.北京:机械工业出版社,2021.

［9］黄超.现代医学影像学［M］.天津:天津科学技术出版社,2020.

［10］翟红.新编医学影像学［M］.济南:山东大学出版社,2021.

［11］卞磊.临床医学影像学［M］.北京:中国大百科全书出版社,2020.

［12］苏慧东.现代临床影像学［M］.天津:天津科学技术出版社,2020.

［13］周琦.甲状腺疾病超声图谱［M］.北京:科学技术文献出版社,2021.

［14］任悠悠.医学影像学诊断精要［M］.南昌:江西科学技术出版社,2020.

［15］唐军.实用妇科盆底与超声［M］.北京:中国医药科学技术出版社,2021.

［16］王振常,龚启勇,王晓明,等.放射影像学［M］.北京:人民卫生出版社,2020.

［17］翟宁.影像学基础与诊断要点［M］.北京:科学技术文献出版社,2020.

［18］修忠标,袁普卫,黄勇,等.骨伤科影像学［M］.北京:人民卫生出版社,2021.

［19］王翔,张树桐.影像学诊断速查手册［M］.郑州:河南科学技术出版社,2020.

［20］张晟.颈部常见肿瘤超声诊断图谱［M］.天津:天津科学技术翻译出版有限公司,2021.

［21］蒋兴.常用影像学诊断技术［M］.北京:中国纺织出版社,2020.

［22］徐永平,蓝思荣,石映平,等.实用医学影像诊断学［M］.开封:河南大学出版社,2021.

［23］郎国华.现代实用医学影像学［M］.天津:天津科学技术出版社,2020.

［24］廖建梅,杨舒萍,吕国荣.现代妇科超声诊断与治疗［M］.福州:福建科学技术出版社,2021.

［25］王玉理.临床影像学诊断精要［M］.天津:天津科学技术出版社,2020.

［26］刘林祥,夏瑞明,李锡忠,等.医学影像诊断学实训与学习指导［M］.北京:人民卫生出版社,2021.

[27] 岳庆红.实用影像学基础与实践[M].北京:科学技术文献出版社,2020.

[28] 李红宇.现代影像学诊断实践[M].北京:中国纺织出版社,2020.

[29] 沈娟.影像解剖与临床应用[M].长春:吉林大学出版社,2021.

[30] 孙舒基.实用临床放射影像学诊断学[M].天津:天津科学技术出版社,2020.

[31] 刘勋,魏玺.浅表软组织疾病超声诊断与病理对照图谱[M].北京:科学技术文献出版社,2021.

[32] 吕洋.新编医学影像学诊断基础与临床[M].北京:科学技术文献出版社,2020.

[33] 刘军,伍玉枝,李亚军.肺部炎性病变的影像诊断与鉴别诊断[M].长沙:湖南科学技术出版社,2021.

[34] 柳光治.实用临床 CT、MRI 影像学[M].哈尔滨:黑龙江科学技术出版社,2020.

[35] 张小丽,李普楠,张中华.超声诊断学[M].北京:中国纺织出版社,2021.

[36] 谢囡霭,周洁,向子云.胸部 X 线片在小儿呼吸道合胞病毒肺炎诊断及鉴别诊断中的应用价值[J].新发传染病电子杂志,2021,6(3):230-233.

[37] 王健,王钧,刘状.妇科超声在卵巢巧克力囊肿检查中的应用价值分析[J].中国实用医药,2020,15(7):65-67.

[38] 王潇偲.X 线 CT 磁共振成像三种影像学检查方法在原发性良恶性骨肿瘤中的诊断价值[J].实用医学影像杂志,2021,22(3):309-311.

[39] 张艳银,危安.肝脏超声造影肝实质异常增强 1 例[J].临床超声医学杂志,2020,22(8):565-565.

[40] 黄爱萍,黄守菊,钱淑霞.急性小脑梗死患者的颅脑磁共振分析[J].全科医学临床与教育,2021,19(11):1038-1040.